普通高等教育“十三五”规划教材
全国高等医药院校规划教材

# 生 理 学（第2版）

主 编 朱大诚

清華大學出版社
北 京

**内 容 简 介**

本教材根据高等医药院校培养目标和教学大纲要求，系统介绍了生理学的基本知识、基本理论。全书力求做到概念简明，表达准确，逻辑条理清晰，内容深入浅出、易懂，图文并茂，有利于教学和学生自学。部分知识点以“知识链接”或“临床链接”形式介绍相关新知识、新进展以及与临床的联系等，增强教材趣味性和启发性。每章后的复习思考题便于学生复习检测。本书的另一特色是利用清华大学出版社智学苑平台编撰了数字课程教材，为学生提供了大量网络学习素材。本教材适合临床医学、中西医结合临床、中医学、针灸推拿、预防、基础、口腔、麻醉、影像、护理、法医等专业本科生使用，也可作为研究生及青年教师的参考用书。



图书在版编目（CIP）数据

生理学 / 朱大诚主编 .—2 版 .—北京：清华大学出版社，2017（2023.1 重印）
（普通高等教育“十三五”规划教材·全国高等医药院校规划教材）
ISBN 978-7-302-47420-3

Ⅰ. ①生…　Ⅱ. ①朱…　Ⅲ. ①人体生理学－高等学校－教材　Ⅳ. ① R33

中国版本图书馆 CIP 数据核字（2017）第 129670 号

责任编辑：罗　健
封面设计：戴国印
责任校对：刘玉霞
责任印制：曹婉颖

出版发行：清华大学出版社
网　　址：http: //www.tup.com.cn, http: //www. wqbook. com
地　　址：北京清华大学学研大厦A座　　邮　　编：100084
社 总 机：010-83470000　　邮　　购：010-62786544
投稿与读者服务：010-62776969, c-service@tup.tsinghua.edu.cn
质量反馈：010-62772015, zhiliang@tup.tsinghua.edu.cn
印 装 者：三河市龙大印装有限公司
经　　销：全国新华书店
开　　本：185mm×260mm　　印　张：23.5　　字　数：646千字
版　　次：2012年2月第1版　2017年10月第2版　　印　次：2023年 1月第2次印刷
定　　价：69.80元

产品编号：072225-01

# 普通高等教育“十三五”规划教材
# 全国高等医药院校规划教材
# 《生理学》（第2版）编委会


**主　编**　朱大诚（江西中医药大学）

**副主编**　陈晓东（包头医学院）
徐　颖（上海中医药大学）
韩　曼（陕西中医药大学）
陈秀琴（韶关学院医学院）
高治平（山西中医药大学）
高剑峰（河南中医药大学）

**编　委**　（按姓氏笔画排列）

于　影（蚌埠医学院）
王　微（长春中医药大学）
王桂英（河北中医学院）
韦燕飞（广西中医药大学）
孔令恒（西安医学院）
朱大诚（江西中医药大学）
朱庆文（北京中医药大学）
刘　燕（长治医学院）
刘双月（锦州医科大学）
李　杨（甘肃中医药大学）
陈秀琴（韶关学院医学院）
陈晓东（包头医学院）
赵红晔（齐齐哈尔医学院）
尚曙玉（黄河科技学院）
高治平（山西中医药大学）
高剑峰（河南中医药大学）
徐　颖（上海中医药大学）
黄小平（湖南中医药大学）
韩　曼（陕西中医药大学）
蔡少华（江西中医药大学）

# 普通高等教育“十三五”规划教材
# 全国高等医药院校规划教材
# 《生理学》（第2版）数字课程编委会


| | |
|---|---|
| 主　编 | 朱大诚（江西中医药大学） |
| 副主编 | 徐　颖（上海中医药大学） |
| | 韩　曼（陕西中医药大学） |
| | 王桂英（河北中医学院） |
| | 刘　燕（长治医学院） |
| | 高治平（山西中医药大学） |
| | 尚曙玉（黄河科技学院） |
| 编　委 | （按姓氏笔画排序） |

| | |
|---|---|
| 于　影（蚌埠医学院） | 王　微（长春中医药大学） |
| 王桂英（河北中医学院） | 朱大诚（江西中医药大学） |
| 朱庆文（北京中医药大学） | 刘　燕（长治医学院） |
| 刘双月（锦州医科大学） | 李　杨（甘肃中医药大学） |
| 张文靖（河南中医药大学） | 陈秀琴（韶关学院医学院） |
| 陈晓东（包头医学院） | 赵红晔（齐齐哈尔医学院） |
| 尚曙玉（黄河科技学院） | 徐　颖（上海中医药大学） |
| 高治平（山西中医药大学） | 黄小平（湖南中医药大学） |
| 韩　曼（陕西中医药大学） | 蔡少华（江西中医药大学） |

# PREFACE 前言

生理学作为一门重要的医学基础课程，具有较强的理论性和实践性。为顺应教学改革的潮流，满足医学教育发展的需求，有机地将生理学与临床医学紧密结合起来，突出生理学在医学中的作用，在清华大学出版社的指导下，我们编写了普通高等教育“十三五”规划教材·全国高等医药院校规划教材《生理学》(第2版)。

本教材根据培养目标和教学大纲的要求，突出了“三基五性”。在编写过程中力求做到概念简明清晰，论述简洁，表达准确，语言精练，逻辑条理清晰，内容深入浅出、易懂，图文并茂，有利于教学实践和学生自学。在编写形式上，为了使学生明确目标、把握重点，我们在每一章前面列出了“本章重点内容”，指导学生在学习过程中有所侧重。“基本概念”部分以中英文对照的形式列出了重要的名词术语，引导学生重视生理学基本概念。“知识点”部分为本书的主体，对重点和难点问题做了阐述和扩展，并将生理学基础理论与临床实践相结合。其中的部分知识点还适当地以“知识链接”或“临床链接”的形式介绍生理学的新知识、新进展以及与临床的联系，以增强学生学习兴趣、启发学生思维。在每一章后面，根据教学重点列出了相应的复习思考题，以利学生复习检测。书后的“参考文献”则为学生提供了寻求相关知识的途径。随着我国人口老龄化速度的加快，本教材特将“衰老”单独列为一章，并较为系统地介绍了衰老与寿命、老年人机体功能变化、老年人心理特点、延缓衰老的途径等知识，为各校教学提供参考，也可供广大读者自学之用。本书的另一特色是利用清华大学出版社智学苑平台编撰了数字课程，为学生提供了大量的网络学习素材。

《生理学》(第2版)由来自全国19所高等医药院校的从事多年生理学教学的23位专家、教授联合编写而成。为了保证编写质量，先后进行了交叉审稿、主编审稿、定稿会集体审稿，最后由朱大诚教授完成对全书的统稿工作。教材适合临床医学、中西医结合临床、中医学、针灸推拿、预防、基础、口腔、麻醉、影像、护理、法医、药学、检验等专业本科生使用，也可供长学制医学生、研究生及青年教师学习参考。

在本教材编写和出版过程中，得到了清华大学出版社的大力支持和帮助，同时也得到编者所在单位领导的积极支持和配合，在此一并致以衷心的感谢。

在本教材编写期间，每位编者都尽心尽责，但由于编写时间较紧，任务重，加之编者水平有限，缺点、错误在所难免，恳请各位同行和本书使用者批评指正，以求今后再版时进行修正。

朱大诚
2017年5月

CONTENTS 目录

# 第1章 绪 论

**重点内容**

生理学概念及其研究的三个水平；生理学的研究方法；兴奋性；体液；内环境；稳态；机体功能的调节方式；反馈；负反馈；正反馈。

## 第1节 生理学的研究内容和方法

### 一、生理学的研究对象和任务

**生理学（physiology）**是生物科学的一个分支，是研究机体正常生命活动规律的一门科学。根据其研究对象的不同，可分为动物生理学、植物生理学、人体生理学等。医药类专业学生学习的是人体生理学，通常称为生理学。生理学的任务就是研究人体表现出来的各种正常的生命现象、活动规律及其发生机制和条件，以及内、外环境变化对机体功能活动的影响和机体所进行的相应调节，从而掌握各种生理变化的规律，为防病治病、增进人类健康提供科学的理论依据。因此，生理学是医学乃至生命科学最重要基础学科。

### 二、生理学的发展简史

人类一直在探索自身的发生、发展过程及其生命活动的规律。自人类社会进入16世纪后，许多新技术不断应用于生理学实验研究，生理学研究日益深入，生理学知识和理论不断发展。在1628年，英国医生威廉·哈维（William Harvey，1578—1657）出版了有关血液循环的名著《心与血的运动》，这是历史上首次以实验证明了人和高等动物血液是从左心室输出，通过体循环、动脉流向全身组织，然后汇集于静脉并回到右心房，再经过肺循环进入左心房。威廉·哈维的这一发现，掀起了生理学研究的狂潮，使生理学得到了突飞猛进的发展。19世纪末设立的有关生命科学和医学的诺贝尔奖——“生理学或医学奖”，就充分说明生理学在生命科学中占有举足轻重的地位。由于研究对象的不同和研究方法的不断涌现，生理学已陆续派生出许多分支学科，这些分支学科逐渐发展成为独立的学科，如生物化学、生物物理学、细胞生物学、遗传学、分子生物学、免疫学等。目前，生理学主要是研究机体整体的不同功能表现、发生过程、分工协同和稳态的调节机制。

### 三、生理学研究的三个水平

人体由执行不同生理功能的九大系统，即运动系统、呼吸系统、消化系统、脉管系统、泌尿系统、生殖系统、内分泌系统、神经系统及感觉器官组成，各系统是由许多器官相互联结而成，如泌尿系统由肾、输尿管、膀胱和尿道组成。细胞是由不同的大分子所组成，组织是由结构相似、功能相近的细胞群构成，不同的组织又按一定的形式联结成器官；因此，在研究生命现象规律时，需要从各个不同水平进行研究。根据研究的层次不同，生理学的研究内容大致可以分为三个不同的水平。

（一）整体水平

生理学的研究对象是人的整体，整个人体的生理活动并不等于心、脑、肺、肾等器官生理功能的简单总和，而是体内各器官、各种系统生理功能相互联系、相互制约的完整而协调的过程。人体的生理活动还具有个体的特点，并且随着个体生活条件的变化而不断变化发展。例如，人体血压会受体内外环境条件、人体的健康情况以及心理、社会等因素的影响。在这里，研究的对象是整个机体，因此称为整体水平的研究。

（二）器官和系统水平

器官和系统水平是以器官和系统为研究对象，研究各器官、系统的功能及其调节机制，从而阐明各器官、系统的活动规律和它们在整体生理功能中所起的作用以及各种因素对其活动的影响。例如循环系统中心脏的射血、血液在心血管系统中流动都是有规律的，且神经、体液因素对心血管活动规律起了重要作用等。以心脏、血管等器官和循环系统作为研究对象，称为器官和系统水平的研究。通过这一水平的研究获得的知识和理论称为**器官生理学（organ physiology）**和**系统生理学（system physiology）**。

（三）细胞和分子水平

细胞和分子水平是以细胞及其所含的生物大分子为研究对象，并研究其活动规律。构成机体的最基本结构和功能单位是各种细胞，而细胞及其亚显微结构是由生物大分子所构成的。因此，细胞的生理特性是由各种生物大分子的物理化学特性所决定的。例如，骨骼肌细胞发生收缩，是因为肌细胞兴奋时，细胞膜上某些离子通道开放，使细胞内某些离子浓度改变。在酶的作用下，肌细胞内若干种特殊蛋白质分子的排列方式发生变化，从而发生收缩或舒张的活动。通过这一水平的研究所获得的知识和理论称为**细胞生理学（cell physiology）**或**普通生理学（general physiology）**。

机体生理功能虽然以生物大分子特性为基础，并服从于它的物理、化学规律，但生理学不等同于物理学和化学，它既服从细胞和分子水平的科学规律，也服从器官、系统和整体水平的科学规律。要全面地理解机体某一生理功能的机制，必须从细胞和分子、器官和系统以及整体三个水平进行研究。

以上三个水平的研究是人为划分的不同水平的研究。由于观察对象不同，不同的研究只能在不同水平上说明某种功能活动的规律，不能简单地将三个水平的研究截然分割开来，它们并不是各自独立的，而是相互联系、补充、协调统一的。要想阐明某一种生理功能的机制，必须对细胞和分子、器官和系统以及整体三个水平的研究结果加以综合分析，才能得出比较全面和整体的认识。

## 四、生理学的研究方法

生理学是一门实验性科学，生理学知识是通过临床实践和实验研究所获得的。生理学研究最常用的实验方法有动物实验和人体实验两种。人体实验是在不影响人体健康，并得到受试者本人同意的情况下进行的无创伤性研究。如在安静、运动、情绪激动等不同条件下，观察人体的血压、体温、心率、心电等的变化。因此，在人体上进行的实验是有限的。因为人与动物的机体在结构和功能上具有许多相似之处，利用动物实验的结果来推断人体生理功能是完全可能的，所以，生理学实验研究多以动物实验为主。常用的动物实验方法又分为**急性实验**（acute experiment）和**慢性实验**（chronic experiment）两大类。

（一）急性实验

急性实验是以完整动物或动物材料为研究对象，在人工控制的实验环境条件下，在短时间内对动物某些生理活动进行观察和记录的实验。根据研究的目的不同，分为离体和在体实验两种方法。

**1. 离体实验** **离体实验**（experiment in vitro）通常是指从活着的或刚处死的动物身上取所要研究的器官、组织或细胞等，将其置于能保持其正常功能活动的人工控制环境中，进行观察，分析其功能活动规律及原理的实验，或观察某些人为的干预因素对其功能活动的影响。如取大鼠一段小肠，在37℃有氧条件下，观察不同因素对平滑肌运动的影响；应用膜片钳技术研究细胞膜上单个离子通道的电流特性。离体实验由于器官、组织或细胞脱离了整体，排除了许多体内因素的影响，实验因素单纯，结果容易分析。但由于研究对象已经脱离整体，它们所处的环境已发生很大的变化，实验结果与整体时相比，可能存在较大差异，同时也具有一定的局限性。

**2. 在体实验** **在体实验**（experiment in vivo）是指动物在麻醉状态或破坏脑和脊髓等条件下，通过手术暴露所需研究的器官，在保持多因素不变的情况下，改变某一因素，观察该器官活动的变化。如在家兔颈总动脉中插入动脉导管，可直接观察神经或体液因素的变化对动脉血压的影响。由于所观察的器官活动没有脱离机体，是在整体情况下观察，不仅可以掌握该器官的功能活动，还可以了解器官间的相互作用。在体实验的条件容易控制，观察分析较为客观，实验结果比较明确，便于进行直接的观察和细致的分析，但影响因素较多。

（二）慢性实验

慢性实验是以完整、清醒的动物为研究对象，且尽可能使外界环境接近自然条件，以便能在较长时间内反复观察和记录某些生理功能的改变。例如，用狗作为实验对象，为其做手术，创造多种消化瘘管，观察动物在清醒状态下，各种不同因素对消化液分泌的影响等；在研究某种内分泌功能时，常先摘除动物某个内分泌腺，以便观察这种内分泌腺所分泌的激素缺乏时以及人为替代后的生理功能变化，用来了解这种激素的生理作用。慢性实验可以在清醒条件下长期、反复观察某一活动，所获得的结果更接近生理状态。与急性实验相比，慢性实验整体条件严格、复杂，干扰因素太多，因此，对实验结果须进行综合分析。

## 第2节 生命活动的基本特征

蛋白质和核酸等生物大分子是生命活动的物质基础。由其所组成的生物体称为机体。通过对各种生物体基本生命活动的观察和研究，发现机体生命活动的形式有多种，但最基本特征至少包括新陈代谢、兴奋性、适应性和生殖等。

### 一、新陈代谢

机体不断地从环境中摄取营养物质并合成自身的物质，又不断地分解自身原有的物质，在进行物质代谢的同时伴有能量的储存和释放。机体与环境之间不断地进行物质和能量的交换，以实现自我更新的过程称为**新陈代谢**（metabolism）。新陈代谢包括同化作用和异化作用两个方面。同化作用即**合成代谢**（anabolism），是指机体从外界环境中摄取各种营养物质，经过改造或转化，以提供建造自身结构所需要的原料和能量的过程；异化作用又称**分解代谢**（catabolism），是指机体把自身的物质分解，同时释放能量以供机体生命活动的需要，并把分解后产生的终产物排出体外的过程。在新陈代谢过程中，物质与能量的变化是同一活动的两个方面。在生命活动过程中，新陈代谢是一种更高级的、复杂的物质运动形式。生命活动就是这种物质运动形式的具体表现。新陈代谢一旦停止，生命也就随之结束。

## 二、兴奋性

在机体中能接受刺激产生动作电位的细胞称为**可兴奋细胞**（excitable cell），如神经细胞、肌细胞和腺细胞等。一切有生命活动的细胞、组织或机体对刺激产生反应的能力或特性，称为**兴奋性**（excitability）。兴奋性是在应激的基础上发展起来的，它使生物体能对环境的变化产生反应，是生物生存的必要条件。能为机体、组织、细胞感受到的内、外环境变化称为**刺激**（stimulus）。按性质的不同，刺激可分为：物理性刺激，如电、温度、声波、光和放射线等；化学性刺激，如酸、碱、药物等；生物性刺激，如细菌、病毒等；社会心理性刺激，如情绪波动、社会变革等。机体、组织、细胞受刺激后所发生的一切变化称为**反应**（reaction）。如腺细胞的分泌活动、神经细胞动作电位的形成和传导、肌细胞的收缩等都属于反应。按反应的外在表现形式分，反应可分为兴奋和抑制两种类型。**兴奋**（excitement）表现为机体接受刺激后由相对静止转为活动状态，或由弱活动转为强活动。**抑制**（inhibition）表现为机体接受刺激后由活动转为静止状态，或由强活动转为弱活动。刺激究竟引起兴奋还是抑制，主要取决于刺激的质和量，同时也取决于组织、细胞的功能状态和生理特性。兴奋与抑制是反应过程中的既对立统一又相辅相成，还可相互转变的两个过程。

机体组织、细胞的兴奋性有高低之分。若机体组织、细胞对弱的刺激能产生兴奋反应，说明兴奋性高；相反，需用很强的刺激才能引起兴奋反应，表明兴奋性低；如果对任何强大的刺激都不产生兴奋反应，则兴奋性为零。不同的组织细胞的兴奋性是不一样的，即使同一细胞，在不同状态下，兴奋性也是不一样的。

## 三、适应性

机体根据内、外环境的变化而调整体内各部分活动和关系，以维持机体与环境的平衡状态的功能称为**适应性**（adaptability）。如果生物体不能适应这种环境条件的变化，这种物种将逐渐被淘汰；相反，如能适应，机体才能生存，即适者生存，这是生物进化的基本规律。人体具有很强的适应能力，当遇到各种突然而强烈的环境条件的改变时，能迅速做出适应性反应，以保护机体免受其害。适应分为行为适应和生理适应两种。行为适应通常有躯体活动的改变，如在低温环境中，机体会出现趋热活动；遇到伤害性刺激时，会出现躲避活动。行为适应在生物界普遍存在，属于本能性适应。生理适应是指身体内部的协调性反应。如在高原低氧环境中生活的人，血液中红细胞数量和血红蛋白含量会增加，以增强运输氧的能力，这就属于生理性适应。但机体的适应性是有一定限度的，若超出一定限度，将会产生适应不全，甚至导致病理性损害。

## 四、生殖

人体生长发育成熟到一定阶段后，男、女性个体中发育成熟的生殖细胞相结合，形成与自己相似的子代个体，称为**生殖**（reproduction）。人体的生命是有限的，需要依靠生殖产生新的个体来保证种族繁衍，如果生殖功能丧失，人类则不能延续，所以生殖也是生命活动的重要基本特征之一。生殖的详细内容将在第12章介绍。

随着克隆技术的不断发展与成熟，人类已开发高等动物无性生殖技术，如克隆羊和牛等。人类克隆技术在生命科学和伦理道德上存有很大争议，但无性生殖技术可以推进基因动物和遗传性疾病的研究，生产可供移植的内脏器官与组织细胞，从而造福于人类。

# 第3节 机体的内环境及其稳态

## 一、体液与内环境

### （一）体液及其分布

机体内液体的总称为**体液**（**body fluid**）（图1-1）。正常成年人体液总量约占身体重量的60%，按其分布分为**细胞内液**（**intracellular fluid, ICF**）和**细胞外液**（**extracellular fluid, ECF**）两大类。细胞内的液体称为细胞内液，约占体液的2/3（占体重的40%）；其余的液体分布在细胞外，称为细胞外液，约占体液的1/3（占体重的20%），细胞外液中**血浆**（**plasma**）约占5%，其余约15%分布在全身的细胞间隙内，称为**组织间液**（**interstitial fluid，ISF**）或**组织液**（**tissue fluid**），另外还有少量的淋巴液和脑脊液等。

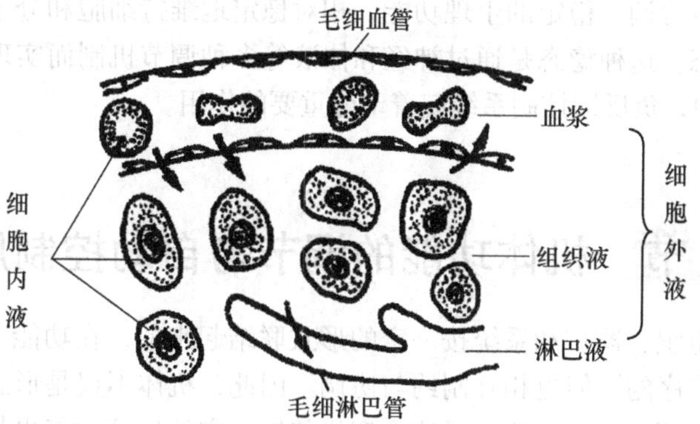


图1-1　体液分布示意图

由于人体各部分体液是彼此隔开的，因而各部分体液的成分含量不同。细胞膜既是分隔细胞内液与组织液的屏障，又是两者之间相互沟通的结构，有些物质能够溶解在细胞膜中而可自由通过细胞膜，但有些物质则须经膜上镶嵌的特殊蛋白质才能从膜的一侧转移到另一侧，水主要受细胞膜两侧渗透压和静水压梯度的驱使而跨膜移动。另外，毛细血管壁既是分隔血浆与组织液的屏障，也是两者之间相互沟通的结构，组织液与毛细血管内血浆的沟通也取决于毛细血管管壁两侧的渗透压和静水压梯度。血浆是沟通各部分体液与外界进行物质交换的重要媒介，是各部分体液中最为活跃的部分，因此，血浆成分及理化性质的改变可以直接反映组织、细胞的代谢情况。这也使血液学检测成为临床诊治疾病的重要依据。

### （二）内环境

人体内绝大部分细胞不能直接与外界环境接触，它们直接生活的环境是细胞外液。为了区别于机体生存的外部自然环境，将细胞所处的赖以生存的环境称为**内环境**（**internal environment**），即细胞外液。内环境为细胞进行正常的生命活动提供了必要的物理和化学条件，也为细胞提供了营养物质，同时还接受细胞所产生的代谢终产物。因此，内环境对于细胞的生存以及维持细胞的正常生理功能十分重要。

## 二、稳态

机体在正常生理情况下，细胞外液的理化性质是保持相对稳定的。内环境理化性质的相对稳定是指细胞外液的化学成分、pH、温度、渗透压等保持相对稳定的状态。内环境理化性质保持相对稳定的状态，称为**稳态（homeostasis）**。内环境稳态是细胞进行正常生命活动的必要条件，也是生理学中最重要的基本概念之一。

内环境的稳态不是固定不变的，而是各种理化性质在不断变化中所达到的动态平衡状态。例如温度，自然环境有春夏秋冬的变化，但人的体温总是稳定在37℃左右，变动范围不超过1℃；血浆pH值在7.35～7.45之间波动；血浆中各种离子浓度的波动范围也很小，如$Na^+$浓度在135～145mmol/L之间，$K^+$浓度在3.5～5.5mmol/L之间，而$Ca^{2+}$浓度也仅在2.25～2.75mmol/L之间的狭小范围内波动。保持内环境稳态是一个复杂的生理过程，人体通过神经、体液等多种调节方式而实现内环境稳态，使内环境的理化性质保持动态平衡。如果内环境稳态不能维持，内环境理化条件发生较大变化，超过机体的调节能力，则机体的正常生理功能将受到威胁，导致疾病的发生甚至死亡。

随着生理学和相关学科研究的不断深入，关于稳态的概念，不再局限于内环境的理化性质，而是泛指体内许多保持协调、稳定的生理功能，相对稳定地维持细胞和分子水平、器官和系统水平到整体水平功能状态。这种稳态是通过神经和体液等多种调节机制而实现的，尤其在维持机体各种生理活动的稳态中，负反馈控制系统起着十分重要的作用。

# 第4节　机体功能的调节与自动控制原理

机体是由细胞、组织、器官和系统按一定的形式联结起来的，在功能上，细胞、组织、器官和系统是彼此联系、有序的，但也相互制约与协调。因此，机体不仅是形态上的整体，也是功能上的整体。人体任何一部分，一旦脱离了这个有机整体，它的生理功能也将难以实现，当然，机体的整体功能也必将受到影响。人体能成为一个有机整体，是它具有较完备的调节和控制系统，能对各系统、器官、组织和细胞的各种生理功能进行有效的调节和控制，因而，能维持人体内环境乃至各种生理功能活动的稳态；也能适时地对外界环境变化做出有适应意义的规律性反应，调整机体各组成部分的活动，以应对外界环境所产生的各种变化。

## 一、机体生理功能的调节方式

人体生理功能调节的方式主要有三种，即神经调节、体液调节和自身调节。这三种调节方式相互配合，密切联系，但又各有其特点。

### （一）神经调节

**神经调节（neuroregulation）**是通过神经纤维的联系，对机体各组织、器官和系统的生理功能发挥调节作用，是机体的重要调节方式。神经调节的基本方式是反射。**反射（reflex）**是在中枢神经系统参与下，机体对内、外环境变化的刺激做出有规律和适应意义的反应。反射活动的结构基础是**反射弧（reflex arc）**，反射弧由感受器、传入神经、神经中枢、传出神经和效应器五部分组成。**感受器（receptor）**是指接受某种刺激的特殊装置；**传入神经（afferent nerve）**是将感受器发出的电信号传至神经中枢；神经中枢简称**中枢（center）**，它对传入的电信号进行综合分析、处理，并发布信息；**传出神经（efferent nerve）**是将中枢发出的信息传给效应器；**效应器（effecter）**则是产生效应的器官。例如，当叩诊锤叩击股四头肌肌腱时，就刺激了股四头肌中的肌梭（感受器），使肌梭兴奋，通过传入神经纤维将信息传至脊髓（反射中枢），脊髓对传入的神经信息进行分析，然后通过传出神经纤维将兴奋传到股四头肌（效应器），引起股四头肌的收缩，完成膝跳反射。再如，人体在生理情况下动脉血压能保持相对稳定，是因为当动脉血压升高时，分布在主动脉弓和颈动脉窦的压力感受器感受到了血压升高的刺激，并将其转变为神经冲动，通过传入神经纤维传入延髓心血管中枢，经过心血管中枢的分析，经传出神经改变心脏和血管的活动，使心脏的活动减弱、血管舒张，从而使动脉血压下降至正常范围。这个反射称为压力感受性反射（详见第4章），这对于维持动脉血压的稳定起着重要作用。反射的完成依赖于反射弧结构的完整与功能的正常，反射弧中任何一部分被损伤或破坏，都会导致反射活动的消失。神经调节的特点是反应迅速，定位精确，范围局限，持续时间短暂。

人类和高等动物的反射，根据反射形成条件的不同，分为**非条件反射（unconditioned reflex）**和**条件反射（conditioned reflex）**两大类。非条件反射是生来就有的，是较为低级的神经活动，其反射弧较为固定，其刺激性质与反应之间的因果关系是由种族遗传因素所决定的。例如吸吮反射、角膜反射、减压反射、逃避反射等。条件反射是通过后天学习所获得的，是较高级的神经活动，它可以形成，也可以消退（见第9章）。条件反射是建立在非条件反射基础之上的，是个体在生活过程中建立起来的，其刺激性质与反应之间的因果关系是不固定的，是灵活可变的；反射弧是暂时性联系，数量无限。条件反射建立的数量越多，机体对环境的适应能力就越强。例如，运动员进入比赛环境中就会发生呼吸加深、加快的条件反射，这时虽然比赛尚未开始，但呼吸系统已增强活动，准备为比赛提供足够的氧并排出二氧化碳；还有人们谈论美味食品时，虽然没有食物的具体刺激，但也会引起唾液、胃液分泌等。所以，条件反射属于具有适应性意义的调节。

### （二）体液调节

**体液调节（humoral regulation）**是指体内产生的某些特殊化学物质通过体液途径而影响生理功能的一种调节方式。由体内内分泌腺或散在内分泌细胞分泌的具有高效能生物活性的特殊化学物质称为**激素（hormone）**。激素分泌后由血液运输至全身各处，而作用于远隔的靶器官，这种调节方式称为全身性体液调节。例如，腺垂体分泌的生长激素，经过血液运输到骨骼和肌肉等器官，促进生长发育；胰岛分泌胰岛素经血液运至全身调节全身细胞的糖代谢，促进细胞对葡萄糖的摄取和利用，维持血糖浓度的相对稳定。而某些细胞分泌的组胺、激肽等生物活性物质以及组织代谢的产物如腺苷、乳酸等，可借细胞外液扩散至邻近细胞、组织和器官，使局部血管舒张、通透性增加等，这种调节方式称为局部性体液调节。与神经调节相比较，体液调节的特点是：反应比较缓慢，作用比较持久，范围比较广泛。

人体内绝大多数内分泌腺或内分泌细胞是受神经支配的，在这种情况下，体液调节便成为神经调节反射弧传出途径的延伸或补充，称为**神经-体液调节（neurohumoral regulation）**。如交感神经节前纤维支配肾上腺髓质，交感神经兴奋时，肾上腺髓质分泌肾上腺素和去甲肾上腺素，从而发挥激素的多种生理效应。这种调节具有两种调节的共同特点，使调节更加合理、准确，使机体的协调与统一更加完善。

（三）自身调节

**自身调节（autoregulation）**是指组织或器官不依赖于神经和体液调节，而是由其自身特性对内、外环境变化产生适应性反应的过程。这种调节方式只存在于少数组织和器官。例如，骨骼肌或心肌的初长能对收缩力量起调节作用；当在一定限度内增大初长时，收缩力量会相应增加，而初长缩短时收缩力量就减小。在一定范围内，动脉血压降低，脑血管就舒张，血流阻力减小，使脑血流量不致过少；动脉血压升高，则脑血管收缩，血流阻力增加，使脑血流量不致过多。从而在一定范围机体能保证心、脑等重要器官血流量的相对稳定，这些反应在去除神经支配和体液因素的影响以后仍然存在，这都是自身调节的结果。

自身调节的范围和幅度比较小，灵敏度低，但在生理功能的调节中仍有一定意义。

## 二、机体功能活动的控制系统

通过运用数学和物理学的原理和方法，分析研究各种工程技术的控制和人体各种功能调节的一般规律的学科，称为**控制论（cybernetics）**。人体是一个极其复杂的有机体，体内广泛存在不同层次和不同形式的**控制系统（control system）**。甚至在一个细胞内也存在许多精细复杂的控制系统，能精确调控细胞内的各种功能活动。在生理学课程中主要讨论器官系统水平和整体水平的各种控制系统，如人体通过神经和体液因素对心血管系统功能活动的调控，可以使心脏的活动和动脉血压保持相对稳定。人体内的控制系统主要可分为反馈控制系统和前馈控制系统。

**知识链接**

**生物控制论**

**生物控制论（biocybernetic）**是应用控制论的思想和方法研究生物系统的调节、控制和信息处理规律的学科，是控制论的一个分支。

18世纪末，生物学家已开始认识调节和控制对生物机体的重要作用。1948年，美国著名数学家N. 维纳（Norbert Wiener）将通信和控制系统与生物机体中的某些控制机制进行类比，概括出两类系统的共同规律，创立了控制论这一新兴学科。在控制论发展初期，控制论是以研究共同规律为主，生物系统仅作为其中一个主要背景。20世纪50年代末到60年代初，人们开始应用控制论的方法和观点解决生理和病理机制等具体问题，并取得了一定的成效，在神经系统信息处理的研究中也取得了重要进展。到60年代中期，维纳与他人合编《生物控制论进展》，汇集了控制论在生物医学中的许多不同领域的应用，从而确立了生物控制论。

（一）反馈控制系统

反馈控制系统是人体功能调节控制系统中最普遍的方式，反馈控制系统是一个**闭环系统（closed-loop system）**。在这个闭合系统中，控制部分发出控制信息，指示受控部分活动，而受控部分的输出变量可被一定的监测装置感受，监测装置再将受控部分的活动情况作为反馈信息送回到控制部分，控制部分可以根据反馈信息来改变自己的活动，调整对受控部分的指令，因而能对受控部分的活动进行修正和调整，从而使受控部分的活动更精确、更完善，达到最佳效果（图1-2）。在这个控制系统中，受控部分的活动反过来影响控制部分的活动称为**反馈（feedback）**。根据受控部分对控制部分发生的作用效果不同，可将反馈分为两种：负反馈和正反馈。

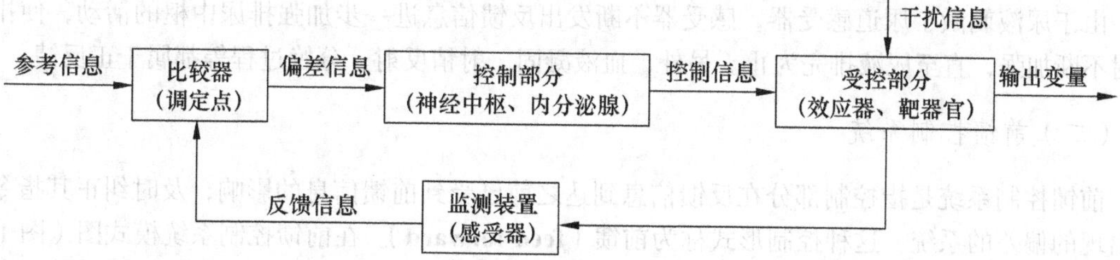


图 1-2 机体反馈控制系统模式图

**1. 负反馈** 在反馈控制系统中，受控部分发出的反馈信息使控制部分的活动向相反的方向进行改变，称为**负反馈**（**negative feedback**）。负反馈控制系统平时处于稳定状态。如出现一个干扰信息作用于受控部分，则输出变量发生改变，导致该反馈控制系统受到扰乱；这时反馈信息与参考信息发生偏差，偏差信息作用于控制部分使控制信息发生改变，以对抗干扰信息的干扰作用，使输出变量尽可能恢复到扰乱前的水平（图 1-3）。因此，正常情况下，负反馈调节存在一个**调定点**（**set point**）。调定点是指自动控制系统所设定的一个工作点，使受控部分的活动只能在这个设定的工作点附近的一个狭小范围内变动。如动脉血压调定点约为 13.3kPa（100mmHg）；人体体温调定点在 37℃左右。例如，现在认为下丘脑内有决定体温水平的调定点的神经元，这些神经元发出参考信息使体温调节中枢发出控制信息来调节产热和散热过程，保持体温维持在 37℃左右。在人体进行剧烈运动时，产热突然增加而发出干扰信息，使输出变量（即体温）随之升高，此时下丘脑内的温度敏感区（监测装置）就发出反馈信息与参考信息进行比较，由此产生偏差信息作用于体温调节中枢，从而改变控制信息来调整产热和散热过程，使升高的体温回降至 37℃左右，这就是负反馈调节作用的结果。

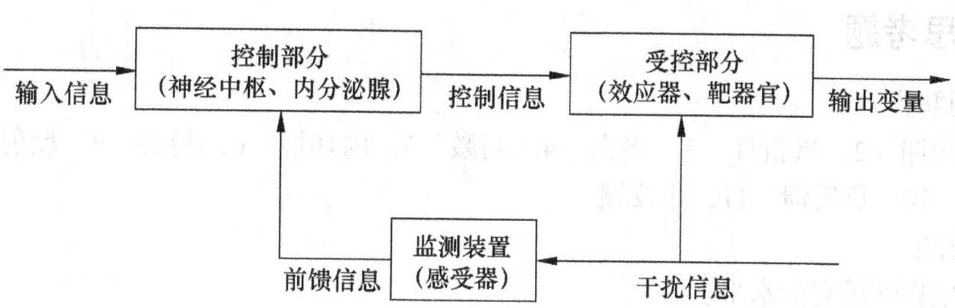


图 1-3 前馈控制系统模式图

人体内一些相对稳定的生理功能，通常都是在负反馈调节下保持的，因此，在人体功能活动的调节过程中，负反馈最常见，它是一种维持机体稳态的重要控制系统。但是，负反馈调节只有在输出变量与原有的调节信息出现较大偏差后，反馈信息才会回输至控制部分，启动负反馈控制系统，所以，负反馈总是要滞后一段时间才能纠正偏差，有较大波动，发挥作用比较缓慢。

**2. 正反馈** 是指受控部分发出的反馈信息，通过反馈联系促进和加强控制部分的活动，最终使受控部分的活动朝着与它原先活动相同的方向改变，这种调节方式称为**正反馈**（**positive feedback**）。在体内，正反馈不如负反馈常见。正反馈使受控部分的活动处于不断的再生与加强状态，直至完成全部活动，它一般不需要干扰信息就可进入再生状态，但有时也可因出现干扰信息而引发再生。例如，如果出现一个干扰信息作用于受控部分，使输出变量发生改变，这时反馈信息为正值，导致偏差信息增大；增大的偏差信息作用于控制部分使其发出的控制信息增强，导致输出变量的改变进一步加大，由于输出变量加大，又返回来加大反馈信息，如此反复使反馈控制系统活动不断再生（图 1-3）。如排尿反射，当膀胱充盈时，控制部分（排尿中枢）兴奋而发动排尿，由于尿液刺激了尿道感受器，感受器不断发出反馈信息进一步加强排尿中枢的活动，使排尿反射不断加强，直至尿液排完为止。另外，血液凝固、射精反射、分娩过程等都属于正反馈。

（二）前馈控制系统

前馈控制系统是指控制部分在反馈信息到达之前已受到前馈信息的影响，及时纠正其指令可能出现的偏差的系统。这种控制形式称为**前馈（feed forward）**。在前馈控制系统模式图（图 1-3）中，输出变量在发出反馈信息之前，监测装置检测到干扰信息后发出前馈信息作用于控制部分，调整控制信息以对抗干扰信息对受控部分的作用，从而使输出变量保持稳定。这种方式在输出变量尚未出现偏差发动负反馈控制之前，对受控部分提前发出预见性的信息，弥补了负反馈调节过程中出现较大波动和调节效果滞后的不足。体内前馈控制的例子很多。例如在寒冷环境中，当体温降低到一定程度时，除通过负反馈调节使机体代谢活动加强，产热增加，散热减少，使体温回升外，还有前馈控制系统的参与，人们可根据气温降低的有关信息，通过视、听等感觉器官传递到脑，脑就立即发出指令增加产热活动和减少机体散热。这些产热和散热活动并不需要等到寒冷刺激使体温降低以后进行，而是在体温降低之前就已经发生。条件反射活动也是一种前馈控制系统活动。例如，动物见到食物就引起消化液分泌，这种分泌比食物进入口中后引起的分泌来得快，而且富有预见性，更具有适应性意义。但前馈控制引起的反应有时可能发生失误；如动物见到食物后引起消化液的分泌，但可能因为某种原因，最终它并没有吃到食物，则这种消化液的分泌就是一种失误。

（江西中医药大学　朱大诚）

## 复习思考题

一、名词解释

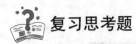

1．新陈代谢　2．兴奋性　3．兴奋　4．刺激　5．内环境　6．稳态　7．反射　8．神经调节　9．反馈　10．负反馈　11．正反馈

二、问答题

1．简述生理学研究的水平。

2．简述生理学的研究方法。

3．简述兴奋性与兴奋之间的关系。

4．什么是内环境稳态？它有何生理意义？

5．试述人体功能活动的调节方式的种类、特点及相互关系。

6．反射活动的结构基础是什么？它包括哪几部分？

三、思考题

1．你是如何理解生理学中稳态这一概念的？

2．何谓负反馈调节？试举一例说明其作用及生理意义。

# 第 2 章 细胞的基本功能

**重点内容**

细胞膜的物质转运功能；细胞的跨膜信号转导；细胞的生物电现象及其产生机制；刺激引起兴奋的条件；细胞兴奋的引起和传导；神经-骨骼肌接头兴奋的传递；骨骼肌的兴奋-收缩耦联；骨骼肌的收缩形式及其影响因素。

细胞是构成人体最基本的结构和功能单位。人体的各种功能活动都是在细胞及其产物的基础上进行的，是各个细胞功能活动有机整合的结果。人体的细胞有 200 多种，它们分布于特定的部位，执行特定的功能。本章主要介绍细胞所共有的基本功能，包括细胞膜的物质转运功能、细胞的跨膜信号转导、细胞的生物电现象和肌细胞的收缩功能。

## 第 1 节 细胞膜的跨膜物质转运

**细胞膜**（**cell membrane**）是包绕细胞质的一层界膜，又称为**质膜**（**plasma membrane**）。它把细胞内容物与其周围环境分隔开来，使细胞能相对独立于环境而存在。除屏障功能外，细胞膜还具有物质转运功能，它允许某些物质选择性通过，既维持了细胞内成分的相对稳定，又保证了细胞新陈代谢的正常进行。此外，细胞膜具有识别和接受细胞周围环境信号的能力，并通过一定的途径将其转导到细胞内，进而改变细胞的功能活动，使细胞适应环境的变化。这些功能都与细胞膜的特殊结构密切相关，细胞膜的结构和功能异常可导致多种疾病的发生。本节主要讨论细胞膜的化学组成、分子结构及细胞膜的物质转运功能。

### 一、细胞膜的基本结构

在电镜下观察，细胞膜分为三层。膜内、外两侧各有一层电子致密带，中间夹有一层透明带，每层厚约 2.5nm。除细胞膜外，各种细胞器也具有类似的膜性结构，称为**生物膜**（**biomembrane**）。细胞膜主要由脂质、蛋白质和少量糖类构成。物质分子在细胞膜中的排列方式，目前比较公认的是 1972 年由 Singer 和 Nicholson 提出的**"液态镶嵌模型"**（**fluid mosaic model**）学说。其基本内容为：细胞膜是以液态的脂质双分子层为基架，其中镶嵌着具有不同结构和功能的蛋白质（图 2-1）。

#### （一）细胞膜脂质

细胞膜脂质主要是磷脂，约占脂质的 70% 以上，其次是胆固醇，一般低于 30%，此外还有少量的糖脂（不超过 10%）。脂质都是双嗜性分子。磷脂分子中的磷酸和碱基、胆固醇分子中的羟基以及糖脂分子中的糖链等结构形成亲水端，它们分子中的另一端是脂肪酸烃链形成的疏水端。

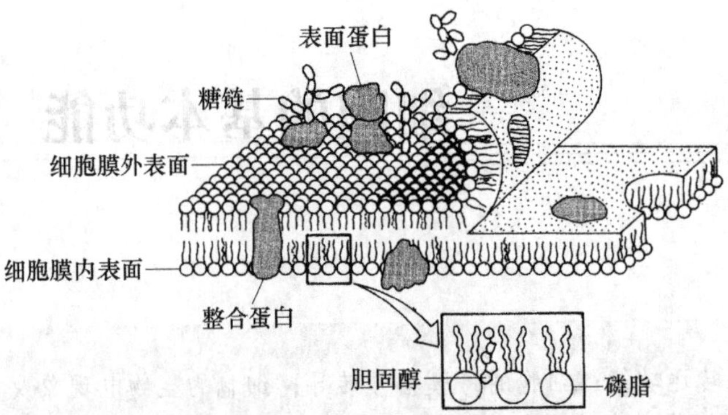


图 2-1　细胞膜的液态镶嵌模型

在构建细胞膜时，亲水端朝向膜的外表面或内表面，而疏水的脂肪酸烃链则在膜的内部两两相对，形成疏水区。脂质分子这种双层排列构成了细胞膜的基本骨架。脂质双层中的脂质分子分布并不对称，靠膜外侧层主要为磷脂酰胆碱和含胆碱的鞘脂，靠膜内侧层主要为磷脂酰丝氨酸、磷脂酰乙醇胺和磷脂酰肌醇。不同细胞和同一细胞不同部位的膜结构中，脂质的成分和含量也有所不同。

膜脂质的熔点较低，在体温下呈液态，因而膜具有流动性，使得脂质分子在同一分子层内可作侧向运动，嵌入的膜蛋白在膜平面可做横向或沿膜平面垂直轴做旋转等形式的运动。脂质双分子层的稳定性和流动性，决定了细胞可以承受相当大的张力而不致破裂。此外，还使膜上的受体及信号转导系统分子的移动和组合成为可能。影响膜流动性的因素包括：①胆固醇的含量。膜中的胆固醇含量在一定程度上与膜的流动性成反比关系，即胆固醇含量越高，膜的流动性越低，反之，则流动性越高。②脂肪酸烃链的长度和饱和度。如果脂肪酸烃链较短，饱和度也较低，则膜的流动性较大；反之亦然。③膜蛋白的含量。膜蛋白越多，膜的流动性越低。

（二）细胞膜蛋白

从质量上来看，细胞膜的蛋白质约占细胞膜的55%，它是膜功能的重要执行者。根据膜蛋白在细胞膜上存在的形式不同，可将其分为**表面蛋白（peripheral protein）**（占20%～30%）和**整合蛋白（integral protein）**（占70%～80%）。表面蛋白通过肽链中带电氨基酸与脂质的极性基团以静电相结合，或以离子键与膜中的整合蛋白相结合，附着于膜的内表面或外表面。整合蛋白的肽链则一次或多次贯穿整个脂质双分子层，其跨膜段由20～30个氨基酸残基形成疏水性α螺旋，疏水性片段之间的亲水性肽段则构成胞外环或胞内环，分别与细胞外液或细胞内液相接触。由于脂质双分子层是液态的，因而镶嵌在脂质双分子层中的膜蛋白也是可以移动的，但因为蛋白质分子疏水区与脂质分子的疏水区相互吸引，故它们与脂质分子层的纵向关系不发生改变，一般只做横向移动。

膜蛋白有多种功能，如可作为载体、通道、离子泵和转运体，与物质跨膜转运有关；可作为ATP酶，与能量转换有关；还可作为受体、G蛋白、G蛋白效应分子，与信号跨膜转导有关。

（三）细胞膜糖类

细胞膜中糖类的含量为2%～10%，主要是一些寡糖和多糖链。它们以共价键形式与膜蛋白或膜脂质结合，生成糖蛋白或糖脂。膜上的糖链仅存在于细胞膜外侧，形成细胞的表型和抗原性，参与细胞的识别、黏附、分化、老化、吞噬、自身免疫和细菌感染过程等。例如，红细胞表面的

A抗原为乙酰氨基半乳糖胺，B抗原为半乳糖，据此可划分ABO血型。糖的种类虽少，但结构变异复杂，这极大地丰富了细胞膜表面的信息。

## 二、细胞膜的跨膜物质转运方式

在新陈代谢过程中，细胞不断与周围环境进行着跨膜物质交换。细胞膜的组成和结构决定了不同物质有不同的跨膜转运方式。脂溶性小分子物质可通过物理扩散透过细胞膜，水溶性小分子物质和带电离子需要借助一系列相关膜蛋白的介导来完成转运。依据物质跨膜转运时是否顺浓度梯度和（或）电位梯度，即是否消耗能量，将细胞膜的跨膜物质转运方式分为被动转运和主动转运两大类。大分子物质、物质颗粒或液滴需通过细胞膜的整装转运进出细胞，称为出胞和入胞。

### （一）被动转运

溶液中的溶质和溶剂分子遵循物理学原理处于不断的热运动之中。如果溶质相同但浓度不同的两种溶液相邻时，则高浓度区域中的溶质分子将向低浓度区域发生净移动，这种现象称为**扩散（diffusion）**。如果溶液是含有多种溶质的混合溶液，那么每一种物质的移动方向和扩散数量都只决定于该物质的浓度差，而与别的物质的浓度或移动方向无关。在电解质溶液中，离子的移动不仅取决于该离子的浓度差，也取决于不同部位离子所形成的电位差。该原理也适用于生物膜两侧的物质运动。物质顺浓度梯度和（或）顺电位梯度的不耗能的跨膜扩散称为**被动转运（passive transport）**。根据转运过程中是否需要膜蛋白介导又分为单纯扩散和易化扩散两种形式。

**1. 单纯扩散** **单纯扩散（simple diffusion）**指脂溶性的小分子物质从细胞膜高浓度一侧向低浓度一侧移动的过程，是一种简单的跨膜物理现象。扩散的方向和速度取决于物质在膜两侧的浓度差和物质通过膜的难易程度，后者称为**膜的通透性（membrane permeability）**。通常，脂溶性高而分子质量小的物质容易穿越脂质双层，如$O_2$、$N_2$、$CO_2$、NO、乙醇、尿素等，都能以单纯扩散的方式跨膜转运。

**2. 易化扩散** 一些带电离子和分子质量稍大的水溶性分子需要膜蛋白的介导才能顺浓度梯度和（或）顺电位梯度跨膜转运，这种由膜蛋白介导的被动转运称为**易化扩散（facilitated diffusion）**。根据膜蛋白介导转运的方式的不同，分为载体介导的易化扩散和通道介导的易化扩散两种类型。

（1）载体介导的易化扩散：许多脂溶性很低的营养物质（如氨基酸、葡萄糖等）借助于载体膜蛋白的介导，顺浓度梯度跨膜扩散，称为**载体介导的易化扩散（facilitated diffusion via carrier）**。**载体（carrier）**是一些贯穿脂质双层的整合蛋白，它与被转运物质的结合位点随载体蛋白构象的改变而交替暴露于膜的两侧，当载体在物质浓度较高的一侧与该物质结合后，即发生构象改变，并在物质浓度较低的一侧与该物质解离，即经历一个结合—构象变化—解离的过程。这使得物质经载体转运的速度远低于离子通道，转运速度为$10^2$～$10^4$个/秒。载体介导的易化扩散具有下列特点：①结构特异性。载体与被转运物质的结合具有严格的化学结构特异性，故一种载体只能选择性地转运特定的物质。②饱和现象。膜两侧物质的浓度差增加到一定程度后，转运速率就会出现饱和，不再随浓度差的增加而增加。这主要是由于膜上载体以及载体结合位点的数目是有限的缘故。③竞争性抑制。当化学结构相似的两种物质经同一载体转运时，提高其中一种物质的浓度时，会使载体对另一种物质的转运量减少，这也与载体和载体的结合位点的数目有限相关。

（2）通道介导的易化扩散：体液中的$Na^+$、$K^+$、$Ca^{2+}$、$Cl^-$等带电离子借助于通道蛋白的介导，顺浓度梯度和（或）顺电位梯度跨膜扩散，称为**通道介导的易化扩散（facilitated diffusion via ion channel）**。通道蛋白是一类贯穿脂质双层、中央带有亲水性孔道的膜蛋白。能使离子顺浓度梯度和（或）顺电位梯度跨膜转运的蛋白质孔道称为**离子通道**（**ion channel**）。

离子通道的主要特征：①离子选择性。每种通道只对一种或几种离子有较高的通透能力，而对其他离子则不易或不能通过。根据通道对离子的选择性，可将通道命名为 $Na^+$通道、$K^+$通道、$Ca^{2+}$通道、$Cl^-$通道、非选择性阳离子通道等。决定离子选择性的因素主要是孔道的口径、孔道内壁的化学结构和带电状况等。②转运速率高。当孔道开放时，离子可经孔道以极高的速率（$10^7$～$10^8$ 个离子 / 秒）穿越细胞膜。其转运速率远大于载体介导的易化扩散。离子扩散速率的大小除决定于膜两侧离子的浓度差外，还受膜两侧电位差及离子本身所带电荷的影响。③门控特性。通道蛋白分子构象的改变，使得通道处于备用、激活和失活三种不同的功能状态。在备用和失活两种状态下，通道是不导通的；只有在激活状态下，通道才导通。备用和失活状态是稳态，而激活只是一个瞬态，激活的通道会自动进入失活状态，处于失活状态的通道不能直接进入激活状态，只有先转入备用状态后，才能被再次激活。通道蛋白分子内的有些结构或化学基团起着“闸门”样作用，它的开、闭受许多因素的调控，这一过程称为**门控**（**gating**）。根据通道的门控机制，离子通道又可分为**电压门控通道**（**voltage-gated ion channel**）、**化学门控通道**（**chemically-gated ion channel**）和**机械门控通道**（**mechanically-gated ion channel**）三种。电压门控通道由膜两侧电位差控制其开、闭，如电压门控的 $Na^+$通道、$K^+$通道和 $Ca^{2+}$通道；化学门控通道的开、闭受某些化学物质控制，如由神经递质**乙酰胆碱**（**acetylcholine，ACh**）激活的 $N_2$ 型 ACh 受体阳离子通道；机械门控通道则由机械牵张因素改变通道的开、闭状态，如血管平滑肌细胞上的机械门控 $Ca^{2+}$通道，在血压升高对管壁造成牵张刺激时激活，引起 $Ca^{2+}$内流，从而使血管收缩，实现血流的自身调节。除上述门控离子通道之外，还有一类始终处于开放状态，外在因素变化对其无明显影响的非门控“通道”。这类通道在维持静息膜电位时特别重要。

电压门控 $Na^+$通道分布于体内大多数细胞膜上，它由 α、$β_1$ 和 $β_2$ 三个亚单位组成。α 亚单位由 1820 个氨基酸残基组成，形成离子孔道。$β_1$ 和 $β_2$ 亚单位起调节作用。α 亚单位含有四个相似的结构域，每个结构域含有 6 个跨膜 α 螺旋，其中第 5 和第 6 跨膜区之间的胞外环向内折叠构成孔道内壁（图 2-2），它决定通道的离子选择性。

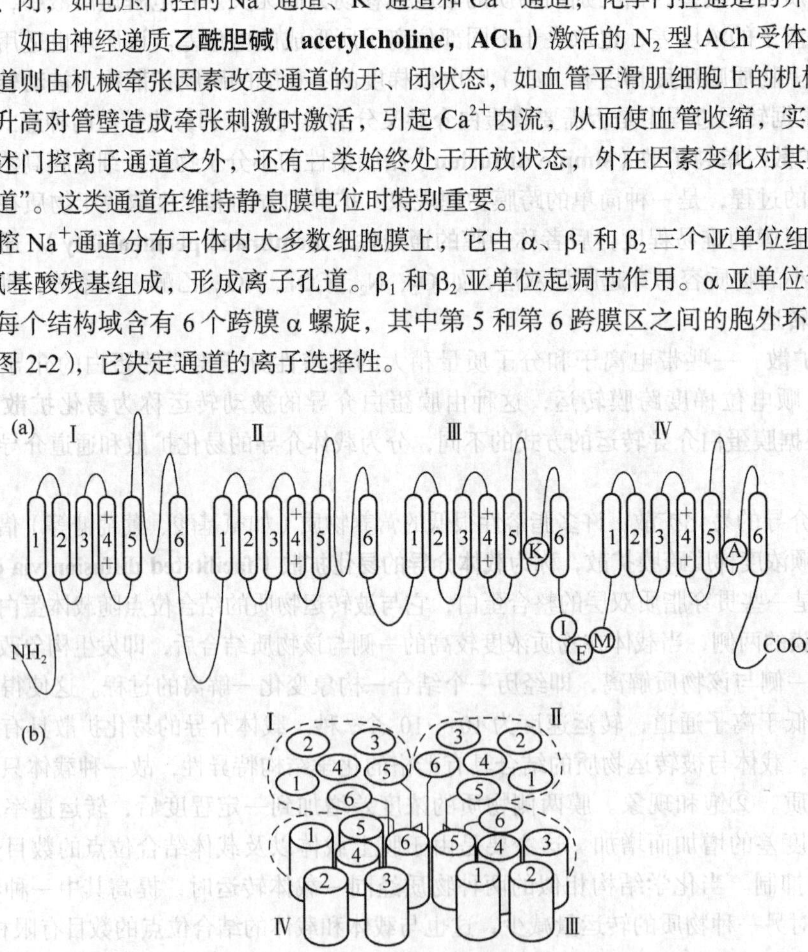


图 2-2　$Na^+$通道 α 亚单位的分子结构示意图

（a）推演的 α 亚单位二级结构，Ⅰ、Ⅱ、Ⅲ、Ⅳ代表 4 个同源结构域，圆圈中的字母是氨基酸的缩写符号；（b）显示由 4 个同源结构域形成孔道的分子模型

$N_2$ 型 ACh 受体阳离子通道是一个典型的化学门控通道。该通道由两个 α 亚单位和各一个 β、γ、δ 亚单位形成 $\alpha_2\beta\gamma\delta$ 五聚体。每个亚单位的氨基酸序列高度同源，均有 4 个跨膜 α 螺旋，即 $M_1$～$M_4$（图 2-3）。其中 $M_2$ 跨膜段中除了疏水氨基酸外，还间断出现少量的丝氨酸和苏氨酸，它们排列在 α 螺旋的一侧。因而认为，由五个 $M_2$ 螺旋亲水氨基酸的一侧共同构成孔道的内壁。孔道的口径约为 0.65nm，因而小的阳离子，如 $K^+$（水合 $K^+$ 的直径为 0.396nm）和 $Na^+$（水合 $Na^+$ 的直径为 0.512nm）都可通过通道。由于每个 $M_2$ 螺旋的两端（相当于孔道的外口和内口）有许多带负电荷的谷氨酸和门冬氨酸，使得阴离子不能通过。五个亚单位的 N 端和 C 端都朝向膜外，其中两个 α 亚单位 N 端的细胞外部分都各有一个 ACh 结合位点，当两个 ACh 分子与 α 亚单位结合后，便引起通道蛋白的构象改变和通道开放。可见，该通道兼有受体的功能，又只对阳离子开放，故称为 ACh 受体阳离子通道。

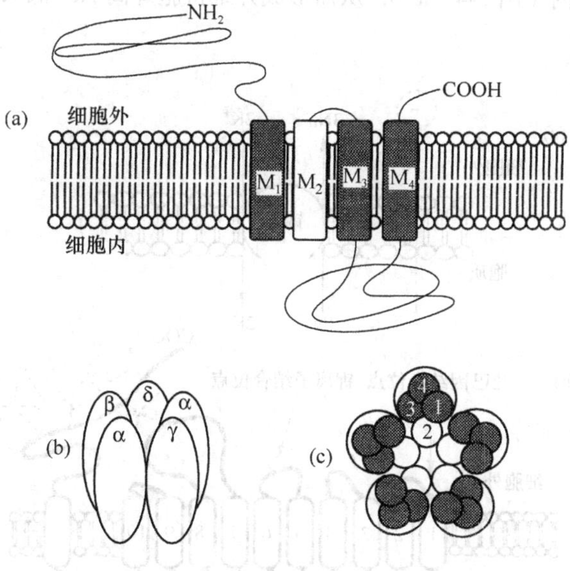


图 2-3　$N_2$ 型 ACh 受体通道的分子模型

（a）α 亚单位 4 次跨膜；（b）受体分子是 $\alpha_2\beta\gamma\delta$ 五聚体；

（c）孔道由 5 个亚单位的 $M_2$ 构成

水分子的极性很小，又不带电荷，其跨膜转运有单纯扩散和经**水通道（water channel）**扩散两种。水分子的单纯扩散存在于所有细胞，但速率较慢。1988 年 Peter Agre 发现了水通道，1992 年完成了其分子克隆和功能鉴定。组成水通道的蛋白称为**水孔蛋白（aquaporin，AQP）**，目前已鉴定出 10 余种。每种水通道都有不同的组织分布和功能特性。例如，$AQP_1$ 主要分布于近端小管上皮、脉络丛上皮、胆管和胆囊上皮、晶状体和睫状体上皮等，参与近端小管对水的重吸收、脑脊液的生成、胆汁的分泌和浓缩、房水的生成等生理过程；$AQP_2$ 主要分布于肾脏集合管上皮细胞的顶端膜，可接受血管升压素的作用，进而调节集合管上皮细胞对水的通透性。由于 Peter Agre 发现了细胞膜水通道，2003 年，他被授予诺贝尔化学奖。

### （二）主动转运

**主动转运（active transport）**是指在耗能的条件下逆浓度梯度和（或）电位梯度进行的物质跨膜转运。根据能量消耗的形式不同，分为原发性主动转运和继发性主动转运。

**1. 原发性主动转运**　**原发性主动转运（primary active transport）**是指直接利用 ATP 分解提

供的能量，将物质逆浓度梯度和（或）电位梯度进行跨膜转运的过程。介导这一转运过程的膜蛋白称为**离子泵（ion pump）**。离子泵具有ATP酶的活性，因此也称为**ATP酶（ATPase）**，它可将细胞内的ATP水解为ADP，并利用ATP分子高能磷酸键断裂时释放的能量完成离子的跨膜转运。分布广泛的离子泵主要有**钠-钾泵（sodium-potassium pump）**和钙泵。

钠-钾泵简称**钠泵（sodium pump）**，又称**$Na^+$-$K^+$依赖性ATP酶（$Na^+$-$K^+$ ATPase）**。由α亚单位（催化亚单位）和β亚单位（调节亚单位）构成。α亚单位具有ATP酶的活性及阳离子结合位点，在α亚单位的细胞内侧有与$Na^+$和ATP的结合位点以及ATP磷酸化位点，而在细胞外侧有与$K^+$和**哇巴因（ouabain）**的结合位点（图2-4（b））。正常情况下，细胞外液中的$Na^+$浓度是胞内的10倍左右，细胞内液中的$K^+$浓度是胞外的30倍左右。当细胞内外的$Na^+$浓度和（或）$K^+$浓度差减小时，钠泵被激活，随之水解1分子ATP，可将3个$Na^+$从膜内转移到膜外，同时将2个$K^+$由膜外转移到膜内（图2-4（a）），从而形成并维持胞外高$Na^+$低$K^+$和胞内高$K^+$低$Na^+$的生理状态。

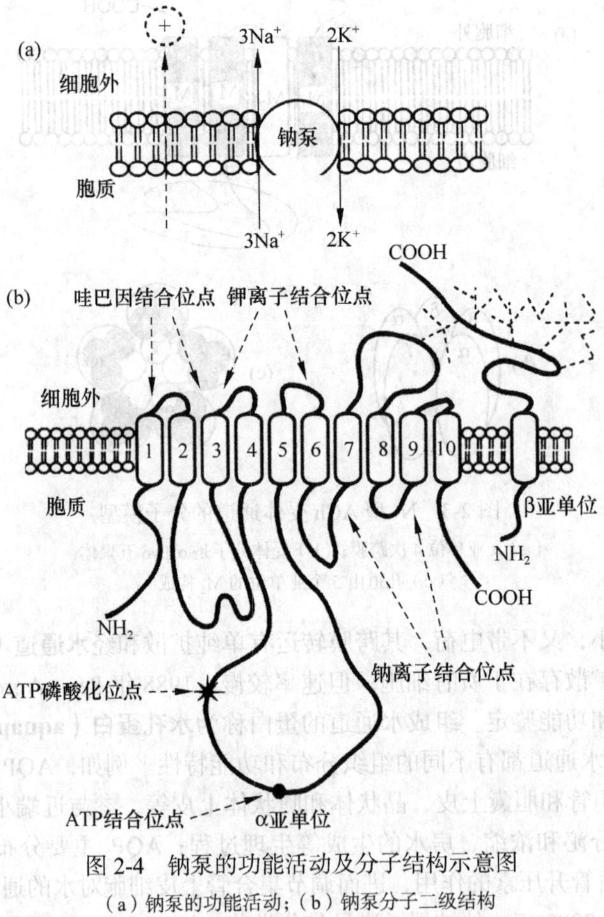


图2-4 钠泵的功能活动及分子结构示意图

（a）钠泵的功能活动；（b）钠泵分子二级结构

钠泵主动转运的生理意义：①钠泵活动维持了细胞外高$Na^+$和细胞内高$K^+$的不均衡分布状态，这种不均衡分布是生物电产生的基础。②钠泵活动形成膜内外$Na^+$浓度差，是维持$Na^+$-$H^+$交换、$Na^+$-$Ca^{2+}$交换及葡萄糖、氨基酸等物质跨膜转运的动力。③钠泵活动能有效地维持细胞内晶体渗透压和细胞容积的相对稳定，钠泵及时将进入胞内的$Na^+$排出，稳定胞质渗透压，防止细胞水肿。④钠泵活动造成的细胞内高$K^+$，是细胞内许多代谢反应所必需的。⑤钠泵按 3：2 比例排钠摄钾，可使膜外的正电荷增加，因此钠泵也称为生电性钠泵。钠泵广泛存在于身体各种细胞的细胞膜上，其活动消耗的能量约占人体代谢产能的 1/4，钠泵在生命活动中十分重要。

**钙泵（calcium pump）**也称 **$Ca^{2+}$-ATP 酶（$Ca^{2+}$-ATPase）**，广泛分布于细胞膜、肌质网或内质网膜。钙泵由一条肽链构成，有 10 个跨膜 α 螺旋，其 N 端和 C 端都位于膜的细胞质侧。钙泵分子上的 ATP 结合位点、磷酸化位点和 $Ca^{2+}$结合位点也都位于胞质侧。不同部位的钙泵的分子结构、转运特性和功能调节存在一定的差异。细胞膜钙泵每水解 1 分子 ATP，可将 1 个 $Ca^{2+}$由细胞内转至细胞外，肌质网或内质网钙泵每水解 1 分子 ATP，可将 2 个 $Ca^{2+}$由细胞内液转运至肌质网或内质网内。钙泵的活动及 $Na^+$-$Ca^{2+}$交换等多种机制使得静息时细胞内液游离 $Ca^{2+}$浓度很低（0.1～0.2μmol/L），而细胞外液 $Ca^{2+}$浓度比细胞内液高 1 万倍以上。细胞质游离的 $Ca^{2+}$浓度长时间、不可逆地升高称为钙超载，可对细胞产生毒性作用，甚至可造成细胞死亡。因此，钙泵对维持细胞质的低钙水平有重要意义。

**2. 继发性主动转运** **继发性主动转运（secondary active transport）**指物质跨膜转运时，间接利用 ATP 能量，伴随 $Na^+$易化扩散的逆浓度梯度和（或）电位梯度转运的过程，也称为**协同转运（cotransport）**。许多物质在进行逆浓度梯度或逆电位梯度跨膜转运时，所需的能量并不是直接来自 ATP 的水解，而是来自膜两侧形成的浓度梯度势能，这种势能是由钠泵利用 ATP 水解时释放的能量建立起来的。因此，继发性主动转运也可描述为载体介导的易化扩散与原发性主动转运相耦联的主动转运系统。葡萄糖和氨基酸在小肠黏膜上皮细胞和肾小管上皮细胞的吸收或重吸收、甲状腺上皮细胞的聚碘、神经递质的重摄取、$Na^+$-$Ca^{2+}$交换、$Na^+$-$H^+$交换、$Na^+$-$K^+$-$2Cl^-$同向转运等生理过程，均属继发性主动转运。在继发性主动转运过程中，利用细胞膜两侧的 $Na^+$浓度梯度完成跨膜转运的膜蛋白称为**转运体（transporter）**。若继发性主动转运的物质与 $Na^+$转运方向相同称为**同向转运（symport）**，在继发性主动转运的物质与 $Na^+$转运方向相反称为**逆向转运（antiport）**或交换。逆向转运时的转运体也被称为**交换体（exchanger）**。

**$Na^+$-葡萄糖同向转运体（$Na^+$-glucose symporter）**是一个由 664 个氨基酸残基组成，具有 12 个跨膜片段的糖蛋白。小肠上皮细胞面向肠腔的顶端膜区分布有此类转运体，而在面向组织液的基底侧膜区分布有钠泵和葡萄糖载体（图 2-5）。钠泵活动造成细胞内低 $Na^+$，并在顶端膜区的膜内外形成 $Na^+$浓度梯度。膜上的同向转运体利用 $Na^+$的浓度梯度势能，将肠腔中的 $Na^+$和葡萄糖分子一起转运至上皮细胞内。在这一过程中，$Na^+$的转运是顺浓度梯度的，它是转运的驱动力，

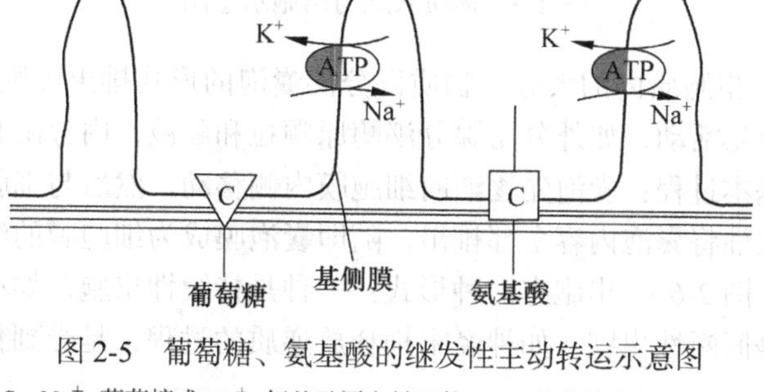

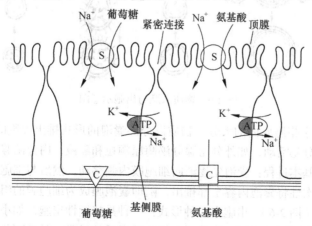


图 2-5 葡萄糖、氨基酸的继发性主动转运示意图

S：$Na^+$-葡萄糖或 $Na^+$-氨基酸同向转运体；C：葡萄糖或氨基酸载体

而葡萄糖分子的转运是逆浓度梯度的，它间接地利用钠泵水解 ATP 释放的能量完成了主动的跨膜转运。实验证明，钠泵特异性阻断剂哇巴因将钠泵活动抑制后，葡萄糖的继发性主动转运即随之减弱或消失。进入小肠上皮细胞的葡萄糖分子再经基底侧膜上的葡萄糖载体扩散至组织液，完成葡萄糖分子在肠腔中的吸收过程。氨基酸在小肠的吸收机制与葡萄糖相同。肾小管上皮细胞主动重吸收葡萄糖和氨基酸的机制亦与此相似。

（三）入胞和出胞

**入胞（endocytosis）**指细胞外的大分子物质或物质团块如病毒、细菌、大分子营养物质、异物等进入细胞的过程，也称为胞纳。其中，物质颗粒或团块进入细胞的过程称为**吞噬（phagocytosis）**，液态物质进入细胞的过程称为**吞饮（pinocytosis）**。吞噬只见于一些特殊的细胞，如单核细胞、巨噬细胞和中性粒细胞等；吞饮几乎可出现于所有细胞，形成的吞饮泡直径较小（0.1～0.2μm）。入胞的基本过程：首先是细胞外被转运物质与细胞膜接触，引起该处的胞膜内陷、包被该物质，然后内陷部分与膜结构断离，被转运物质连同包被它的那部分细胞膜一起完整地进入细胞内形成吞噬泡或吞饮泡（图 2-6）。吞饮又可分为**液相入胞（fluid-phase endocytosis）**和**受体介导入胞（receptor-mediated endocytosis）**两种类型。液相入胞是指细胞外液及其所含的溶质连续不断地以吞饮方式进入细胞内，是细胞固有的经常性的活动。受体介导入胞是指大分子物质入胞首先要与膜上特异受体结合，然后通过膜的内陷形成吞噬泡，吞噬泡脱离膜再与胞浆中的被称为胞内体的膜性结构相融合。随后有些物质（病毒、异物等）则被溶酶体中的各种水解酶所消化；有些物质（铁离子、低密度脂蛋白的颗粒等）转运到能利用它的细胞器中。以受体介导入胞方式转运的物质很多，包括多种生长因子、血浆低密度脂蛋白颗粒、维生素 $B_{12}$ 转运蛋白、运铁蛋白、抗体、一些细菌毒素、某些病毒等。由于入胞使膜表面被吞入细胞内，当受体和激素结合而吞入该片膜后，膜表面的受体减少，这是受体在受到反复刺激时失敏的可能机制之一。

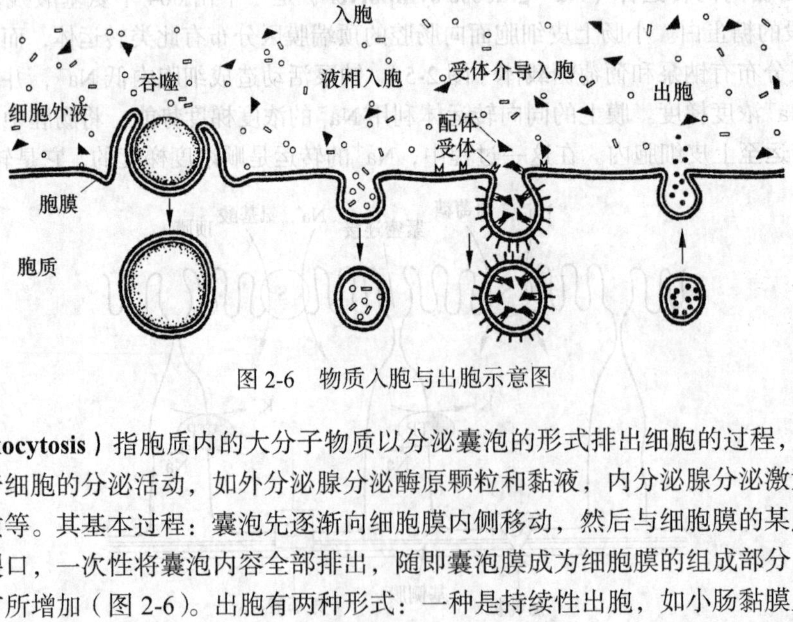


图 2-6　物质入胞与出胞示意图

**出胞（exocytosis）**指胞质内的大分子物质以分泌囊泡的形式排出细胞的过程，又称为胞吐。胞吐主要见于细胞的分泌活动，如外分泌腺分泌酶原颗粒和黏液，内分泌腺分泌激素，神经末梢释放神经递质等。其基本过程：囊泡先逐渐向细胞膜内侧移动，然后与细胞膜的某点接触并相互融合、出现裂口，一次性将囊泡内容全部排出，随即囊泡膜成为细胞膜的组成部分，因而会使细胞膜表面积有所增加（图 2-6）。出胞有两种形式：一种是持续性出胞，如小肠黏膜上皮细胞分泌黏液的过程；另一种是间断性出胞，如神经末梢释放递质的过程，是受到化学或电信号诱导而触发的。

# 第2节 细胞的跨膜信号转导

人体是由上亿个细胞组成的有机体。机体内细胞与细胞之间、细胞内细胞器与细胞器之间、同一细胞器内不同亚结构之间，以及分子之间，都存在着广泛的信息传递过程。这些信息传递使细胞生长、分裂、分化、死亡及其各种生理功能活动与环境的变化相适应，从而形成一个高度统一的有机整体。细胞的信息传递伴随细胞的整个生命过程，信息量巨大，过程复杂，至今许多机制还没有认识清楚。本节主要讨论细胞外信息跨越细胞膜传入细胞内并引起细胞生物学效应的几条重要途径。

## 一、细胞的跨膜信号转导概念及特征

细胞之间传递信息的物质有多种，如激素、**神经递质（neurotransmitter）**、**细胞因子（cytokine）**及气体分子等，这些细胞外信号物质统称为**配体（ligand）**。根据化学组成不同，可将配体分为两类：一类物质具有脂溶性且分子质量小，如甾体激素、一氧化氮、脂肪酸等，可扩散透过细胞膜，与胞内特异性受体结合后发挥作用（其机制见第11章内分泌）。另一类物质是水溶性含氮激素，本身不能透过细胞膜进入靶细胞内，而是需要通过与细胞膜表面的特异性的受体结合，经过一系列的信号转导过程，才能将细胞外信息传入细胞内，这一类占大多数。通常将存在于细胞膜上或细胞内能与某些化学物质发生特异性结合并诱发生物学效应的特殊生物分子称为**受体（receptor）**。受体在发挥其识别和转导信号作用时具有高度特异性、高亲和力、饱和性和可逆性。细胞外信息跨越细胞膜传入细胞内并引起细胞内代谢和功能发生相应变化的过程，称为**跨膜信号转导（transmembrane signal transduction）**。

尽管细胞对刺激的反应各不相同，但细胞在接收信号以及发生跨膜信号转导的过程中有三个共同特征：①配体与受体结合后，引起一系列信号分子的顺次激活和信号传递，由此将细胞周围环境变化的信息以新的信号形式传递到膜内，继而引发细胞功能出现相应的改变。②不同细胞的跨膜信号转导都是通过少数几条转导途径实现的。所涉及的几种膜蛋白在结构上有很大的同源性，是由相近的基因家族编码的。③在跨膜信号转导过程中，信号呈级联放大。一个上游信号分子可以激活多个下游信号分子。

## 二、跨膜信号转导的主要途径

根据细胞膜上结合配体的蛋白质分子结构和功能的不同，目前已区分出三种主要的跨膜信号转导途径：离子通道型受体介导的信号转导、G蛋白耦联受体介导的信号转导和酶耦联受体介导的信号转导（图2-7）。

### （一）离子通道型受体介导的信号转导

**离子通道型受体（ion channel receptor）**是一种同时具有受体和离子通道功能的蛋白质分子，属于化学门控通道。由于激活后可引起离子的跨膜流动，所以又称**促离子型受体（ionotropic receptor）**。这类受体主要有：$N_2$型ACh受体阳离子通道（图2-3）、A型γ-氨基丁酸受体和谷氨酸促离子型受体等。通道的开放（或关闭）不仅涉及离子本身的跨膜转运，而且可实现化学信号的跨膜转导。其基本过程是：配体与受体结合后引起通道开放，随通道所通透的离子种类不同（如$Na^+$或$Cl^-$）而造成膜电位的不同改变（去极或超极化），从而引起细胞的兴奋或抑制。

电压门控通道和机械门控通道实际上是接受电信号和机械信号的另一类受体，通过通道的开

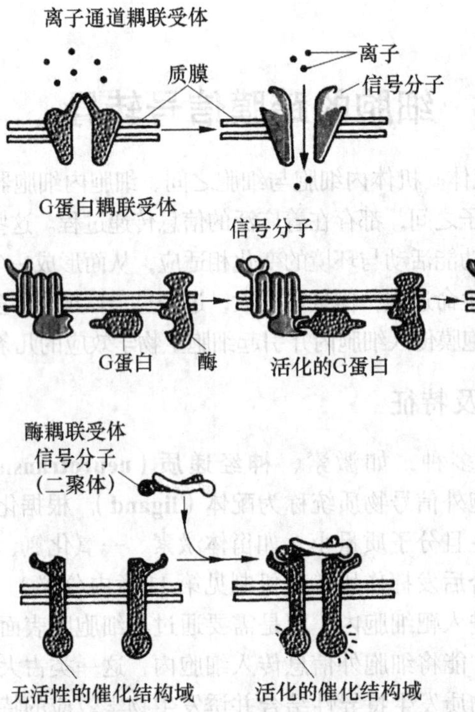

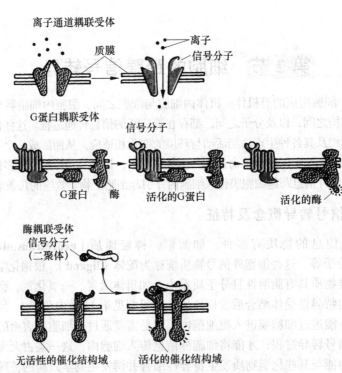

图 2-7 三种跨膜信号转导过程途径示意图

放、关闭和离子跨膜流动将信号转导到细胞内部。

（二）G蛋白耦联受体介导的信号转导

G蛋白耦联受体，也称促代谢性受体。这类受体位于细胞表面，由单条多肽链经7次跨膜形成，N端在细胞外，C端在细胞内，受体的氨基酸序列都含有7个疏水残基肽段，形成7次跨膜α螺旋，故也称7次跨膜受体。这类受体本身不具备通道结构，也无酶的活性。它介导的信号转导是通过膜受体、G蛋白、G蛋白效应分子、第二信使和蛋白激酶等一系列存在于细胞膜和胞质中的信号分子的活动实现的。其中，**G蛋白（G protein）是鸟苷酸结合蛋白（guanine nucleotide-binding protein）**的简称，位于质膜的胞质面，起着耦联膜受体和效应分子的作用。G蛋白由α、β、γ三个亚基组成，α亚基具有结合GTP和GDP的能力并具有GTP酶的活性。G蛋白在信号转导过程中起着分子开关的作用，当G蛋白α亚基与GDP结合，处于失活状态；当胞外配体与受体结合形成复合物时，导致受体胞内结构域与G蛋白α亚基耦联，并促使α亚基结合的GDP分离，又与GTP结合而被活化，从而传递信号。G蛋白效应分子主要是指催化生成（或分解）第二信使的酶及部分离子通道。第二信使是配体作用于细胞膜后产生的细胞内信号分子，它们可将细胞外配体携带的信息转入胞内。较重要的第二信使有**环-磷酸腺苷（cyclic adenosine monophosphate，cAMP）**、**环-磷酸鸟苷（cyclic guanosine monophosphate，cGMP）**、**三磷酸肌醇（inositol triphosphate，$IP_3$）**、**二酰甘油（diacylglycerol，DG）**、**一氧化氮（nitric oxide，NO）**和$Ca^{2+}$等，它们调节的靶分子主要是蛋白激酶和离子通道。

G蛋白耦联受体介导的信号转导可通过不同的途径产生不同的效应，但信号转导途径的基本模式大致相同，主要包括以下几个步骤：①配体与受体结合；②受体活化G蛋白；③G蛋白激活或抑制效应分子；④效应分子改变细胞内第二信使的含量与分布；⑤第二信使作用于相应的靶分子，使之构象改变，从而改变细胞的代谢过程及基因表达等功能。经此方式转导的几条主要途径如下所述：

**1. AC-cAMP-PKA途径** 配体与膜受体结合激活**兴奋性G蛋白**（$G_s$），使膜上的**腺苷酸环化酶**（**adenylate cyclase，AC**）活化，AC水解并环化胞质内的ATP生成cAMP，cAMP主要激活**蛋白激酶A**（**protein kinase A，PKA**），PKA使底物蛋白磷酸化，磷酸化底物的电荷特性和构象发生变化，导致生物学效应（图2-8）。在不同类型的细胞中，PKA的底物蛋白不同，因此cAMP在

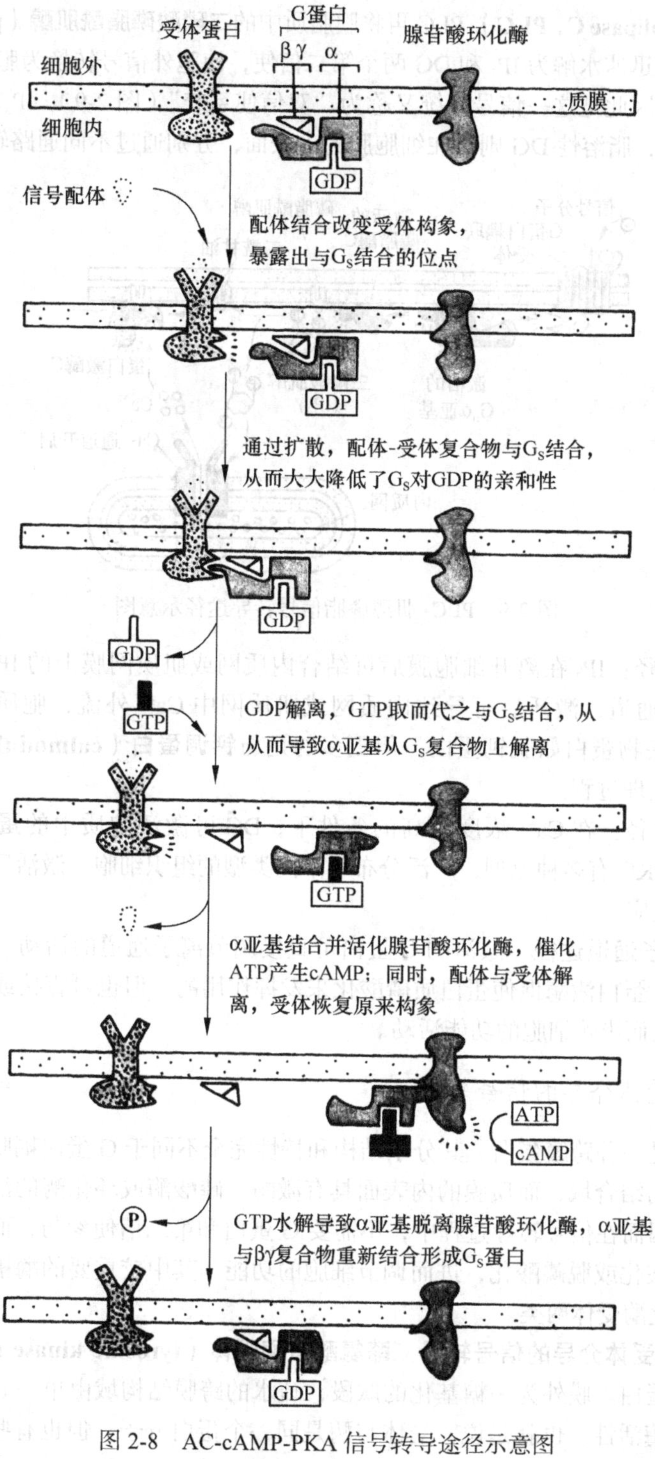


图2-8 AC-cAMP-PKA信号转导途径示意图

不同的靶细胞中具有不同的功能。生成的 cAMP 可被**磷酸二酯酶（phosphodiesterase，PDE）**迅速分解成 5′-AMP，使 cAMP 生成与分解保持平衡。如果活化的受体激活**抑制性 G 蛋白（$G_i$）**，则 AC 活性受到抑制，细胞内 cAMP 水平降低，抑制 PKA，底物蛋白磷酸化过程受到抑制，从而抑制细胞特定的生物学效应。

**2. PLC- 肌醇磷脂途径** 许多配体与受体结合后可激活另一种 G 蛋白 Gq，Gq 可激活细胞膜上的**磷脂酶 C（phospholipase C，PLC）**，PLC 再将膜脂质中的**二磷酸磷脂酰肌醇（phosphatidylinositol bisphosphate，$PIP_2$）**迅速水解为 $IP_3$ 和 DG 两个第二信使，使胞外信号转换为胞内信号，实现细胞对外界信号的应答，因此把这一信号系统又称为"双信使系统"（图 2-9）。$IP_3$ 是水溶性小分子物质，生成后进入胞质，脂溶性 DG 则留在细胞膜的内表面，分别通过不同通路转导信号产生效应。

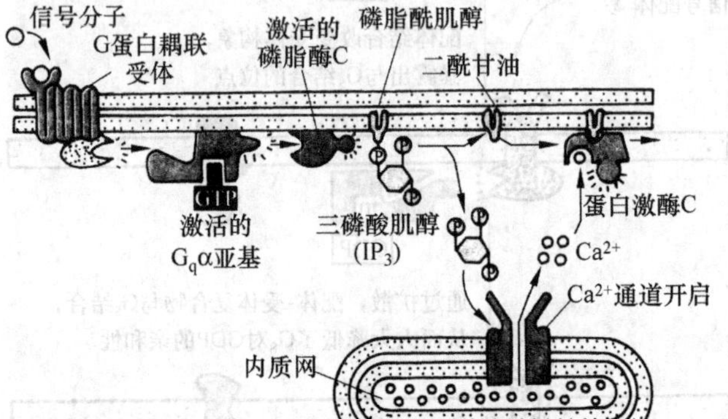


图 2-9 PLC- 肌醇磷脂信号转导途径示意图

（1）$IP_3$-$Ca^{2+}$途径：$IP_3$ 在离开细胞膜后可结合内质网或肌质网膜上的 $IP_3$ 受体，$IP_3$ 受体是一种化学门控 $Ca^{2+}$通道，激活后可导致内质网或肌质网中 $Ca^{2+}$外流，胞质中 $Ca^{2+}$浓度升高。$Ca^{2+}$可直接作用于底物蛋白如肌钙蛋白，但更多的是与**钙调蛋白（calmodulin，CaM）**结合成复合物，调节许多生理过程。

（2）DG-PKC 途径：在 $Ca^{2+}$浓度升高的条件下，DG 可激活胞质中的**蛋白激酶 C（protein kinase C，PKC）**。PKC 有多种亚型，广泛分布于不同类型的组织细胞，激活后可使底物蛋白磷酸化，产生多种生物效应。

**3. G 蛋白 - 离子通道途径** 激活的 G 蛋白可直接调节离子通道的活动，多数情况下，G 蛋白是通过第二信使、蛋白激酶促使蛋白质磷酸化来发挥作用的，但也可直接或通过第二信使调节离子通道的状态，从而影响细胞的功能活动。

### （三）酶耦联受体介导的信号转导

酶耦联受体也是一种跨膜蛋白。其分子结构和特性完全不同于 G 蛋白耦联受体，在分子质膜的外表面具有配体的结合域，而质膜的内表面具有激酶、磷酸酶或环化酶的活性，或者可结合并激活胞质中的酶。因而在信号转导过程中，不需要 G 蛋白和第二信使参与，而是通过催化受体自身或其他靶蛋白磷酸化或脱磷酸化，进而调节细胞的功能。其中较重要的酶耦联受体有酪氨酸激酶受体和鸟苷酸环化酶受体两类。

**1. 酪氨酸激酶受体介导的信号转导** **酪氨酸激酶受体（tyrosine kinase receptor，TKR）**是贯穿脂质双层的膜蛋白。膜外为一糖基化的肽段，疏水的跨膜结构域由单一 α 螺旋构成，膜内结构域具有酪氨酸激酶活性。也就是说，受体与酶是同一个蛋白分子。但也有些受体本身并不具备酶活性部位，而是可以直接与胞质中的酪氨酸激酶结合。该类受体介导的跨膜信号转导过程如下所述：膜外肽段识别和结合相应的配体，直接激活膜内侧肽段的酪氨酸激酶或导致对胞质中酪氨酸激酶的结合和激活，该酶激活后，引起自身酪氨酸残基磷酸化和（或）促进胞内其他靶蛋白中的酪氨酸残基发生磷酸化，由此再引发各种细胞内功能的改变。胰岛素等一些肽类激素和其他与机体生长、发育、增殖等有关的多种生长因子都是经此类受体介导信号转导。将信号转导至细胞内，再通过一系列细胞内信号分子的相互作用，最终导致细胞核内的基因转录过程的改变，从而实现多种生物学功能，包括调节细胞的代谢、增殖与分化以及促进细胞的存活等过程。

**2. 鸟苷酸环化酶受体介导的信号转导** 此类膜受体具有**鸟苷酸环化酶（guanylyl cyclase，GC）**的活性，其肽链只有一个跨膜α螺旋，位于膜外侧的N端有配体的结合位点（结合亚单位），膜内侧C端有GC结构域（催化亚单位）。该类受体介导的跨膜信号转导过程如下所述：膜外受体结合位点与相应的配体如由心房肌细胞合成和释放的心房钠尿肽结合后，激活膜内侧的GC，GC可催化胞质内的GTP生成cGMP，后者结合并激活依赖cGMP的**蛋白激酶G（protein kinase G，PKG）**，PKG进一步使底物蛋白磷酸化产生效应。由G蛋白耦联受体系统激活的cGMP依赖的cGMP磷酸二酯酶，可催化cGMP的降解，从而下调胞浆中的cGMP的浓度。

NO的受体也是一种GC，但这种GC存在于胞质内，称为**可溶性鸟苷酸环化酶（soluble guanylyl cyclase，sGC）**，NO激活sGC，活化的sGC能环化胞质内的GTP生成cGMP，以提高胞质内的cGMP浓度和PKG活性，从而使底物蛋白磷酸化，引起相应的细胞效应；cGMP也可直接调节离子通道，参与细胞的生物学效应的调节。

# 第3节 细胞的生物电现象

细胞的生物电是一种普遍存在又非常重要的生命现象，与生物体其他生命活动有着紧密的联系。神经元与神经元之间以及神经纤维与效应器细胞之间迅速、准确的信息传递，主要依靠生物电信号来完成。临床上用于疾病诊断的心电图、脑电图、肌电图等都是对各自细胞电活动综合表现的记录。因此，学习生物电对于理解生命活动的基本原理和指导临床实践具有重要的意义。

## 一、细胞的生物电现象及其记录方法

机体的组织细胞无论在安静时还是在活动时，都具有电的变化，称为**生物电现象（bioelectricity phenomenon）**。生物电一般在几微伏到100多毫伏之间，因此要观测生物电，必须将生物电信号引导、放大，并显示在显示器上，以观测生物电的时间、强度和变化速率等指标。19世纪中叶，人们就已认识到神经纤维传导冲动时存在着电变化，开始使用电位计来观察这种电变化，但由于电位计对于微弱的电变化不够灵敏，常不能够精确地记录微弱而变化快速的电现象。进入20世纪后，近代生理学研究采用阴极射线示波器及其相关附属设备，它为生物电的研究提供了良好的手段。细胞膜两侧带电离子的不均衡分布和选择性离子跨膜转运是细胞生物电现象产生的基础。因此，只有在单一神经或肌细胞进行生物电的记录和测量，才能对它的数值和产生机制进行直接和深入的分析。生物电记录方法有两种，即细胞内记录和细胞外记录。细胞内记录是将一个充有导电液体而尖端直径只有1.0μm或更细的玻璃微电极刺入某一个在体或离体的细胞内，另一电极放在细胞外作为参考电极，记录细胞安静或活动时细胞膜内外两侧电位差。这样记录到的电变化，只与该细胞有关而几乎不受其他细胞电变化的影响。细胞外记录是将两个引导电极放在组织细胞或机体表面，记录细胞活动时两电极之间出现的电位差变化。其优点是记录无损伤性，可用于人体重复记录。临床上常用的心电图、脑电图、肌电图等，就是利用细胞外记录方法记录的生物电活动的具体应用。

20世纪50年代，霍奇金（Hodgkin）和赫胥黎（Huxley）应用从微电极技术基础上发展起来的**电压钳技术（voltage clamp technique）**研究枪乌贼巨轴突电压门控$Na^+$通道和$K^+$通道，分析$Na^+$电流和$K^+$电流的时间与电压依赖性，提出生物电产生的离子学说，初步阐明了动作电位的起因。

20世纪70年代中期，内尔（Neher）和萨克曼（Sakemann）建立并发展出一种**膜片钳技术（patch clamp technique）**，它可以记录细胞膜结构中单一离子通道的电流与电导。从而弥补了电压钳技术只能测量含有大量离子通道的膜行为，个别离子流的特征只能从整个群体中推测出来的不足。该技术可测量1pA的电流灵敏度、1μm的空间分辨率和10μs的时间分辨率，为从分子水平了解生物膜离子通道的开启与关闭、动力学选择性和通透性等膜信息提供了直接的手段，使生物电现象研究进入分子水平的新阶段。因此，内尔和萨克曼共同获得了1991年度的诺贝尔生理学或医学奖。

## 二、静息电位及其产生机制

从细胞水平上讲，生物电是指位于细胞膜两侧的电位差，通常也称为跨膜电位，简称**膜电位（membrane potential）**。细胞水平的生物电现象主要有两种表现形式，即安静状态下的**静息电位（resting potential，RP）**和受刺激时产生的**动作电位（action potential，AP）**。

### （一）静息电位的概念及记录

静息电位是指细胞在静息状态下（即未受刺激时），存在于细胞膜内外的电位差，通常呈内负外正状态，它是一切活的细胞共有的生物电现象。测量细胞静息电位的方法如图2-10所示。将一参考电极A置于细胞外液中，当记录电极B也置于细胞外液中，示波器荧光屏上的光点在零电位水平扫描，表明细胞外部表面各点都是等电位的［图2-10（a）］；当记录电极B插入细胞的瞬间，示波器荧光屏上的扫描线立即下移，并保持基本稳定，这表明安静状态下细胞膜内外两侧存在着稳定的电位差，而且膜内侧的电位要低于膜外侧［图2-10（b）］。据测定，各类静息电位均表现为膜内电位较膜外为负，如果规定膜外电位为0mV，则膜内电位为－100～－10mV。例如，枪乌贼的巨大神经轴突和蛙骨骼肌细胞的静息电位为－70～－50mV，人的红细胞为－10mV，哺乳动物的肌肉和神经纤维为－90～－70mV等。大多数细胞的静息电位是一种稳定的直流电位（一些有自律性的心肌细胞和胃肠平滑肌细胞除外），只要细胞未受到外来刺激且保持正常的新陈代谢，静息电位就稳定在某一相对恒定的水平。

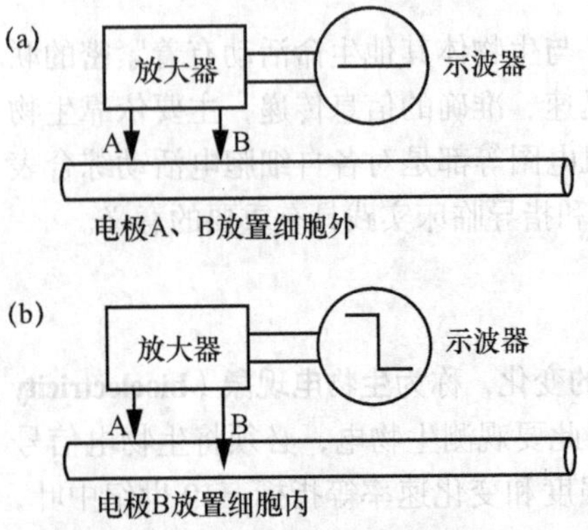

图2-10 神经纤维静息电位记录示意图

细胞在安静状态时膜外侧电位高，带正电荷，膜内侧的电位低，带负电荷，即膜电位处于“内负外正”状态。生理学中把静息电位时膜两侧所保持的“内负外正”状态，称为**极化（polarization）**，原意是指不同极性的电荷分别在膜两侧的积聚；当静息电位的数值向膜内负值减少的方向变化，如由－90mV变化为－70mV，称为**去极化（depolarization）**；相反，向负值加大的方向变化时，如由－90mV变化为－100mV，称为**超极化（hyper polarization）**；如果膜内电位除极（去极）至零电位后，膜电位如进一步变为正值，如由0mV变为＋30mV，称为**反极化**

（reverse polarization），膜电位高于零电位的部分称**超射**（over shoot）；细胞先发生去极，然后再向正常安静时膜内所处的负值恢复，则称为**复极化**（repolarization）。

（二）静息电位的产生机制

细胞静息电位产生的基础：①细胞膜内、外两侧离子分布不均衡。如前所述，细胞膜上钠泵的活动使得膜两侧 $Na^+$、$K^+$的分布明显不均衡，如细胞外液 $Na^+$浓度约为细胞内的 10 倍，而细胞内液 $K^+$浓度约为细胞外的 30 倍，膜外的负离子以 $Cl^-$为主，膜内的负离子以带负电荷的大分子有机物为主。②在不同条件下，细胞膜对同一离子的通透性不同。当细胞处于安静状态时，细胞膜对 $K^+$的通透性高，而对 $Na^+$的通透性很低，对胞内的有机负离子几乎没有通透性。相反，在细胞接受刺激发生兴奋时，细胞膜对 $Na^+$通透性增高，对 $K^+$通透性较低。

当某种离子跨膜扩散时，它受到膜内、外自身浓度差和电位差的双重驱动，两个驱动力的代数和称为电化学驱动力。Bernstein 最先提出，细胞内、外 $K^+$的不均衡分布和安静状态下细胞膜主要对 $K^+$有通透性，可能是细胞保持内负外正的极化状态的基础。已知所有正常细胞内的 $K^+$浓度远远超过细胞外 $K^+$浓度，而细胞外 $Na^+$浓度则超过细胞内 $Na^+$浓度。在这种情况下，$K^+$必然会有一个向膜外扩散的趋势，而 $Na^+$有一个向膜内扩散趋势。假定膜在安静状态下只对 $K^+$有较大的通透性，那么只能将 $K^+$移出膜外，而膜内有机负离子不能随之通过细胞膜，于是随着 $K^+$外流，出现膜内变负而膜外变得较正的状态。$K^+$的这种外向扩散并不能无限制地进行，这是因为 $K^+$外流形成的内负外正的电位差会阻止带正电荷的 $K^+$继续外流。因此，当促使 $K^+$外流的浓度差同阻碍 $K^+$外流的电位差相等时，即膜两侧的 $K^+$电化学驱动力代数和为零，将不再有 $K^+$的跨膜净移动，此时膜两侧的电位差就相对稳定下来。这一稳定的电位差在类似的人工膜物理模型中称为 **$K^+$平衡电位（$K^+$ equilibrium potential，$E_K$）**。不难理解，$K^+$平衡电位所能达到的数值，是由膜两侧原初存在 $K^+$浓度差的大小决定的，它的精确数值可根据 Nernst 公式算出：

$$E_K=\frac{RT}{ZF}\ln\frac{[K^+]_o}{[K^+]_i} \tag{1}$$

在式（1）中，$E_K$ 表示 $K^+$平衡电位，$R$ 是通用气体常数，$Z$ 是离子价，$F$ 是 Farady 常数，$T$ 是绝对温度；式（1）中只有 $[K^+]_o$ 和 $[K^+]_i$ 是变数，分别代表膜两侧的 $K^+$浓度。如果把有关数值代入，室温以 29.2℃计算，再把自然对数转化为常用对数，则式（1）可简化为

$$E_K=\frac{8.31\times(29.2+273)\times10^3}{1\times96\,500}\times2.3026\lg\frac{[K^+]_o}{[K^+]_i}(\text{mV})=60\lg\frac{[K^+]_o}{[K^+]_i}(\text{mV}) \tag{2}$$

如果 Bernstein 的理论是正确的，那么细胞实际测得的静息电位的数值，应相当于把当时细胞内外 $K^+$浓度值代入式（2）时计算所得的 $E_K$ 值。1939 年 Hodgkin 等利用枪乌贼的巨大神经纤维和较精密的示波器等测量仪器，第一次精确地测出此标本的静息电位值为−60mV，而按当时 $[K^+]_o$ 和 $[K^+]_i$ 值算出的 $E_K$ 为−77mV，基本上符合膜学说关于静息电位产生机制的解释。

为了进一步证实这一理论，Hodgkin 等又人为改变标本浸浴液中 $K^+$浓度即 $[K^+]_o$，从而也改变了 $[K^+]_o/[K^+]_i$ 值的实验方法，观察到所记录的静息电位的数值也随 $[K^+]_o$ 的改变而改变，而改变的情况基本上与根据式（2）计算出的预期值相一致（图 2-11）。随后用微电极细胞内记录法对两栖类动物和哺乳动物神经、肌肉等多种细胞进行类似的实验，得到了类似的结果，如在骨骼肌细胞测得的静息电位为−90mV，而计算所得的 $E_K$ 值为−95mV。这些实验都说明，大多数细胞的静息电位的产生，是由于 $K^+$外流而形成的电化学平衡电位。如果细胞膜是纯脂质膜，它对离子的通透性是非常小的，从电学性质看，一个脊髓运动神经元胞体的膜面积为 $10^{-4}cm^2$，那么离子通透性的电导（电阻的倒数）仅为 1pS（S 为电导的单位，1S＝1/Ω），但实际上，安静时测得

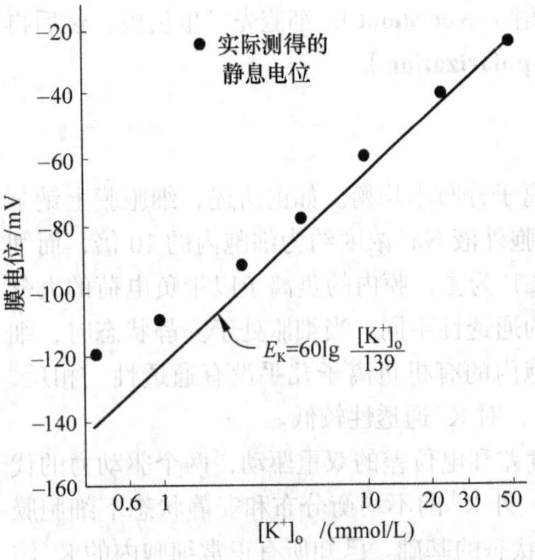


图 2-11 改变细胞外浸浴液中的 $K^+$ 浓度对缝匠肌静息电位的影响

的膜电导却高出 40 000 倍，大约为 40nS。这就说明细胞膜安静时对 $K^+$ 的电导是由大量通道实现的。这种 $K^+$ 通道就是前面提到的非门控 $K^+$ 通道，意思是这种 $K^+$ 通道总是处于开放状态，相对不受外在因素的影响。

但是有人观察到，不论是枪乌贼还是哺乳动物，不论是神经纤维还是骨骼肌，实际测到的静息电位值总略小于理论上的 $E_K$ 值。究竟是什么原因导致这种情况产生？进一步研究表明，膜在静息时对 $Na^+$ 也有极小的通透性（只有 $K^+$ 通透性的 1/100～1/50），由于膜外 $Na^+$ 浓度大于膜内，即使小量的 $Na^+$ 逸入膜内也会抵消一部分 $K^+$ 外移造成的膜内负电位。另外，安静时细胞膜对 $Cl^-$ 也有一定的通透性。因此，静息电位不是单纯由 $K^+$ 外移产生，实质上与 $K^+$、$Na^+$ 以及 Cl 都有关系，只不过 $K^+$ 外移起了主导作用。由于细胞膜两侧是 $K^+$、$Na^+$、$Cl^-$ 的混合离子溶液，而且膜对这些离子都有不同程度的通透性（分别以 $P_K$、$P_{Na}$、$P_{Cl}$ 表示），那么要计算膜两侧所造成的平衡电位（$E$），就不能应用 Nernst 公式计算，因为 Nernst 公式仅适应于膜对一种离子具有通透性的情况，而应该应用 Goldman-Hodgkin-Katz 方程计算。即

$$E=59.5\lg\frac{P_K[K^+]_o+P_{Na}[Na^+]_o+P_{Cl}[Cl^-]_i}{P_K[K^+]_i+P_{Na}[Na^+]_i+P_{Cl}[Cl^-]_o} \qquad (3)$$

此外，细胞膜钠 - 钾泵活动的生电作用也会直接影响静息电位，影响程度因细胞种类和状态有较大差异，可在 2～16mV 之间。

综上所述，静息电位是 $K^+$ 外流形成的电化学平衡电位。在静息电位的形成过程中，以下三个因素至关重要：① $K^+$ 在膜内外的不均衡分布及由此形成的电化学驱动力；②膜对 $K^+$、$Na^+$ 的相对通透性，表现为静息时主要对 $K^+$ 有通透性；③钠泵的作用。

## 三、动作电位及其产生机制

### （一）细胞的动作电位

动作电位是指可兴奋细胞在静息电位的基础上，接受一次有效刺激后所产生的一次迅速的、短暂的、可扩布的电位变化过程。动作电位是细胞兴奋的标志。现通过图 2-12 中的实验，观察单一神经纤维动作电位的产生和波形特点，由图中可见，当神经纤维在安静状况下受到一次短促的有效刺激时，膜内原来存在的负电位将迅速消失，进而变成正电位，即膜电位在短时间内可由原来的−90～−70mV 变到＋20～＋40mV 的水平，由原来静息时的内负外正变为内正外负，发生膜的去极化和反极化，构成了动作电位变化曲线的上升支。但是，由刺激所引起的这种膜内、外电位的

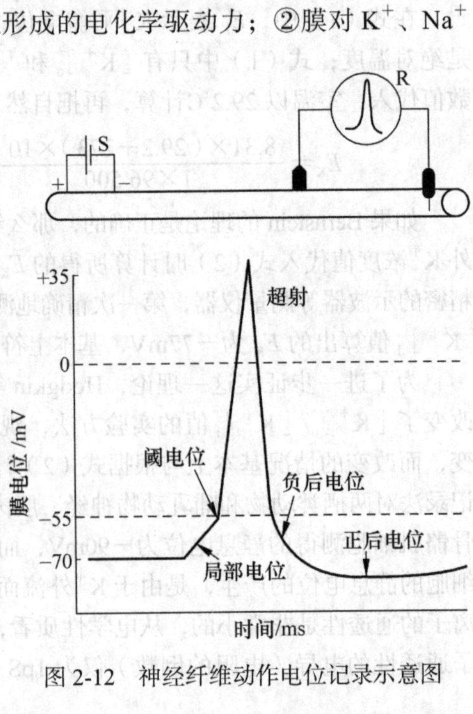


图 2-12 神经纤维动作电位记录示意图

倒转只是暂时的，很快就出现膜内电位的下降，由正值的减小发展到膜内出现刺激前原有的负电位状态，完成复极，构成了动作电位曲线的下降支。由此可见，动作电位实际上是膜受刺激后在原有的静息电位基础上发生的一次膜两侧电位的快速而可逆的倒转和复原。动作电位与静息电位有着本质区别，主要体现：①动作电位仅发生于可兴奋细胞而不是所有细胞；②动作电位产生于接受刺激后而不是安静状态下；③动作电位是一次可扩布的电变化过程而不是一个具体的数值；④动作电位是各种可兴奋细胞发生兴奋时所具有的特征性表现，是细胞发生兴奋的标志；静息电位则是细胞接受刺激发生兴奋的基础。

动作电位包括锋电位和后电位两部分。**锋电位（spike potential）**是动作电位的主要组成部分，它包括动作电位波形的上升支和下降支的大部分，是动作电位出现的标志。神经和骨骼肌细胞锋电位一般持续 1～2ms。**后电位（after potential）**是指动作电位的复极相恢复到静息电位水平前的一段缓慢而微小的电位波动过程，包括**负后电位（negative after-potential）**和**正后电位（positive after-potential）**。前者指膜电位复极到静息电位水平前状态，膜电位小于静息电位；后者是紧随其后的一段超过静息电位水平的超极化状态，最后才恢复到受刺激前的静息电位水平。不同类型细胞的动作电位时程、幅度、波形以及后电位的持续时间有所不同。例如，神经纤维的动作电位一般仅持续 0.5～2.0ms，而心室肌细胞的动作电位则可持续数百毫秒，且复极时相复杂，缺少正后电位。

不同类型细胞动作电位尽管有所不同，但都具有以下共同特征：①呈**“全或无”（all-or-none）**特性。其主要观点：对单一细胞而言，如果一次刺激强度达到阈值，细胞就会最大程度地爆发动作电位，并且动作电位的幅度不再会随刺激强度的增加而增大，这叫做“全”；如果一次刺激强度达不到阈值，细胞就不会出现动作电位，这就是“无”。但是混合神经干动作电位却不完全遵循“全或无”法则。②呈不衰减性传导。动作电位产生后不停留在受刺激的部位，而是迅速沿细胞膜向周围扩布，直到整个细胞都经历了相同的电位变化。在此传导过程中，动作电位的幅度和波形始终保持不变（除非是在纤维末梢处有了纤维形态的改变，或纤维的离子环境等因素发生了改变）。以上在同一细胞上动作电位大小不随刺激强度和传导距离而改变的现象，称为“全或无”现象。③具有不应期。给可兴奋细胞一次有效刺激使之兴奋后，该细胞在一定时间内将失去对其他刺激的反应能力，进入无反应的状态，这段时间称为不应期，大致与锋电位持续时间相当。所以，锋电位不能发生总和，呈现脉冲式发放。

### （二）动作电位的产生机制

由于锋电位是动作电位的标志，以下主要介绍锋电位产生的机制。当细胞受到有效刺激时，膜电位发生迅速而短暂的波动。不仅膜内的负电位消失，而且出现膜内、外电位倒转的现象，呈现内正外负状态。如前所述，由于钠泵的活动使膜外 $Na^+$ 的浓度远远高于膜内，同时静息电位时膜两侧存在内负外正的电位差，两者共同作用使 $Na^+$ 具有向膜内扩散的趋势。因此，安静状态下 $Na^+$ 电化学驱动力很大。根据上述事实，设想在细胞受到有效刺激时，膜对 $Na^+$ 的通透性突然增大，使大量 $Na^+$ 内流而形成动作电位的上升支，这一设想在神经和骨骼肌等可兴奋细胞上都得到证实。最早证明这一设想的是 Hodgkin 等 1949 年所做的实验，他们用葡萄糖等张液替代神经纤维周围浸浴液中的 NaCl 后，锋电位的幅度、除极的速度和动作电位的传导速度都下降了，而且下降的程度与 $Na^+$ 被替代的程度成比例。

研究证明，动作电位的产生是在上述离子分布的基础上，细胞膜先后对 $Na^+$、$K^+$ 的通透性发生一过性增大的结果。当细胞受到有效刺激时，细胞膜上电压门控性 $Na^+$ 通道被“激活”而发生变构，$Na^+$ 通道开放，膜对 $Na^+$ 的通透性突然增大，并超过 $K^+$ 的通透性，$Na^+$ 在很强的电化学驱动力作用下发生内流，使细胞内电位急剧上升，于是膜发生迅速地去极化和反极化，形成锋电位的升支。在此过程中，膜两侧$Na^+$的浓度差和静息电位时$K^+$外流形成的内负外正的电位差是$Na^+$内流的动力，而$Na^+$内流所形成的膜内正电位则是$Na^+$进一步内流的阻力。当$Na^+$内流的动力与阻力达到平衡时，膜上$Na^+$净通量为零，即达到$Na^+$的平衡电位。当细胞膜内出现正电位后，并不停留在正电位状态，而是很快出现复极过程。这是因为膜上电压门控性$Na^+$通道开放的时间很短，激活后很快就进入失活状态，即$Na^+$通道关闭，从而使膜对$Na^+$的通透性变小。而同时膜上的电压门控性$K^+$通道在锋电位除极过程被激活而开放，这些$K^+$通道和维持静息电位的$K^+$通道不同，当膜电位除极到$-20mV$，该通道才开放，使细胞膜对$K^+$的通透性增大，在电化学驱动力的作用下发生$K^+$的外流，使膜迅速复极，构成锋电位的降支。

在一次动作电位中，有$Na^+$流入细胞内和$K^+$流出到细胞外。但流入细胞内的$Na^+$和流出细胞外的$K^+$与原本存在的细胞外高$Na^+$和细胞内高$K^+$的总量相比，其量是很小的。然而反复发生动作电位时，离子浓度差仍会有变化。这就需要钠泵的活动来把流入细胞内的$Na^+$泵出，把流出细胞外的$K^+$泵回细胞内。

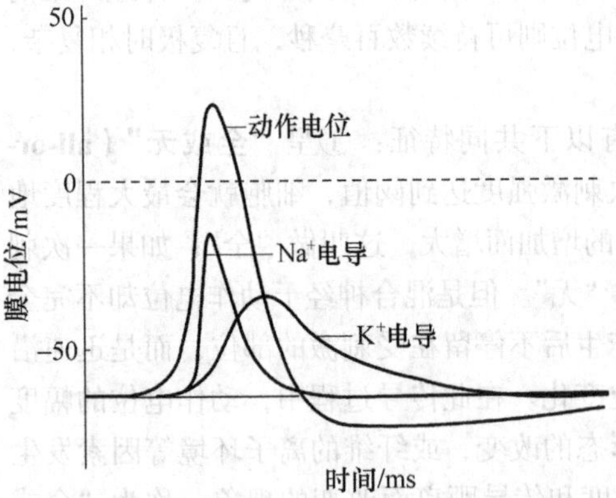

图 2-13　神经纤维动作电位和与之有关的膜与离子通透性改变在时间上的相互关系

利用电压钳和膜片钳技术，进一步证明了动作电位的产生机制。实验表明，发生动作电位期间，膜的$Na^+$电导首先迅速增大，旋即又发生衰减，在$Na^+$电导衰减的同时$K^+$电导增大（图 2-13）。结合上面膜两侧$Na^+$、$K^+$所受驱动力分析，不难得出以下结论，动作电位的产生先是由于出现迅速增加的$Na^+$电导，$Na^+$在很强的电化学驱动力的作用下形成$Na^+$内向电流，使细胞膜迅速去极化，构成锋电位的升支。当应用$Na^+$通道特异性阻断剂——**河豚毒素（tetrodotoxin，TTX）**后，内向电流全部消失，说明这些内向电流是$Na^+$电流。随后，$Na^+$电导减小，形成锋电位的降支，$K^+$电导的增大使$K^+$外向电流增强，加速了膜的复极，也参与锋电位降支的形成。应用$K^+$通道特异性阻断剂**四乙铵（tetraethylammonium，TEA）**后，延迟出现的外向电流全部消失，表明这部分外向电流是$K^+$电流。

综上所述，当可兴奋细胞受到有效刺激而兴奋时，主要是细胞膜上的$Na^+$和$K^+$通道被激活而迅速开放，随即又关闭，从而导致$Na^+$、$K^+$等先后的移动，形成动作电位的不同组成部分。其过程简述如下：

**1. 去极相（上升支）** 主要由细胞外$Na^+$快速内流而产生。细胞膜对$Na^+$通透性的突然增大是$Na^+$内流的前提，膜内外$Na^+$的浓度差及静息状态下膜两侧的电位差是$Na^+$内流的动力，随$Na^+$内流形成的膜内正电位是其内流的阻力，当动力等于阻力时即达$Na^+$平衡电位。去极相发展的最高水平，即动作电位的幅值相当于静息电位绝对值与$Na^+$平衡电位绝对值之和。这一过程可被$Na^+$通道特异性阻断剂——河豚毒阻断。

**2. 复极相（下降支）** 主要由细胞内$K^+$快速外流而产生。细胞膜对$K^+$通透性的增大是$K^+$外流的前提，膜内外$K^+$的浓度差及反极化状态下膜两侧的电位差是$K^+$外流的动力，随$K^+$外流形成的膜外正电位是其外流的阻力，$K^+$外流使膜电位由反极化状态恢复到静息电位水平。$K^+$外流可被$K^+$通道特异性阻断剂四乙铵阻断。

**3. 复极后** 膜电位已恢复到静息电位水平，细胞膜对$Na^+$、$K^+$通透性也恢复到静息状态，但是膜内外的离子分布尚未恢复至正常的静息水平。此时，细胞内$Na^+$的浓度稍增加，细胞外$K^+$的浓度也稍增加。这种膜内$Na^+$的增多，膜外$K^+$增多的状态激活细胞膜上的钠泵，将去极化内流的$Na^+$泵出至胞外，复极化外流的$K^+$泵至胞内，使细胞内外的离子分布恢复到静息时的水平。

**临床链接**

1. 临床案例

某工程队10名工人，晚饭食鱼烧豆腐（经调查，鱼烧豆腐系河豚烧豆腐）、青菜、茄子1小时后，相继出现恶心、呕吐、腹痛、腹泻，随后全身麻木，四肢无力，头晕，呼吸困难。病情最为严重的两名患者，在送往医院途中自主呼吸停止，入院后，立即给予洗胃、呼吸支持、心电监护等救治措施全力抢救，但终因呼吸衰竭抢救无效死亡。其余患者经催吐洗胃、对症治疗后，病情逐渐好转。

2. 案例分析

（1）诊断：河豚中毒。

（2）思考：河豚中毒的机制。

（3）提示：河豚中含有河豚毒素和河豚酸，两者系神经毒素。误食后，毒素进入患者胃肠道产生刺激作用；被吸收后迅速作用于可兴奋细胞的$Na^+$通道，可致体内细胞兴奋性降低，动作电位产生、传导出现障碍，继而出现相关的临床表现。

## 四、细胞兴奋的引起和传导

### （一）刺激引起兴奋的条件

刺激要引起组织细胞发生兴奋，必须在刺激的强度、刺激的持续时间以及刺激强度-时间的变化率3个参数达到某一临界值。不仅如此，这3个参数对引起某一组织和细胞的兴奋并不是一个固定值，它们存在着相互影响的关系。为了说明刺激各参数之间的相互关系，可以先将其中一个参数值固定，然后观察其余两个参数的相互影响。例如，当使用方波刺激时，由于不同大小强度和持续时间的方波上升支都以同样极快的增加速率达到某一预定的强度值，因而可以认为刺激强度-时间的变化率是固定不变的，这样每一方波电刺激能否引起兴奋，就只决定于它所达到的强度和持续的时间了。在神经和肌组织进行的实验表明，在强度-时间变化率保持不变的情况下，在一定的范围内，引起组织兴奋所需的最小刺激强度与这一刺激所持续的时间成反比关系；这就是说，当刺激的强度较大时，它只需持续较短的时间就足以引起组织的兴奋，而当刺激的强度较弱时，这个刺激就必须持续较长的时间才能引起组织的兴奋。这种关系只适用于所用强度或时间在一定限度内改变时。如果将所用的刺激强度减小到某一数值时，则这个刺激不论持续多么长也不会引起组织兴奋；与此相对应，如果刺激持续时间逐渐缩短时，最后也会达到一个临界值，即在刺激持续时间小于这个值的情况下，无论使用多么大的强度，也不能引起组织的兴奋。它们之间的关系可用强度-时间曲线（兴奋性曲线）表示（图2-14）。曲线上任何一点代表一个具有一定强度和一定持续时间的能引起组织发生兴奋反应的最小刺激量，或者是在强度-时间变化率不变的前提下某一作用时间下的阈强度。曲线左边最开始与纵坐标相平行的一点表示，当刺激的作用时间小于某一临界值时，则这个刺激的强度无论多大，都不会引起组织兴奋。曲线右边最开始与横坐标相平行的一点表示，当刺激的作用强度小于某

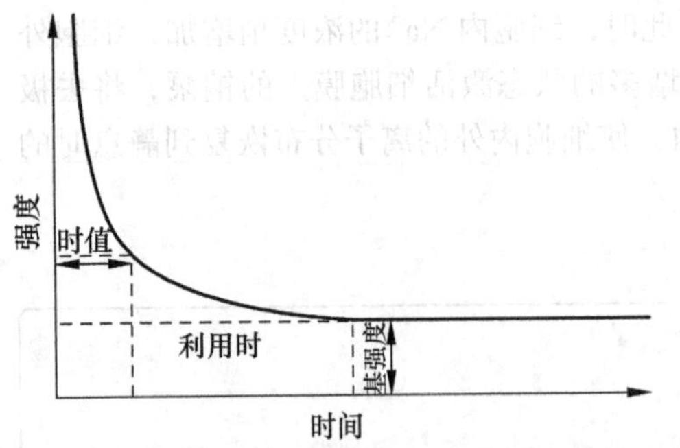

图 2-14　可兴奋细胞的强度 - 时间曲线

一临界值时，则这个刺激的持续时间无论多长，都不会引起组织兴奋。在一定的作用时间范围内，引起组织细胞兴奋的最低刺激强度与作用时间成反比关系，即刺激的作用时间越长，引起组织细胞兴奋的刺激强度就越小；反之亦然。曲线右上方空间中的每一点都代表阈上刺激，左下方空间中的每一点都代表阈下刺激。兴奋性曲线还可以反映细胞兴奋性的变化，若兴奋性曲线向左下移位，说明细胞兴奋性升高；反之，兴奋性曲线向右上移位，说明细胞兴奋性降低。

为了比较不同组织细胞的兴奋性，我们引入以下几个概念。在刺激作用时间充分有效的前提下，能引起细胞兴奋的最小刺激强度，称为**基强度**（**rheobase**）。基强度条件下的最小有效作用时间，称为**利用时**（**utilization time**）。从理论上讲，这两个指标可以比较不同组织细胞的兴奋性，但由于这两个指标均位于兴奋性曲线的最右端，不能准确反映该曲线的斜率，难以准确反映细胞的兴奋性。所以，有人主张用二倍基强度条件下的最小作用时间，也就是**时值**（**chronaxia**）来衡量组织细胞的兴奋性，因为它恰恰位于兴奋性曲线曲度最明显的部位，能较准确地反映组织细胞的兴奋性。但时值测量较为复杂，不便于应用，实际工作中衡量组织兴奋性常用的指标是阈值，也称**阈强度**（**threshold intensity**），即在刺激作用时间和强度 - 时间变化率固定不变的条件下，能引起组织细胞发生兴奋的最小的刺激强度。达到这种强度的刺激称**阈刺激**（**threshold stimulation**）。阈刺激或阈强度是衡量细胞兴奋性最常用的指标，阈值越大，细胞的兴奋性越低；阈值越小，细胞的兴奋性越高。强度大于阈值的刺激称为**阈上刺激**（**super threshold stimulation**），强度小于阈值的刺激称为**阈下刺激**（**under threshold stimulation**）。阈刺激和阈上刺激作用于可兴奋细胞，可触发细胞产生动作电位，故合称为有效刺激；阈下刺激作用于细胞，虽不能使细胞发生动作电位，但可以引起局部电位。

### （二）阈电位与动作电位

动作电位是指细胞受刺激后膜电位产生特征性的电位变化。对细胞而言，体内自然条件下的刺激通常依赖于各种信号传递，而体外的人工刺激通常是给予电刺激。若给予可兴奋细胞一次阈下刺激，除极的程度小，激活的电压门控性 $Na^+$ 通道数量少，$Na^+$ 内流引起膜电位的变化被外流的 $K^+$ 抵消，使膜的进一步除极不能实现。但当给予一次有效刺激，开放的电压门控性 $Na^+$ 通道的数量增加，$Na^+$ 内流随之明显增多，这时，$Na^+$ 内流引起膜电位的变化不能被外流的 $K^+$ 对抗，$Na^+$ 内流引起膜的进一步除极得以实现，进一步的除极又将引起更多的电压门控性 $Na^+$ 通道开放，再使除极加强，成为再生式除极，形成 $Na^+$ 内流与除极的正反馈。使膜的除极迅速发展，形成动作电位陡峭的上升支，直至接近 $E_{Na}$。我们把能引起 $Na^+$ 通道激活，从而使 $Na^+$ 大量内流产生动作电位的临界膜电位，称为**阈电位**（**threshold potential**）。由此可见，阈电位不是单一通道的属性，而是在一段膜上能使 $Na^+$ 通道开放的数目足以引起上述的再生性循环出现的膜内除极的临界水平。由此也不难理解，只要刺激大于能引起再生性循环的水平，膜内除极速度就不再决定于原刺激的大小，外加刺激仅起到触发（点燃）这一过程的作用，整个动作电位上升支的幅度也只决定于原来静息电位的值和膜内外的 $Na^+$ 浓度差，而与引起此次动作电位的刺激大小无关。此即动作电位之所以能表现“全或无”现象的机制。决定阈电位的因素主要是膜上 $Na^+$ 通道的密度，其次是通道对膜电位和刺激的敏感性。若 $Na^+$ 通道的密度高，即使较小的除极也可达到阈电位（即

$Na^+$内流大于$K^+$的外流），触发动作电位。相对于正常情况，此时的阈电位水平下移了，如阈电位由－70mV下移为－75mV。同样的道理，若通道对膜电位的改变、刺激敏感，也可以使阈电位下移。阈电位通常比静息电位的绝对值小10～20mV，例如，心室肌细胞的静息电位为－90mV，它的阈电位约为－70mV。

阈电位是用膜本身除极的临界值来描述动作电位的产生条件，除极达到阈电位水平是细胞产生动作电位的必要条件。阈强度是指能使膜在静息电位基础上除极达到阈电位的最小外加刺激的强度。这就是阈电位和阈强度在概念上的区别。

（三）阈下刺激与局部电位

阈刺激和阈上刺激作用于可兴奋细胞，可使细胞去极达到阈电位，从而引发动作电位。那么一个阈下刺激会对可兴奋细胞产生何种影响，可通过图2-15中的实验回答。

在巨大神经轴突放置一对刺激电极，其中一个电极刺入膜内，再在附近放置一个记录电极。假定先把膜内的刺激电极连到电源正极，那么电路接通时将会产生除极；如果这个除极未能达到阈电位，则说明所用电刺激强度属于阈下刺激。如前所述，阈下刺激也能引起该段膜中所含$Na^+$通道的少量开放，只是开放的概率少，内流的$Na^+$被非门控性$K^+$通道主导的$K^+$的外流所抵消，故阈下刺激未能使膜电位除极达到阈电位，但少量内流的$Na^+$和电刺激造成的除极叠加起来，在受刺激的膜局部出现一个较小的膜的除极反应，称为**局部电位**（**local potential**）或**局部反应**（**local response**）。局部电位由于强度较弱，并且很快被外流的$K^+$所抵消，因而不能引起再生性循环而发展成真正的兴奋或动作电位。图2-15（b）就记录了一组这样的实验曲线，说明在阈下刺激的范围内，刺激强度越强，引起的膜的除极即局部电位的幅度越大（由表示静息电位水平的线段上方的各条曲线表示），延续的时间也越长；只有当局部电位的幅度大到足以引发再生性循环的阈电位水平时，膜的除极的速度才突然加大，这样局部电位就发展成为动作电位。另外，由图2-15（b）中还可看到，当刺入膜内的刺激电极和电源负极相连时，通电时只能引起膜的超极化（图中水平线下方的那组曲线）；刺激越强，超极化程度越大，但不引起$Na^+$通道开放，更不能引发锋电位。事实上，这时由于膜内电位和阈电位之间差值增大，因而该处膜变得更不容易兴奋了。

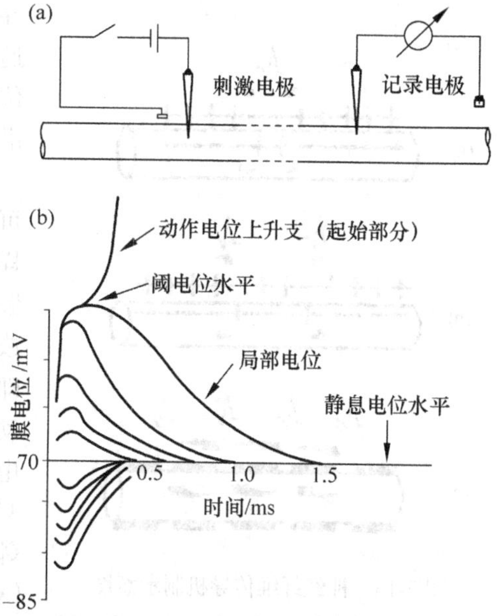


图2-15　局部电位的实验布置（a）和实验结果（b）示意图

局部电位有以下几个基本特性：①呈现等级性。局部电位的幅度不是“全或无”的，而是随着阈下刺激的增强而增大，呈明显的等级性。②呈现衰减性扩布。发生在膜的某一点的局部电位，可以使邻近的膜也产生类似的除极，但随传播距离加大而迅速减小以至消失，这个局部电位所波及的范围在一般神经细胞膜上不超过数十乃至数百微米，只局限在局部。因此，不能在膜上作远距离传导。③总和现象。局部电位没有不应期，因此几个阈下刺激所引起的局部兴奋可以叠加起来，称为总和。生理学中把总和分为时间总和与空间总和两种情况。由连续刺激产生的多个局部电位先后的叠加称为时间总和，由多个相距较近的局部电位同时产生的叠加称为空间总和。总和的结果可以使膜除极达到阈电位，从而触发动作电位。因此，动作电位可以由一次阈刺激或阈上刺激引起，也可以由多个阈下刺激产生的局部电位总和而触发。

体内某些感受器细胞、部分腺细胞和平滑肌细胞，以及神经细胞胞体上的突触后膜和骨骼肌细胞的终板膜，它们在受刺激时不产生“全或无”形式的动作电位，而只出现原有静息电位的微弱而缓慢的变动，分别称为感受器电位、慢电位、突触后电位和终板电位。这些电位也具有类似局部电位的特性，成为除动作电位以外的体内另一类重要的电信号。

（四）动作电位的传导

动作电位在同一细胞上的传播称为**传导（conduction）**。可兴奋细胞的细胞膜上任何一处受到刺激产生动作电位，都可以沿着细胞膜不衰减地传导，直至传遍整个细胞，这是动作电位的一个重要特征。传导的机制可用局部电流学说解释。在离体实验中，刺激无髓神经纤维的某一小段，当除极达到阈电位时，该处产生动作电位［图2-16（a）］，即该处出现了膜两侧电位的暂时性倒转，由静息时的内负外正变为内正外负，但与该段神经相邻接的未兴奋部位神经段仍处于安静时的内负外正状态；由于膜两侧的溶液都是导电的，于是在已兴奋的神经段和与它相邻的未兴奋的神经段之间，由于电位差的存在而有电荷移动，产生局部电流。膜内已兴奋段的电位较周围未兴奋段的电位高，而膜外已兴奋段的电位较周围未兴奋段的电位低。因此，膜内正电荷由已兴奋段移向未兴奋段，膜外正电荷由未兴奋段移向已兴奋段，这样就导致未兴奋段膜内电位升高而膜外电位降低，使该处膜发生除极。当除极达到阈电位的水平时，激活大量该处的$Na^+$通道而爆发动作电位，使它成为新的兴奋部位。因此，当局部电流的出现使邻接的未兴奋的膜除极到阈电位时，也会使该段出现它自己的动作电位［图2-16（b）］。所谓动作电位的传导，实际是已兴奋的膜部分通过局部电流“刺激”了未兴奋的膜部分，使之出现动作电位。这样的过程在膜表面连续进行下去，就表现为兴奋在整个细胞的传导。由于锋电位产生期间电位变化的幅度和速度相当大，因此单一细胞局部电流的强度超过了引起邻近膜兴奋所必需的阈强度数倍以上，因而以局部电流为基础的传导过程是相当“安全”的，亦即一般不易因某处动作电位不足以使邻近的膜产生兴奋而导致传导“阻滞”，这一点与一般化学性突触处的兴奋传递有明显的差别。由于局部电流可以在神经纤维兴奋部位的两端产生，因此，动作电位可以从受刺激的兴奋点沿神经纤维同时向两侧传导，称为双向传导。

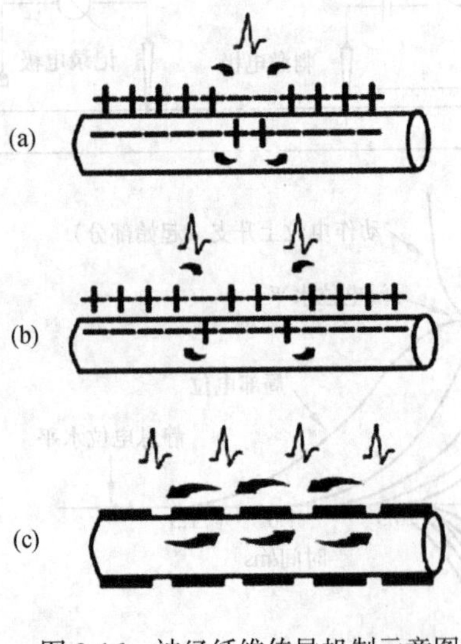


图2-16 神经纤维传导机制示意图

（a）无髓神经纤维动作电位的产生；（b）无髓神经纤维动作电位的传导；（c）有髓神经纤维动作电位的传导；弯箭头表示膜内外局部电流的流动方向

兴奋传导机制虽然以无髓神经纤维为例，但其他可兴奋细胞（如骨骼肌细胞）的兴奋传导基本上遵循同样的机制。有髓神经纤维在轴突外面包有一层相当厚的髓鞘，髓鞘具有绝缘性，髓鞘主要成分的脂质是不导电或不允许带电离子通过的，因此只有在髓鞘暂时中断的郎飞结处，轴突膜才能和细胞外液接触，使跨膜离子移动得以进行。因此，当有髓纤维受到外加刺激时，动作电位只能在邻近刺激点的郎飞结处产生，而局部电流也只能发生在相邻的郎飞结之间。这样，动作电位就在相邻郎飞结处相继产生，这种传导方式称为**跳跃式传导（saltatory conduction）**［图2-16（c）］。跳跃式传导的速度，显然比上述无髓纤维或一般细胞的传导速度快得多，而且由于跳跃式传导时，单位长度内每传导一次兴奋所涉及的跨膜离子运动的总数要少得多，因此它还是一种“节能”的传导方式。无脊椎动物没有有髓神经纤维，而无髓纤维增加传导速度的一个可能途径是增大轴突的直径，因为这样可以减少膜内液体的电阻而增加局部电流的强度，使动作电位的传导速度加快。

### 五、细胞兴奋后兴奋性的周期性变化

细胞在发生一次兴奋后，其兴奋性将经历一系列有序的变化，然后才能恢复正常。这一特性说明，在细胞或组织接受连续刺激时，有可能由于它们接受前一刺激而改变了对后来刺激的反应能力，因而是一个有重要功能意义的生理现象。

在细胞接受刺激发生兴奋的最初的一段时间，无论施加多大的刺激强度也不能使细胞再次兴奋，这段时间称为**绝对不应期（absolute refractory period）**。在绝对不应期，细胞的兴奋性可以看作零，阈值为无穷大。在绝对不应期之后，细胞的兴奋性逐渐恢复，受刺激后可发生兴奋，但兴奋性较正常低，故所需的刺激强度要大于阈强度，所以称这段时间为**相对不应期（relative refractory period）**。相对不应期之后，有的细胞还会出现兴奋性的波动，即轻度高于正常水平或低于正常水平，分别称为**超常期（supernormal period）**和**低常期（subnormal period）**（图 2-17）。

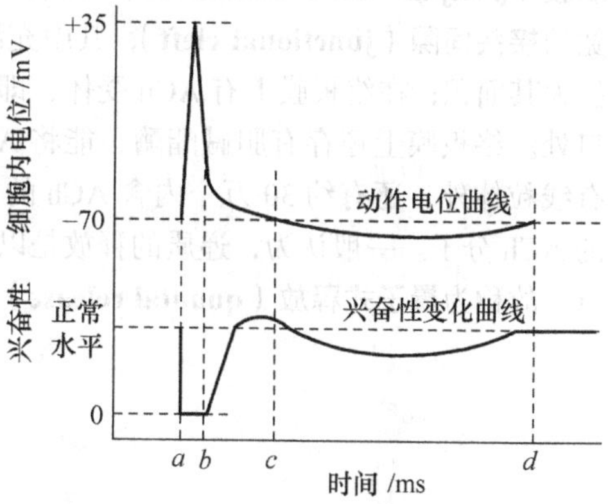


图 2-17 动作电位与兴奋性变化的时间关系

*ab*：锋电位——绝对不应期；*bc*：后电位的前部分——相对不应期、超常期；*cd*：后电位的后部分——低常期

绝对不应期大约相当于锋电位持续的时间，所以锋电位不会叠加，而且锋电位产生的最高频率也应低于绝对不应期的倒数。例如，蛙的有髓神经纤维的绝对不应期约为 2ms，那么此纤维每秒钟内所能产生的锋电位的次数不可能超过 500；实际上神经纤维在体内自然情况下所能产生和传导的神经冲动的频率，远远低于它们理论上可能达到的最大值。相对不应期和超常期大约相当于负后电位出现的时期；低常期相当于正后电位出现的时期。以上各期的长短，在不同细胞有很大差异。

产生兴奋性周期性变化的实质是细胞膜上离子通道功能状态的变化。如细胞膜上的 $Na^+$通道就有备用、激活和失活三种状态。当细胞膜上的 $Na^+$通道处于备用状态时，可以接受刺激使其变为激活状态，从而引发动作电位的除极相。激活的 $Na^+$通道很快失活而关闭。失活的 $Na^+$通道不可能接受刺激直接变为激活状态，只有等细胞复极恢复到或接近备用状态时才可以再次激活。所以 $Na^+$通道所具有的备用 - 激活 - 失活的周期性循环是细胞兴奋后兴奋形成周期性变化的根本原因。

## 第 4 节 肌细胞的收缩功能

人体各种形式的运动，主要是靠肌细胞的收缩与舒张活动来完成的。例如，呼吸运动及躯体的各种运动由受躯体神经支配的骨骼肌的收缩活动完成，心脏的泵血是由心肌收缩完成的，胃肠、膀胱、子宫等内脏功能是由平滑肌收缩完成的。不同的肌细胞结构和功能各有特点，但所有肌细胞最本质的功能是将化学能转变为机械功，产生张力和缩短。根据肌肉的结构和功能特性，可将肌肉组织分为骨骼肌、心肌和平滑肌 3 种类型。本节主要以骨骼肌为例讨论肌细胞

的收缩功能。

## 一、骨骼肌细胞的收缩功能

在机体内，骨骼肌的收缩受中枢神经系统的控制，完成各种随意运动。每个骨骼肌细胞都受运动神经元轴突分支的支配，当运动神经元兴奋时，动作电位通过神经-骨骼肌接头传递，引起骨骼肌细胞兴奋，兴奋沿肌细胞膜传导，通过兴奋-收缩耦联触发肌细胞收缩。

### （一）神经-骨骼肌接头处兴奋的传递

**1. 神经-骨骼肌接头的结构** 运动神经轴突末梢在接近骨骼肌细胞处失去髓鞘，以裸露的形式嵌入肌细胞膜的凹陷内形成**接头前膜**（**prejunctional membrane**），与其相对应的肌膜称为**接头后膜**（**postjunctional membrane**），又名**终板膜**（**endplate membrane**）。在两者之间有20～30nm宽的**接头间隙**（**junctional cleft**），其中充满细胞外液。终板膜进一步向内凹陷形成许多皱褶，以扩大其面积；在终板膜上有ACh受体，即$N_2$型ACh受体阳离子通道，它们集中分布在皱褶的开口处。终板膜上还存有胆碱酯酶，能将ACh分解为胆碱和乙酸。在每个轴突末梢的轴浆中，除有线粒体外，还有约30万个内含ACh的突触小泡（图2-18），每个小泡中储存有10 000个左右的ACh分子。一般认为，递质的释放是以单个小泡为单位，通过出胞作用并以倾囊而出的方式进行，故称为**量子式释放**（**quantal release**）。

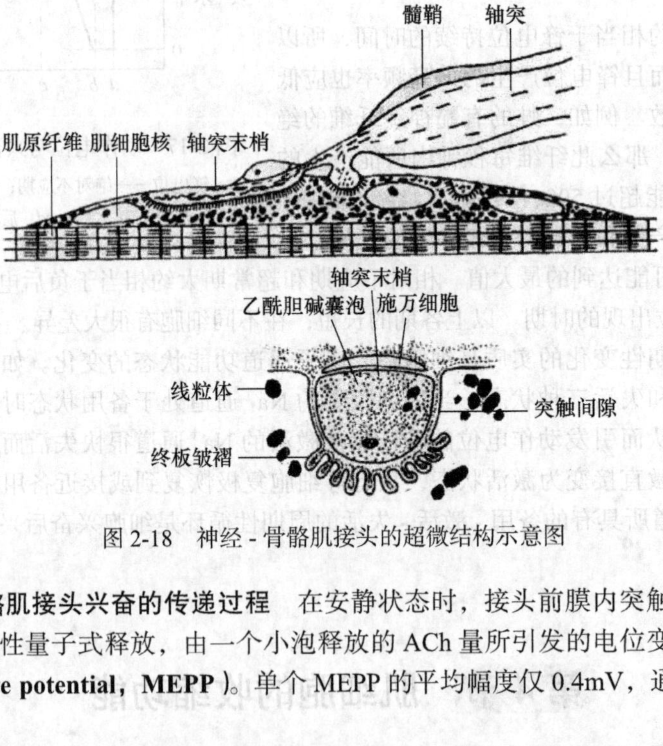

图2-18 神经-骨骼肌接头的超微结构示意图

**2. 神经-骨骼肌接头兴奋的传递过程** 在安静状态时，接头前膜内突触小泡约以每秒钟一次的频率进行自发性量子式释放，由一个小泡释放的ACh量所引发的电位变化称为**微终板电位**（**miniature endplate potential，MEPP**）。单个MEPP的平均幅度仅0.4mV，通常不足以引起肌细胞的兴奋。

神经-骨骼肌接头信息传递过程：①神经冲动到达接头前膜，前膜除极；②电压门控式$Ca^{2+}$通道开放，$Ca^{2+}$进入前膜；③突触小泡向前膜靠近并与之融合，通过胞裂外排的方式进行量子式释放ACh；④ACh经过接头间隙与终板膜上的$N_2$型受体结合并激活受体通道；⑤终板膜对$Na^+$、$K^+$通透性增高，由于$Na^+$内流量超过$K^+$外流量，导致终板膜除极产生**终板电位**（**endplate potential，EPP**）；⑥EPP可以通过电紧张形式激活邻近肌膜上电压门控$Na^+$通道，当除极达到阈电位水平时，则在邻近肌膜上产生动作电位，并向全肌细胞扩布；⑦ ACh 在终板电位产生后即被胆碱酯酶迅速水解为胆碱和乙酸。

**3. 神经 - 骨骼肌接头兴奋传递的特点** 接头处的兴奋传递与化学性突触兴奋传递有许多相似之处，引起的终板电位具有局部反应的特征。二者共同点：①电位具有等级性。其电位变化大小与前膜释放递质的量成正比关系，而没有“全或无”的特性。②无不应期，有总和现象。③以电紧张形式进行扩布等。其不同点：①神经 - 骨骼肌接头兴奋传递是一对一关系，即运动神经纤维每兴奋一次，它所支配的肌细胞也发生一次兴奋。这是因为一次动作电位到达神经末梢时，可使 200～300 个小泡同步释放 ACh 分子进入接头间隙，引起的 EPP 进行总和后足以产生动作电位；但在兴奋性突触传递过程中，必须有多个神经冲动到达，使**兴奋性突触后电位（excitatory postsynaptic potential，EPSP）**总和达到阈电位水平，才能使突触后神经元兴奋。②每次神经冲动释放的 ACh，在发挥作用后立即被胆碱酯酶分解而失效，以免影响下次神经冲动到来时的效应。③神经 - 骨骼肌接头通常只释放兴奋性递质，而少有抑制性递质释放；而突触不但释放兴奋性递质，同时也释放抑制性递质。

**4. 影响神经 - 骨骼肌接头兴奋传递的因素** 许多因素可作用于神经 - 骨骼肌接头兴奋传递过程的不同环节，以影响正常的神经与肌肉间的传递功能。①影响接头前过程因素：如肉毒杆菌毒素能阻滞神经末梢释放 ACh；而黑寡妇蜘蛛毒则可促进神经末梢释放 ACh，导致 ACh 耗竭。两者均可引起接头传递阻滞。近年来，从中药川楝皮提取的川楝素，也被证明为接头前拮抗剂。②影响接头后过程因素：如**筒箭毒（tubocurarine）**和 **α- 银环蛇毒素（α-bungarotoxin）**能够特异性地阻断终板膜上胆碱能受体通道，从而阻断接头传递，使肌肉松弛。临床上重症肌无力患者，是由于自身免疫性抗体破坏了终板膜上的胆碱能受体通道，从而导致神经与肌肉间信息传递障碍，出现肌无力；而新斯的明等胆碱酯酶抑制剂，可通过抑制胆碱酯酶活性以增加 ACh 在接头处浓度，改善肌无力患者症状。有机磷农药有抑制胆碱酯酶的作用，可造成 ACh 在接头处大量积聚而引发骨骼肌痉挛、抽搐等中毒症状。

### （二）骨骼肌细胞的微细结构

骨骼肌细胞在结构上有两个主要特点：一是含有大量的肌原纤维，二是具有高度发达的肌管系统，而且这些结构在排列上是高度规则有序的，这是骨骼肌完成收缩功能的结构基础（图 2-19）。

**1. 肌原纤维和肌节** 每个骨骼肌细胞内含有上千条**肌原纤维（myofibril）**，其直径为 1～2μm，它们沿肌细胞的长轴平行排列，贯穿细胞的全长。在光学显微镜下可见每条肌原纤维都呈现规则的明暗交替，分别称为明带和暗带。暗带的长度比较固定，不论肌肉处于静止还是受到被动牵拉或进行收缩时，它都保持 1.6μm 左右，暗带的中央有一段相对较亮的区域，称为 H 带，H 带的中央有一条横向的暗线，称为 M 线。明带中央也有一条线，称为 Z 线。每两条相邻 Z 线之间的区域称为**肌节（sarcomere）**。肌节是骨骼肌细胞收

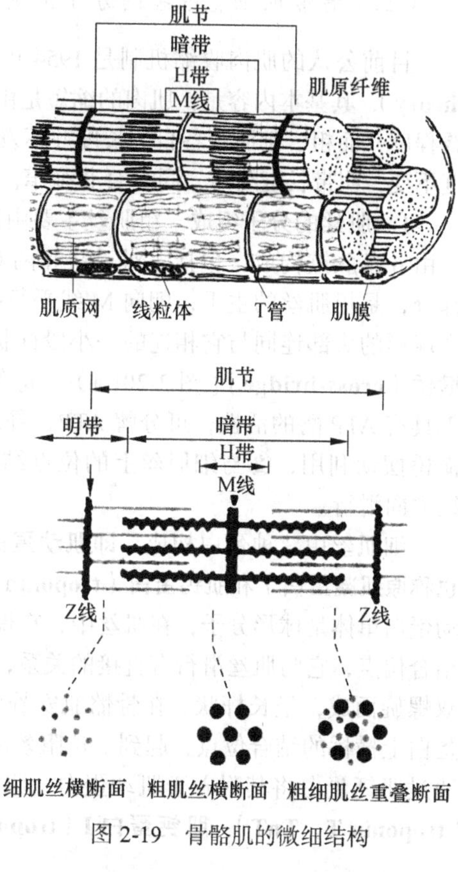


图 2-19 骨骼肌的微细结构

缩和舒张的基本结构单位。在电子显微镜下观察，可见每个肌节中含有两类形态不同的肌丝。暗带中主要含有直径较大（约 10nm）的**粗肌丝（thick filament）**，长度约 1.6μm，与暗带的长度相同，中间有细胞骨架蛋白将它们固定，形成 M 线；明带内主要含有直径较小（约 5nm）的**细肌丝（thin filament）**，长度约 1.0μm，细肌丝的一端锚定在 Z 线的骨架中，另一端可插入暗带的粗肌丝之间。暗带的中央即 M 线两侧没有细肌丝插入，故形成相对明亮的 H 带。在暗带的横断面上，可观察到粗、细肌丝间规则的空间排列，每条粗肌丝周围对应有 6 条细肌丝，每条细肌丝周围则对应有 3 条粗肌丝，这种几何形状的排列为粗细肌丝的相互作用提供了力学基础。

**2. 肌管系统** 骨骼肌细胞内拥有两套来源不同的**肌管系统（sarcotubular system）**，一套是与肌原纤维呈垂直走行的管道，称为**横管（transverse tubule）**或 **T 管（T tubule）**，它是由肌膜在明带和暗带交界处向内凹陷形成的，它向细胞深部延伸，反复分支成网，包绕每条肌原纤维。横管管腔内的液体经其在肌膜表面的开口与细胞外液相通。肌膜和横管膜上分布有 **L 型钙通道（L-type $Ca^{2+}$ channel）**。它们的激活与骨骼肌兴奋 - 收缩耦联活动有关。另一套管道的走行方向与肌原纤维平行，称为**纵管（longitudinal tubule）**，也称**肌质网（sarcoplasmic reticulum，SR）**，相当于其他细胞的内质网。SR 可分为彼此相通的两部分：包绕在肌原纤维周围的 SR 称为**纵行肌质网（longitudinal SR，LSR）**，其膜上有钙泵；SR 的末端较膨大或呈扁平状，与横管膜相接触但不连接，这部分的 SR 称为**连接肌质网（junctional SR，JSR）**或**终池（terminal cisterna）**。终池内的 $Ca^{2+}$浓度是细胞内液的数千至上万倍，终池膜上分布有**钙释放通道（$Ca^{2+}$ release channel）**。横管与其两侧的终池形成三联体结构，三联体是发生兴奋 - 收缩耦联活动的关键基础。

### （三）骨骼肌细胞收缩的分子机制

目前公认的肌肉收缩机制是 1954 年由 Huxley 等提出的**肌丝滑行理论（myofilament sliding theory）**，其基本内容是：肌肉的缩短是由于粗、细肌丝在肌节内相互滑动，改变了两种肌丝的重叠程度，而粗、细肌丝各自的长度并不发生改变。这一理论最直接的证据是，肌肉收缩时暗带长度不变，明带长度缩短，同时 H 带变窄。

**1. 肌丝的分子组成** 粗肌丝主要由**肌球蛋白（myosin，也称肌凝蛋白）**分子构成。每个分子由 6 条肽链构成，包括一对重链和两对轻链。两条重链的尾部相互缠绕形成肌球蛋白的杆状部分，是粗肌丝的主干，朝向 M 线平行排列。两条重链的末端分别结合一对轻链构成头部。两个球形的头部连同与它相连的一小段杆状部分（此段称为桥臂），一起由肌丝中向外伸出，形成**横桥（cross-bridge）**[图 2-20（a）]，每条粗肌丝上伸出 300～400 个横桥。横桥的主要特性有：①具有 ATP 酶的活性，可分解 ATP，释放的能量使横桥垂直于杆部，处于高势能状态，随时供横桥摆动利用；②与细肌丝上的位点结合，并发生向 M 线方向的摆动，从而拉动细肌丝向 M 线方向滑行。

细肌丝由 3 种蛋白构成，即**肌动蛋白（actin，也称肌纤蛋白）**、**原肌球蛋白（tropomyosin，也称原肌凝蛋白）**和**肌钙蛋白（troponin）**[图 2-20（b）]，它们在细肌丝中的比例为 7：1：1。肌动蛋白单体是球形分子，在肌丝中，它聚合成双分子螺旋链，形成细肌丝的主干，其上有横桥的结合位点，它与肌丝滑行有直接的关系，故和肌球蛋白合称为收缩蛋白。原肌球蛋白由两条肽链双螺旋而成，呈长杆状。在骨骼肌安静状态下，沿肌动蛋白双螺旋的浅沟旁走行，遮盖了肌动蛋白上横桥的结合位点，起到“位阻效应”。每个原肌球蛋白分子与一个肌钙蛋白分子相连，并通过肌钙蛋白将其附着于肌动蛋白。肌钙蛋白是球形分子，由 3 个亚单位组成，即**肌钙蛋白 T（troponin T，TnT）**、**肌钙蛋白 I（troponin I，TnI）**和**肌钙蛋白 C（troponin C，TnC）**，其中

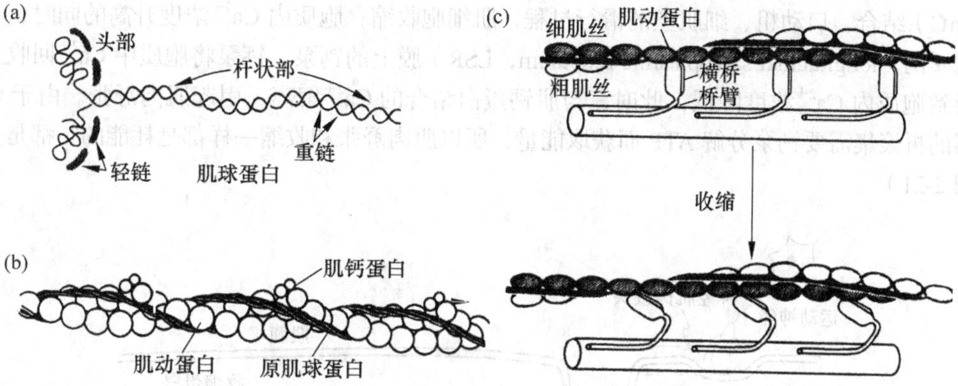


图 2-20 骨骼肌的肌丝结构和肌丝滑行示意图

TnT 是与原肌球蛋白结合的亚单位；TnI 是与肌动蛋白结合的亚单位，可与肌动蛋白结合抑制肌球蛋白与肌动蛋白的结合；TnC 是结合 $Ca^{2+}$的亚单位，每分子 TnC 可结合 4 个 $Ca^{2+}$，其结合 $Ca^{2+}$后引起原肌球蛋白移位，暴露肌动蛋白上横桥的结合位点，从而触发肌丝滑行。原肌球蛋白和肌钙蛋白不直接参与肌丝滑行，但可影响和控制收缩蛋白之间的相互作用，故称为调节蛋白。

**2. 肌肉的收缩过程** 肌肉收缩的过程是其粗细肌丝相对滑行产生的。其主要过程包括以下几个步骤：①横桥具有 ATP 酶活性，在肌肉舒张时，横桥结合的 ATP 被分解，分解产物 ADP 和无机磷酸仍留在横桥，此时的横桥处于高势能状态，其方位与细肌丝成 90°，此时，横桥对肌动蛋白具有高度亲和力，蓄势待发。②当胞浆内 $Ca^{2+}$浓度升高时，$Ca^{2+}$与 TnC 结合，使肌钙蛋白构象改变，导致 TnI 与肌动蛋白的结合减弱，并使原肌球蛋白向肌动蛋白双螺旋沟槽的深部移动，从而暴露出肌动蛋白的活化位点，横桥与肌动蛋白结合。③肌动蛋白与处于高势能的横桥结合使横桥构象发生改变，并向 M 线方向摆动 45°，拖动细肌丝向 M 线方向滑动，从而将横桥储存的能量（来自 ATP 的分解）转变为克服负荷的张力，使肌节缩短。在横桥发生变构和摆动的同时，它结合的 ADP 和无机磷酸便与之分离。④在 ADP 解离的位点，横桥即刻又结合一个 ATP 分子，此时横桥对肌动蛋白的亲和力显著下降，从而与肌动蛋白解离，随之将与它结合的 ATP 分解为 ADP 和磷酸，并恢复垂直于细肌丝的高势能状态和对肌动蛋白的高亲和力。此时，如果胞浆内的 $Ca^{2+}$浓度较高，便又可与下一个新的肌动蛋白活化位点结合，重复上述收缩过程。当胞浆内 $Ca^{2+}$浓度降低到收缩前水平时，则 TnC 与 $Ca^{2+}$解离，肌钙蛋白与原肌球蛋白复合物恢复原来的构象，竖起的横桥便不能与肌动蛋白上新的位点结合，肌肉进入舒张状态。上述横桥与肌动蛋白结合、摆动、复位、再结合的过程，称为**横桥周期（cross-bridge cycling）**。

（四）骨骼肌细胞的兴奋 - 收缩耦联

一次动作电位引起肌细胞发生一次收缩。这种把以膜的电变化为特征的兴奋和以肌细胞机械变化为基础的收缩联系起来的中介过程称为**兴奋 - 收缩耦联（excitation-contraction coupling）**。目前认为，兴奋 - 收缩耦联至少包括 3 个重要步骤：①肌细胞膜表面的兴奋通过横管向肌细胞深处传导；②三联体结构信息的传递；③肌质网对 $Ca^{2+}$的释放和再聚集。

其基本过程如下所述：肌膜上的动作电位沿肌膜和横管膜传导，激活了肌膜和横管膜上的 L 型钙通道，L 型 $Ca^{2+}$通道是作为一个电压敏感的信号转导分子，而不是作为离子通道来发挥作用的。激活的 L 型钙通道通过构象的改变，直接作用于终池膜上的钙释放通道，使终池内的 $Ca^{2+}$释放入胞质，胞质内的 $Ca^{2+}$浓度由静息时的不足 0.1μmol/L 升高至 1～10μmol/L。$Ca^{2+}$与**肌钙蛋白 C 亚单**

位（TnC）结合，启动粗、细肌丝的滑行过程，肌细胞收缩；胞质内$Ca^{2+}$浓度升高的同时，激活了纵行肌质网（longitudinal sarcoplasmic reticulum，LSR）膜上的钙泵，钙泵将胞质中$Ca^{2+}$回收入肌质网，导致胞质内$Ca^{2+}$浓度降低，此时，与肌钙蛋白结合的$Ca^{2+}$解离，引起肌肉舒张。由于$Ca^{2+}$在肌质网的再聚集需要钙泵分解ATP而获取能量，所以肌肉舒张和收缩一样都是耗能的，都是主动过程（图2-21）。

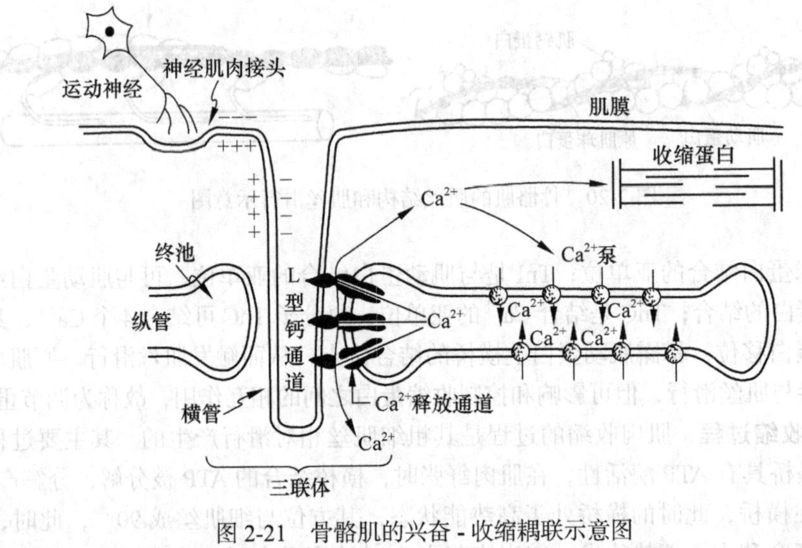


图2-21 骨骼肌的兴奋-收缩耦联示意图

骨骼肌细胞收缩时，胞质内增加的$Ca^{2+}$几乎全部来自肌质网释放，最终又被肌质网上的钙泵全部回收。而心肌细胞则不同，胞质内增加的$Ca^{2+}$中有10%～20%是经过肌膜上的L型钙通道由细胞外流入的，胞外流入的$Ca^{2+}$可激活肌质网膜上的钙释放通道，从而释放更多的$Ca^{2+}$进入胞质，参与心肌细胞的收缩过程。也就是说，心肌细胞肌质网释放$Ca^{2+}$依赖于细胞外进入的$Ca^{2+}$触发，所以在无$Ca^{2+}$溶液中，心肌细胞不能发生收缩。细胞外$Ca^{2+}$对骨骼肌细胞的收缩没有明显影响。心肌细胞舒张时胞内$Ca^{2+}$浓度的下降除了大部分由肌质网膜上的钙泵回收外，还有10%～20%的$Ca^{2+}$依赖于肌膜上的$Na^+$-$Ca^{2+}$交换体和钙泵的活动而转出细胞。

（五）骨骼肌收缩的形式与力学分析

**1. 肌肉的收缩形式** 肌肉收缩时表现为肌肉长度的缩短和（或）张力的增加及缩短的速度变化等。肌肉收缩的外部表现形式可根据其负荷情况或刺激频率的不同表现为等长收缩与等张收缩，或单收缩与强直收缩。

（1）等长收缩与等张收缩：肌肉收缩时，横桥的扭动使粗、细肌丝相互滑动，肌节缩短，也可通过使具有弹性的桥臂伸长而产生张力。如果肌肉的一端固定，另一端游离，不加负荷或所加负荷小于肌肉收缩的最大张力，则肌肉在收缩时或在克服负荷后的缩短过程中，肌肉的张力不再变化，这种收缩形式称为**等张收缩（isotonic contraction）**。等张收缩所消耗的能量主要转变为缩短肌肉及移动负荷而完成的一定物理功。如果肌肉的两端都被固定，使肌肉收缩时长度不能发生变化，只发生张力的增加，该收缩形式称为**等长收缩（isometric contraction）**。等长收缩所消耗的能量主要转变为张力的增加，并无位移和做功。在机体内，一些与维持身体姿势和抗重力有关的肌肉，如比目鱼肌、颈后部和背部的肌肉等，收缩时长度几乎不变，而以产生张力为主，即以等长收缩为主；但与肢体屈和伸等运动有关的肌肉，则以等张收缩为主。其他大多数肌肉收缩时既有长度缩短又有张力增加，是这两种基本收缩形式不同程度的复合。

（2）单收缩和强直收缩：骨骼肌受到一次短促的刺激时，产生一次动作电位，引发一次肌肉收缩和舒张，这种形式的收缩称为**单收缩**（**twitch**）。单收缩的整个过程分为收缩期和舒张期。骨骼肌动作电位时程（相当于绝对不应期）为1～2ms，而其收缩过程可达几十至几百毫秒，过了绝对不应期后，肌细胞就可以接受新的刺激，产生新的兴奋和收缩，这样就可能出现新的收缩与上次尚未结束的收缩过程发生总和。当骨骼肌受到频率较低的刺激时，肌肉会发生一连串的单收缩。这是因为每个新刺激到来时，前一次刺激引起的单收缩已经结束，于是每个刺激都引起一次独立的收缩。当频率较高时，出现收缩总和的过程称为**强直收缩**（**tetanus**）。如果刺激频率相对较低，总和过程发生于前一次收缩过程的舒张期，则出现**不完全强直收缩**（**incomplete tetanus**）；如增加刺激频率，使总和过程发生在前一次收缩过程的收缩期，就会出现**完全性强直收缩**（**complete tetanus**）（图 2-22）。通常所说的强直收缩是指完全性强直收缩。强直收缩时，肌细胞连续兴奋，细胞内 $Ca^{2+}$ 浓度持续升高，处于结合状态的横桥数目增加，收缩张力可增加至一个稳定的最大值。由于运动神经总是连续发放神经冲动，所以机体内骨骼肌的收缩都是强直收缩。

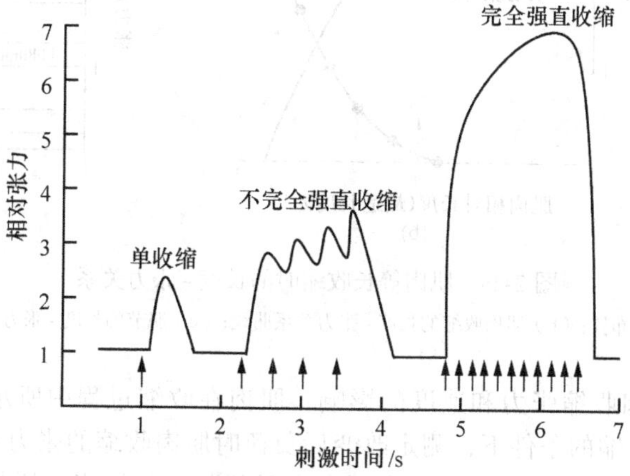


图 2-22 刺激频率与蛙腓肠肌收缩的关系

**2. 肌肉收缩的力学分析** 肌肉收缩的效能表现为收缩时所产生张力的大小、肌肉缩短的程度以及产生张力或肌肉缩短的速度。它由肌肉收缩时承受的负荷、肌肉自身的收缩能力以及收缩的总和效应等多种因素决定。

（1）前负荷对肌肉收缩张力的影响：肌肉在收缩前所承受的负荷称为**前负荷**（**preload**）。肌肉的前负荷决定了它收缩前的初始长度，即**初长度**（**initial length**）。实验中，前负荷可以用初长度来表示。利用图 2-23（a）测定等长收缩张力的装置可以测定不同肌肉长度对收缩张力的影响。在安静时将肌肉牵拉到一定长度时，由于肌肉中结缔组织的回弹会产生一定的被动张力，在此基础上刺激肌肉，肌肉主动收缩，产生主动张力，此时实验记录到的张力实为被动张力与主动张力之和，称为总张力。肌肉收缩的效能是以主动张力为指标的。用同一初长度下的总张力减去被动张力计算出主动张力。将肌肉固定于不同的初长度进行测量，可得到被动张力和总张力与肌肉长度的关系曲线，两条曲线相减，即为肌肉长度与主动张力的关系曲线。图 2-23（b）曲线表明，肌肉收缩存在着一个**最适初长度**（**optimal initial length**），在这一初长度时，等长收缩可以产生最大的主动张力，大于或小于最适初长度，收缩时产生的张力都会下降。这一特点可用肌节长度变化时粗、细肌丝的相互关系改变加以说明。如图2-23（c）所示，当肌节初长度为1.6μm（图中 *a* 点），细肌丝将穿过M线，两侧细肌丝相互重叠并发生卷曲，影响了部分横桥与细肌丝的接触，肌肉收缩张力相应减小；当肌节初长度分别为2.0μm和2.2μm（M线两侧各0.1μm处无横桥）（图中 *b* 点和 *c* 点），粗、细肌丝处于最适重叠状态，将会有最多数量的横桥与肌动蛋白结合，因而就能产生最大的收缩张力；当肌节的初长度被拉到3.6μm（图中 *d* 点），粗、细肌丝完全不能重叠，肌肉收缩时的主动张力为零。上述结果表明，肌肉收缩产生的张力与能和细肌丝接触的横桥数目成比例，肌节的最适初长度是2.0～2.2μm。由于整个肌肉的初长度决定了收缩前肌肉中每个肌节的初长度和粗、细肌丝之间的相互关系，因此能够维持肌节最适初长度的肌肉初长度，就是肌肉的最适初长度，也是最适前负荷。骨骼肌在体内所处的自然长度，大致相当于它们的最适初长度。

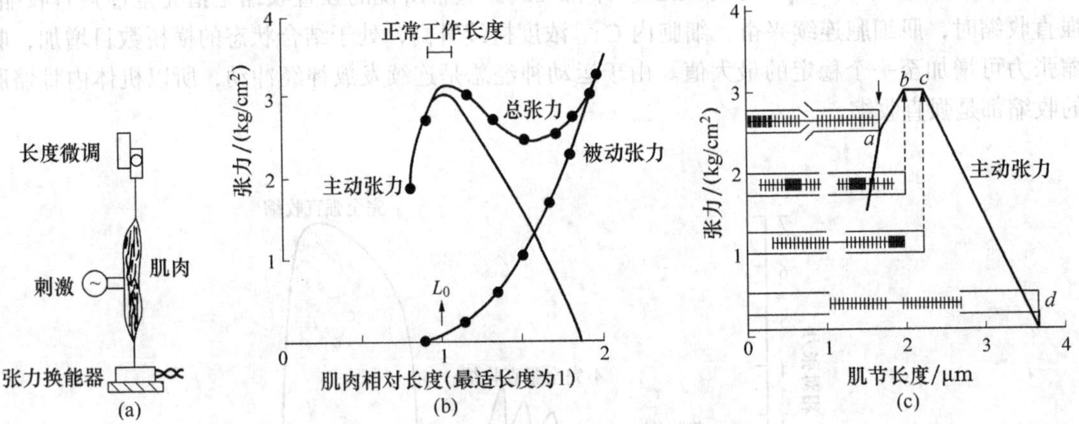


图2-23 肌肉等长收缩时的长度-张力关系

（a）实验布置；（b）肌肉收缩的长度-张力关系曲线；（c）肌节的长度-张力关系曲线

（2）后负荷对肌肉收缩张力和速度的影响：肌肉在收缩过程中所承受的负荷称为**后负荷**（**afterload**）。在等张收缩的条件下，测定改变后负荷时肌肉收缩的张力和缩短速度，绘制成张力-速度曲线（图2-24）。结果表明，随着后负荷的增加，收缩张力增加而缩短速度减小。两个极端情况下，即后负荷增加到使肌肉不能缩短（等长收缩）时，肌肉可产生**最大收缩张力**（$P_0$）；而当后负荷为零时，肌肉缩短可达**最大缩短速度**（$V_{max}$）。后负荷对肌肉收缩的影响与横桥的活动有关。肌肉的缩短速度取决于横桥周期的速率，而收缩张力决定于与肌动蛋白处于结合状态的横桥数目。横桥周期的速率取决于肌球蛋白ATP酶的活性和收缩时的负荷。当后负荷为零时，横桥周期可达最大速率，这个最大速率只决定于肌球蛋白ATP酶活性。当有后负荷存在时，横桥周期的速率降低了，主要是横桥与肌动蛋白结合后，利用释放能量使横桥由90°向45°摆动的速度降低了，这样，每瞬间就有较多的横桥处于与肌动蛋白结合的状态，以产生和维持较大的张力来克服负荷的阻力。

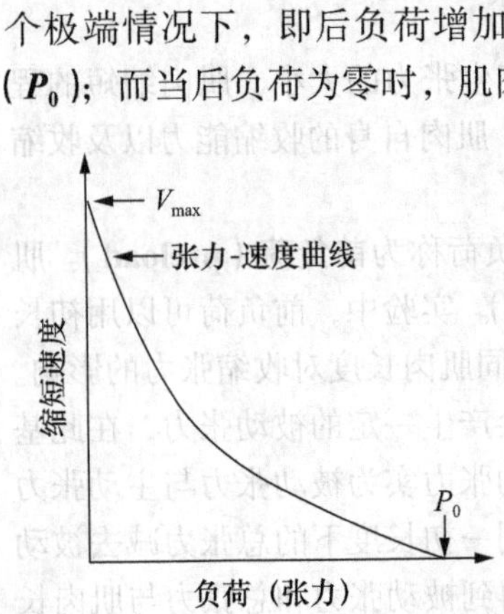


图2-24 肌肉等张收缩时的张力-速度关系曲线

（3）肌肉的收缩能力对肌肉收缩的影响：**肌肉收缩能力**（**contractility**）指与负荷无关的能决定肌肉收缩效能的内在特

性。肌肉收缩能力提高后，收缩时产生的张力和（或）缩短的程度，以及产生张力和缩短的速度都会提高。收缩能力降低时则发生相反的变化。肌肉的内在特性取决于许多因素，包括肌膜和横管膜上L型钙通道的活性、胞质内$Ca^{2+}$浓度的变化、肌钙蛋白与$Ca^{2+}$亲和力、横桥ATP酶活性、肌质网上钙泵的类型和活性等。许多神经体液因素、病理因素和药物等都可通过上述环节来调节和影响肌肉的收缩能力。

## 二、平滑肌细胞的收缩功能

平滑肌细胞是呼吸道、消化道、血管、泌尿生殖器等器官的主要构成成分。平滑肌持续性或紧张性的收缩为这些器官的运动提供动力或改变它们的形态。在细胞结构和收缩机制方面，平滑肌与骨骼肌有许多不同之处，平滑肌有其自身的功能特点。

### （一）平滑肌细胞的微细结构

平滑肌细胞呈细长的纺锤形，长40～60μm，中间部最大直径为2～10μm，细胞内充满肌丝。细肌丝与粗肌丝之比高达15∶1～10∶1（骨骼肌为2∶1），走行大致与细胞长轴一致，约3～5根粗肌丝被周围许多细肌丝包绕，没有形成肌原纤维和肌节结构，故细胞没有横纹，但粗、细肌丝保持相互平行、有序的排列。平滑肌细胞内没有Z线，代之以**胞质中的致密体（dense body）**和**胞膜内表面的致密区（dense area）**（图2-25），它们是细肌丝的锚定点和传递张力的结构。胞内还有一种直径介于粗、细肌丝之间的中间丝，连接致密体和致密区，形成细胞网架。平滑肌的肌膜没有向内凹入的横管，而是形成一些纵向走行的袋状凹入，使肌膜表面积增大。

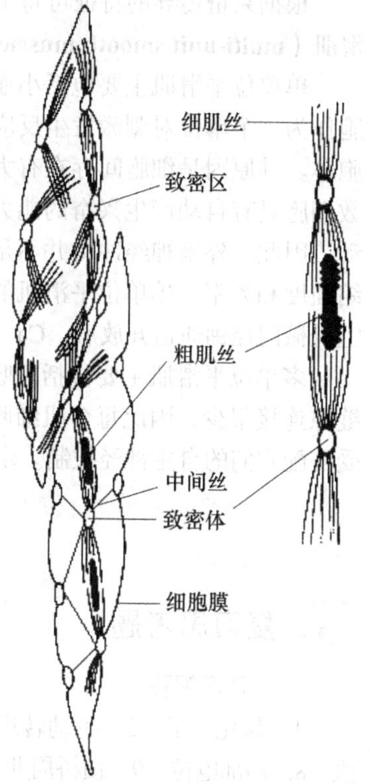

图2-25 平滑肌细胞的结构示意图

### （二）平滑肌细胞的收缩机制

平滑肌细胞的收缩由兴奋引起，收缩和舒张过程也是由粗、细肌丝相互滑动完成的，但与骨骼肌相比，其兴奋-收缩耦联机制和滑行机制有很大不同。

平滑肌细胞没有横管系统，肌膜上的动作电位不能迅速传达到细胞深部，这可能是平滑肌细胞收缩缓慢的原因之一。平滑肌细胞肌质网不发达，兴奋-收缩耦联期间增加的$Ca^{2+}$有相当多的部分来自于细胞外，经肌膜上钙通道流入，因而平滑肌的收缩对细胞外$Ca^{2+}$依赖性很大。从肌膜外进入的$Ca^{2+}$和胞质内产生的三磷酸肌醇（$IP_3$）可激活肌质网膜上相应的钙释放通道，肌质网释放$Ca^{2+}$进入胞质，是兴奋-收缩耦联过程中胞质$Ca^{2+}$浓度升高的另一主要来源。平滑肌细胞中的粗肌丝由肌球蛋白构成，而细肌丝主要由肌动蛋白和原肌球蛋白构成，没有肌钙蛋白。目前认为平滑肌细胞收缩的基本过程是：胞质内$Ca^{2+}$浓度升高时，与钙调蛋白（CaM）结合生成钙与钙调蛋白的复合物（$4Ca^{2+}$-CaM），该复合物与胞质中的**肌球蛋白轻链激酶（myosin light chain kinase，MLCK）**结合，并使之激活，活化的MLCK使**肌球蛋白轻链（myosin light chain，MLC）**磷酸化，从而引起肌球蛋白头部的构象改变，导致横桥与肌动蛋白结合，进入横桥周期，平滑肌细胞收缩产生张力和缩短。胞质内$Ca^{2+}$浓度下降后，MLCK失活，磷酸化的MLC在胞质内**肌球蛋白轻链磷酸酶（myosin light chain phosphatase，MLCP）**的作用下脱磷酸，横桥便与肌动蛋白解离，肌肉舒张。

平滑肌舒张的过程缓慢，这一方面是由于胞质内 $Ca^{2+}$浓度下降依赖于多种机制，即通过肌质网膜上的钙泵回收，通过肌膜上钙泵及 $Na^{+}$-$Ca^{2+}$交换体的活动等；另一方面是由于胞质内 $Ca^{2+}$降低后，横桥与细肌丝中肌动蛋白的结合仍继续保持一段时间。这可能是由于去磷酸化的横桥 ATP 酶活性降低，使横桥扭动的速度下降，横桥周期延长的缘故。横桥周期的延长，可使每瞬间与肌动蛋白结合的横桥数目增多，因而产生较大的张力，这对平滑肌产生紧张性收缩是很有利的，同时由于每一横桥周期只消耗 1 分子 ATP，耗能与平滑肌持续收缩的时间长短无关，因而这是一种节能型的工作方式。

### （三）平滑肌的分类

根据兴奋传导的特征可将平滑肌分为**单单位平滑肌（single-unit smooth muscle）**和**多单位平滑肌（multi-unit smooth muscle）**两类，但许多平滑肌的特性介于这二者之间。

单单位平滑肌主要包括小血管、消化道、输尿管和子宫的平滑肌等。这类肌肉中所有的肌细胞作为一个单位对刺激发生反应，它们的电活动和机械活动近于同步，功能活动的形式类似于合胞体。其原因是细胞间存在有大量的缝隙连接，使电信号在细胞间迅速传递。这类肌细胞中有少数细胞具有自动产生兴奋的能力，即自动节律性或称自律性，可发动整个肌肉的电活动和机械活动。因此，外来神经冲动并不是发动这类平滑肌收缩的必要条件，而只能改变其兴奋性及调节收缩强度和频率。单单位平滑肌的另一特征是机械牵张刺激可引发肌肉的收缩效应。这是由于肌膜上机械门控钙通道开放后，$Ca^{2+}$内流使膜除极，引发兴奋和收缩。

多单位平滑肌主要包括呼吸道、大血管的平滑肌、睫状肌、虹膜肌和竖毛肌等。肌细胞间的缝隙连接很少，因此每个肌细胞的活动都是彼此独立的。它们一般没有自律性，肌细胞活动完全受支配它们的自主神经控制。牵张刺激通常不能引起该类平滑肌发生收缩反应。

（陕西中医药大学　韩曼）

## 复习思考题

一、名词解释

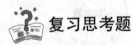

1. 易化扩散　2. 主动转运　3. 跨膜信号转导　4. G蛋白　5. 静息电位　6. 阈电位　7. 阈值　8. 局部电位　9. 横桥周期　10. 兴奋 - 收缩耦联

二、问答题

1. 试述钠 - 钾泵的功能特点和生理意义。
2. 试述 G 蛋白耦联受体介导信号转导的主要途径。
3. 什么是动作电位？试述其产生机制并证明之。
4. 简述兴奋性与兴奋的区别。
5. 列表对比动作电位与局部电位的异同。

三、思考题

1. 中枢运动神经元兴奋后如何引发所支配的骨骼肌收缩？
2. 试分析有机磷农药中毒的机制和可能出现的临床症状。

# 第3章　血　液

**重点内容**

血量；血液的组成及血液的生理功能；血浆渗透压；各类血细胞的生理功能；血细胞比容；各类血细胞的正常值及生理特性；红细胞的生成与调节；血液凝固的基本过程；抗凝；ABO 血型；Rh 血型；输血与交叉配血试验。

**血液（blood）**是一种流体组织，循环流动于心血管系统内，起着沟通人体各部分之间以及人体与外环境之间的作用。血液是内环境的重要组成部分，在维持内环境稳态中起着非常重要的作用。当血液总量减少，导致组织、器官的血流量不足或血液成分、性质发生改变时，均可造成组织代谢失调及器官功能障碍，严重时甚至会危及生命。反之，若组织、器官的功能发生改变，也可引起血液组成成分或理化性质发生变化，因此，血液检查具有重要的临床意义。

## 第1节　血液的组成与特性

### 一、血液的组成及血量

（一）血液的组成

血液由**血浆（plasma）**和悬浮于其中的**血细胞（blood cell）**组成。

取一定量的血液经抗凝处理后，置于比容管中，以每分钟3000转的速度离心30min后，可见比容管内的血液分为三层（图3-1）。上层为淡黄色透明液体即血浆，占总容积的50%～60%；下层为不透明深红色血柱即红细胞，占总容积的40%～50%；中间层即紧贴红细胞表面的灰白色薄层是白细胞和血小板，约占总容积的1%。

血浆是含有多种溶质的水溶液，其中水占91%～92%，溶质占8%～9%。溶质的主要成分包括血浆蛋白以及非蛋白有机物、多种电解质和 $O_2$、$CO_2$ 等。**血浆蛋白（plasma proteins）**是血浆中**白蛋白（albumin）**、**球蛋白（globulin）**和**纤维蛋白原（fibrinogen）**的总称。正常成年人血浆蛋白含量为65～85g/L，其中白蛋白为40～50g/L，球蛋白为20～30g/L，白蛋白/球蛋白比值为（1.5～2.5）：1。白蛋白和大多数球蛋白主要由肝脏合成，所以肝功能异常可导致白蛋白/球蛋白

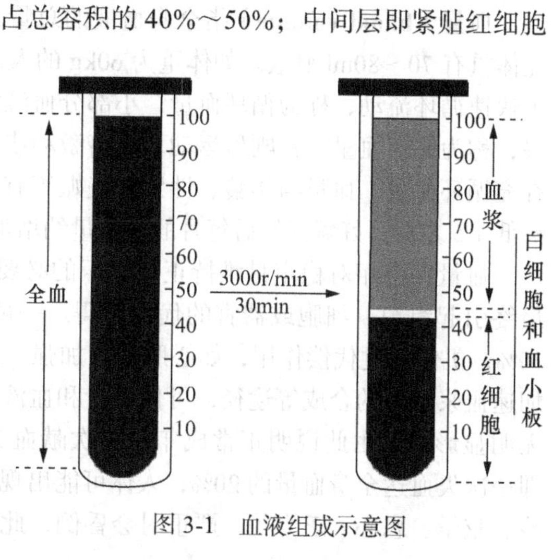


图3-1　血液组成示意图

（A/G）的比值下降，甚至倒置。

血浆蛋白的主要功能包括：①参与血浆胶体渗透压的形成，调节血管内、外水平衡；②参与血液凝固、抗凝和纤维蛋白溶解等生理过程；③协调运输激素、脂类物质、离子、维生素及代谢产物；④抵御病原微生物的入侵；⑤营养功能。

血细胞包括**红细胞（erythrocyte/red blood cell，RBC）**、**白细胞（leukocyte/white blood cell，WBC）**和**血小板（platelet/thrombocyte）**，其中红细胞数量最多，约占血细胞总数的99%。血细胞在全血中所占的容积百分比，称为**血细胞比容（hematocrit）**。由于血细胞中红细胞比例最大，因此，血细胞比容也称为红细胞比容。正常成年男性的血细胞比容为40%～50%，女性为37%～48%，新生儿约为55%。血细胞比容可反映全血中血细胞数量的相对值，如贫血患者血细胞比容降低，严重呕吐腹泻的患者血细胞比容升高。

血液的组成可概括如下：

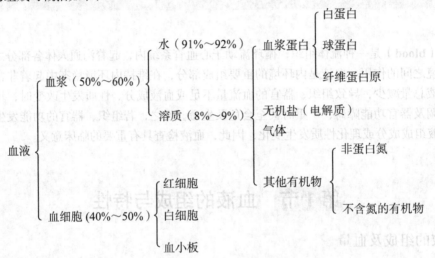

- 血液
  - 血浆（50%～60%）
    - 水（91%～92%）
    - 溶质（8%～9%）
      - 血浆蛋白
        - 白蛋白
        - 球蛋白
        - 纤维蛋白原
      - 无机盐（电解质）
      - 气体
      - 其他有机物
        - 非蛋白氮
        - 不含氮的有机物
  - 血细胞（40%～50%）
    - 红细胞
    - 白细胞
    - 血小板

值得注意的是，血液中的一些成分在进食和运动后可发生变动，故采血化验应在空腹安静条件下进行。

（二）血量

**血量（blood volume）**指全身血液的总量。正常成年人血液总量占体重的7%～8%，即每千克体重有70～80ml血液。如体重为60kg的人，血量为4.2～4.8L，其中大部分血液在心血管系统中快速循环流动，称为循环血量，小部分血液滞留在肝、肺、腹腔静脉及皮下静脉丛内，流动很慢，称为储存血量。在剧烈运动、情绪激动或大失血等紧急情况下，储存血量可被动员出来，以补充循环血量。血量与年龄、性别和妊娠等有关，如新生儿较高，相同身高的成年女性较成年男性低1/5左右，妊娠开始后每月的血浆量约增加100ml。

血量保持相对稳定是维持正常血压的必要条件。血量不足将导致血压下降、血流速度减慢，最终引起组织、细胞或器官的代谢障碍。一般认为，少量失血，即一次失血不超过血液总量的10%，机体通过代偿作用，如心脏活动加强、血管收缩、储存库血液动员、组织液加速回流及肝加速血浆蛋白的合成等途径，可使血量和血液的主要成分很快恢复到正常水平，所以对人体健康无明显影响，由此说明正常成年人一次献血200～400ml对其身体并不会带来损害。中等失血，即一次失血达全身血量的20%，人体可能出现一系列失血症状，如血压下降、脉搏加快、四肢冰冷、眩晕、恶心、乏力等，严重时会昏倒，此时需要进行输血或输液等处理。大量失血，即一次失血量达血液总量的30%以上，如不及时进行抢救，则可危及生命。

## 二、血液的理化特性

### （一）血液的颜色

血液的颜色取决于红细胞内血红蛋白的含量及性质：动脉血中含氧合血红蛋白较多，呈鲜红色；静脉血中含去氧血红蛋白较多，呈暗红色。空腹时血浆清澈透明，进餐后，尤其是摄入较多的脂类物质时，血浆中悬浮着较多的脂质微粒而变得浑浊。因此，临床进行血液检查时，应空腹采血，以避免食物的影响。

### （二）血液的密度

血液密度（过去称为比重）是相对密度。正常人全血相对密度为1.050～1.060，其高低主要取决于红细胞的数量，红细胞越多则相对密度越大。血浆相对密度为1.025～1.030，主要取决于血浆蛋白的含量。红细胞相对密度为1.090～1.092，与红细胞内血红蛋白的含量成正比。全血或血浆密度的测定可间接估算红细胞或血浆蛋白的含量。

### （三）血液的黏滞度

液体的黏滞性来源于液体内部分子或颗粒间的摩擦力。血液含有血细胞和一些大分子物质，因此，血液在血管内流动时，有较大的阻滞特性，这称为血液或血浆的**黏滞度（viscosity）**。血液的黏滞度通常用与水相比的相对黏滞度来表示，如果以水的黏滞度为1，则全血的黏滞度为4～5，血浆的黏滞度为1.6～2.4。全血的黏滞度主要取决于血细胞比容的高低，血浆的黏滞度主要取决于血浆蛋白的含量。血液的黏滞度是形成血流阻力的重要因素之一，当血液浓缩黏滞度升高时，血流阻力增大，使血流速度减慢，组织灌流量将减少。长期生活在高原地带的人，红细胞数量增多，血液黏滞度增加；反之，严重贫血的患者，红细胞数量减少，血液黏滞度降低；大面积烧伤的患者，血液中水分大量渗出血管，血液浓缩，黏滞度也增加。

### （四）血浆渗透压

**1. 渗透现象和渗透压** 水分子通过半透膜从低浓度溶液向高浓度溶液中扩散的现象称为渗透现象。渗透压指溶液所具有的吸引和保留水分子的能力，是渗透现象发生的动力。溶液渗透压的大小与溶液中所含溶质颗粒数目成正比，而与溶质的种类和颗粒大小无关，通常以摩尔/升（mol/L）作为渗透压的单位，但由于体液的溶质浓度较低，故医学上用其千分之一，即毫摩尔/升（mmol/L）来表示。

**2. 血浆渗透压的组成与正常值** 血浆渗透压主要由两类溶质颗粒构成。由血浆中的晶体物质（小分子无机盐等）所形成的渗透压称为**血浆晶体渗透压（crystal osmotic pressure）**，构成血浆晶体渗透压的物质主要是$Na^+$和$Cl^-$；由血浆中大分子物质，主要为血浆蛋白所形成的渗透压，称为**血浆胶体渗透压（colloid osmotic pressure）**。在血浆蛋白中，白蛋白分子质量小，数量多，故血浆胶体渗透压75%～80%来自白蛋白。

正常情况下，血浆渗透压约为300mmol/L，相当于5800mmHg或770kPa，其中，血浆晶体渗透压为298.5mmol/L，约占血浆总渗透压99.6%；胶体渗透压仅为1.5mmol/L，仅约占血浆总渗透压0.4%。

在临床和实验室实际应用中，通常将与血浆渗透压相等的溶液称为**等渗溶液（isosmotic solution）**，如0.9%NaCl溶液（又称生理盐水）和5%葡萄糖溶液等；高于血浆渗透压的溶液，称为**高渗溶液（hyperosmotic solution）**；而低于血浆渗透压的溶液称为**低渗溶液（hyposmotic**

**solution**）。红细胞悬浮在等渗的 NaCl 溶液中能保持正常形态与大小，但是若将红细胞置于 1.9% 的尿素溶液（等渗溶液）中，红细胞立即破裂。这是因为尿素能够自由通过红细胞膜，而顺浓度梯度进入红细胞，使红细胞内张力（渗透压）升高的结果。因此，又将能使悬浮在其中的红细胞保持正常形态和大小的溶液，称为**等张溶液（isotonic solution）**，可见，等张溶液是由不能自由通过红细胞膜的溶质所形成的等渗溶液。由于 NaCl 不易通过红细胞膜，因此，0.9%NaCl 溶液既是等渗又是等张溶液；1.9% 的尿素溶液是等渗但不是等张溶液。

**3. 血浆渗透压的作用**

（1）血浆晶体渗透压的作用：血浆中的大部分晶体物质不易自由透过细胞膜，而水分能自由通过，因此，血浆晶体渗透压维持相对稳定，对保持细胞内、外水平衡以及细胞的正常形态和功能极为重要。当血浆晶体渗透压升高时，水分就会从细胞内到细胞外，将引起细胞脱水、皱缩；反之，细胞水肿，甚至破裂。因此，在临床上给患者输液时，一般应输入等渗溶液。特殊情况需输入其他类型液体时，输入的量不宜过多，以免影响细胞的形态和功能。由于血浆中晶体物质可自由通过毛细血管壁，致使血浆和组织液中的晶体物质的浓度和种类几乎相同，它们所形成的晶体渗透压也基本相等，因此，血浆晶体渗透压在维持血管内、外水平衡中作用较小。

（2）血浆胶体渗透压的作用：血浆蛋白分子质量大，一般来说不能通过毛细血管壁，结果血管内、外胶体渗透压有较大的差异（血管内为 25mmHg，组织液为 15mmHg），这种差异成为组织液中水分子进入毛细血管的主要力量。因此，虽然血浆胶体渗透压较低，但在维持毛细血管内、外水平衡和维持正常的血浆容量中起着十分重要的作用。临床上一些疾病如肾病综合征、肝硬化等可使血浆蛋白尤其是白蛋白减少，结果血浆胶体渗透压降低，大量水分进入组织间隙，形成水肿。

### （五）血浆的酸碱度

正常人血浆的 pH 为 7.35～7.45，波动范围极小。血浆 pH 是机体内环境的一项重要指标。血浆 pH 低于 7.35 时为酸中毒，高于 7.45 时为碱中毒。酸中毒或碱中毒都会影响机体的正常功能活动，如果血浆 pH 低于 6.9，或高于 7.8 时，将危及生命。血浆 pH 的相对恒定有赖于血浆和红细胞中所含有的对酸碱物质具有缓冲作用的缓冲对。血浆中有 $NaHCO_3/H_2CO_3$、蛋白质钠盐 / 蛋白质、$Na_2HPO_4/NaH_2PO_4$ 三对缓冲对；红细胞中还有血红蛋白钾盐 / 血红蛋白、氧合血红蛋白钾盐 / 氧合血红蛋白等缓冲对，均参与维持血浆 pH 的恒定，其中最重要的是 $NaHCO_3/H_2CO_3$。此外，肺和肾通过排除体内过剩的酸和碱维持血浆 pH 的恒定也有重要意义。

## 三、血液的功能

血液中的血浆是体液的一部分，虽然所占比例不大，但由于血液循环于全身各组织器官，对维持正常生命活动极为重要。血液主要功能包括以下几个方面。

### （一）运输功能

血液是体内重要的运输媒介。如由肺部吸入的氧气和由消化道吸收的各种营养成分（葡萄糖、氨基酸、无机盐等）是经血液运输到全身各组织细胞的，同时将各个组织细胞产生的各种代谢产物（$CO_2$、尿素等）通过血液输送到肺、肾等排泄器官排出体外。血液在实现运输功能的过程中，红细胞、血浆蛋白和水是运输的具体载体。

### （二）防御和保护功能

血液中各类白细胞能抵御细菌、病毒和毒素对人体的损害，如中性粒细胞可吞噬细菌和异物，淋巴细胞可通过免疫反应对抗外来的病菌和毒素，又如当血管受到损伤时，血小板和各种凝血因子通过一系列过程使血液凝固，可减少血液流失（详见本章第3节）。

（三）调节酸碱平衡

前已述及血浆和红细胞中有多个缓冲对，随着血液循环流经各组织细胞，当酸性或碱性物质进入血液时，血浆中的缓冲物质可有效地减轻酸碱物质对血浆pH的影响，从而有利于维持内环境的稳态。

（四）调节体温

血浆中90%以上是水分，而水的比热较大，因此，血液对体热有较大的缓冲作用。如当人体散热增多或产热减少时，血液可释放出热量，使体温不会明显降低；相反，当人体产热或受热增多时，血液可吸收部分热量，使体温不会过高，从而维持体温的相对稳定。

# 第2节 血细胞生理

## 一、红细胞

### （一）红细胞的数量和功能

红细胞是血液中数量最多的细胞。人类成熟红细胞无核，呈双凹圆盘形。我国成年男性红细胞数量为（4.0～5.5）$\times 10^{12}$/L，平均$5.0\times 10^{12}$/L；成年女性为（3.5～5.0）$\times 10^{12}$/L，平均为$4.2\times 10^{12}$/L。新生儿的红细胞数可达（6.0～7.0）$\times 10^{12}$/L，出生后数周逐渐下降，儿童期低于成人，青春期后逐渐增加，接近成人水平。红细胞内的主要成分是**血红蛋白（hemoglobin，Hb）**。我国成年男性血红蛋白为120～160g/L，女性为110～150g/L，新生儿为170～200g/L。

生理情况下，红细胞数量不仅有性别、年龄差异，还可因生活环境和机体功能状态不同而有差异。如高原地区居民红细胞数量与血红蛋白含量均高于平原地区的居民。在临床上将红细胞数量和血红蛋白浓度低于正常，或其中一项明显低于正常，称为贫血。

红细胞的主要功能是运输$O_2$和$CO_2$。$O_2$和$CO_2$在血液中运输有两种形式，即物理溶解和化学结合。血液中约有98.5%的$O_2$与血红蛋白结合形成氧合血红蛋白，以这种形式运输的氧约为溶解于血浆中氧的65倍。血液中$CO_2$主要以碳酸氢盐和氨甲酰血红蛋白的形式存在，前者约占$CO_2$运输总量的88%；后者约占$CO_2$运输总量的7%。红细胞的参与可使血液运输$CO_2$的能力提高18倍。血红蛋白只有存在于红细胞内才具有携带$O_2$和$CO_2$的能力。当红细胞破裂时，血红蛋白逸出（也称溶血），其运输气体的功能也随之丧失。另外，当血红蛋白与一氧化碳结合时，或其分子中所含的$Fe^{2+}$被氧化为$Fe^{3+}$时，其携带$O_2$和$CO_2$的功能也丧失了。

此外，红细胞内含有多种缓冲对，对血液中的酸碱物质有一定缓冲作用。

### （二）红细胞的生理特性

**1. 可塑变形性** 正常红细胞呈双凹圆盘形，这种形态使得红细胞的容积大于其内容物的体积，它在外力作用下具有变形的能力，当外力撤销后，变形的红细胞又可恢复正常的形态，这种特性称为**可塑变形性（plastic deformation）**。这一特性有利于红细胞通过口径比红细胞直径小的毛细血管和血窦孔隙时不至于被挤破（图3-2）。红细胞可塑变形性除与红细胞形态及细胞膜的弹

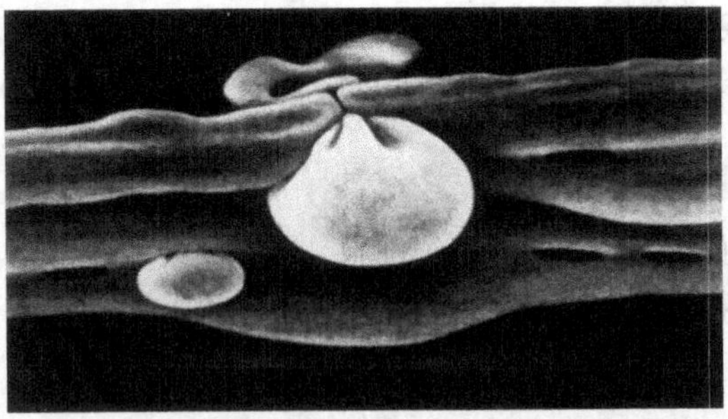

图 3-2 红细胞挤过脾窦的内皮细胞裂隙

性有关，还与红细胞的黏度成反比，因此，球形红细胞、衰老的红细胞、血红蛋白异常均可使其变形能力降低。

**2. 悬浮稳定性** 虽然红细胞的密度大于血浆，但在正常情况下，红细胞能较稳定地悬浮于血浆中而不易下沉，这一特性称为**悬浮稳定性**（**suspension stability**）。悬浮稳定性的大小可用红细胞沉降率作为评价标准。**红细胞沉降率**（**erythrocyte sedimentation rate, ESR**）简称血沉，是将新采的静脉血经抗凝处理后，置于有刻度的血沉管内垂直静置，用第一小时末管内红细胞下沉的毫米数表示。用魏氏法测定，正常成年男性第一小时末为0～15mm，成年女性第一小时末为0～20mm。沉降越快，表示红细胞的悬浮稳定性越小。

红细胞悬浮稳定性主要与红细胞的表面积与体积的比值较大，使其与血浆之间所产生的摩擦力较大有关。有些疾病如活动性肺结核、风湿热等，可导致红细胞悬浮稳定性降低，血沉加快，某些妇女在月经期、妊娠期血沉也可加快。血沉加快可能是红细胞彼此以凹面相贴，形成红细胞叠连所致。有实验表明红细胞是否叠连主要与血浆成分有关。如将正常人的红细胞置于血沉快者的血浆中，红细胞会发生叠连而使血沉加快；而将血沉增快者的红细胞置于正常人的血浆中，则血沉正常。通常血浆中纤维蛋白原、球蛋白及胆固醇增高时，可加速红细胞叠连，血沉加快；而血浆白蛋白、磷脂增多时则抑制叠连发生，使血沉减慢。

**3. 渗透脆性** 红细胞在低渗溶液中发生膨胀破裂的现象称为**红细胞渗透脆性**（**osmotic fragility**）。正常情况下红细胞内的渗透压与血浆渗透压基本相等，其形态和大小保持不变。若将红细胞置于低渗溶液，如0.6%～0.8% NaCl溶液中，在渗透压差的作用下水开始渗入细胞，红细胞由正常双凹圆盘形逐渐胀大成为球形；在0.42%～0.46%NaCl溶液中，部分红细胞开始破裂溶血；在0.32%～0.34% NaCl溶液中，红细胞全部破裂溶血。这一现象表明红细胞对低渗盐溶液具有一定的抵抗力。在正常情况下，即使是同一个体的红细胞对低渗盐溶液抵抗力也不相同。例如衰老红细胞对低渗盐溶液的抵抗力降低，即脆性高；而初成熟的红细胞对低渗溶液抵抗力高，即脆性低。在某些疾病，如遗传性球形红细胞增多症的红细胞渗透脆性增大。

（三）红细胞的生成与破坏

**1. 血细胞生成的部位和基本过程**

血细胞生成过程也称**造血**（**hemopoiesis**）。成年人血细胞生成部位（造血中心）在骨髓，但机体从胚胎发育到成熟，血细胞生成部位会发生迁移。胚胎发育早期，造血部位为卵黄囊；从胚胎第二个月开始，由肝、脾造血；胚胎发育到4个月以后，骨髓腔开始形成，肝、脾造血活动便逐渐减少，骨髓开始造血并逐渐增强，至出生时，几乎完全依赖骨髓造血。18岁左右的成年人，脊椎骨、髂骨、肋骨、胸骨、颅骨和四肢骨的红骨髓是造血的主要部位。

根据血细胞的功能和形态特征，造血过程一般分为**造血干细胞**（**hemopoietic stem cells**）、**定向祖细胞**（**committed progenitors**）和**前体细胞**（**precursors**）三个阶段。造血干细胞具有自我复制、多向分化能力和增殖潜能。造血细胞发育到定向祖细胞时，就限定了进一步分化的方向，如红系定向祖细胞，最终只能发育成红细胞。祖细胞在体外培养形成的细胞集落，称为**集落形成单位**（**colony forming unit，CFU**）。定向祖细胞发育成成熟血细胞前的各系幼稚细胞称为前体细胞。前体细胞将进一步分化为具有特殊功能的血细胞并释放入血。

血细胞生成基本过程概括如下：

- 多能干细胞
  - 淋巴系干细胞
    - T 淋巴系定向祖细胞 → T 淋巴细胞
    - B 淋巴定向祖细胞 → B 淋巴细胞
  - 髓系干细胞
    - 红系定向祖细胞 → 早幼、中幼、晚幼红细胞 → 成熟红细胞
    - 粒系定向祖细胞 → 早幼、中幼、晚幼粒细胞 → 成熟粒细胞
    - 单核系定向祖细胞 → 单核细胞
    - 巨核系定向祖细胞 → 巨核细胞 → 血小板

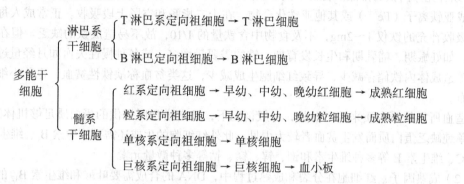

总之，造血过程是一个连续而又分阶段的复杂过程，需要适宜的造血微环境。造血微环境是支持和调节造血细胞生长发育的内环境，主要由基质细胞、基质细胞分泌的细胞外基质、各种造血调节因子以及进入造血器官的血管、神经等组成。造血微环境发生改变时，可以导致机体造血功能异常。如当机体受到某些因素，如放射线、抗癌药等作用时，骨髓的造血功能可被抑制，由此引起的贫血称为再生障碍性贫血。

**知识链接**

### 造血干细胞移植

造血干细胞移植（hematopoietic stem cell transplantation，HSCT）指对受血者用放射或大剂量化学药物使其免疫系统受到抑制后，再输入献血者的造血干细胞，让它在受血者骨髓内“定居”，替代原有的病理性造血干细胞，使受血者重建造血或免疫功能。造血干细胞存在于骨髓、外周血及脐带血中，因此，造血干细胞移植按造血干细胞的来源部位可分为骨髓造血干细胞移植（bone marrow transplantation，BMT）、外周血造血干细胞移植（peripheral blood stem cell transplantation，PBSCT）及脐带血造血干细胞移植（cord blood stem cell transplantation，CBSCT）。按造血干细胞来自患者自身与否，可分为自体移植、同基因移植和异基因移植。

在临床上，造血干细胞移植可治疗肿瘤性疾病如白血病，以及非肿瘤性疾病如再生障碍性贫血、重症免疫缺陷病、急性放射病、地中海贫血等。目前，对造血干细胞移植的临床应用研究有一些新突破，如用于重症肌无力等疾病的治疗。

**2. 红细胞的生成** 血液中红细胞数量相对稳定的维持是红细胞不断生成和破坏的结果。在胚胎期，肝、脾及骨髓均能造血，人出生后红骨髓是生成红细胞的唯一场所。红细胞由造血干细胞分化为红系定向祖细胞，再经过原红细胞、早幼红细胞、中幼红细胞、晚幼红细胞及网织红细胞的阶段，成为成熟红细胞。由原红细胞发育至网织红细胞并释放入血，历时6～7天。红细胞的生成需要适宜的环境、充足的原料，以及一系列刺激红细胞分裂、分化和成熟的因子，其中任何一项异常都将会引起红细胞生成障碍。

（1）生成的原料：红细胞内的主要成分是血红蛋白，合成血红蛋白的主要原料是铁和蛋白质。成年人每天用于合成血红蛋白的铁为20～30mg，其中绝大部分是来自衰老的红细胞破坏后，由血红蛋白分解释放出的铁，每天约25mg，这部分铁以铁蛋白形式储存于肝、骨髓和单核-巨噬细胞系统，可重复应用，故也称“内源性铁”。人体每天还可从食物中吸收部分铁，即“外源性

铁”，以补充体内铁的排泄。食物中铁多以高铁（$Fe^{3+}$）化合物的形式存在，须经胃酸作用，将其还原成亚铁离子（$Fe^{2+}$）或其他亚铁化合物，在十二指肠和空肠上段吸收。正常成人每日需从食物中吸收补充的铁仅 1～2mg，不及食物中含铁量的 1/10，故不易造成铁的缺乏。但在一些特殊时期，如妊娠期、哺乳期和生长发育期，铁的需要量增多，或各种慢性失血如月经量过多、痔疮出血等造成体内铁储存减少，导致红细胞生成减少，这类贫血称缺铁性贫血，也称小细胞低色素性贫血。

造血所需的蛋白质来源于食物，一般情况下，日常膳食所提供的蛋白质足够机体造血所需，故因单纯缺乏蛋白质而发生贫血者较为少见。此外红细胞的生成还需要维生素 $B_6$、维生素 $B_2$、维生素 C、维生素 E 等多种维生素和铜、锌、锰、钴等多种微量元素。

（2）成熟因子：红细胞在分裂和成熟过程中，DNA 的合成需要叶酸和维生素 $B_{12}$ 的参与。叶酸和维生素 $B_{12}$ 缺乏时，DNA 的合成减少，可导致红细胞的分裂和成熟障碍，结果使红细胞数量减少，而体积增大，称为巨幼红细胞性贫血。正常情况下，食物中叶酸和维生素 $B_{12}$ 的含量能满足红细胞生成的需要，但维生素 $B_{12}$ 吸收需要内因子的参与（详见第 6 章）。临床上胃大部切除或胃壁细胞损伤，使内因子缺乏，导致维生素 $B_{12}$ 吸收障碍时，可发生巨幼红细胞性贫血。

（3）生成调节：正常情况下，红细胞生成与破坏处于动态平衡，故红细胞的数量相对恒定。当人体所处环境或功能状态发生改变时，红细胞生成的数量和速度会发生适当调整。红细胞的生成主要受体液因素的调节。红系祖细胞向红系前体细胞的增殖分化是红细胞生成的关键环节。红系祖细胞的发育可分为早期红系祖细胞也称**爆式红系集落形成单位（burst forming unit erythroid，BFU-E）**、晚期红系祖细胞也称**红系集落形成单位（colony forming unit erythroid，CFU-E）**两个亚群。前者的**增殖依赖爆式促进活性（burst promoting activity，BPA）**的刺激作用，但 BPA 的物质基础目前尚未完全确定；后者对 BPA 不敏感，主要受（促）**红细胞生成素（erythropoietin，EPO）**的调节。

EPO 是一种由 165 个氨基酸残基组成的糖蛋白，相对分子质量约为 34 000，其主要作用是促进晚期红系祖细胞的增殖，并向原红细胞分化，同时还可加速幼红细胞的增殖和血红蛋白的合成，促进网织红细胞的成熟与释放。完全缺乏 EPO 时，骨髓中几乎没有红细胞生成，相反在有大量 EPO，又有足够造血原料时，红细胞的生成可提高 10 倍，因此，EPO 是机体红细胞生成的主要调节物。体内 85%～90% 的 EPO 主要由肾产生，其次肝也能产生少量的 EPO。组织缺氧是促进 EPO 生成和分泌的生理性刺激因素。因此，任何引起供氧不足或组织耗氧量增加的因素，如贫血、缺氧或肾血流量减少，均可使 EPO 的合成和分泌增加，而当红细胞增多时，EPO 的生成和分泌减少，这一负反馈调节使血液中红细胞数量保持相对稳定。高原地区居民（缺氧）或长期从事体力劳动的人（耗氧量增加），EPO 合成增多，其红细胞数量较多；而双肾严重实质病变患者，EPO 合成减少，常并发难以纠正的贫血。人的 EPO 及其受体均已被克隆，重组的 EPO 已成功用于临床。

红细胞的生成除受 EPO 的调节外，还受雄激素、生长激素、甲状腺激素等的影响。雄激素主要是通过促进肾合成 EPO，使骨髓造血功能增强，此外雄激素还可直接刺激骨髓造血，使红细胞数量增多。这些作用可能是成年男性红细胞数量多于女性的原因之一。

**3. 红细胞的破坏** 红细胞的平均寿命为 120 天。当红细胞衰老时，其可塑变形性减弱而渗透脆性增加，因此，在经过毛细血管或血窦孔隙时或在血流加速造成机械冲撞加剧时，均会使红细胞破损。绝大多数（90%）破损或衰老的红细胞被肝、脾中巨噬细胞吞噬，释放出的铁可被再利用，脱铁血红素转变为胆色素随粪、尿排出体外。在血管内破坏的红细胞释放出的血红蛋白与血浆中的触珠蛋白结合被肝摄取，血红蛋白的血红素经代谢释放出铁，脱铁血红素被转变为胆色素经胆汁排出。严重溶血时，血浆中血红蛋白浓度过高超过了触珠蛋白结合能力，血红蛋白直接由肾排出，形成血红蛋白尿。

## 二、白细胞

### （一）白细胞的分类和数量

正常白细胞为无色、有核，在血液中一般呈球形。依据白细胞胞质中有无特殊的嗜色颗粒，将其分为粒细胞和无粒细胞两大类。粒细胞又分为**中性粒细胞（neutrophil）**、**嗜酸性粒细胞（eosinophil）**和**嗜碱性粒细胞（basophil）**；无粒细胞又分为**单核细胞（monocyte）**和**淋巴细胞（lymphocyte）**。正常成年人血液中白细胞总数为（4.0～10.0）$\times10^9$/L，其中中性粒细胞最多，占50%～70%。白细胞正常值及主要功能见表3-1。

**表3-1 我国健康成人白细胞分类、正常值及主要功能**

| 名称 | 正常值/（$\times10^9$/L） | 百分比/% | 主要功能 |
|---|---|---|---|
| 中性粒细胞 | 2.0～7.0 | 50～70 | 吞噬细菌 |
| 嗜酸性粒细胞 | 0.02～0.5 | 0.5～5 | 抑制组胺释放 |
| 嗜碱性粒细胞 | 0.0～1.0 | 0～1 | 释放组胺、肝素和超敏性慢反应物质等 |
| 淋巴细胞 | 0.8～4.0 | 20～40 | 参与特异性免疫 |
| 单核细胞 | 0.12～0.8 | 3～8 | 吞噬细菌与衰老的红细胞、释放多种细胞因子 |

正常人血液中白细胞总数和分类可因年龄和机体功能状态的不同而有变化：新生儿较高，为（12.0～20.0）$\times10^9$/L，新生儿白细胞主要为中性粒细胞，约占总数65%，以后淋巴细胞增多，可占70%，3～4岁逐渐减少，到青春期时基本与成人相同；有昼夜波动，下午较清晨稍高；另外，剧烈运动、情绪激动、疼痛以及女性妊娠、分娩等白细胞总数均可升高，分娩时可增至（17.0～34.0）$\times10^9$/L。

### （二）白细胞的特性与功能

白细胞具有变形、游走、趋化和分泌等特性，是白细胞完成生理功能的基础。除淋巴细胞外，所有的白细胞都能伸出伪足做变形运动，凭借这种运动，白细胞得以穿过血管壁，这一过程称为白细胞**渗出（diapedesis）**。渗出到血管外的白细胞可借助变形运动在组织内游走，并在某些化学物质的吸引下，趋向炎症组织。白细胞这种趋向某些化学物质游走的特性，称为**趋化性（chemotaxis）**。体内具有趋化作用的物质（因子）包括人体细胞的降解产物、抗原-抗体复合物、细菌毒素和细菌等。白细胞根据趋化物质的浓度梯度游走到这些物质的周围，并吞入胞浆内，这一过程称为**吞噬（phagocytosis）**。白细胞的吞噬具有选择性。正常细胞表面存在排斥被吞噬的保护性蛋白，故不易被吞噬，坏死的组织或异物缺乏保护而易被吞噬。白细胞还可分泌多种物质，如**白细胞介素（interleukin，IL）**、**干扰素（interferon，IFN）**、**肿瘤坏死因子（tumor necrosis factor，TNF）**等细胞因子，这些因子可通过自分泌、旁分泌参与炎症和免疫反应的调控。

白细胞的主要功能是防御。根据防御过程又将白细胞分为吞噬细胞和免疫细胞两大类，前者包括中性粒细胞和单核细胞，主要通过吞噬活动处理异物；后者主要是指淋巴细胞，则通过复杂的免疫反应发挥作用。各类白细胞的作用如下：

**1. 中性粒细胞** 中性粒细胞是白细胞中数量最多的细胞，具有很强的变形运动、趋化性和吞噬能力。当细菌入侵时，在趋化性物质吸引下，自毛细血管渗出并游走到炎症部位，伸出伪足将细菌或异物包围并吞入胞内形成吞噬体。中性粒细胞内含有大量溶酶体酶，能将吞噬入细胞内的细菌和组织碎片分解、消化。中性粒细胞吞噬数十个细菌后，本身将解体破裂，释放出的溶酶体酶又可溶解周围正常组织细胞。在炎症反应中，因吞噬细菌而死亡的中性粒细胞（又称脓细胞）与溶解的组织碎片及细菌一起形成脓液。在机体发生炎症时，受炎症产物的刺激，骨髓内储存的中性粒细胞将大量释放，血液中中性粒细胞数量显著增多，显然中性粒细胞是机体抵抗病原微生物，特别是化脓性细菌入侵的重要防线，因此，当机体有细菌感染时，血液中的中性粒细胞显著增加，而当血液中的中性粒细胞减少到 $1\times10^9$/L 时，机体的抵抗力明显降低，容易发生感染。

**2. 单核细胞** 从骨髓进入血液中的单核细胞仍然是尚未成熟的细胞，吞噬能力较弱，但在血液中停留 2～3 天后，穿过毛细血管壁迁移入组织，细胞体积继续增大，细胞内所含的溶酶体颗粒和线粒体的数目也继续增多，成为成熟细胞，改称为**巨噬细胞（macrophage）**。巨噬细胞的吞噬能力约为中性粒细胞的 5 倍。

单核 - 巨噬细胞的主要作用：①能吞噬更大、更多的细菌和颗粒，如能识别和杀伤肿瘤细胞和病毒感染的细胞、清除变性的血浆蛋白、衰老的红细胞碎片等，但是由于血液和骨髓中储存的单核细胞的数量较少，趋化迁移速度又较中性粒细胞慢，因此，当机体发生感染时，需要数天甚至数周，巨噬细胞才能成为炎症局部的主要吞噬细胞；②能合成与释放多种细胞因子，如**集落刺激因子（colony stimulating factor，CSF）**、白细胞介素、肿瘤坏死因子、干扰素等参与其他细胞生长和活动的调控；③能有效地加工并呈递抗原，参与特异性免疫应答的诱导和调节，此外，单核细胞在组织中还可发育成具有更强抗原呈递能力的**树突状细胞（dendritic cell）**。树突状细胞是目前已知功能最强的抗原提呈细胞，是机体特异免疫应答的始动者。

**3. 嗜酸性粒细胞** 嗜酸性粒细胞的胞质中充满较大椭圆形嗜酸性颗粒，颗粒中含有过氧化物酶和主要**碱性蛋白（major basicprotein，MBP）**等，但缺乏溶菌酶，故仅有较弱的吞噬能力而无杀菌作用，因此，在抗感染防御中不发挥重要作用。嗜酸性粒细胞主要功能是：①限制嗜碱性粒细胞和肥大细胞引起的超敏反应。嗜酸性粒细胞既可通过产生前列腺素 E，抑制嗜碱性粒细胞和肥大细胞生物活性物质的合成和释放，又可吞噬嗜碱性粒细胞和肥大细胞释放的颗粒，还能释放一些酶类，灭活嗜碱性粒细胞释放的组胺、白三烯等生物活性物质。②参与对蠕虫的免疫反应。在特异性免疫球蛋白 IgG、IgE 和补体 $C_3$ 的参与下，嗜酸性粒细胞借助细胞表面的 Fc 和 $C_3$ 受体，黏着在多种蠕虫的幼虫上，同时释放过氧化物酶和主要碱性蛋白等物质损伤虫体。因此，当机体发生超敏反应或蠕虫感染时，常伴有嗜酸性粒细胞的增多。在某些情况下，嗜酸性粒细胞可导致组织损伤，如由嗜酸性粒细胞释放的主要碱性蛋白对支气管上皮具有毒性作用，并能诱发支气管痉挛。目前认为，嗜酸性粒细胞是哮喘发生、发展中组织损伤的主要效应细胞。

血液中嗜酸性粒细胞数量呈明显的昼夜周期性波动，清晨细胞数减少，午夜时细胞数增多，这种波动与肾上腺皮质激素释放的周期有关。当血液中皮质激素浓度增高时，嗜酸性粒细胞数量减少；而当皮质激素浓度降低时，嗜酸性粒细胞数量增加。

**4. 嗜碱性粒细胞** 成熟的嗜碱性粒细胞存在于血液中，当机体发生炎症时，血液中的嗜碱性粒细胞在趋化因子的诱导下可迁移到组织中。嗜碱性粒细胞中的颗粒含有**肝素（heparin）**、组胺和嗜酸性粒细胞趋化因子 A 等多种活性因子。被活化的嗜碱性粒细胞还可合成、释放过敏性慢反应物质和 IL-4 等细胞因子。嗜碱性粒细胞的主要作用：①释放具有抗凝血作用的肝素，使血管保持通畅，有利于吞噬细胞到达炎症部位发挥作用；②释放的组胺和慢反应物质可导致毛细血管通透性增加、细支气管平滑肌收缩等反应，从而引起哮喘、荨麻疹等症状；③被激活时释放的嗜酸性粒细胞趋化因子，可吸引嗜酸性粒细胞，聚集于局部，以限制嗜碱性粒细胞在超敏反应中的作用。

**5. 淋巴细胞** 淋巴细胞在免疫应答反应中具有核心作用。根据细胞形态和功能的不同，可将淋巴细胞分为 T 淋巴细胞、B 淋巴细胞和**自然杀伤细胞（natural killer，NK）**三大类。T 淋巴细胞占淋巴细胞总数的70%～80%，主要参与机体的细胞免疫；B淋巴细胞主要与体液免疫有关；NK细胞是机体重要的免疫细胞，不仅与抗肿瘤、抗病毒感染和免疫调节有关，而且在某些情况下参与超敏反应和自身免疫性疾病的发生。关于淋巴细胞功能的详细内容可参阅免疫学教材。

（三）白细胞的生成与破坏

白细胞也源于骨髓造血干细胞，在发育过程中，历经髓系干细胞、定向祖细胞（粒系、单核系、巨核系）和前体细胞三个阶段，逐渐分化成具有多种功能的成熟白细胞。对白细胞生成的调节机制了解不多。目前认为，白细胞的生成由促进白细胞生成的刺激因子和抑制白细胞生成的抑制因子共同调节。已知**集落刺激因子（colony stimulating factor，CSF）**可促进粒细胞的生成。CSF包括粒-巨噬细胞集落刺激因子（GM-CSF）、粒细胞集落刺激因子（G-CSF）、巨噬细胞集落刺激因子（M-CSF）等。这些“因子”来源和作用不同，如由活化淋巴细胞产生的GM-CSF，能刺激中性粒细胞、单核细胞和嗜酸性粒细胞的生成；由巨噬细胞、内皮细胞和间质细胞释放的G-CSF，除能促进粒系祖细胞和前体细胞的增殖和分化，还可增强成熟粒细胞的功能等。在临床上已将G-CSF和GM-CSF用于治疗中性粒细胞减少。已知能抑制白细胞生成的因子有乳铁蛋白、转化生长因子-β等。

白细胞的寿命较难准确判断，因为粒细胞和单核细胞主要是在组织中发挥作用的，淋巴细胞则往返于血液、组织液、淋巴之间，而且可增殖分化。一般来说，白细胞在血液中停留时间很短，4～8h即进入组织，在4～5天后即衰老死亡或经胃肠道排出。如有细菌入侵，中性粒细胞在吞噬细菌后发生“自我溶解”，单核细胞在血液中停留2～3天，然后进入组织并发育成巨噬细胞，在组织可生存3个月左右。

## 三、血小板

（一）血小板的形态和数量

血小板是由巨核细胞的胞质脱落形成的具有代谢能力的细胞，体积小，无细胞核，呈双面微凸圆盘状。当血小板受刺激时，可伸出伪足成不规则形状。血小板生成后，约有10%储存于脾脏，当机体需要时，可进入血液循环。

正常成年人血液中血小板数量为（100～300）$\times 10^9$/L。同其他血细胞类似，血小板数量也有一定的波动：通常午后较清晨高，冬季较春季高，妇女月经期血小板减少，妊娠、进食、运动及缺氧、严重损伤等可使血小板增多。血小板数量超过1000$\times 10^9$/L，称为血小板过多，易发生血栓；血小板数量低于50$\times 10^9$/L，称为血小板减少，可产生出血倾向。

（二）血小板的生理特性

**1. 黏附** 血小板与非血小板表面黏着在一起的现象称为**血小板黏附（platelet adhesion）**。如当血管内皮损伤暴露出其内膜下的胶原纤维时，血小板便黏附于胶原纤维上。黏附是血小板发挥止血等生理功能重要的第一步。黏附的发生是由血小板膜上的糖蛋白、血管内皮下胶原纤维以及血浆中von Willeband因子（简称vWF）共同参与完成的。首先血管受损暴露内皮下胶原纤维，血浆中vWF与其结合并变构，随即变构的vWF与血小板膜上的糖蛋白结合，从而使血小板黏附在破损血管处，显然，在血小板发生黏附的过程中，vWF发挥着桥梁作用。

**2. 聚集** 血小板之间彼此聚合在一起称为**血小板聚集（platelet aggregation）**。聚集的发生需要纤维蛋白原、$Ca^{2+}$和血小板膜上的糖蛋白共同参与。聚集发生的第一步，是在致聚剂的激活下，血小板膜上糖蛋白暴露纤维蛋白原受体，在“桥梁”物质$Ca^{2+}$的参与下，血小板与纤维蛋白原结合，从而使邻近的血小板聚集成团。目前认为能引起血小板聚集的致聚剂有多种，如生理性致聚剂有ADP、肾上腺素、5-羟色胺、胶原、组胺、凝血酶、血栓烷 $A_2$ 等；病理性致聚剂有细菌、病毒、药物、免疫复合物等，其中，组织损伤释放的ADP是促使血小板聚集的重要因素。致聚剂引起血小板聚集的机制尚未完全阐明，但有资料表明，致聚剂与血小板上相应受体结合后，是通过血小板内第二信使信息传递导致血小板聚集的。如血小板释放的血栓烷 $A_2$，可通过降低血小板内第二信使物cAMP的浓度，对血小板聚集有正反馈促进作用。

血小板聚集通常出现两个时相：第一时相发生迅速，聚集后可迅速解聚，为可逆性聚集，主要由受损血管释放的ADP引起；第二时相发生缓慢，但不能解聚，为不可逆性聚集，主要由血小板自身释放的高浓度ADP引起。

**3. 释放** 是指血小板受刺激后，可将储存在致密体、α-颗粒或溶酶体中的物质排出的现象，称为**血小板释放（platelet release）**或**血小板分泌（platelet secretion）**。从致密体释放的物质有ADP、ATP、5-羟色胺、$Ca^{2+}$ 等；从α-颗粒释放的物质主要有β-血小板球蛋白、血小板因子4（PF4）、vWF等。血小板释放的物质有助于小血管收缩、血小板聚集等止血和凝血过程。

**4. 吸附** 血小板表面能吸附血浆中的多种物质，特别是凝血因子。当血管破损时，血小板黏附、聚集于破损部位，可吸附大量凝血因子，使局部的凝血因子浓度升高，有利于血液凝固和生理止血的发生。

**5. 收缩** 血小板内有收缩蛋白，受刺激时可发生收缩，使血凝块回缩和血栓硬化，有利于止血。当血小板数量减少或功能不全时，可使血块回缩不良。临床上可通过观察体外血块回缩情况大致估计血小板的数量和功能。

### （三）血小板的生理功能

**1. 参与生理性止血** 小血管损伤后，血液从小血管内流出，即出血。正常人数分钟后出血自行停止的现象称为**生理性止血（hemostasis）**。生理性止血是机体重要保护机制之一。临床上用针刺破耳垂或指尖使血液自然流出，测得的出血延续时间，称为**出血时间（bleeding time）**，正常人为1～3min。出血时间的长短可反映生理性止血的功能状态。

生理性止血可分为相继发生并相互重叠的三个过程：①血管收缩，受损伤血管受刺激引起血管收缩反应，使血流减少或使小血管破口封闭；②血栓形成，血管损伤，血小板黏附、聚集于破损部位，形成松软的血小板血栓堵塞破口；③血液凝固，血小板释放缩血管物质，如5-羟色胺、肾上腺素等，使血管进一步收缩，同时吸附凝血因子，并提供与血液凝固有关的磷脂表面，参与和加速凝血过程，形成血凝块，随即血小板收缩，松软的血小板血栓变成坚硬的止血栓，完成生理性止血过程。由于血小板与生理性止血密切相关，因此，血小板生成减少、破坏增多或功能异常时，可引起止血障碍，出血时间延长。

**2. 促进凝血** 血小板含有许多与凝血有关的因子，如血小板因子-3（$PF_3$）是血小板膜上的磷脂（PL），能吸附血液中的凝血因子，参与凝血过程。

**3. 维持血管内皮细胞的完整性** 血小板能沉积于血管壁并融合在血管内皮细胞上，以填补血管内皮损伤形成的空隙，及时修补血管壁，从而维持毛细血管壁的正常通透性。临床实践早已观察到，当血小板减少到 $50\times10^9$/L以下时，患者毛细血管壁的脆性增加，微小的创伤或仅血压升高即可使血管破裂出血。由血小板减少而出现皮下瘀点或紫癜，称为血小板减少性紫癜。

### （四）血小板的生成与破坏

血小板是由骨髓成熟的巨核细胞胞质裂解脱落下来的具有生物活性的小块胞质。巨核细胞由髓系干细胞首先分化为巨核系定向祖细胞，再经过原始巨核细胞、巨幼核细胞而发育为成熟巨核细胞。在巨核细胞发育过程中，细胞膜折入胞质，将细胞质分割为多个小区，并脱落成为血小板。一般一个成熟的巨核细胞可产生200～700个血小板。从原始巨核细胞到释放血小板入血，需要8～10天。血小板释放入血后，大部分在循环血中，少部分储存在脾中。血小板的生成受血小板生成素的调节。血小板生成素是一种相对分子质量为80 000～90 000的糖蛋白，主要由肝产生，其作用是促进髓系造血干细胞向巨核系定向祖细胞分化，并特异性地促进巨核祖细胞增殖和分化，促进巨核细胞的成熟与释放血小板等过程。

血小板进入血液后，其平均寿命为7～14天，但只在前两天具有生理功能。衰老的血小板在脾、肝和肺等组织中被吞噬清除。此外，在生理性止血过程，血小板聚集后将解体而被消耗掉。

# 第3节 血液凝固与纤维蛋白溶解

## 一、血液凝固

血液由流体状态变为胶冻状态的过程称为**血液凝固**（**blood coagulation**），简称凝血。血液凝固是一系列按顺序发生的酶促反应过程，其实质是血浆中的可溶性纤维蛋白原转变成不溶性的纤维蛋白的过程。纤维蛋白交织成网，将血细胞以及血液中的其他成分网罗其中，形成血凝块。

正常人血凝块形成的时间为5～15min（试管法），称为**凝血时间**（**coagulation time**）。在血液凝固后，静止1～2h，可见血凝块回缩，有淡黄色的液体析出，这种液体称为**血清**（**blood serum**），显然血清和血浆是有区别的，血清中没有纤维蛋白原，但增加了少量在凝血过程中释放出来的物质和激活了的凝血因子。

### （一）凝血因子

血液和组织液中直接参与凝血的物质统称为**凝血因子**（**coagulation factor/clotting factor**）。目前按国际命名法命名的凝血因子有12种（表3-2），此外还有前激肽释放酶、高分子激肽原、血小板磷脂等也直接参与凝血过程。在这些因子中，除因子Ⅳ是$Ca^{2+}$外，其余均为蛋白质，正常情况下，这些蛋白质大多数是以无活性的酶原形式存在的，必须通过其他酶水解后才具有活性，这一过程称为凝血因子的激活。被激活的凝血因子，习惯上在其右下角标“a”（activated），如因子$Ⅱ_a$、$Ⅹ_a$等。除因子Ⅲ在组织中外，其他凝血因子均存在于新鲜血浆中，并且多数在肝中合成，

**表3-2 按国际命名法编号的凝血因子及功能**

| 因子 | 同义名 | 主要功能 | 因子 | 同义名 | 主要功能 |
|---|---|---|---|---|---|
| Ⅰ | 纤维蛋白原 | 形成纤维蛋白 | Ⅷ | 抗血友病因子 | 辅因子，加速因子$Ⅸ_a$对因子Ⅹ的激活 |
| Ⅱ | 凝血酶原 | 促进纤维蛋白原转变为纤维蛋白 | Ⅸ | 血浆凝血活酶成分 | 与因子$Ⅸ_a$及Ⅷ形成复合物，激活因子Ⅹ |
| Ⅲ | 组织因子 | 启动外源性凝血 | Ⅹ | Stuart-Prower因子 | 形成因子$Ⅹ_a$复合物，激活凝血酶原 |
| Ⅳ | 钙离子 | 辅因子，参与多种过程 | Ⅺ | 血浆凝血活酶前质 | 激活因子Ⅸ |
| Ⅴ | 前加速素（易变因子） | 加速因子$Ⅹ_a$对凝血酶原的激活 | Ⅻ | 接触因子或Hageman因子 | 为内源性凝血的启动因子，激活因子Ⅺ |
| Ⅶ | 前转变素（稳定因子） | 与因子Ⅲ形成复合物，参与外源性凝血 | ⅩⅢ | 纤维蛋白稳定因子 | 使纤维蛋白单体相互交联，聚合成纤维蛋白网 |

其中因子Ⅱ、Ⅶ、Ⅸ、Ⅹ的合成需要维生素K的参与，故又称依赖维生素K的凝血因子。因此，当肝功能受损或维生素K缺乏时，可因凝血功能障碍而产生出血倾向。

（二）凝血过程

凝血过程可分为凝血酶原激活物的形成、凝血酶的激活和纤维蛋白的生成三个基本阶段（图 3-3），即：

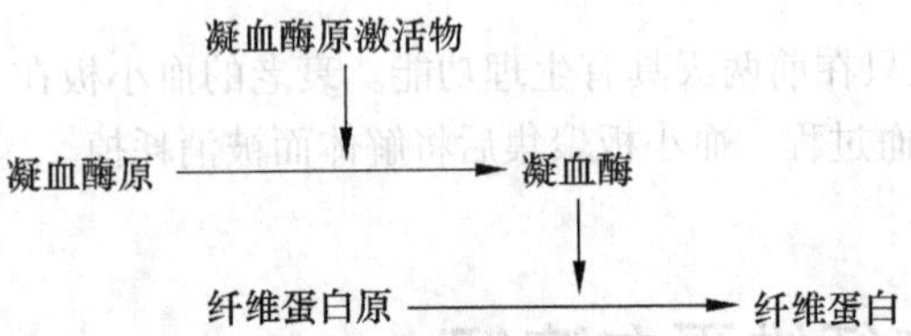

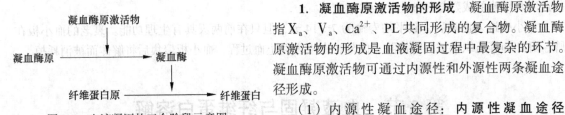

图 3-3　血液凝固的三个阶段示意图

**1. 凝血酶原激活物的形成**　凝血酶原激活物指Ⅹ$_a$、Ⅴ$_a$、$Ca^{2+}$、PL共同形成的复合物。凝血酶原激活物的形成是血液凝固过程中最复杂的环节。凝血酶原激活物可通过内源性和外源性两条凝血途径形成。

（1）内源性凝血途径：**内源性凝血途径（intrinsic pathway）**指参与凝血的因子全部来自血液。当血液与带负电荷的异物表面，如玻璃、白陶土、硫酸酯，尤其是胶原纤维接触时，血浆中因子Ⅻ首先被激活成为Ⅻ$_a$，Ⅻ$_a$可激活前激肽释放酶成为激肽释放酶，激肽释放酶反过来又能促进因子Ⅻ的激活，通过这一正反馈过程形成大量的Ⅻ$_a$。同时高分子激肽原也能加速Ⅻ$_a$的形成。随即Ⅻ$_a$相继激活其他无活性凝血因子，如因子Ⅺ及因子Ⅸ，并在血小板膜磷脂和$Ca^{2+}$的参与下使因子Ⅹ激活成为Ⅹ$_a$。Ⅹ$_a$与因子Ⅴ被$Ca^{2+}$连接在血小板磷脂表面，形成凝血酶原激活物。在凝血酶原激活物形成过程中，因子Ⅷ对因子Ⅹ的激活有加速作用，因此，缺乏因子Ⅷ时，患者凝血速度缓慢，微小的创伤也会出血不止，临床上称为甲型血友病。

（2）外源性凝血途径：**外源性凝血途径（extrinsic pathway）**指由来自血液之外的组织因子（因子Ⅲ）进入血液而启动的凝血过程。因子Ⅲ存在于大多数组织细胞中，在组织损伤、血管破裂等情况下因子Ⅲ释放，与血浆中的因子Ⅶ结合并迅速激活，形成因子Ⅲ、Ⅶ复合物，后者在$Ca^{2+}$和血小板磷脂存在下，激活因子Ⅹ，其后的反应与内源性凝血途径完全相同。另外，该复合物还可激活因子Ⅸ，从而将内源性与外源性凝血途径联系起来，相互促进，共同完成凝血过程。

在生理性止血过程中，既有内源性凝血途径的激活，也有外源性凝血途径的参与。外源性凝血途径在体内生理性凝血反应的启动中起关键作用，而内源性凝血途径对凝血反应开始后的维持和巩固起非常重要的作用。

**2. 凝血酶的形成**　凝血酶原（因子Ⅱ）在凝血酶原激活物的作用下激活成为凝血酶（Ⅱ$_a$）。凝血酶是一种具有多种功能的凝血因子，其主要作用是分解纤维蛋白原成为纤维蛋白单体，此外，凝血酶还可激活因子Ⅴ、Ⅷ、Ⅺ，构成凝血过程中的正反馈机制之一；凝血酶还能使血小板活化，为凝血因子发挥作用提供有效的磷脂表面等。

**3. 纤维蛋白的形成**　纤维蛋白原（因子Ⅰ）在凝血酶的作用下，从N端脱下4段小分子肽，成为纤维蛋白单体（Ⅰ$_a$），同时，凝血酶也能激活因子ⅩⅢ成为因子ⅩⅢ$_a$，在$Ca^{2+}$参与下，因子ⅩⅢ$_a$使纤维蛋白单体相互聚合，形成不溶于水的纤维蛋白多聚体（纤维蛋白丝），这种纤维蛋白丝交织成网，并网罗血细胞，形成非常稳定的血凝块。

如图 3-4 所示，血液凝固是一复杂的酶促反应过程，某些环节还存在正反馈调节，因此，凝血过程一旦启动，就会迅速、连续进行，形成“瀑布”样反应链，直到完成为止。

（三）抗凝系统

血液中有多种凝血因子，但在正常情况下，血液能保持流体状态，即使当组织损伤发生凝血

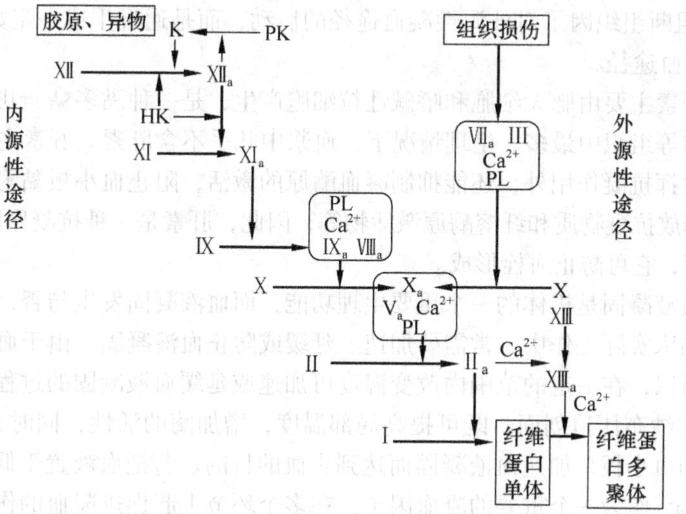


图3-4 血液凝固过程示意图

图中罗马数字表示各相应的凝血因子

PL：磷脂；PK：前激肽释放酶；K：激肽释放酶；HK：高分子激肽原

时，凝血现象也仅限于某一小段血管，说明正常情况下，体内有强大的抗凝系统从时间和空间上控制血液凝固过程。

**1．血管内皮抗凝作用** 首先，完整的血管内皮细胞具有屏障作用，能阻止凝血因子、血小板与内皮细胞下胶原纤维接触，从而防止凝血因子激活和血小板活化。其次，血管内皮细胞能合成、释放前列腺素（$PGI_2$）和一氧化氮（NO），抑制血小板聚集。再者，血管内皮细胞还能合成多种抗凝物质，如**组织因子途径抑制物（tissue factor pathway inhibitor，TFPI）**、**抗凝血酶（antithrombin）**、**凝血酶调节蛋白（thrombomodulin，TM）**等，可使活化的凝血因子Ⅱ、Ⅴ、Ⅷ等灭活。合成、分泌的组织型纤溶酶原激活物可使已形成的纤维蛋白降解，从而保证血管的通畅。

**2．纤维蛋白吸附、血液稀释和单核-巨噬细胞的吞噬作用** 纤维蛋白与凝血酶有高度的亲和力，纤维蛋白一旦形成，可将凝血过程中形成的绝大多数凝血酶吸附，结果既加速局部凝血反应，又可避免凝血酶向周围扩散。进入血液的活化凝血因子，或随循环而被稀释，或被血浆中抗凝物质灭活，或被单核-巨噬细胞吞噬。

**3．生理性抗凝物质** 正常情况下，血浆中存在多种天然抗凝物质，大体分为以下四类。

（1）丝氨酸蛋白酶抑制物：血浆丝氨酸蛋白酶抑制物，包括抗凝血酶、肝素辅因子Ⅱ、$C_1$抑制物等，其中，最重要的是抗凝血酶。抗凝血酶是由肝细胞和血管内皮细胞分泌的一种蛋白酶抑制物，进入血液，能与凝血酶及凝血因子$Ⅸ_a$、$X_a$、$Ⅺ_a$、$Ⅻ_a$等结合，从而使其失去活性，阻断凝血过程。抗凝血酶能灭活60%～70%的凝血酶。

（2）蛋白质C系统：蛋白质C系统主要包括**蛋白质C（protein C）**、凝血酶调节蛋白、蛋白质S和蛋白质C的抑制物，其中最重要的是蛋白质C。蛋白质C在维生素K的参与下，由肝合成，以酶原的形式存在于血浆。当凝血酶与凝血酶调节蛋白结合后，可激活蛋白质C。活化的蛋白质C具有灭活凝血因子$V_a$和$Ⅷ_a$、抑制凝血因子X及凝血酶原的激活、促进纤维蛋白的溶解等作用，从而避免凝血过程扩散。

（3）组织因子途径抑制物：TFPI是一种糖蛋白，主要由血管内皮细胞产生。目前认为，组织因子途径抑制物是体内主要的生理性抗凝物质，其主要作用是能特异性地与$Ⅶ_a$、组织因子复合物结合，抑制其活性。但是，由于TFPI只有结合$X_a$后才能与$Ⅶ_a$、组织因子复合物结合，因此，

TFPI 并不是直接阻断组织因子对外源性凝血途径的启动，而是通过生成一定数量的 $X_a$ 后，负反馈地抑制外源性凝血途径。

（4）肝素：肝素主要由肥大细胞和嗜碱性粒细胞产生，是一种黏多糖，几乎存在于所有组织中，尤其是肝、肺等组织中最多。生理情况下，血浆中几乎不含肝素。肝素主要通过增强抗凝血酶的活性而间接发挥抗凝作用外，还能抑制凝血酶原的激活，阻止血小板黏附、聚集、释放，促使血管内皮细胞释放抗凝物质和纤溶酶原激活物等，因此，肝素是一种抗凝作用极强的抗凝物质，已广泛应用于临床，它可防止血栓形成。

综上所述，血液凝固是机体的一个重要生理功能，而血液凝固发生与否，则取决于多种因素的综合作用。在临床实际工作中，常需要加速、延缓或防止血液凝固。由于血液凝固是一系列酶促反应的过程，所以，在一定的范围内改变温度可加速或延缓血液凝固的过程。在外科手术中常用温热的生理盐水纱布压迫创面，既可提高局部温度，增加酶的活性，同时又可提供粗糙表面，激活凝血因子Ⅻ和血小板，加速血液凝固而达到止血的目的。若把血液置于低温环境中，血液凝固过程将减缓。$Ca^{2+}$作为一个重要的凝血因子，在多个环节上起促进凝血的作用，如果设法除去血浆中的 $Ca^{2+}$可达到抗凝目的。在临床上，通常用柠檬酸钠、草酸铵和草酸钾作为抗凝剂。草酸铵和草酸钾能与 $Ca^{2+}$结合形成不溶性草酸钙，因此只能作为体外抗凝剂，而柠檬酸钠与血浆中 $Ca^{2+}$结合形成可溶性的络合物，进入血液循环不会对机体产生危害，因此，常用作抗凝剂来处理输血用的血液。此外，多种凝血因子合成过程需要维生素 K 参与，若增加维生素 K 的供给，有利于凝血因子的合成，提高机体的凝血和止血功能。相反，维生素 K 拮抗剂则可抑制凝血因子的合成，在体内也具有抗凝血作用。

## 二、纤维蛋白溶解

纤维蛋白被分解液化的过程称为**纤维蛋白溶解**（**fibrinolysis**），简称纤溶。这一过程使血液由胶冻状态重新恢复为液态，因此，纤溶对防止血管内凝血过程蔓延及血栓形成，保障血管内的血流通畅具有重要意义。

人体内纤溶系统主要包括：**纤维蛋白溶解酶原**（**plasminogen**，简称纤溶酶原）、**纤溶酶**（**plasmin**，又称血浆素）、**纤溶酶原激活物**（**plasminogen activator**）与纤溶抑制物。纤溶过程可分为纤溶酶原的激活与纤维蛋白的降解两个阶段（图 3-5）。

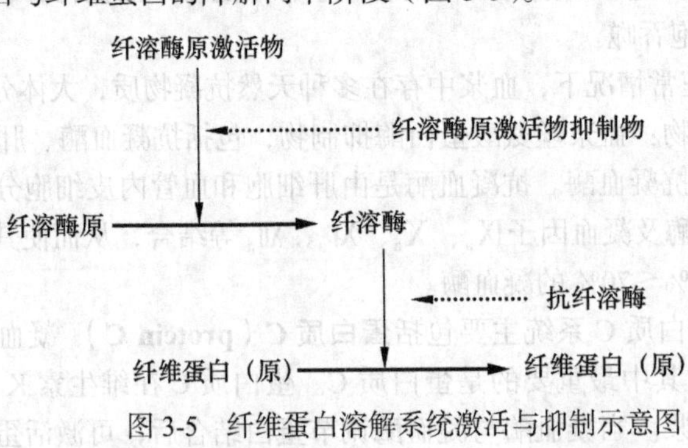


图 3-5　纤维蛋白溶解系统激活与抑制示意图

变化方向：——▶；催化作用：——▶；抑制作用：········▶

### （一）纤溶酶原的激活

纤溶酶原是一种蛋白质，主要由肝产生并进入血浆。在纤溶酶原激活物的作用下，纤溶酶原发生水解（激活）而成为纤溶酶。根据来源不同，纤溶酶原激活物分为三类，即血管激活物、组织激活物和血浆激活物。①血管激活物，由血管内皮细胞合成并释放入血，维持其在血浆中的基础水平。当血管中出现血凝块时，可刺激血管内皮细胞大量释放这类激活物，并吸附于血凝块上。②组织激活物，存在于许多组织中，尤其以子宫、卵巢、前列腺、肺和甲状腺等组织较多，当组织损伤时释放增多，因此，上述器官手术时易发生术后渗血。正常情况下，由于子宫内膜含有较多的激活物，所以月经血是不凝固的。③血浆激活物，也称为依赖于凝血因子Ⅻ的激活物，如前激肽释放酶被$Ⅻ_a$激活后，生成激肽释放酶可激活纤溶酶原，但在正常情况下，其激活活性仅约占总激活能力的15%。由于$Ⅻ_a$既是内源性凝血途径的启动因子，又可间接导致纤溶酶原的激活，这类激活物的作用可能是使凝血与纤溶相互配合并保持平衡，以维持血液的流体状态。

（二）纤维蛋白的降解

纤溶酶是一种活性很强的蛋白水解酶，其最敏感的底物是纤维蛋白和纤维蛋白原。在纤溶酶作用下，纤维蛋白和纤维蛋白原逐步分解成可溶性的小肽，称为**纤维蛋白降解产物（fibrin degradation product，FDP）**。这些产物一般不会再凝固，而且部分还有抗凝作用。纤溶酶特异性较低，除能水解纤维蛋白外，对多种凝血因子，如凝血因子Ⅱ、Ⅴ、Ⅷ、Ⅹ、Ⅻ等也有一定的水解作用，因此，当纤溶过程亢进时，机体有出血倾向。

在体内还有多种物质可抑制纤溶系统的活性，其中主要有两类：一类为$\alpha_2$-抗纤溶酶（$\alpha_2$-AP），主要由肝产生，它能迅速与纤溶酶结合成为复合物，使其失去活性；另一类为血管内皮细胞产生**纤溶酶原激活物抑制物-1（plasminogen activator inhibitor type-1，PAI-1）**，能与尿激酶竞争而抑制纤溶酶的激活。在正常情况下，纤溶酶原激活物抑制物-1的浓度较高，加上$\alpha_2$-抗纤溶酶对纤溶酶的灭活作用，使血液中纤溶酶不易发挥作用。当血管内有纤维蛋白形成时，血管内皮细胞大量的纤溶酶原激活物使纤溶酶原激活并与纤维蛋白结合，从而使纤维蛋白降解液化。

总之，凝血和纤溶是两个既对立又统一的功能系统。正常情况下，它们之间保持动态平衡，既能使机体在出血时及时止血，又能防止血凝块堵塞血管，从而维持血液的正常流动。

## 第4节 血型与输血

### 一、血型与红细胞凝集

**血型（blood group）**指血细胞膜上特异性抗原，也称**凝集原（agglutinogen）**的类型，但通常所说的血型指红细胞膜上特异性抗原的种类。白细胞和血小板除了也存在一些与红细胞相同的血型抗原外，还有自身特有的血型抗原。白细胞上最强的同种抗原是**人类白细胞抗原（human leukocyte antigen，HLA）**。HLA系统是一个极为复杂的抗原系统，在体内分布极广，是临床上引起器官移植排斥反应最重要的抗原。另外，由于无关个体间HLA的表型完全相同的概率极低，所以，HLA的分型可作为亲子鉴定或个体鉴定的重要手段之一。目前已知，除了血细胞上有抗原外，一般组织细胞也有“血型”物质，而且这种血型物质还可存在于各种体液之中。

**红细胞凝集（agglutination）**指血型不相容的两种血液混合时，红细胞彼此聚集在一起，形成一簇簇不规则的红细胞团的现象。凝集反应一旦发生，在补体的参与下，可发生红细胞破裂、溶血，甚至危及生命。红细胞凝集的本质是红细胞膜上的特异性抗原和相应的抗体，也称**凝集素（agglutinin）**发生的抗原-抗体反应。

## 二、红细胞血型

根据红细胞膜上抗原的不同，国际输血协会认可的29个不同的血型系统，其中与临床关系最密切的是ABO血型系统和Rh血型系统。

### （一）ABO血型系统

**1. ABO血型系统的分型** ABO血型系统中有A、B两种抗原，根据红细胞膜上存在的抗原的类型，可将血液分为四型：红细胞膜上只含有A抗原者称为A型血，只含B抗原者称为B型血，同时含A、B两种抗原者称为AB型血，无A、B抗原者称为O型血。在我国汉族人群中，A型占31.3%，B型占28.1%，O型占30.8%，AB型占9.8%。ABO血型系统血清中存在有与A、B抗原相对应的天然抗体，即抗A抗体和抗B抗体。不同血型的血清中含有不同的抗体，但不会含有对抗自身抗原的抗体。ABO血型系统各血型抗原与抗体的分布情况见表3-3。

**表3-3 ABO血型系统的抗原和抗体**

| 血型 | 亚型 | 红细胞上的抗原 | 血清中的抗体 |
|---|---|---|---|
| A型 | $A_1$ | $A+A_1$ | 抗B |
| | $A_2$ | A | 抗B+抗$A_1$ |
| B型 | | B | 抗A |
| AB型 | $A_1B$ | $A+A_1+B$ | 无抗A，无抗$A_1$，无抗B |
| | $A_2B$ | A+B | 抗$A_1$ |
| O型 | | 无A，无B | 抗A+抗B |

ABO血型系统还有几种亚型，其中最重要的是A型中的$A_1$和$A_2$亚型。$A_1$型红细胞膜上含有A抗原和$A_1$抗原，而$A_2$型红细胞膜上仅含有A抗原；$A_1$型血的血清中只含抗B抗体，而$A_2$型血的血清中则含有抗B抗体和抗$A_1$抗体，同样AB血型中也有$A_1B$和$A_2B$两种亚型，其抗原、抗体的分布见表3-3。我国汉族人中$A_2$型和$A_2B$型者分别只占A型和AB型人群的1%以下，而且$A_2$型和$A_2B$红细胞比$A_1$型和$A_1B$型红细胞抗原性弱很多，在用抗A抗体作血型鉴定时，容易将$A_2$型和$A_2B$误定为O型和B型。因此，在输血时应注意$A_2$和$A_2B$亚型的存在。

ABO血型系统抗原特异性，取决于红细胞膜上糖蛋白或糖脂上所含糖链的组成与连接顺序。基因通过调控合成糖基转移酶的种类，间接控制糖链的组成与连接，从而决定ABO血型抗原特异性。因此，糖基转移酶是基因的直接产物，而血型抗原决定簇的单糖或寡糖是基因的间接产物。目前已知约有100余个糖基转移酶涉及ABO血型抗原及它们变异型的构成。胎儿在5～6周时，红细胞膜上已可检测出A和B抗原，但抗原表达较弱，人出生后2～4岁时，抗原表达才达到成年人水平。正常情况下ABO血型抗原一生中相对稳定，但老年人的抗原可能减弱。

ABO血型系统的抗体为天然抗体，多属分子质量大的IgM，是不能通过胎盘的。因此，即使母体ABO血型与胎儿不合，也不会使胎儿的红细胞发生凝集。新生儿的ABO血型系统的抗体，出生后2～8个月开始产生，8～10岁达到高峰。

**2. ABO血型的鉴定** 正确鉴定血型是确保安全输血的关键。临床上鉴定ABO血型的常规方法是用已知的抗A和抗B血清（含有抗体）检测未知的抗原，即正向定型。采用玻片法鉴定血型的具体方法是：在双凹玻片两端的凹孔内，一端滴加一滴抗A血清，另一端滴加一滴抗B血清，然后在血清上再加1滴待测的红细胞悬液，并使红细胞混悬液与血清相混匀，静置、观察有无凝集现象。若待测红细胞仅与抗A血清发生凝集反应，为A型；红细胞仅与抗B血清发生凝集反应，则为B型；若红细胞与抗A和抗B血清均发生凝集反应，为AB型；红细胞与抗A和抗B血清均不发生凝集反应，为O型。在某些情况下也用已知血型的红细胞检测血清中未知的抗体，即反向定型。

知识链接

## ABO血型的发现

血型的研究与输血疗法分不开。早在1875年Landois发现，异种血互输会出现红细胞凝集和溶血现象。1899年英国病理学家Shattok报告，某些肺炎患者的血清与正常人红细胞混合时也会发生凝集，同时他又用几个正常人的血清做实验，却未发现凝集现象，因而他推断红细胞凝集现象只是炎症患者的特有现象。

直到1901年，奥地利病理学家Karl Landsteiner采集22位健康人的血液，并分别将红细胞和血清混合，结果发现血液相互之间凝集情况比较复杂，但自体血清不与自身红细胞发生凝集反应。Landsteiner便根据当时已知的抗原、抗体理论推断：①每个人的红细胞可能含有不同的抗原，抗原可被他人血清中抗体凝集；②自体血清中不含对抗自身红细胞的抗体，但可能含有对抗他人红细胞的抗体。为此，Landsteiner根据各人红细胞抗原的不同或缺乏，将人类血液分为A、B、O三型。1902年他的学生进一步证实，血液有A、B、O三型外，还发现了稀少的血型，即AB型。至此，ABO血型系统的四种血型被全部发现。

Landsteiner揭开了人类血型的奥秘，奠定了临床输血疗法的基础，不仅为临床医学的发展做出了重大贡献，也大大推进了遗传学和法医学的发展，1930年Landsteiner被授予诺贝尔生理学或医学奖。此后，Landsteiner还先后发现了MN血型、P血型和Rh血型。

### （二）Rh血型系统

**1. Rh血型系统的抗原与分型** Rh抗原最早是在恒河猴（**Rhesus monkey**）的红细胞上发现的，取其学名前两个字母，命名为Rh抗原。1940年Landsteiner等将恒河猴的红细胞反复注入家兔体内获得抗Rh抗体，再用含抗Rh抗体的家兔血清与人的红细胞混合，发现绝大多数人的红细胞可被这种血清凝集，说明人类红细胞膜上有Rh抗原。之后的研究发现，Rh血型系统是红细胞血型中复杂的一种，现已发现有40多种Rh抗原（也称Rh因子），与临床关系密切的是D、E、C、c、e五种。在五种抗原中，以D抗原的抗原性最强，故有重要的临床意义。医学上将红细胞膜上含有D抗原的称为Rh阳性，红细胞上缺乏D抗原的称为Rh阴性。我国汉族人中有99%的人是Rh阳性。有些少数民族，Rh阴性者比例较大，如塔塔尔族为15.8%，苗族为12.3%，布依族和乌孜别克族约为8.7%。

**2. Rh血型系统的临床意义** 认识Rh血型系统具有以下临床意义：①与ABO血型系统不同，Rh血型系统没有天然抗体，只有当Rh阴性者在接受Rh阳性的血液后，才会通过体液免疫而获得抗Rh免疫性抗体，故Rh阴性的人第一次接受Rh阳性人的血液，是不会发生凝集反应，但在输入红细胞所含Rh抗原的作用下，该Rh阴性的人体内将产生抗Rh免疫性抗体。通常患者在接受输血后2～4个月，血清中抗Rh免疫性抗体水平才达到高峰，当他再次接受Rh阳性输血时，将会发生抗原-抗体免疫反应，输入的红细胞将被破坏而引起溶血，因此，在临床上给患者重复输血时，即便是同一供血者的血液，也要做交叉配血试验，以避免因Rh血型不合而引起的输血反应。②Rh血型系统的抗体，主要是分子质量较小的IgG，可以通过胎盘。当Rh阴性的妇女怀有 Rh 阳性的胎儿时，胎儿少量的红细胞或 D 抗原可能在分娩时进入母体，使母体产生抗 Rh 免疫性抗体，故 Rh 阴性母亲在第二次妊娠时，母体内产生的抗体可通过胎盘进入胎儿体内，导致红细胞凝集、破裂，引起新生儿溶血性贫血，严重时可导致胎儿死亡。因此，对 Rh 阴性妇女的妊娠，应予以高度重视。

## 三、输血原则

输血已成为临床上一种重要的抢救和治疗手段，但若输血不当，可发生各种不良反应和并发症，严重时甚至危及生命。因此，输血时必须坚持安全、有效和节约的原则。

输血的基本原则是保证供血者的红细胞不被受血者血清中的抗体所凝集，根据这一原则，输血前必须鉴定血型，选择适合受血者的血液。ABO 血型的输受关系：①同型血可以互输，因为受血者的血清中不含供血者红细胞膜上抗原相对应的抗体；②在无法得到同型血液而又必须输血的紧急情况时，可少（300ml 以内）而慢地输入异型血液，如将 O 型血液输给其他血型受血者，或 AB 型受血者接受其他血型的血液。此外，对于育龄妇女和反复输血的患者，还必须使供血者和受血者的 Rh 血型相合。

为避免输血反应，输血前必须做**交叉配血试验（cross-match test）**，即使在 ABO 血型系统血型相同的人之间进行输血，也必须做交叉配血试验，这是因为 ABO 血型系统还有一些亚型或其他类型血型的不同。交叉配血试验的方法如图 3-6 所示。将供血者的红细胞与受血者的血清相配，称为交叉配血的主侧；再将受血者红细胞与供血者血清相配，称为交叉配血的次侧。如果交叉配血的两侧均没有发生凝集反应，称为配血相合，可以进行输血，此即为同型输血；如果主侧发生凝集反应，不管次侧结果如何，均为配血不合，则绝对不能输血；如果主侧不发生凝集反应，而次侧发生凝集反应，则只能在无法得到同型血液而又必须输血的紧急情况下进行少量、缓慢输血，并在输血过程中密切观察受血者的情况，如发生输血反应，应立即停止输血。

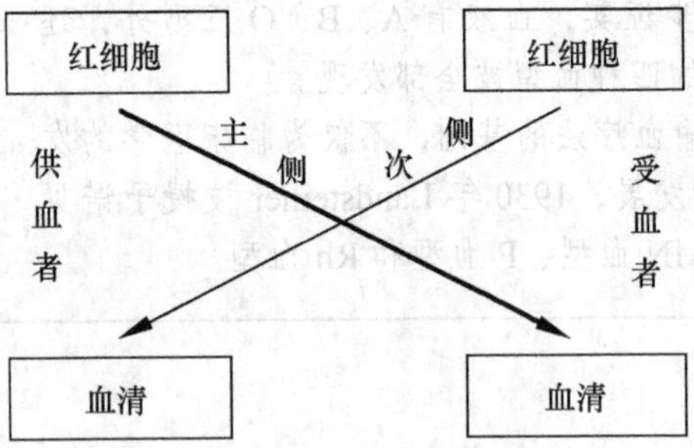

图 3-6 交叉配血试验示意图

**知识链接**

### 成分输血

成分输血（blood component therapy）指将红细胞、粒细胞、血小板和血浆等制备成高纯度的血液制品，输入患者体内的一种新型输血疗法。随着科学技术的进步、血液成分分离技术的完善，成分血制品的质量不断提高，这为成分输血奠定了基础。在临床医疗中，医生可根据患者病情的需要，选择性地输入有效的成分。因此，成分输血有提高疗效、减少不良反应、节约血源等优点。例如严重贫血患者，主要是红细胞数量不足，可输入浓缩的红细胞悬液；对大面积烧伤患者，则应输入血浆，以补充创面渗出丢失的血浆；对出血性疾病患者，可适度输入浓缩的血小板或凝血因子。

（河南中医药大学 高剑峰 刘 永 张文靖）

## 复习思考题

一、名词解释

1．血细胞比容 2．血浆 3．血清 4．血浆晶体渗透压 5．血沉 6．血浆胶体渗透压 7．生理性止血 8．血液凝固 9．内源性凝血 10．外源性凝血 11．纤维蛋白溶解 12．血型 13．交叉配血试验

二、问答题

1．为什么说血液在维持内环境稳态中有重要作用？

2．运用已有知识，试分析造成贫血的可能原因。

3．正常情况下，血液在血管中为何不发生凝固？

4．若无标准血清，但有标准的A型或B型血液，能否进行血型鉴定？为什么？

5．患者接受同一供血者的重复输血，是否需要做交叉配血试验？为什么？

三、思考题

1．一对夫妇，其中一方血型为A型，另一方为O型，他们所生的孩子会是什么血型？为什么？

2．某患者血沉增快，若是将该患者的红细胞置于正常人的血浆中，其血沉速度会如何变化？为什么？

# 第4章 血液循环

**重点内容**

心动周期与心率；心脏泵血过程及其机制；心脏泵血功能的评价；影响心输出量的因素；工作细胞的跨膜电位及其形成机制；自律细胞的跨膜电位及其形成机制；心肌生理特性及其影响因素；心音的组成及意义；心电图各波的意义；动脉血压的形成原理及影响因素；微循环；静脉血压及影响静脉回心血量的因素；组织液生成与回流及其影响因素。心血管的神经支配，颈动脉窦、主动脉弓压力感受器反射及其生理意义；肾上腺素、去甲肾上腺素和血管紧张素对心血管功能的调节作用。

**血液循环系统（blood circulation system）**包括心脏和血管。心脏是推动血液流动的动力器官；血管则是血液流动的管道，由动脉、毛细血管和静脉组成。血液在循环系统内按一定方向、周而复始的流动，称为**血液循环（blood circulation）**。

血液循环的基本生理功能是：①血液循环将 $O_2$ 和各种营养物质运至全身各组织，并将组织内的代谢产物运至排泄器官；②运输激素和生物活性物质至靶细胞，实现机体的体液调节，维持内环境稳态；③运输白细胞和各种免疫物质完成防御功能；④参与体温的调节；⑤内分泌功能：心房肌细胞能合成和分泌**心房钠尿肽（atrial natriuretic peptide，ANP）**；血管平滑肌细胞可合成和分泌 NO、**内皮素（endothelin，ET）**等多种生物活性物质，参与心血管功能活动的体液调节。

因此，血液循环对生命活动的正常进行和稳态的维持起着至关重要的作用，血液循环一旦停止，生命也将随之终结。一般情况下，血液循环停止 3～10s，人就丧失意识；停止 5～7min，大脑皮质将出现不可逆的损伤。

## 第1节 心脏的泵血功能

在生命活动中，心室的节律性收缩与舒张造成心房、心室之间和心室、动脉之间的压力梯度是推动血流的直接动力；心脏的节律性舒缩活动，心脏瓣膜的开启与关闭，控制血液方向，使血液在循环系统中总是沿着单一方向流动。心脏的这种节律性活动是血液能够周而复始循环流动的生理学基础，心脏的这种类似于水泵的作用，称为**心泵（heart pump）**。

### 一、心脏泵血的过程和机制

#### （一）心动周期与心率

心脏（心房或心室）每收缩和舒张一次所构成的机械活动周期，称为**心动周期（cardiac cycle）**。每个心动周期包括**收缩期（systole）**和**舒张期（diastole）**。由于心室在心脏泵血过程中起主要作用，故通常所说的心动周期是指心室的心动周期。单位时间（每分钟）内心脏搏动的次数称为心跳频率，简称**心率（heart rate，HR）**。心动周期持续的时间与心率成反比关系，心率越快，则心动周期越短，反之则延长。正常成人安静状态下，心率平均为75次/分，则其心动周期为0.8s。在一个心动周期中，两个心房先收缩，持续0.1s，随后舒张期持续0.7s；当心房收缩时，心室处于舒张期，心房进入舒张期后不久，心室才开始收缩，持续0.3s，继而进入舒张期，持续0.5s。心动周期心室舒张的前0.4s为心房和心室共同舒张的时间，称全心舒张期。心动周期中心房、心室活动的顺序和时间关系如图4-1所示。

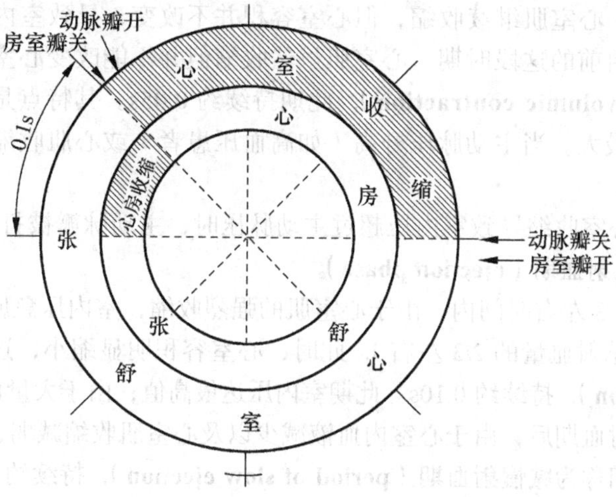


图4-1　心动周期中心房、心室活动的顺序和时间关系

**知识链接**

**心率的生理性变化**

心率有明显的个体差异，可因年龄、性别及其他因素而有较大差异。新生儿可达130次/分，随着年龄增长而逐渐减慢，青春期个人心率接近于成人的心率。成年女性的心率比男性稍快。体质弱的比体质强的快，如运动员安静时的心率可低于60次/分。同一个人的心率则随着生理状态不同而波动，如运动、情绪激动时的心率比安静时快。在临床上成人安静时心率超过100次/分，称为心动过速；低于60次/分，称为心动过缓。一般情况下体温每升高1℃，心率则增加12～13次/分。

（二）心脏泵血-射血与充盈的过程和机制

在心脏的泵血过程中，心室起主导作用，左、右心室的射血与充盈过程相似，且其活动同步。现以左心室为例说明一个心动周期中心室射血和充盈的过程和机制。

心脏一个心动周期包括收缩和舒张两个时期，每个时期又可分为若干时相（图4-2）。

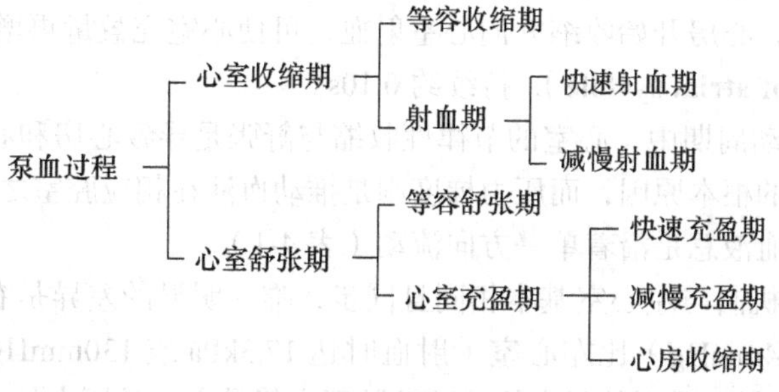


图4-2　心脏的泵血过程

**1. 心室收缩期** 心室收缩期包括等容收缩期和射血期，其中射血期又分为快速射血期和减慢射血期。

（1）等容收缩期：心房收缩期结束后，进入舒张期；心室即开始收缩，心室内压力快速升高。当室内压超过房内压时，心室内血液出现由心室向心房返流的倾向，推动房室瓣，使之关闭，使血液不能倒流入心房。此时，室内压尚低于主动脉压，故主动脉瓣处于关闭状态，心室暂时成为一个封闭腔。心室肌继续收缩，但心室容积并不改变，导致室内压急剧上升。从房室瓣关闭到主动脉瓣开启前的这段时期，心室肌虽然收缩但并不能改变心室的容积，故称为**等容收缩期（period of isovolumic contraction）**，此期持续约 0.05s。其特点是房室瓣、动脉瓣均关闭，室内压上升速率最大。当主动脉压升高（如高血压患者）或心肌收缩力减弱时，等容收缩期将延长。

（2）射血期：当心室收缩导致室内压超过主动脉压时，主动脉瓣被打开，血液射入主动脉，等容收缩期结束，进入**射血期（ejection phase）**。

在射血期最初的 1/3 左右时间内，由于心室肌的强烈收缩，室内压急剧上升达到顶峰，大量血液射入主动脉（占总射血量的 2/3 左右），此时，心室容积明显缩小，这段时期称**快速射血期（period of rapid ejection）**，持续约 0.10s。此期室内压达最高值；由于大量血液进入主动脉，主动脉压相应增高。快速射血期后，由于心室内血液减少以及心室肌收缩减弱，室内压下降，射血速度逐渐减弱，这段时期称为**减慢射血期（period of slow ejection）**，持续约 0.15s。在这一时期内，心室内压和主动脉压均相应由峰值逐步下降，以致此期末的心室容积最小。实际上，在快速射血的中期或稍后，心室内压已经低于主动脉压，此时心室内血液因为受到心室肌收缩的作用而具有较高的动能，故仍可依其惯性作用逆着压力梯度继续射入主动脉。

**2. 心室舒张期** 心室舒张期包括等容舒张期和充盈期，其中充盈期又分为快速充盈期、减慢充盈期和心房收缩期。

（1）等容舒张期：射血后，心室肌开始舒张，室内压下降，主动脉内的血液向心室方向返流，推动主动脉瓣关闭；此时室内压仍明显高于房内压，故房室瓣依然处于关闭状态，心室又再度成为封闭腔。从主动脉瓣关闭至房室瓣开启前的这段时期，心室肌虽舒张但心室的容积并不改变，故称为**等容舒张期（period of isovolumic relaxation）**，此期持续约 0.07s。

（2）心室充盈期：随着心室肌的舒张，室内压继续下降，当低于房内压时，血液顺着房 - 室压力梯度冲开房室瓣并快速进入心室，使心室充盈。房室瓣开启的初期，室内压明显低于房内压，且低于大静脉内压，故心房和大静脉内的血液因心室的"抽吸"作用而快速流入心室，心室容积迅速增大，称为**快速充盈期（period of rapid filling）**，持续约 0.11s。此期初室内压达最小值，进入心室的血液量约为总充盈量的 2/3。此后，随着心室内血液充盈量的增加，大静脉及心房与心室之间的压力梯度逐渐减小，血液以较慢的速度继续流入心室，心室容积进一步增大，称为**减慢充盈期（period of slow filling）**，此期持续约 0.22s。在心室舒张的最后 0.1s，下一个心动周期的心房收缩期开始向心室射血，心房开始收缩并向心室射血，可使心室充盈量再增加 25% 左右，此期称为**心房收缩期（period of atrial systole）**，持续约 0.10s。

综上所述，在一个心动周期中，心室的节律性收缩与舒张是导致心房和心室之间以及心室和主动脉之间产生压力梯度的根本原因，而压力梯度则是推动血液在相应腔室之间流动的直接动力。心脏瓣膜的启闭，保证了血液总是沿着单一方向流动（表 4-1）。

右心室的泵血过程和机制与左心室基本相同且同步，唯一明显的差异是右心室内压变化的幅度（射血时达 3.2kPa 或 24mmHg）比左心室（射血时达 17.3kPa 或 130mmHg）要小得多，仅为左心室的 1/6，这与右心室射血遇到的阻力低（肺动脉压力仅是主动脉压力的 1/6）有关。

表 4-1 心脏射血过程中心室容积、压力以及瓣膜的启闭和血流方向的变化

| 时相 | 时程 /s | 压力 $P_a$ $P_v$ $P_A$ | 瓣膜 房室瓣 | 瓣膜 动脉瓣 | 心室容积变化 | 血流方向 |
|---|---|---|---|---|---|---|
| 等容收缩期 | 0.05 | $P_A<P_v<P_A$ | 关 | 关 | 不变 | — |
| 快速射血期 | 0.10 | $P_A<P_v>P_A$ | 关 | 开 | 迅速减少 | 心室→动脉 |
| 减慢射血期 | 0.15 | $P_A<P_v<P_A$ | 关 | 开 | 缓慢减少 | 心室→动脉 |
| 等容舒张期 | 0.07 | $P_A<P_v<P_A$ | 关 | 关 | 不变 | — |
| 快速充盈期 | 0.11 | $P_A>P_v<P_A$ | 开 | 关 | 迅速增加 | 心房→心室 |
| 减慢充盈期 | 0.22 | $P_A>P_v<P_A$ | 开 | 关 | 缓慢增加 | 心房→心室 |
| 心房收缩期 | 0.10 | $P_A>P_v<P_A$ | 开 | 关 | 继续增加 | 心房→心室 |

注：表中 $P_a$ 表示心房压力，$P_v$ 表示心室压力，$P_A$ 表示动脉压力；在等容收缩期及等容舒张期，由于房室瓣和动脉瓣均处于关闭状态，故无血流方向的改变，血液均留存于心室内。

### （三）心动周期中房内压的变化

**1. 心房在心脏泵血中的作用** 在一个心动周期中，左心房压力曲线依次出现 *a* 波、*c* 波和 *v* 波三个小的正向波以及 *x* 降波和 *y* 降波两个下降波。首先，心房收缩，房内压升高，形成 *a* 波；随后心房舒张，房内压回落。当心室开始收缩时，室内压升高，心室内血液推顶并关闭房室瓣，使瓣膜向心房腔凸出，造成房内压轻度上升，形成 *c* 波；随着心室射血时体积的缩小，心底部下移，房室瓣也被向下牵拉，导致心房的容积趋于扩大，房内压下降，形成 *x* 降波。此后，静脉血不断回流入心房，而房室瓣尚处于关闭状态，心房内血液量不断增加，房内压缓慢而持续地升高，直到心室等容舒张期结束为止，由此形成了缓慢上升的 *v* 波。随后房室瓣开放，血液由心房迅速进入心室，房内压下降，形成 *y* 降波（图 4-3）。

**2. 心房的初级泵作用** 一个心动周期中，心房压力波动的幅度较小，故心房收缩对于心室充盈不起主要作用，仅起着初级泵的作用，这对于心脏射血和血液的回流都是有利的。房泵作用的缺失，对静息状态下心脏泵血功能的影响不大；但当机体处在运动或应急状态时，就可能会出现心泵功能的损害。

## 二、心脏泵血功能的评定

心脏的主要功能是泵血，心脏泵血功能正常与否，是增强还是减弱，是在临床医疗实践及科学研究工作中经常遇到的问题。目前评定心脏泵血功能的方法和指标比较多，本章仅介绍几种常用指标。

### （一）心脏的输出量

心脏的输出量，即心脏输出的血液量，是衡量心脏功能的基本指标。

**1. 每搏输出量与射血分数** 一侧心室每次搏动输出的血量，称为**每搏输出量（stroke volume，SV）**，简称搏出量。通常，心室舒张末期充盈量最大，此时心室的容积称为**舒张末期容积（enddiastolic volume）**；心室射血期末容积最小，此时的心室容积称为**收缩末期容积（endsystolic volume）**。舒张末期容积与收缩末期容积之差，即为搏出量。正常成人安静时，左心室舒张末期容积估计约 125ml，收缩末期容积约 55ml，搏出量为 70ml。可见，每一次心脏搏动，心室内的血液并没有全部射出。搏出量占心室舒张末期容积的百分比，称为**射血分数（ejection fraction，EF）**，健康成人安静时的射血分数为 55%～65%。

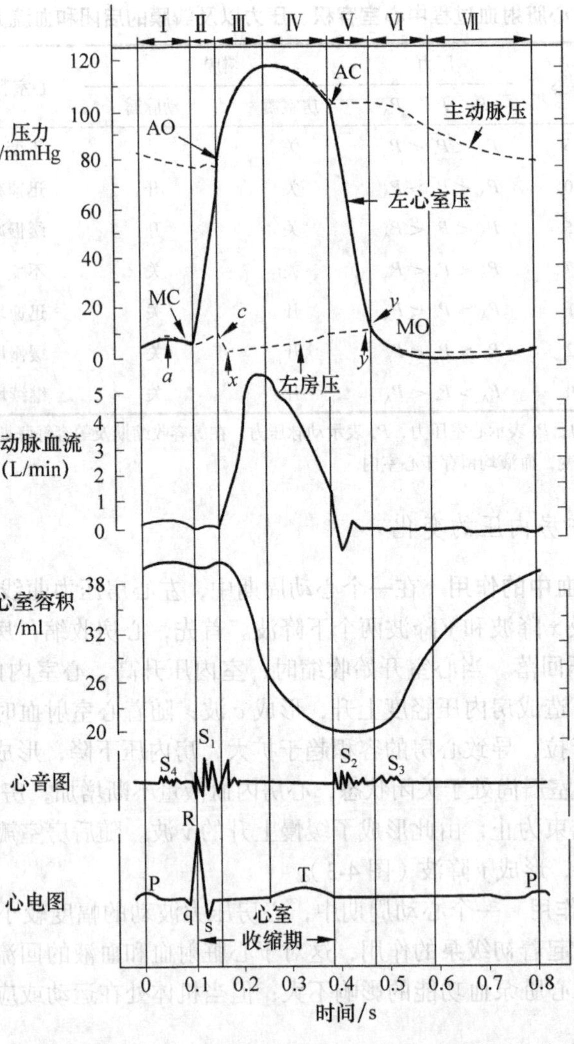


图 4-3　犬心动周期各时相中，左心内压力、容积和瓣膜等变化及其对应于心音图和心电图的关系

Ⅰ：心房收缩期；Ⅱ：等容收缩期；Ⅲ：快速射血期；Ⅳ：减慢射血期；Ⅴ：等容舒张期；Ⅵ：快速充盈期；Ⅶ：减慢充盈期。AO 和 AC：分别代表主动脉瓣开启和关闭；MO 和 MC：分别代表二尖瓣开启和关闭

$$射血分数＝搏出量（ml）/ 心室舒张末期容积（ml）\times 100\%$$

正常情况下，搏出量始终与心室舒张末期容积相适应，即当心室舒张末期容积增加时，搏出量也随之相应增加，而射血分数基本不变。但在心室异常扩大、心室功能减退的患者，其搏出量可能与正常人没有明显差别，但其舒张末期容积已明显增大，故射血分数明显下降。因此，通过射血分数比搏出量能更早地发现心脏泵血功能的异常。

**2. 每分心输出量与心指数**　一侧心室每分钟射出的血液量，称为**每分输出量（minute volume）**，简称**心输出量（cardiac output，CO）**（又称心排血量），等于搏出量与心率的乘积。心输出量与机体新陈代谢水平相适应，可因性别、年龄及其他生理情况不同而不同。通常健康成年男性静息状态下，心率平均每分钟 75 次，搏出量约为 70ml（60～80ml），心输出量为 5L/min（4.5～6.0L/min）。女性的心输出量比同体重男性约低 10%，青年人的心输出量高于老年人；在剧烈运动时，健康成年人的 CO 可高达 25～35L/min，而在麻醉情况下，则可降低到 2.5L/min。

研究资料表明，不同身材的个体，其新陈代谢水平不同，CO 也就不同。人体静息时的心输出量，并不与体重成正比，而是与体表面积成正比。以单位体表面积（$m^2$）计算的心输出量，称为**心指数（cardiac index）**。中等身材的成年人体表面积为 1.6～1.7$m^2$，安静和空腹情况下心输出量为 5～6L/min，静息心指数为 3.0～3.5L/（min·$m^2$）。心指数是分析、比较不同个体心功能时常用的评定指标。

同一个体的心指数会随着年龄和生理情况的不同而发生变化。出生时，心指数为 2.5L/（min·$m^2$）；10 岁时，心指数最大，可达 4L/（min·$m^2$）以上；此后随年龄增长而逐渐下降，到 80 岁时，心指数只有 2L/（min·$m^2$）。运动时，心指数可随运动强度的增加大致成比例地增高。此外，情绪激动、妊娠和进食时，心指数均有不同程度的增高。

### （二）心脏做功量

心脏做功是维持心输出量和血液流动的前提，也是评定心脏泵血功能较为全面的指标，心脏所做的功转化为压强能和血流的动能，从而推动血液循环流动。

**1. 每搏功** 心室一次收缩所做的功，称为**每搏功（stroke work）**，简称搏功。每搏功使心室以一定的压强将一定量的血液推入大动脉，产生压强能；同时赋予血液适当的动能，使其加速流动。一般情况下，心脏射出的血液所具有的动能在左心室搏功中所占比例很小，故可忽略不计。搏出血液的压强能等于搏出量与射血压力的乘积，而射血压力为射血期左心室内压与左心室舒张末期压之差。在实际应用中，常以平均动脉压代替射血期左心室内压，以左心房平均压代替左心室舒张末期压来计算搏功，单位为焦耳（J）。因此：

左心室搏功（J）＝搏出量（L）×（平均动脉压－左心房平均压）（mmHg）×13.6×9.807×0.001

**2. 每分功** 每搏功乘以心率即为**每分功（minute work）**，单位为 J/min。计算左室每分功的简式如下：

每分功（J/min）＝ 每搏功（J）× 心率

设搏出量为 70ml，平均动脉压 92mmHg，左心房平均压 6mmHg，心率 75 次 / 分。代入上式，求得左心室搏功为 0.803J；每分功为 60.2J。

正常情况下，右心室搏出量与左心室相等，但由于肺动脉平均压仅为主动脉平均压的 1/6 左右，故右心室做功量只有左心室的 1/6。

用做功量来评定心泵血功能比单纯的 CO 更为精确、安全。因为心脏收缩不仅是排出一定量的血液，还要使这部分血液具有很高的压强能，只有这样才能克服动脉血压所形成的阻力，向动脉内射入一定量的血液。动脉压增高时，心脏要射出与原来同等量的血液就必须加强、加大做功；而当动脉血压降低时，心脏做同样的功则可射出更多的血液。在对动脉压不同的个体以及同一个体动脉压发生变动前后的心脏泵血功能进行分析比较时，更是如此。

## 三、影响心输出量的因素

心输出量等于搏出量和心率的乘积，因此凡能影响搏出量和心率的因素均可影响心输出量。而搏出量又受前负荷、后负荷、心肌收缩能力的调节。

### （一）搏出量对心输出量的调节

搏出量的多少取决于心室肌收缩力的大小，心肌收缩力越大，搏出量也就越大。心肌收缩力的大小又受到心肌收缩前所处的状态（前负荷）、收缩时遇到的阻力（后负荷）及心肌本身收缩能力的影响。上述因素是通过影响心肌收缩强度和速度继而影响搏出量的。

1. **前负荷** 心室肌收缩之前所承受的负荷即为**前负荷**（**preload**）。

（1）心室肌的前负荷：前负荷使心肌在收缩前就处于一定程度的被拉长的状态，即具有一定的初长度。对心脏来说，心室肌的初长度取决于心室舒张末期的血液充盈量，即相当于心室舒张末期容积或压力，因此，可用心室舒张末期的容积或压力来表示心室的前负荷或初长度，其与搏出量成正比关系（图 4-4）。

（2）心肌异长自身调节：通过调节心肌细胞的初长度而改变心肌的收缩强度，从而对搏出量进行调节，称为**异长自身调节**（**heterometric autoregulation**）。为了分析前负荷（初长度）对心脏泵血功能的影响，可以在实验中逐步改变心室舒张末期压力，并测量其相应的搏出量或搏出功，得到心室舒张末期压与心室搏出功之间的关系曲线，称为**心室功能曲线**（**ventricular function cerve**），又称 Frank-Starling 曲线（图 4-5）。心室功能曲线大致可分三段：①当心室舒张末期压为 5～15mmHg（0.665～2kPa）时，每搏功或搏出量随心室舒张末期压的增加而增加，形成曲线的上升支；②当心室舒张末期压增高到 15～20mmHg（2～2.66kPa）时，曲线趋于平坦，表明前负荷在其上限范围内时对每搏功与心室泵血功能的影响不大；③当心室舒张末期压高于 20mmHg（2.66kPa）时，曲线平坦或轻度下倾，但并不出现明显降支，表明心室舒张末期压即使超过 20mmHg（2.66kPa），每搏功仍不变或仅轻度减少，当发生心力衰竭时，心室功能曲线才会出现明显降支。

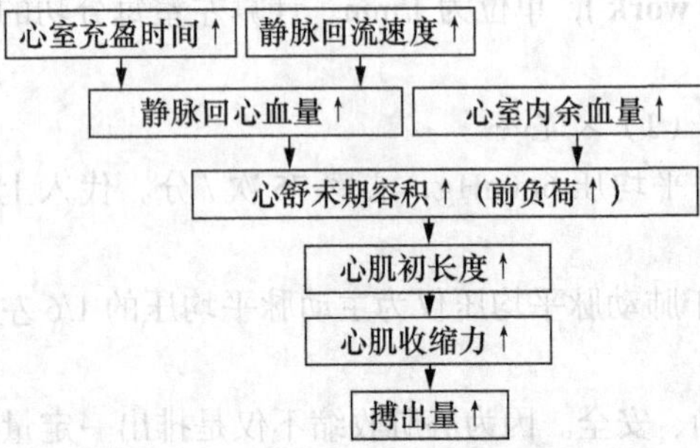


图 4-4 前负荷对搏出量的影响

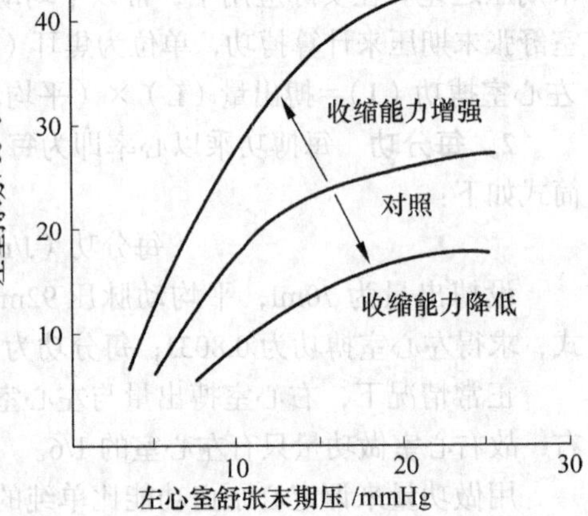


图 4-5 心室功能曲线

与骨骼肌相似，不同的初长度可改变心肌细胞肌节中粗、细肌丝的有效重叠程度。当肌小节初长度为 2.0～2.2μm，粗细肌丝处于最佳重叠状态，此时的初长度即为最适初长度。此时，肌小节等长收缩产生的张力最大。在肌小节的长度达最适水平之前，随着前负荷和肌小节的初长度的增加，粗细肌丝有效重叠的程度增加，活化时能形成的横桥连结的数目相应增加，导致肌小节乃至整个心室的收缩强度增加，搏出量增多，每搏功增大。

与骨骼肌不同，心肌细胞外间质内含有大量胶原纤维，且心室壁多层肌纤维之间呈交叉方向排列，使心肌的伸展性较小，当心肌处于最适前负荷时，产生的静息张力很大，从而阻止心肌细胞继续被拉长，因此心肌具有较强的抗过度延伸的特性，肌小节一般不会超过 2.25～2.30μm，所以，心功能曲线不会出现明显的下降趋势。

异长自身调节可以对搏出量的微小变化进行精细调节，使心室射血量与静脉回心血量之间保持平衡，从而使心室舒张末期容积和压力保持在正常范围内。如当体位发生改变或动脉血压突然升高时，或左、右心室搏出量不平衡等情况下所出现心室充盈量微小变化，均可通过异长自身调节机制使搏出量与充盈量之间重新达到平衡。但当机体发生持续的、剧烈的回心血量与搏出量变化（如劳动或运动）时，异长自身调节的作用已感不足，此时主要通过心肌收缩能力的改变来对心输出量进行调控。

**2. 后负荷** 心室肌收缩后所承受的负荷则为**后负荷（afterload）**。心室收缩时，必须克服大动脉血压的阻力，才能推开动脉瓣将血液射入动脉，因此大动脉血压是心室收缩射血时所承受的负荷。在心率、心肌初长度和收缩能力不变的情况下，如果大动脉血压增高，等容收缩期室内压峰值必将增高，结果使等容收缩期延长，射血期缩短，射血期心室肌纤维缩短的程度和速度均减小，射血速度减慢，搏出量也减少；反之，如果大动脉血压降低，则有利于心室射血。大动脉血压的改变在引起搏出量变化的同时，还会继发心脏内其他的调节活动。当大动脉血压突然升高时，首先会引起搏出量的减少，搏出量的减少又会造成心室内的剩余血量增加，心室舒张末期容积（初长度）增大，后者通过异长调节机制加强心肌的收缩力量，使搏出量恢复至正常水平。因此，心室后负荷的增加，可代偿性地引起心肌收缩力增强，使搏出量维持原有水平（图 4-6）。

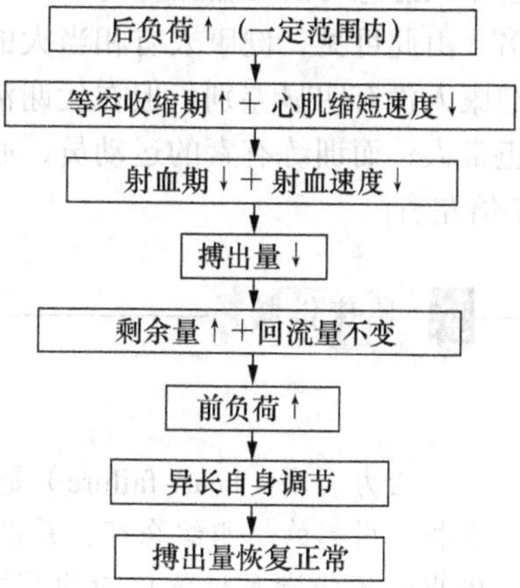

图 4-6 后负荷对搏出量的影响

在整体条件下，当大动脉血压在一定范围内［80～170mmHg（10.64～22.61kPa）］对心输出量的调节改变时，机体通过前负荷及心肌收缩能力的变化与后负荷相互匹配，搏出量可维持在接近正常的水平。但当大动脉血压持续增高（如高血压患者）时，心室肌因长期处于高负荷状态而逐渐发生肥厚、心室扩大等病理性改变，最终将导致泵血功能减退以至左心衰竭。

**3. 心肌收缩能力** 心肌不依赖于前、后负荷而改变其力学活动（包括收缩的强度和速度）的内在特性，称为**心肌收缩能力（myocardial contractility）**，又称为**心肌变力状态（inotropic state）**。在完整的心室，心肌收缩能力增强可使心室功能曲线向左上方移位，说明在同样的前负荷条件下，每搏功增加，心脏泵血功能增强。心脏泵血功能的这种调节是通过收缩能力的改变而实现的，因此，被称为等长自身调节，简称**等长调节（homometric regulation）**。这种调节形式的基础是心肌细胞兴奋 - 收缩耦联过程中活化横桥数和肌凝蛋白中 ATP 酶的活性。心肌细胞兴奋 - 收缩耦联过程中，活化的横桥越多，心肌细胞的收缩能力增强，搏出量增加；反之则减少。心肌收缩能力主要受到神经、体液和药物等因素的影响。例如，交感神经兴奋可使心肌的收缩力增强，而迷走神经兴奋使心肌的收缩力减弱；肾上腺素可增强心肌的收缩力，低氧、酸中毒、高 $K^+$、缺血、乙酰胆碱则减弱心肌的收缩力；洋地黄苷类（毛花苷 C、地高辛）可增强心肌的收缩力，因此临床上多用此类药物来纠正心力衰竭。

（二）心率

心输出量等于搏出量与心率的乘积，心率增快，心输出量增加；但这是有一定限度的，如果心率过快，超过 160～180 次 / 分，心室充盈时间明显缩短，充盈量减少，搏出量可减少到仅有正常时的一半左右，心输出量也开始下降。反之，如心率太慢，低于 40 次 / 分，由于心室舒张期过长，心室充盈早已达到极限，即使再延长心室舒张时间也不能相应提高充盈量和搏出量，心输出量也减少。由此可见，心率最适宜时，心输出量最大，心率过快或过慢，心输出量都会减少。

## 四、心脏泵血功能的储备

心脏泵血功能的储备是指心输出量能随机体代谢需要而增加的能力，也称为**心力储备**（**cardiac reserve**）。心力储备可以用心脏每分钟能射出的最大血量，即最大输出量来表示。健康成年人静息时的心输出量为5L/min，剧烈运动时心输出量可达25～30L/min，为静息时的5～6倍。由此可见，健康人有相当大的心力储备能力。在某些心脏疾病的患者，静息时心输出量与健康人没有明显差别，但在代谢活动增强时，心输出量却不能相应增加，最大输出量明显低于正常人；而训练有素的运动员，心脏的最大输出量远比一般人高，可达35L以上，为静息时的7倍左右。

**临床链接**

**心力衰竭**

心力衰竭（heart failure）是各种心脏结构或功能性疾病导致心室充盈和（或）射血能力受损而引起的一组综合征，是多种心脏疾病的终末阶段。由于心室收缩及射血功能受损，心输出量不能满足机体代谢的需要，并由此产生一系列症状和体征，如呼吸困难、肺循环和（或）体循环瘀血、水肿等。慢性心力衰竭时心脏通常发生结构和功能重构，主要表现为心室肌代偿性肥厚，心室腔扩大，心室舒张末期容积增大，心肌收缩力减弱，搏出量减少等。在这种情况下，常出现心率代偿性加快，以保证心输出量不致过低，亦即患者在静息状态下已动用心力储备。心力衰竭患者往往在心率增快到120～140次/分时心输出量就开始下降，表明心力衰竭患者的心力储备显著低于正常人。

心力储备的大小反映了心脏的健康程度。心输出量等于搏出量与心率的乘积，故而心力储备的大小主要取决于搏出量和心率增加的程度。

### （一）搏出量储备

搏出量是心室舒张末期容积与心室收缩末期容积之差，故搏出量储备包括收缩期储备和舒张期储备。

静息时，心室舒张末期容积为125ml，心室收缩末期容积为55ml，搏出量为70ml；由于心室腔扩大的程度有限，一般只能达到140ml左右，故舒张期储备仅为15ml左右；而当心肌做最大收缩时，心室收缩末期容积可减少至20ml以下，故收缩期储备可达35～40ml。因此，收缩期储备是搏出量储备的主要部分。

### （二）心率储备

在保持搏出量不变的情况下，在一定范围内增快心率，则可使心输出量增加至静息时的2～2.5倍。但如果心率过快，超过160～180次/分时，则因舒张期过短、心室充盈不足而导致搏出量下降，反而使心输出量降低。

在做强力的体力活动或剧烈运动时，由于交感-肾上腺髓质系统活动增强，机体可通过动用收缩期储备和心率储备而使心输出量增加。长期训练的运动员，心肌纤维粗大，收缩能力强，搏出量多，故而具有较大的收缩期储备；同时心室收缩和舒张的速度也明显加快，故而心率储备也增加。

## 五、心音和心音图

心动周期中，由于心肌舒缩、瓣膜启闭、血流冲击心室壁和大动脉壁及血液的涡流等引起的机械振动，通过周围组织传递到胸壁，将听诊器置于胸壁表面一定的部位所听到的声音，即为**心音**（**heart sound**）。若用换能器将这些机械振动转换成电信号记录下来，便得到**心音图**（**phonocardiogram**）。

通常情况下，每一心动周期有4个心音：第一心音（$S_1$）、第二心音（$S_2$）、第三心音（$S_3$）和第四心音（$S_4$）。用听诊器的方法通常只能听到第一、第二心音，在某些健康青年人和儿童左侧卧位安静时可听到第三心音，第四心音难以听到，但可在心音图中记录到（图4-3）。

### （一）心音的组成、特点及心音图

**1. 第一心音** 第一心音发生在心室收缩期，是由于房室瓣的关闭，心室收缩时冲击房室瓣引起的心室壁的振动，以及心室射血撞击动脉壁的振动引起的，标志着心室收缩的开始。特点是：音调低，持续时间相对较长，在心尖搏动处听得最清楚。在临床上可反映心室肌收缩力量的大小和房室瓣功能的正常与否。

在心音图上，第一心音包括：低频低幅振动波，由心肌收缩引起；高频高幅振动波，由左房室瓣关闭和左侧房室血流突然中断而引起；相继的高频高幅振动波，由右房室瓣关闭和右侧房室血流中断而引起；低频低幅振动波，可能是心室射血引起大血管扩张及产生的湍流而引发。

**2. 第二心音** 第二心音发生在心室舒张期，主要是由主动脉瓣、肺动脉瓣突然关闭以及血流冲击大动脉根部和心室内壁引起振动造成的，标志着心室舒张的开始。特点是：音调高，持续时间较短。在主动脉瓣听诊区和肺动脉瓣听诊区听得最清楚。在临床上可反映主动脉压、肺动脉压的高低、动脉瓣功能的正常与否。

心音图上第二心音的振幅较第一心音低，在低、中频范围内。其形成与主动脉瓣关闭和肺动脉瓣关闭有关，并且主动脉瓣关闭在先，肺动脉瓣关闭在后，两者相距约0.02s。

**3. 第三心音** 第三心音发生在快速充盈期末，也称舒张早期音，是一种低频、低振幅、短时程的心音。它可能是由于心室快速充盈期末，血流从心房突然冲入心室，使心室壁和瓣膜发生振动而产生的。

在心音图上，第三心音为低频低幅的振动波。

**4. 第四心音** 第四心音是心房收缩而引起的振动，故也称心房音。正常心房收缩，听不到声音，但在异常强烈的心房收缩和左室壁变硬的情况下，则可产生第四心音。

正常心音图上第四心音显示为低频低幅波。

### （二）心音及心音图的临床意义

由于心脏某些异常活动和瓣膜病变时，可以产生杂音或其他异常心音，在掌握正常心音听诊的基础上，可根据杂音出现的时间和部位，判断病变的瓣膜及病变的性质。心音图还可用于分析心音与同步记录的心动周期中其他心功能指标之间在时间上的关系，从而能在无创伤的条件下，计测和判断心脏功能状态。因此，听取心音或记录心音图在临床检测心功能及判断心脏瓣膜病变等方面具有重要意义。

# 第2节　心肌的生物电活动和生理特性

心肌协调有序的收缩和舒张活动是心脏实现泵血功能的必要条件。与骨骼肌相同，心肌的收缩活动也是由兴奋而触发的。心肌兴奋的本质是其生物电现象，而心肌细胞的生物电现象又是其生理特性的基础。因此，掌握心肌细胞的生物电现象，并根据生物电现象分析其生理特性，对于了解心脏节律性收缩和舒张的机制具有重要意义。

## 一、心肌细胞的分类

根据心肌的组织学特点、电生理特性以及功能上的区别，将心肌分为两大类型，即普通心肌细胞和特殊心肌细胞。不同类型心肌细胞的生物电现象和生理特性有所不同。

### （一）普通心肌细胞

普通心肌细胞包括心房肌细胞和心室肌细胞，此类细胞含有丰富的肌原纤维，具有收缩功能，又称为**工作细胞（working cell）**。工作细胞具有兴奋性、传导性和收缩性，但不具有自律性，故又称为**非自律细胞（non-autorhythmic cell）**。

### （二）特殊心肌细胞

**心脏的特殊传导系统（cardiacspecific conduction system）**由不同类型的特殊分化的心肌细胞所组成，包括窦房结、房室交界、房室束和末梢浦肯野纤维网。特殊心肌细胞主要包括窦房结P细胞和浦肯野细胞，具有兴奋性、传导性和自律性，故又称为**自律细胞（autorhythmic cell）**。因其含肌原纤维甚少或完全缺乏，故收缩功能已基本丧失。但需要注意的是位于房室交界区（结区）的心肌细胞，既不具有收缩功能，也没有自律性，只保留了很低的传导性，是传导系统中的非自律细胞。

另外，根据心肌细胞动作电位0期去极化速度的快慢以及产生机制的不同，可将心肌细胞分为**快反应细胞（fast response cell）**和**慢反应细胞（slow response cell）**。快反应细胞0期去极化速度快，多由$Na^+$内流形成，包括心房肌细胞、心室肌细胞和浦肯野细胞等；慢反应细胞0期去极化速度慢，由$Ca^{2+}$内流形成，包括窦房结P细胞和房室束细胞等。

## 二、心肌细胞的生物电现象

与神经、骨骼肌细胞相比，心肌细胞的跨膜电位在波形和形成机制上要复杂得多。不同类型的心肌细胞的跨膜电位，不仅幅度和持续时间各不相同，而且波形和形成的离子基础也有一定的差别（图4-7）。

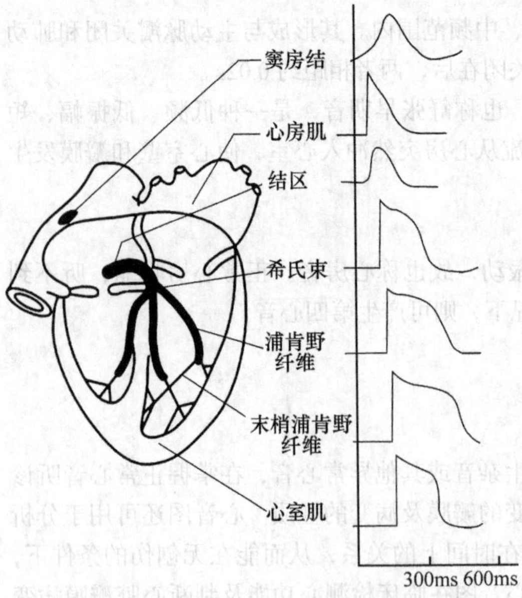


图4-7　心脏各部分心肌细胞的跨膜电位模式图

（一）工作细胞的跨膜电位及其形成机制

工作细胞包括心房肌细胞和心室肌细胞，两者的跨膜电位及其形成机制相似。现以心室肌细胞为例，介绍工作细胞的跨膜电位及其形成机制。

**1. 静息电位** 心室肌细胞和骨骼肌细胞一样，在静息状态下膜两侧呈极化状态。心室肌细胞的静息电位约为－90mV。

在静息状态下，心室肌细胞膜上的**内向整流钾通道（inwardrectifier K channel，$Ik_1$ 通道）**处于开放状态，对 $K^+$ 的通透性较高，但对其他离子的通透性很低。因此，膜内的 $K^+$ 顺浓度梯度向膜外扩散，最终达到 **$K^+$ 平衡电位（$K^+$-equilibrium potential，$E_K$）**。$Ik_1$ 通道开放引起的 $K^+$ 外流是形成心室肌细胞静息电位的主要原因；此外，少量 $Na^+$ 内流及生电性 $Na^+$-$K^+$ 泵的外向电流也参与心室肌细胞静息电位的形成过程。

**2. 动作电位** 心室肌细胞的动作电位和神经、骨骼肌细胞相比有明显不同，心室肌细胞动作电位的主要特征在于复极过程比较复杂，持续时间很长，动作电位降支与升支很不对称。心室肌细胞动作电位的去极和复极过程综合分为 0、1、2、3、4 五个时期（图 4-8）。

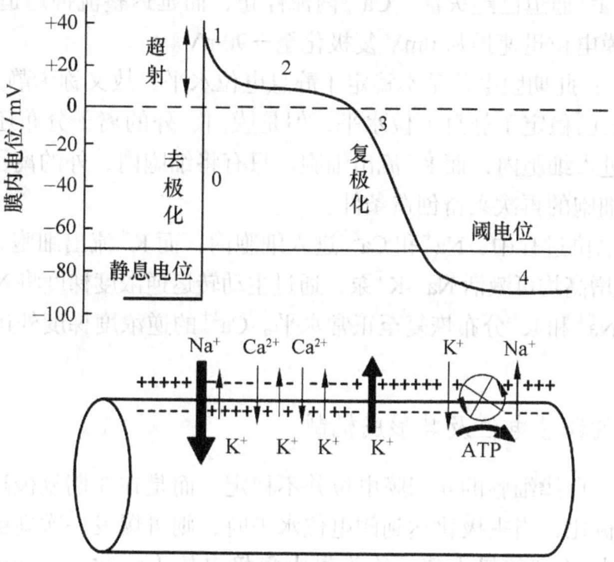


图 4-8　心室肌细胞动作电位和主要离子活动示意图

（1）去极化过程（0 期）：心室肌细胞在适宜刺激作用下发生兴奋时，其膜电位可在极化状态的基础上，发生去极化并迅速转变为反极化状态，形成了动作电位的上升支。此期去极幅度大，约 120mV（可从－90mV 上升到＋30mV 左右）；去极速度快，历时仅 1～2ms。

0 期去极化主要由 $Na^+$ 快速内流形成。当心室肌细胞受到刺激时，会引起部分电压门控 $Na^+$ 通道开放，出现少量 $Na^+$ 内流，造成细胞膜部分去极化；当膜电位去极化达到阈电位水平（－70mV）时，大量 $Na^+$ 通道被激活而开放，形成再生性 $Na^+$ 内流，使细胞膜进一步去极化，膜电位向正电性转化；当膜电位去极化到 0mV 左右时，$Na^+$ 通道就开始失活而关闭，$Na^+$ 内流停止，膜电位接近于 $Na^+$ 平衡电位（＋30mV），从而形成了动作电位的上升支。

决定心室肌细胞 0 期去极化的 $Na^+$ 通道是一种快通道，激活和失活速度都很快，因此又称为快 $Na^+$ 通道。快 $Na^+$ 通道可以被**河豚毒素（tetrodotoxin，TTX）**所阻断。

（2）复极化过程：心室肌细胞兴奋而发生去极化达到顶峰后，立即开始复极，但其复极化的过程较慢，历时 200～300ms，可分为 4 个时期：

1）1 期（快速复极初期）：此期膜电位由＋30mV 迅速下降到 0mV 左右，耗时约 10ms。在记录图形上，0 期和 1 期的快速膜电位变化呈一个向上的尖锋状波形，常合称为**锋电位**（**spike potential**）。

此期由于快 $Na^+$通道已失活，$Na^+$内流停止，而一种一过性**外向电流**（**transient outward current, $I_{to}$**）被激活，故而使膜电位迅速复极化到 0mV。$I_{to}$主要是由 $K^+$通道开放引起的 $K^+$短暂、快速外流造成的。

2）2 期（缓慢复极期）：此期膜电位下降非常缓慢，常停滞于 0mV 水平，呈等电位状态，故又称**平台期**（**plateau**），持续 100～150ms。平台期是心室肌细胞动作电位的主要特征。

此期主要是由两种反向的离子流相互拮抗而形成的：一种是 L 型 $Ca^{2+}$通道开放引起的 $Ca^{2+}$内流；另一种是电压门控 $K^+$通道开放引起的 $K^+$外流（$I_{K1}$）。

在 2 期早期，L 型 $Ca^{2+}$通道开放引起的 $Ca^{2+}$内流和电压门控 $K^+$通道开放引起的 $K^+$外流（$I_{K1}$）处于相对平衡状态，使膜电位停滞于 1 期复极末的 0mV 附近；随着时间的推移，L 型 $Ca^{2+}$通道逐渐失活，$K^+$外流逐渐增强，使膜电位又缓慢地向着复极化的方向转化，形成 2 期的晚期。

3）3 期（快速复极末期）：此期膜电位由 0mV 左右迅速下降至－90mV，历时 100～150ms。

2 期过后，L 型 $Ca^{2+}$通道已经失活，$Ca^{2+}$内流停止，而延迟整流钾通道（$I_K$ 通道）开放，$K^+$外流进行性增强，使膜电位迅速地从 0mV 复极化至－90mV。

4）4 期（静息期）：此期膜电位基本稳定于静息电位水平，故又称为静息期。

3 期末，膜电位虽已稳定于静息电位水平，但是膜内、外的离子分布还尚未恢复：动作电位过程中，$Na^+$和 $Ca^{2+}$进入细胞内，而 $K^+$流出细胞。只有将细胞内、外的离子分布恢复至正常浓度梯度，才能为心室肌细胞的再次兴奋创造条件。

心室肌细胞动作电位过程中，$Na^+$和 $Ca^{2+}$进入细胞内，而 $K^+$流出细胞。细胞膜内的 $Na^+$浓度增高及膜外的 $K^+$浓度增高均可激活 $Na^+$-$K^+$泵，通过主动转运逆浓度梯度将 $Na^+$泵出，同时将 $K^+$泵入，使细胞内、外的 $Na^+$和 $K^+$分布恢复至正常水平。$Ca^{2+}$的逆浓度梯度外运则是靠 $Na^+$-$Ca^{2+}$交换体和 $Ca^{2+}$泵进行的。

### （二）自律细胞的跨膜电位及其形成机制

与工作细胞不同，自律细胞的 4 期膜电位并不稳定，而是在 3 期复极达到最大值之后，立即自发地发生缓慢的去极化，当去极化达到阈电位水平时，则可爆发一次新的动作电位，并周而复始。自律细胞 3 期复极达到的最大值，称为**最大复极电位**（**maximum repolarization potential**）或**最大舒张电位**（**maximum diastolic potential**）。4 期自动去极化是自律细胞产生自动节律性兴奋的基础；不同类型自律细胞的动作电位的产生机制各不相同（图 4-9）。

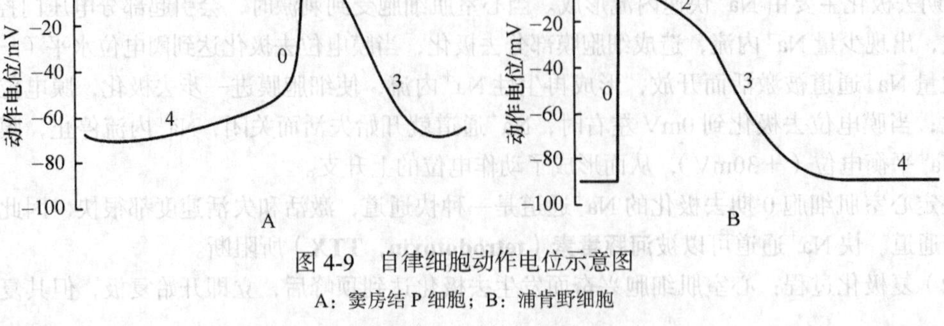


图 4-9 自律细胞动作电位示意图

A：窦房结 P 细胞；B：浦肯野细胞

**1. 窦房结P细胞** 窦房结含有丰富的自律细胞，动作电位复极后出现明显的4期自动除极，但它是一种慢反应自律细胞，其跨膜电位有许多不同于心室肌快反应细胞的特征。其由0、3、4期构成，无明显的1、2期；4期不稳定，存在自动除极现象。

窦房结P细胞动作电位的具体形成机制如下：

（1）去极化过程（0期）：当窦房结P细胞自动去极化达到阈电位水平（为−40mV）时，会激活细胞膜上的L型$Ca^{2+}$通道，引起$Ca^{2+}$内流，使膜发生去极化。

L型$Ca^{2+}$通道是一种慢通道，激活和失活均较为缓慢，可被$Ca^{2+}$通道阻断剂维拉帕米所阻断。

（2）复极化过程（3期）：0期去极化到0mV时，窦房结P细胞膜上L型$Ca^{2+}$通道逐渐失活而关闭，$Ca^{2+}$内流减少；同时，有一种$K^+$通道（$I_K$）被激活而开放，使$K^+$外流增多，结果使膜逐渐复极化，直至达到最大复极（舒张）电位。

（3）自动去极化过程（4期）：窦房结P细胞膜复极达到最大复极（舒张）电位后，立即发生4期自动去极化，此期可以记录到三种膜电流（图4-10）。

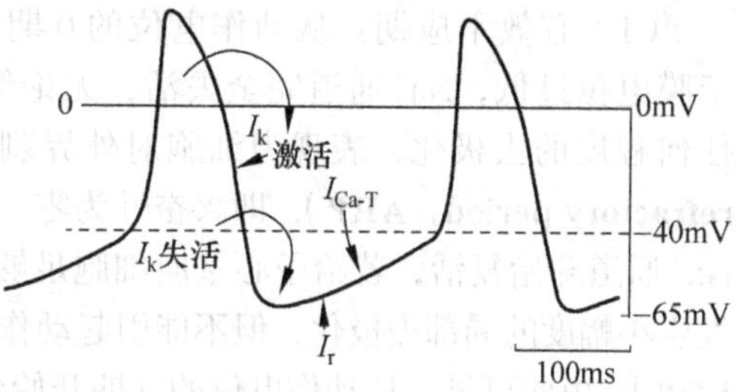


图4-10 窦房结P细胞4期去极化和动作电位发生原理示意图

1）$I_K$电流：当膜复极化到−40mV时，$I_K$通道便开始逐渐失活，$K^+$外流进行性衰减，这是窦房结P细胞4期自动去极化最重要的离子基础。

2）$I_f$电流：$I_f$电流是一种由$Na^+$负载的、进行性增强的内向电流。当膜复极化到−60mV时，$I_f$通道才开始被激活；与快$Na^+$通道不同，$I_f$通道不会被TTX所阻断，但可被铯（Cs）所阻断。

3）T型钙流（$I_{Ca-T}$）：T型$Ca^{2+}$通道是在4期自动去极化到−50mV时才被激活，可引起一过性的$Ca^{2+}$内流，从而促进4期自动去极化的发生。T型$Ca^{2+}$通道不会被$Ca^{2+}$通道阻断剂所阻断。

**2. 浦肯野细胞** 浦肯野纤维是一种快反应自律细胞，其最大舒张电位约为−90mV，阈电位−70mV左右。动作电位包括0、1、2、3、4五个时期。除4期外它的动作电位的形态与心室肌细胞相似，产生的离子基础也基本相同。

目前认为，浦肯野细胞的4期自动去极化是由$K^+$外流（$I_K$）的进行性衰减和$Na^+$内流（$I_f$）的进行性增强共同引起的。在浦肯野细胞动作电位过程中，由于$I_K$通道在3期复极化至−60mV时才开始失活而关闭，故$I_K$的进行性衰减对4期自动去极化的贡献较小。$I_f$通道在3期复极化至−60mV时开始被激活而开放，该通道具有电压依从性和时间依从性，其激活的程度随膜内负电位的加大和时间的推移而增强，复极化至−100mV时被充分激活，由此形成了进行性增加的$Na^+$内流，使膜去极化的程度也随之增强，一旦达到阈电位（−70mV左右）水平，便会产生一个新的动作电位。$I_f$的进行性增强在浦肯野细胞自动去极化过程中起主要作用。由于$I_f$通道在浦肯野细胞膜上的密度过低，其激活开放的速度较慢，4期自动去极化的速度较慢（约0.02V/s），自律性较低。

## 三、心肌的生理特性

心肌组织具有兴奋性、自律性、传导性和收缩性四种生理特性。其中兴奋性、自律性和传导性，则是以心肌的生物电活动为基础的，故又称为电生理特性。收缩性是指心肌能够在肌膜动作电位的触发下产生收缩反应的特性，它是以收缩蛋白之间的生物化学和生物物理反应为基础的，是心肌的一种机械特性。心肌组织的这些生理特性共同决定着心脏的活动。

（一）兴奋性

与神经纤维和骨骼肌细胞一样，心肌细胞也是可兴奋细胞，具有在受到刺激时产生兴奋的能力或特性，即**兴奋性**（**excitability**）。

**1. 兴奋性的周期性变化** 心肌细胞每产生一次兴奋，其膜电位将发生一系列有规律的变化，膜通道由备用状态经历激活、失活和复活等过程，兴奋性也随之发生相应的周期性改变。兴奋性的这种周期性变化，影响着心肌细胞对重复刺激的反应能力，对心肌的收缩反应和兴奋的产生及传导过程具有重要作用。心室肌细胞一次兴奋过程中，其兴奋性的变化可分以下三个时期。

（1）有效不应期：从动作电位的0期去极化开始到3期复极化到−55mV这段时期内，由于膜电位过低，$Na^+$通道完全失活，无论给予心室肌细胞多么强大的刺激，膜电位都不会发生任何程度的去极化，表现为细胞对外界刺激绝对无反应，这一时期称为**绝对不应期**（**absolute refractory period，ARP**），即兴奋性为零。此后，当膜电位进一步复极化，至−60mV这段时期，$Na^+$通道开始复活，若给予心室肌细胞足够强大的刺激，可引起少量的$Na^+$通道开放，膜电位会发生小幅度的局部去极化，但不能引起动作电位，这一时期称**局部反应期**（**local response period，LRP**）。由此可见，从动作电位的0期开始到3期复极化到−60mV这段时期内，心室肌细胞不能产生新的动作电位，故将这一时期称为**有效不应期**（**effective refractory period，ERP**）。

（2）相对不应期：有效不应期过后，膜电位从−60mV复极化到−80mV这段时期内，复活的$Na^+$通道数目增多，但还未全部复活，若给予心室肌细胞一次阈刺激，仍不能产生新的动作电位；但若给予一个阈上刺激，则可产生一次新的动作电位，这一时期称为**相对不应期**（**relative refractory period，RRP**）。

（3）超常期：相对不应期后，膜电位继续复极，从−80mV复极化到−90mV这段时期内，$Na^+$通道基本全部复活，膜电位与阈电位之间的差距又小，只需阈下刺激便可引起心室肌细胞产生新的动作电位，即兴奋性高于正常水平，故称为**超常期**（**supernormal period，SNP**）。

超常期后，心室肌细胞膜电位复极化至静息电位水平，兴奋性则恢复到正常水平。心室肌细胞动作电位时程与其兴奋性变化周期的对应关系如图4-11所示。

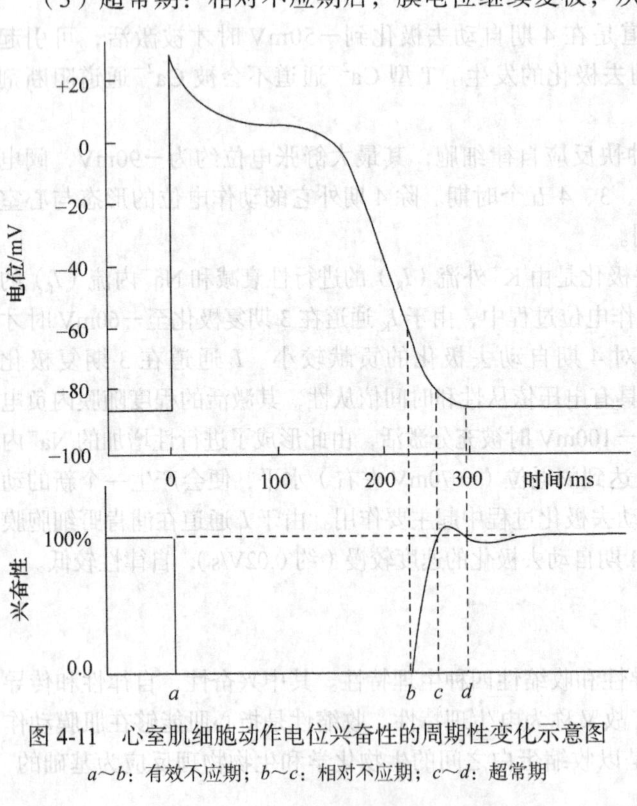


图4-11 心室肌细胞动作电位兴奋性的周期性变化示意图

*a*～*b*：有效不应期；*b*～*c*：相对不应期；*c*～*d*：超常期

**2. 影响心肌兴奋性的因素** 心肌细胞兴奋性的高低主要取决于：①静息电位或最大复极（舒张）电位与阈电位之间差距的大小；②0期去极化相关的离子通道所处的状态。

（1）静息电位或最大复极（舒张）电位水平：当静息电位或最大复极（舒张）电位的绝对值增大时，其与阈电位之间的差距增大，引起兴奋所需刺激的阈值就随之增大，兴奋性降低；反之，当静息电位或最大复极（舒张）电位的绝对值减小时，则兴奋性增高。

（2）阈电位水平：当阈电位水平上移时，其与静息电位或最大复极（舒张）电位之间的差距增大，引起兴奋所需刺激的阈值就随之增大，兴奋性降低；反之，当阈电位水平下移时，则兴奋性增高。

（3）引起0期去极化的离子通道的状态：心肌细胞产生兴奋的前提条件是$Na^+$通道或$Ca^{2+}$通道能被激活而发生去极化。$Na^+$通道或$Ca^{2+}$通道均具有三种不同的功能状态，即激活、失活和备用，它们处于哪一种状态取决于当时的膜电位水平（电压依从性）和时间进程（时间依从性）。

**3. 兴奋性的周期性变化与收缩活动的关系** 正常情况下，工作细胞接受由窦房结发放的节律性兴奋而兴奋，再通过兴奋-收缩耦联引起心肌节律性的收缩和舒张，从而实现心脏泵血。

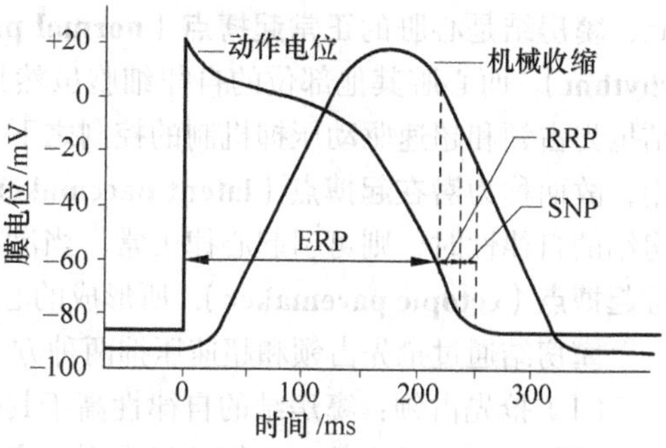


图4-12 心室肌细胞动作电位兴奋性的周期性变化与心肌机械收缩曲线的对应关系

ERP：有效不应期；RRP：相对不应期；SNP：超常期

将心室肌细胞兴奋性的周期性变化在时间上与其机械收缩曲线相对应（图4-12），我们不难看出：心肌的有效不应期特别长，平均为250ms，几乎相当于整个收缩期加上舒张期前1/4的时程。在这段时间内，心肌不会接受新的刺激而产生兴奋和收缩；只有过了舒张早期，其兴奋性转入相对不应期后，才能接受新的刺激而产生兴奋和收缩。心肌的这一特点使得心肌不会发生强直收缩，而是始终保持收缩和舒张相交替的运动，从而保证了心脏泵血功能的顺利进行。

如果在心室兴奋的有效不应期之后，下一次窦房结兴奋到达之前，心室受到一次外来刺激，则可产生一次提前出现的兴奋和收缩，这个提前出现的兴奋称为**期前兴奋**（**premature excitation**），所引起的收缩称为**期前收缩**（**premature systole**）或**期外收缩**（**extrasystole**），又称早搏。由于期前兴奋也有自己的有效不应期，当紧随其后的一次窦房结兴奋到达时，常常恰好落在期前兴奋的有效不应期内，因而不能引起心室的兴奋和收缩。这样，在一次期前收缩之后，往往会出现一段较长的心室舒张期，称为**代偿间歇**（**compensatory pause**）（图4-13）。

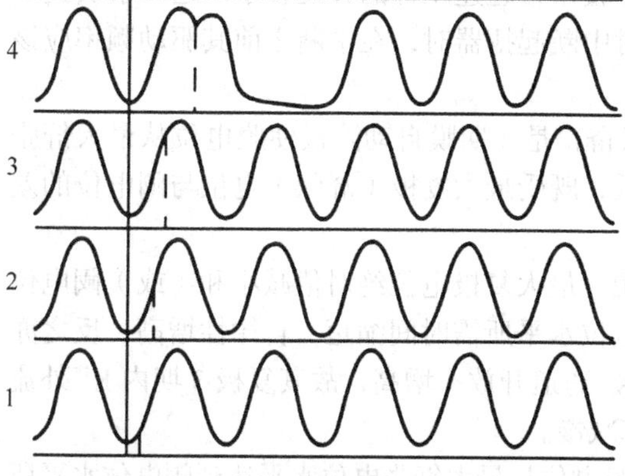

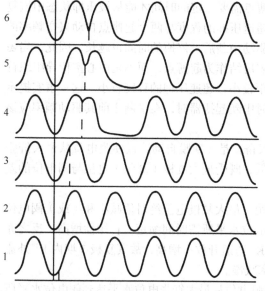


图4-13 期前收缩和代偿间歇

虚线指示给予刺激的时间，曲线1～3表示刺激落在有效不应期内，不引起新的兴奋；曲线4～6表示刺激落在相对不应期内，可引起期前收缩和代偿间歇

（二）自动节律性

组织、细胞能够在没有外来刺激的条件下，自动地发生节律性兴奋的特性，称为**自动节律性**（**autorhythmicity**），简称自律性。具有自动节律性的组织或细胞，称自律组织或自律细胞。组织、细胞单位时间（每分钟）内能够自动发生兴奋的

次数，即自动兴奋的频率，是衡量自动节律性高低的指标。

**1. 心脏的正常起搏点与窦性心律** 各种自律细胞组成了心脏的特殊传导系统，包括窦房结、房结区、结希区、房室束、左束支、右束支和浦肯野纤维，它们的自律性具有等级性差异：窦房结P细胞自律性最高（约100次/分），但在整体情况下，由于迷走神经的紧张性较高，其自律性仅表现为75次/分左右；其次为房室交界，约为50次/分；房室束约40次/分；浦肯野纤维自律性最低，约为25次/分。

正常情况下，窦房结P细胞的自律性最高，其发放的冲动按一定顺序传播，依次激动心房肌、房室交界、房室束、浦肯野纤维和心室肌，使整个心脏产生与窦房结一致的节律性活动，因此，窦房结是心脏的**正常起搏点（normal pacemaker）**，所形成的心跳节律称为**窦性心律（sinus rhythm）**。而心脏其他部位的自律细胞虽然具有起搏的能力，但由于自律性较低，通常处于窦房结抢先占领和超速驱动压抑机制的控制之下，并不表现出其本身的自律性，只是起传导兴奋的作用，故而称为**潜在起搏点（latent pacemaker）**。但是，当潜在起搏点的自律性异常增高，超过窦房结的自律性时，则可引起心律失常。当潜在起搏点控制了部分或整个心脏的活动时，就成为**异位起搏点（ectopic pacemaker）**，所形成的心跳节律称为**异位心律（ectopic rhythm）**。

窦房结通过抢先占领和超速压抑两种方式实现对潜在起搏点的控制。

（1）抢先占领：窦房结的自律性高于其他潜在起搏点，所以，在潜在起搏点4期自动除极尚未达到阈电位水平之前，它们已经受到窦房结发出并依次传来的兴奋的激动作用而产生了动作电位，其自身的自动兴奋就不可能出现。

（2）超速压抑或超速驱动压抑：窦房结的快速节律活动对频率较低的潜在起搏点具有直接的抑制作用，称为**超速驱动压抑（overdrive suppression）**。例如，当窦房结对心室潜在起搏点的控制突然中断后，首先会出现一段时间的心室停搏，然后心室才能按其自身潜在起搏点的节律发生兴奋和搏动。出现这个现象的原因是：在自律性很高的窦房结的兴奋驱动下，潜在起搏点“被动”兴奋的频率远远超过它们本身的自动兴奋频率。潜在起搏点长时间的“超速”兴奋的结果，出现了抑制效应；一旦窦房结的驱动中断，心室潜在起搏点需要一定的时间才能从被压抑状态中恢复过来，出现它本身的自动兴奋。另外还可以看到，超速压抑的程度与两个起搏点自动兴奋频率的差别呈平行关系，频率差别越大，抑制效应越强，驱动中断后，停搏的时间也越长。因此，当窦房结兴奋停止或传导受阻后，首先由房室交界代替窦房结作为起搏点，而不是由心室传导组织首先代替；因为窦房结和房室交界的自动兴奋频率差距较小，超速压抑的程度较小。这一事实提示我们，临床上在人工起搏的情况下，如因故需要暂时中断起搏器时，在中断之前其驱动频率应该逐步减慢，以避免发生心搏暂停。

**2. 影响心肌自律性的因素** 自律细胞的自动兴奋，是4期膜自动除极使膜电位从最大舒张电位达到阈电位水平而引起的。因此，自律性的高低，既受最大复极（舒张）电位与阈电位的差距的影响，也取决于4期自动除极的速度。

（1）最大复极（舒张）电位与阈电位之间的差距：最大复极电位绝对值减小和（或）阈电位下移，均使两者之间的差距减小，自动除极达到阈电位水平所需时间缩短，自律性增高；反之亦然。例如，迷走神经兴奋时可使窦房结自律细胞膜$K^+$通道开放率增高，故其复极3期内$K^+$外流增加，最大舒张电位绝对值增大，自律性降低，心率减慢。

（2）4期自动除极的速度：4期自动除极速度与膜电位从最大舒张电位水平达到阈电位水平所需时间密切相关。如自动除极速度增快，达阈电位水平所需时间缩短，单位时间内发生兴奋的次数增多，自律性增高。儿茶酚胺可以通过增强$I_f$电流，加速浦肯野纤维4期除极的速度，提高其自律性。

（三）传导性

心肌细胞具有传导兴奋的能力，称为**传导性（conductivity）**。与神经纤维和骨骼肌细胞相同，同一心肌细胞膜上兴奋的传播也是通过局部电流来实现的。通常将动作电位沿心肌细胞膜传播的速度作为衡量心肌传导性的指标。

闰盘的存在，使得结构上彼此分开的心肌细胞在功能上表现为一个合胞体，即心房或心室整块心肌同步地兴奋或收缩。但由于结缔组织将心房肌和心室肌分开，故心房和心室各自构成一个功能性合胞体，其间的兴奋传播则依靠心脏的特殊传导系统来实现。

**1. 心脏内兴奋传导的途径和特点**

（1）心脏内兴奋传导的途径：正常情况下，窦房结发出的兴奋通过心房肌传至整个心房，同时通过由心房肌组成的**优势传导通路（preferential pathway）**迅速传至房室交界区（又称房室结，包括房结区、结区和结希区），经由房室束（希氏束）传至左、右束支，然后经浦肯野纤维网引起心室肌兴奋，再通过心室肌将兴奋由内膜侧向外膜侧扩布，最终引起整个心室兴奋（图4-14）。

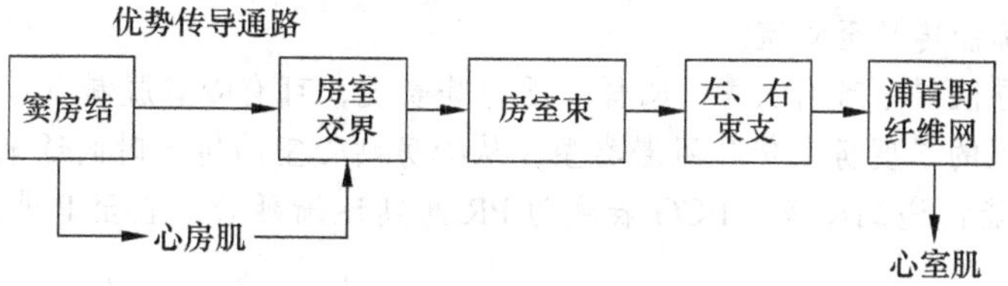


图4-14 心脏的兴奋传导途径示意图

（2）心脏内兴奋传导的特点

1）心脏各部位兴奋传导的速度不同：兴奋从窦房结传导至心室外膜的过程中，由于各种心肌细胞的传导性高低不同，故而兴奋在不同部位的传导速度也是不相同的：窦房结为0.05m/s，心房肌为0.4m/s，优势传导通路为1.0～1.2m/s，房室交界区仅为0.02～0.05m/s，房室束为1.2～2.0m/s，浦肯野纤维为2.0～4.0m/s，心室肌为1.0m/s。浦肯野纤维呈网状分布于心室壁，且传导速度最快，由房室交界传入心室的兴奋可经由浦肯野纤维迅速而广泛地向左、右两侧心室壁传导，这对于保证左、右心室的同步收缩具有重要的意义。

2）产生房室延搁：正常情况下，房室交界是兴奋由心房传入心室的唯一通道，由于房室交界区的传导速度最慢，从而使兴奋在通过房室交界区时要延搁一段时间（约0.1s）才能传向心室，这种现象称为**房室延搁（atrioventricular delay）**。房室延搁避免了房室收缩的重叠，对于保证心脏各部分有顺序而协调地进行收缩和舒张活动具有重要的意义。如果房室交界区的兴奋不能顺利地传播到心室，将会发生传导阻滞。

**2. 影响心肌传导性的因素** 心肌的传导性取决于心肌细胞的结构特点和生理特性。

（1）结构因素：心肌细胞的直径是影响心肌传导性的主要结构因素。由于细胞的直径大小与细胞内电阻成反比关系，故细胞的直径越小其内电阻越大，产生的局部电流越小，传导速度越慢；反之，细胞的直径越大，则传导速度越快。浦肯野细胞的直径最大，故其兴奋传导速度最快；而结区细胞直径最小，故其传导速度最慢。

（2）生理因素：心肌细胞兴奋的传播是以局部电流的形式实现的，因此我们可以从局部电流的形成和邻近未兴奋部位膜的兴奋性两个方面来分析影响心肌传导性的电生理学因素。

1）动作电位0期去极化的速度和幅度：动作电位0期去极化的速度越快，局部电流的形成越快，迅速促使邻近未兴奋部位的膜电位去极化达到阈电位水平，因而兴奋传导越快。另一方面，动作电位0期去极化的幅度越大，兴奋部位与邻近未兴奋部位之间的电位差就越大，形成的局部电流越强，因而兴奋传导越快。

2）邻近未兴奋部位膜的兴奋性：兴奋在心肌细胞上的传播就是心肌细胞膜依次兴奋的过程，因此，邻近未兴奋部位膜的兴奋性必然会影响兴奋的传导。只有当邻近未兴奋部位膜的兴奋性处于正常状态时，兴奋才可以正常地传播。影响膜的兴奋性的因素主要包括：静息电位或最大复极（舒张）电位水平、阈电位水平以及引起0期去极化的离子通道的状态。

**临床链接**

## 房室传导阻滞

房室传导阻滞（atrioventricular conduction block）是指心脏电激动传导过程中，发生在心房和心室之间的电激动传导异常，可导致心律失常，使心脏不能正常收缩和泵血。

房室传导阻滞可按阻滞的程度分为以下3类：

一度房室传导阻滞：症状不明显，第一心音减弱。ECG表现为PR间期延长，＞0.20s，但每个心房激动都能传导至心室。

二度房室传导阻滞：可有头晕、心悸、乏力等表现，可有心音脱漏。

Ⅰ型：最常见的二度房室传导阻滞类型，从心房到心室的传导时间逐渐延长，直至有一个心房的激动不能传递到心室。ECG表现为PR间期逐渐延长，直至P波后脱漏一次QRS波群，周而复始。

Ⅱ型：心房的激动突然阻滞不能下传到心室，ECG表现为PR间期恒定，每隔1个或数个P波后有一次QRS波群脱漏。

三度房室传导阻滞：全部的心房激动都不能传导至心室，可有心悸、眩晕、乏力、昏厥，有时出现阿-斯综合征，心率30～40次/分，ECG表现为：P波频率60～100次/分，QRS波频率30～40次/分，QRS波可宽大畸形。

（四）收缩性

心肌接受一次有效刺激发生收缩反应的能力，称为心肌的收缩性。它和骨骼肌的收缩原理相似，是以肌丝滑行为基础的机械特性。但心肌的收缩有其自身的特点。

**1. 心肌细胞收缩的特点**

（1）同步收缩：心房和心室各自形成功能性合胞体，加之心房和心室内兴奋的传导速度快，兴奋一经引起，便可使整个心房或整个心室几乎同步地进行收缩，也称“全或无”式收缩。心肌的同步性收缩，收缩力量大，有利于心脏泵血。

（2）不发生强直性收缩：由于心肌兴奋后的有效不应期特别长，相当于心肌的整个收缩期和舒张早期，故心肌只有在前一次兴奋收缩完毕并开始舒张之后，才能接受新的刺激而产生第二次收缩。因此，心肌不会发生强直收缩，而是始终保持收缩与舒张相交替的节律性活动，使心脏能够有效地进行射血和充盈。

（3）对细胞外液$Ca^{2+}$的依赖性：心肌细胞的肌质网和终池不发达，储存$Ca^{2+}$量少，故心肌兴奋-收缩耦联过程中所需的$Ca^{2+}$除由终池释放提供之外，还需由细胞外液提供；同时，心肌兴奋-收缩耦联过程中，肌质网对$Ca^{2+}$的释放也需要细胞外液中的$Ca^{2+}$进入细胞内才能触发；因此，心肌细胞的收缩对细胞外液的$Ca^{2+}$有明显的依赖性。在一定范围内，细胞外液中$Ca^{2+}$浓度升高时，兴奋时 $Ca^{2+}$的内流增多，则心肌收缩力增强；反之，细胞外液中 $Ca^{2+}$浓度降低时，则心肌收缩力减弱。当细胞外液中 $Ca^{2+}$浓度极低，甚至无 $Ca^{2+}$时，兴奋时 $Ca^{2+}$的内流显著减少，心肌可能会出现有动作电位产生而不会引起收缩的现象，称为兴奋 - 收缩脱耦联。

**2. 影响心肌收缩性的因素**

（1）血浆中 $Ca^{2+}$浓度：在一定范围内，心肌收缩力与血浆中 $Ca^{2+}$浓度成正比，即血浆中 $Ca^{2+}$浓度升高时，兴奋时 $Ca^{2+}$内流增多，心肌收缩力增强；反之，血浆中 $Ca^{2+}$浓度降低时，则心肌收缩力减弱。

（2）低氧和酸中毒：缺氧会引起 ATP 生成减少，引起心肌收缩力减弱；酸中毒时，细胞外液中 $H^+$浓度升高，由于 $H^+$和 $Ca^{2+}$产生竞争性抑制，故兴奋时 $Ca^{2+}$内流减少，最终引起心肌收缩力减弱。

（3）交感神经和儿茶酚胺：**心交感神经（cardiac sympathetic nerve）**兴奋或儿茶酚胺浓度增高时，通过促进慢通道的开放，加速兴奋时 $Ca^{2+}$内流，并促进 ATP 释放能量，最终引起心肌收缩力增强。

（4）迷走神经和乙酰胆碱：**心迷走神经（cardiac vagus nerve）**兴奋时，其节后纤维释放 ACh，可通过心肌细胞膜上的 M 受体，直接或间接抑制 $Ca^{2+}$通道，减少兴奋时 $Ca^{2+}$内流，最终引起心肌收缩力减弱。

## 四、体表心电图

在一个心动周期中，由窦房结发出的一次兴奋，按一定的途径和时程，依次传向心房和心室，引起整个心脏的兴奋；因此，每一个心动周期中，心脏各部分兴奋过程中出现的电变化的传播方向、途径、次序和时间等都有一定的规律。这种生物电变化通过心脏周围的组织和体液，传到身体表面，使身体各部位在每一心动周期中也都发生有规律的电变化。故将测量电极放置在人体表面的一定部位记录出来的心脏电变化的曲线，称为**心电图（electrocardiogram，ECG）**。心电图反映心脏兴奋的产生、传导和恢复过程中的生物电变化，而与心脏的机械收缩活动无直接关系。在临床疾病诊断和常规的体格检查时，心电图是不可缺少的项目。

### （一）常用心电图导联

记录心电图时，将记录电极放置于体表的不同部位，并通过导线与心电图机连接，就可描记出心电图。记录电极与心电图机连接而成的线路，称为心电图**导联（lead）**。

目前，临床上常用的心电图导联包括：①标准导联（Ⅰ、Ⅱ、Ⅲ），亦称双极肢体导联，反映两个肢体之间的电位差；②加压单极肢体导联（aVR、aVL、aVF），反映体表某两点之间的电位差；③胸导联（$V_1$、$V_2$、$V_3$、$V_4$、$V_5$、$V_6$），就是把探查电极放置于胸前一定部位的单极导联。

### （二）正常心电图各波和间期及其生理意义

心电图记录纸上，有横线和竖线画出的长、宽均为 1mm 的小方格。通常将心电图机的灵敏度和走纸速度分别设置为 1mV/10mm 和 25mm/s，故记录纸上纵向的小格表示电压，每一小格相当于 0.1mV；横向的小格表示时间，每一小格相当于 0.04s，据此，可以测量出心电图各波的电位值的大小和所经历时间的长短。

心电图导联不同，所记录到的心电图波形也有所不同，但基本上都包括以下几个基本波形：一个 **P 波（P wave）**、一个 **QRS 波群（QRS complex）**和一个 **T 波（T wave）**，有时在 T 波后面还会出现一个小的 U 波（图 4-15）。心电图中各波的形状以及它们之间的时程关系具有重要的理

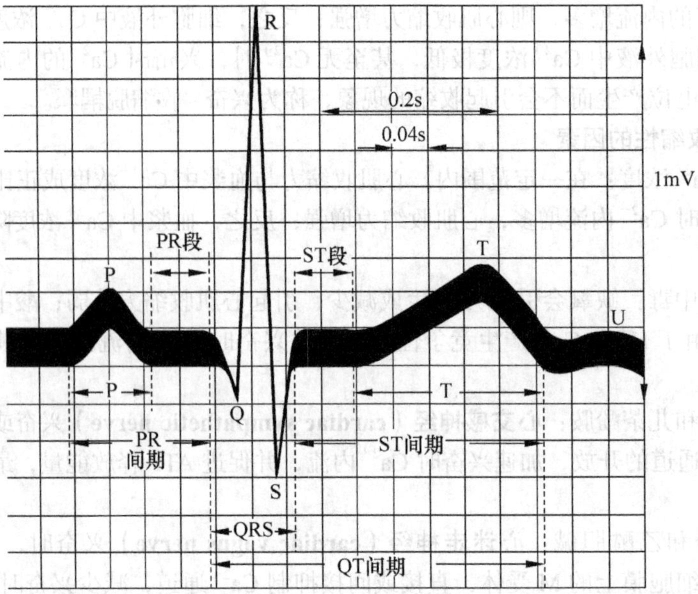


图 4-15 正常人心电图模式图

论和临床意义。下面以标准Ⅱ导联记录到的心电图为例，介绍心电图各波和间期的特点及其生理意义。

**1. P 波** 心电图中最早出现的是 P 波。P 波小而圆钝，波幅不超过 0.25mV；P 波的起点标志着右心房兴奋的开始，终点标志着左、右心房已全部兴奋；波宽代表去极化过程在整个心房传导所需要的时间，历时 0.08～0.11s。P 波反映左、右心房去极化过程中电位和时间的变化。

**2. QRS 波群** 典型的 QRS 波群包括 3 个紧密相连的电位波动：第一个向下的波为 Q 波，其后是向上的高而尖的 R 波，最后是一个向下的 S 波。用不同导联记录心电图时，这 3 个波不一定都出现，且波幅的大小和方向也不同。正常 QRS 波群历时 0.06～0.10s，代表左、右心室兴奋扩布所需要的时间。QRS 波群反映左、右心室去极化过程中电位和时间的变化。

**3. T 波** T 波的方向与 QRS 波群的主波方向相同，在不同导联中，T 波的振幅差异较大（0.1～0.8mV）；正常 T 波的形态：两支不对称，前半部平缓，后半部陡峭；历时 0.05～0.25s。T 波反映心室复极化过程中的电位变化。T 波低平、双向或倒置，均被称为 T 波异常，提示心肌缺血的存在。

**4. U 波** U 波是 T 波后可能会出现的一个低而宽的波。U 波方向一般与 T 波一致，波幅大多小于 0.05mV；正常 U 波的形态：前半部陡峭，后半部平缓；历时 0.1～0.3s。U 波的成因和意义尚不清楚，U 波倒置可见于高血压和冠心病。

**5. PR 间期** 从 P 波起点到 QRS 波群起点之间的时程，称为 PR 间期（或 PQ 间期）。PR 间期代表窦房结产生的兴奋经心房、房室交界和房室束传到心室，并引起心室开始兴奋所需要的时间。心率正常的成年人的 PR 间期为 0.12～0.20s。房室传导阻滞时，PR 间期可延长。

**6. PR 段** PR 段是指从 P 波终点到 QRS 波群起点之间的时段，通常与基线同一水平。兴奋通过心房之后，要经房室交界区才能传向心室，而房室交界区兴奋传导的速度非常缓慢，所形成的电位变化也非常微弱，故在 P 波之后，曲线便回到基线水平，形成 P-R 段。

**7. QT 间期** 从 QRS 波群起点到 T 波终点的时程，称为 QT 间期。QT 间期代表心室开始去极化到完全复极化至静息状态所需要的时间。心率正常的成年人的 QT 间期为 0.32～0.44s。

**8. ST段** ST段是指从QRS波群终点到T波起点之间的时段，通常与基线平齐。ST段代表心室各部分心肌细胞均处于动作电位的平台期（2期），各部分之间没有电位差存在，曲线恢复到基线水平。ST段异常压低或抬高常提示心肌缺血或损伤。

在心电图中，除了上述各波的形状有特定的意义之外，各波及它们之间的时程关系也具有重要的理论和实践意义。心电图上各种波的形状及各间期的时间，可作为判断各种心脏疾病的依据。

（齐齐哈尔医学院　赵红晔）

# 第3节 血管生理

## 一、各类血管的结构及功能特点

心脏和血管系统共同构成一个密闭的循环管道，由心室射出的血液流经动脉、毛细血管和静脉共同构成的血管系统，再返回心房。

根据血管的生理功能，可将血管分为以下几类：

**1. 弹性储器血管** 指主动脉、肺动脉干及其发出的最大分支。这些血管的管壁厚，含有丰富的弹性纤维，故有较大的顺应性和弹性。当心室射血时，大动脉血压升高，一方面推动大动脉内的血液流向毛细血管和静脉；另一方面形成侧压，使动脉壁扩张，容积增大，暂时储存血液。左心室收缩期射出的血液约2/3储存在主动脉和大动脉里，形成血压，而1/3流向外周。当左心室舒张时，动脉瓣关闭，已被扩张的大动脉弹性回缩，推动射血期储存的这部分血液继续流向外周，大动脉的这种功能称为弹性储器作用。因此，大动脉被称为**弹性储器血管（windkessel vessel）**。弹性储器血管的主要作用是缓冲收缩压，维持舒张压，可使心脏间断的射血变为血管系统中连续的血流，减小每个心动周期中动脉血压的波动幅度。

**2. 分配血管** 从弹性储器血管以后到小动脉之间的动脉管道，相当于中动脉，其管壁主要由平滑肌组成，收缩性较强。其功能是将血液输送至各器官组织，故称为**分配血管（distribution vessel）**。

**3. 毛细血管前阻力血管** 小动脉（直径≤1mm）和微动脉（直径≤500μm以下）的管径小，内径小，管壁富有平滑肌，长度远长于毛细血管，外周阻力最大，约占总的外周阻力的47%，故将小动脉和微动脉称为**毛细血管前阻力血管（precapillary resistance vessel）**。血液在血管中流动受到的总阻力大部分发生在微动脉。小动脉和微动脉的舒缩活动可使血管口径和血流阻力发生明显改变，从而影响血流阻力和所在器官、组织的血流量。

**4. 毛细血管前括约肌** 在真毛细血管的起始部常有平滑肌环绕，称为**毛细血管前括约肌（precapillary sphincter）**。它的舒缩可调控其后真毛细血管的开闭，同时也决定毛细血管开放的数量。

**5. 交换血管** 是指真毛细血管，其口径最小，数量最多，总的横截面积最大，分布广，管壁薄，仅由单层内皮细胞和基膜组成，通透性高，且血流速度最慢，是血液和组织液之间进行物质交换的场所，称为**交换血管（exchange vessel）**。其阻力占总外周阻力的27%。

**6. 毛细血管后阻力血管** 指微静脉，它们的舒缩可影响毛细血管前、后阻力的比值，称为**毛细血管后阻力血管（postcapillary resistance vessel）**。由于管径小，对血流也可产生一定的阻力，从而改变毛细血管血压和体液在血管内和组织间的分布。

**7. 容量血管** 是指静脉，小静脉到大静脉的整个静脉系统。与相应的动脉相比，其数量多、管径大、管壁薄且易扩张。在安静状态下，静脉系统容纳了整个循环血量的 60%～70%，起着储血库的作用，故称为**容量血管**（**capacitance vessel**）。

**8. 短路血管** 指小动脉和小静脉之间的吻合支。它们使小动脉内的血液不经过毛细血管而直接流入小静脉。多见于手指、足趾、耳郭等处的皮肤，与体温调节有关。

## 二、血流量、血流阻力和血压

血液在心血管系统内流动的流体力学称为**血流动力学**（**haemodynamics**），其研究的基本问题是**血流量**（**blood flow**）、**血流阻力**（**blood flow resistance**）和**血压**（**blood pressure**）之间的相互关系。由于血液是含有血细胞和胶体物质等多种成分的液体，心血管系统还具有管道的结构和功能特点，因此其血流动力学又有其自身的特点。

### （一）血流量和血流速度

**1. 血流量** 单位时间内流过血管某一截面的血量称为血流量，也称容积速度，通常以 ml/min 或 L/min 来表示。根据流体力学规律，血流量（$Q$）与血管两端的压力差（$\Delta P$）成正比，与血流阻力（$R$）成反比，即：

$$Q=\Delta P/R$$

循环系统是一个封闭的系统，血管中各个截面血流量是相等的，都等于心输出量。在体循环中，上式中的 $Q$ 相当于**心输出量**（**cardiac output**），$R$ 相当于**总外周阻力**（**total peripheral resistance**），$\Delta P$ 相当于平均主动脉压（$P_A$）与右心房的压力差。正常情况下，右心房压接近于零，故 $P_A$ 即可代表 $\Delta P$，三者的关系为：

$$Q=P_A/R$$

对于某一器官而言，$Q$ 表示该器官的血流量。供应某器官血流量的多少则主要取决于该器官的血流阻力。因此，器官的血流阻力是调节器官血流量的主要因素。

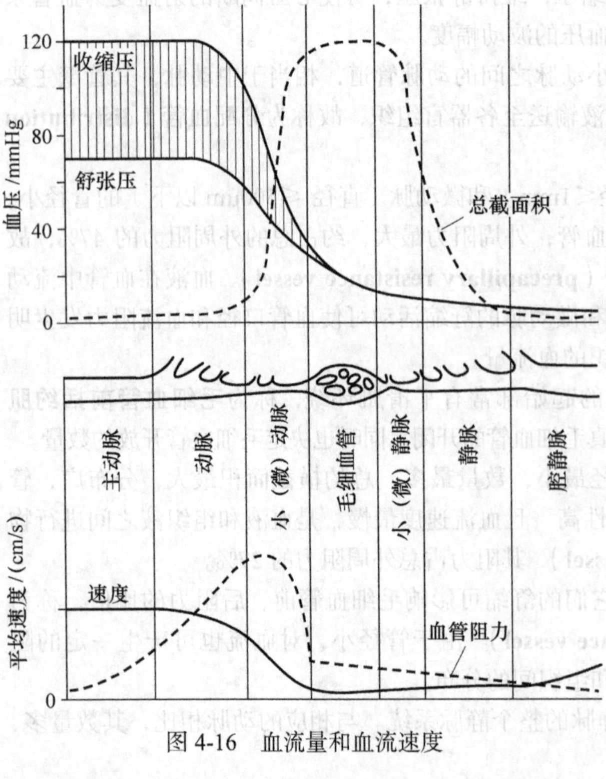


图 4-16 血流量和血流速度

**2. 血流速度** 血液中的一个质点在血管内流动的直线速度，称为血流速度。血液在血管内流动时，其血流速度与血流量成正比，与血管的任一处的总横截面积成反比（图 4-16）。体循环中，主动脉处的总横截面积最小，血流速度最快；毛细血管处的总横截面积最大，血流速度最慢。

血液在血管内流动的方式可分为**层流**（**laminar flow**）和**湍流**（**turbulent flow**）两类。在层流情况下，血液中各个质点流动的方向一致，与血管的长轴平行。但各个质点的流速不一，在血管轴心处最快，越靠近管壁，流速越慢，如图 4-17。当血流速度加快到一定程度时，使血流中各个质点流动的方向不一致而发生湍流。在血管内膜表面粗糙，血管口径大、血液黏滞度低以及血流受到某种阻碍或急剧转向等情况下，也容易发生湍流。层流不引起管壁振动，但湍流的部位常可因局部的管壁振动产生杂音。

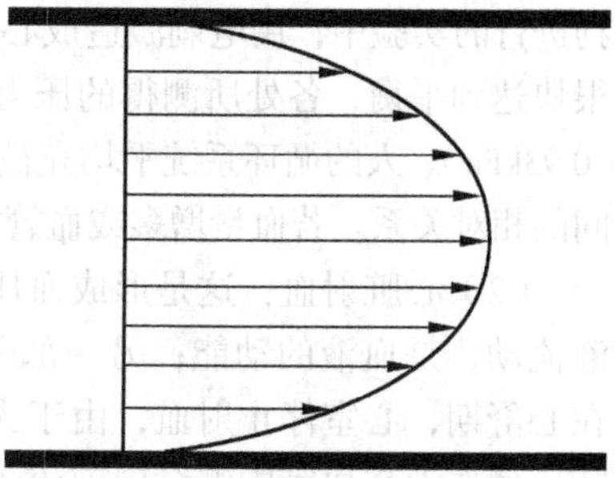

图 4-17 血液在血管中的流动状态
图中箭头的长度代表各层血液的流速

（二）血流阻力

血液在血管内流动时遇到的阻力，称为**血流阻力（blood flow resistance）**。血流阻力的产生，是由于血液流动时因摩擦而消耗能量，故血液在血管内流动时压力逐渐降低。其主要来自两方面：①血液内部的摩擦力；②血液与血管壁之间的摩擦。血流阻力一般不能直接测量，需通过计算得出。在一个血管系统中，根据血流量公式，若测得血管两端的压力差和血流量，即可计算出血流阻力。另外，若比较血流量公式和泊肃叶定律的公式：

$$Q=\frac{\pi\Delta Pr^4}{8\eta L}$$

则可得出血流阻力（$R$）的方程式，即：

$$R=\frac{8\eta L}{\pi r^4}$$

式中血流阻力（$R$）与血管长度（$L$）和血液黏滞度（$\eta$）成正比，与血管半径（$r$）的4次方成反比。由于血管的长度不会有显著变化，可看作不变的常数，故血流阻力主要取决于血管口径和血液黏滞度。血液黏滞度主要与红细胞数有关，红细胞数越高或红细胞比容越大，血液黏滞度越高，血流阻力就越大。由于血流阻力与血管半径的4次方成反比，故血管半径减小一半，则血流阻力增加至16倍，因此血管口径是影响血流阻力的主要因素。在整个体循环的总血流阻力中，大、中动脉约占19%，小动脉、微动脉约占47%，毛细血管约占27%，静脉约占7%，可见小动脉和微动脉是产生血流阻力的主要部位。小动脉和微动脉管壁富有平滑肌细胞，受交感神经纤维的支配，收缩时血管口径明显缩小，此处的血流阻力增大显著，器官血流量减少；反之，阻力血管口径增大时，血流阻力降低，血流量就增多。因此，机体对循环功能的调节中，就是通过控制各器官阻力血管平滑肌的舒缩活动，调控各器官阻力血管的口径，从而改变不同器官的血流分配。

（三）血压

**血压（blood pressure）**是指血管内流动的血液对单位面积血管壁的侧压力，即压强。血管系统各部分都具有血压，分别称为动脉血压、毛细血管血压和静脉血压。血压单位常用千帕（kPa）或毫米汞柱（mmHg）来表示（1mmHg＝0.133kPa或133Pa，1kPa＝7.5mmHg）。大静脉内的压力较低，常以厘米水柱（$cmH_2O$）为单位（$1cmH_2O$＝0.098kPa或98Pa）。

## 三、动脉血压和动脉脉搏

（一）动脉血压

**1. 动脉血压的形成** **动脉血压（arterial blood pressure）**是指流动的血液对单位面积动脉管壁的侧压力。动脉血压一般是指主动脉压。由于在整个动脉系统中血压降落很小，故通常将在臂部测得的肱动脉压代表主动脉压。形成动脉血压的主要因素有以下四点：

（1）血管系统内有足够的血液充盈：这是形成动脉血压的前提，整个心血管系统被血液充盈，其充盈的程度可用**循环系统平均充盈压（mean circulatory filling pressure）**来表示。在用巴比妥麻醉狗进行的实验中，用电刺激造成心室颤动使心脏暂时停止射血，血流暂停，循环系统中各处的压力很快达到平衡，各处所测得的压力数值相等，这一压力数值即循环系统平均充盈压，约为 7mmHg（0.93kPa）。人的循环系统平均充盈压估计接近这一数值。这一数值的高低取决于血量与循环系统之间的相对关系。若血量增多或血管容量缩小，循环系统平均充盈压就增高；反之则降低。

（2）心脏射血：这是形成血压的基本因素，心室肌收缩时所释放的能量，一部分用于推动血液流动，是血液的动能；另一部分形成对血管壁的侧压力，成为使血管壁扩张的压强能即势能。在心舒期，心室停止射血，由于大动脉发生弹性回缩，又将这部分势能转变为推动血液流动的动能，使血液在血管中继续向前流动。由于心脏射血是间断性的，因此在心动周期中动脉血压出现周期性的变化。另外，由于血液从大动脉流回心房的过程中能量不断消耗，故血压逐渐降低。血液由大静脉回到右心房时，压力已接近于零。其降低的幅度通常与此处血管的血流阻力成正变关系。在机体处于安静状态时，体循环中微动脉段血压降落的幅度最大。

（3）外周阻力：这是形成动脉血压的充分条件，外周阻力主要指小动脉和微动脉对血流的阻力。如果仅有心室射血而无外周阻力，心室射出的血液将全部迅速流至外周，即心室收缩释放的能量将全部表现为动能，而不对血管壁产生侧压，也就不能形成动脉血压。由于外周阻力的存在，心室每次射血量的 1/3 在心室收缩期流向外周，其余 2/3 暂时储存在大动脉和主动脉内，使动脉血压上升。

（4）主动脉和大动脉的弹性：主要是对动脉血压起缓冲作用，将心室收缩释放的一部分能量以弹性势能的形式储存于扩张的动脉管壁中。当心室舒张停止射血时，随着动脉内血液流向外周，大动脉血压下降，被扩张的动脉管壁随即弹性回缩，一则使弹性势能转换为动能，推动动脉内的血液继续向前流动（图 4-18），使左心室的间断射血变为动脉内的连续血流，二则减小血管容积，使动脉血压的下降得到缓冲，不致降得太低，以维持较高的舒张压水平，使一个心动周期中动脉血压的变动幅度远小于左心室内压的变动幅度。

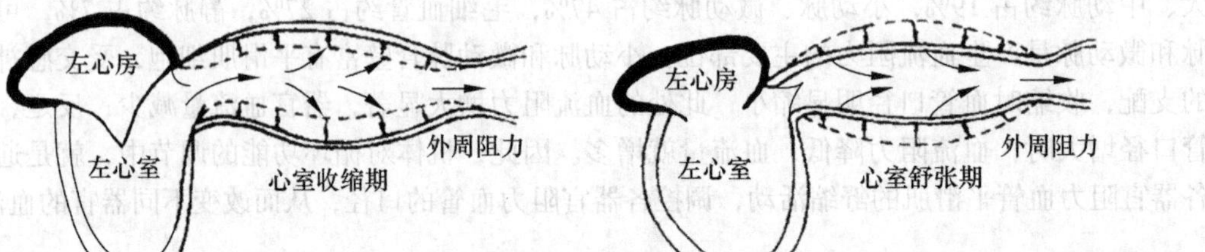


图 4-18　主动脉弹性对血压血流的缓冲作用示意图

**2. 动脉血压的正常值**　在一个心动周期中，动脉血压随心脏的间断性射血发生规律性的波动。心室射血时，动脉血压升高，约在快速射血期末达到最高，其最高值称为**收缩压**（**systolic pressure**）。心室舒张时，动脉血压下降，其最低值，称为**舒张压**（**diastolic pressure**）。收缩压和舒张压的差值称为**脉搏压**，简称脉压（**pulse pressure**）。整个心动周期中各瞬间动脉血压的平均值，称为**平均动脉压**（**mean arterial pressure**）（图 4-19）。由于收缩期短于舒张期，所以平均动脉压更接近于舒张压，简略计算，平均动脉压≈舒张压＋1/3 脉压。

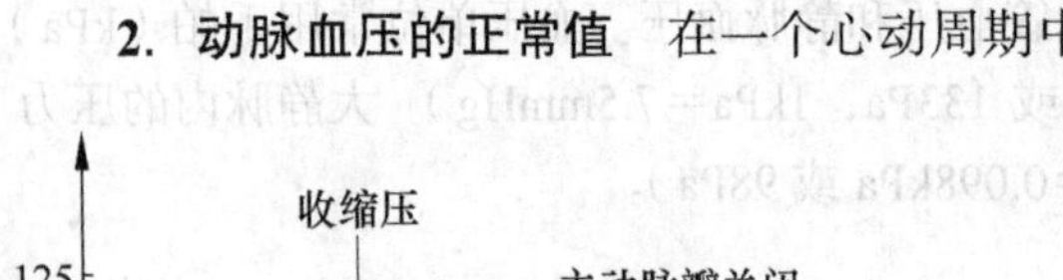

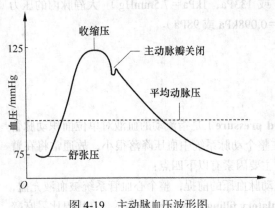


图 4-19　主动脉血压波形图

我国正常成人安静状态时的收缩压为 90～

140mmHg（12.0～18.6kPa），舒张压为60～90mmHg（8.0～12.0kPa），脉搏压为30～40mmHg（4.0～5.3kPa），平均动脉压正常值100mmHg（13.3kPa）。动脉血压存在个体、性别和年龄的差异。一般来说，男性略高于女性，男性和女性的动脉血压都随年龄的增长而逐渐升高，收缩压的升高比舒张压的升高更为显著。女性在更年期前动脉血压比同龄男性低，而更年期后动脉血压则较高。新生儿的收缩压仅40mmHg（5.3kPa）左右。出生后第一个月内，收缩压升高很快，第一个月末可达到80mmHg（10.6kPa）。以后收缩压继续升高，到12岁时约为105mmHg（14.0kPa）。在青春期，收缩压上升较快，到17岁收缩压可达120mmHg（16.0kPa）。青春期以后，收缩压随年龄增长缓慢升高，到60岁，收缩压约为140mmHg（18.6kPa）。运动时、进食后、情绪激动时升高，睡眠时、轻松愉快时血压稍降。吸气时血压先降后升，呼气时血压先升后降，这些血压变化多呈暂时的。瘦弱的人血压多偏低，超重的人血压多偏高。正常人右臂比左臂血压高5～10mmHg（0.665～1.33kPa）、下肢比上肢高20～40mmHg（2.66～5.32kPa）。

**知识链接**

### 血压水平的分类和分级

正常情况下，理想的血压为120/80mmHg（15.96/10.64kPa），正常血压为130/85mmHg（17.29/11.31kPa）以下，＜90/50mmHg（11.97/6.65kPa）为低血压。130～139/85～89mmHg为临界高血压，为正常高限；（140～159）/（90～99）mmHg［（18.62～23.81）/（13.3～14.5）kPa］为高血压Ⅰ期，此时机体无任何器质性病变，只是单纯高血压；（160～179）/（100～109）mmHg［（21.28～23.81）/（13.3～14.5）kPa］为高血压Ⅱ期，此时有左心室肥厚和心、脑、肾损害等器质性病变，但功能还在代偿状态；180/110mmHg（23.94/14.63kPa）以上为高血压Ⅲ期，此时有脑出血、心力衰竭、肾功能衰竭等病变，已进入失代偿期，随时可能有生命危险。

### 高血压病

高血压病（hypertensive disease）是世界性的常见慢性病、多发病，是以动脉血压持续升高为特征的“心血管综合征”，患者出现头痛、头晕、胸闷乏力、心悸、神志不清、抽搐等症状，严重时甚至出现脑卒中、心肌梗死和肾衰竭，从而危及生命。高血压常会引起心、脑、肾等重要器官的病变并出现相应的后果，是导致心、脑、肾严重事件发病率和病死率升高的最主要危险因素。引起高血压的危险因素很多，除了年龄、性别外，还有吸烟、饮酒、饮食、高血脂、超重肥胖、糖尿病、遗传及缺少体力活动等因素。高血压病是我国心脑血管病预防的关键切入点。

**3. 影响动脉血压的因素** 如前所述，凡能影响动脉血压形成的因素，包括循环系统血液充盈的程度、心脏射血量、外周阻力和大动脉的弹性储器作用，都能影响动脉血压。

（1）每搏输出量：如其他因素不变，每搏输出量增加，心缩期心室射入主动脉和大动脉的血量大于流出动脉系统的血量，主动脉和大动脉内血量增加显著，故收缩压升高明显。由于动脉血压升高，血流速度加快，收缩期内增多的这部分血量仍可在心舒期流入毛细血管和静脉。到心舒期末，大动脉内存留的血量和每搏输出量增加之前相比，有增加但不多。因此，每搏输出量增加引起的动脉血压升高，主要表现为收缩压升高明显，舒张压升高不大，脉压增大。反之，每搏输出量减少，血压下降，主要是收缩压降低明显，脉压减小。可见每搏输出量的变化主要影响收缩压，而收缩压的高低也主要反映了每搏输出量的多少。凡是影响静脉回心血量而改变前负荷或影响心肌收缩能力的因素都能影响每搏输出量，进而影响血压。

（2）心率：心率在一定范围内增加，使心输出量增加，动脉血压增加，但舒张压升高明显，而收缩压升高不多，脉压减小。这是因为心率主要影响心舒期，心率增快，心舒期缩短较心缩期明显，以致心舒期内流出动脉系统的血量明显减少，到心舒期末存留在主动脉、大动脉内的血量增多，舒张压较心率增加前高。由于心率对心缩期的缩短影响较小，加之收缩期动脉血压升高本身也促进了血流速度，也可有较多的血液流出动脉系统，故心率增快时，收缩压虽有升高，但与舒张压相比，升高幅度不如舒张压升高显著，脉压减小。相反，心率减慢时，动脉血压下降，但舒张压降低的幅度较收缩压降低幅度大，脉压增大。

（3）外周阻力：如果其他因素不变，仅外周阻力增大，流出动脉系统的血量减少，大动脉内存留的血量增多，血压升高。因心舒期相对较长，到心舒末期存留在大动脉内的血量较多，故舒张压升高明显。由于心缩期较心舒期短，心缩期血压也较心舒期高，相应的血流速度也较心舒期快，故收缩压的升高幅度不如舒张压升高显著，脉压减小。反之，当外周阻力减小时，舒张压的降低幅度比收缩压的降低幅度大，脉压加大。可见，外周阻力主要影响舒张压。所以，在安静状态下，心率变化不大，舒张压的改变主要反映了外周阻力的大小。

（4）主动脉和大动脉的弹性储器作用：主动脉和大动脉的弹性储器作用有缓冲动脉血压波动的作用。老年人常因动脉管壁硬化，大动脉的弹性储器作用减弱，出现收缩压升得过高，舒张压降得过低，脉压增大。但由于老年人小动脉常同时硬化，以致外周阻力增大，使舒张压也常常升高。

（5）循环血量和血管系统容积的比例：循环系统平均充盈压是形成动脉血压的前提，而循环系统平均充盈压的大小，又取决于循环血量和心血管系统容积二者的相应关系。在正常情况下，神经体液调节使循环血量和血管系统容积相适应，血管系统充盈程度的变化不大。任何原因引起循环血量相对减少和（或）血管系统容积相对增大，都会使循环系统平均充盈压下降，使动脉血压降低。相反，循环血量相对增多和（或）血管系统容积相对缩小，都将导致动脉血压升高。

以上对影响动脉血压各种因素的叙述，都是在假设其他因素不变的前提下，分析单一因素发生变化对动脉血压可能产生的影响。实际上，整体情况下，当一种因素发生改变时，机体将对其他因素重新调整，因此动脉血压的任何改变，往往是各种因素相互作用的综合结果。

（二）动脉脉搏

动脉血压随心室舒缩活动而发生周期性波动。这种周期性压力变化所引起动脉血管搏动的现象称为**动脉脉搏（arterial pulse）**，简称脉搏。用手指可在身体浅表部位摸到动脉搏动，桡动脉是临床上最常用的检测部位。

**1. 动脉脉搏波的传播速度** 动脉脉搏波首先在主动脉根部产生，可沿着动脉管壁向外周血管传播。脉搏波的传播速度比血流速度快得多。脉搏波的传播与动脉管壁的顺应性成反比关系。主动脉的顺应性最大，脉搏波的传播最慢，传播速度为3～5m/s，在大动脉为7～10m/s，到小动脉段可加快到15～35m/s。老年人的动脉血管顺应性降低，故其脉搏波的传播速度较青年人为快。

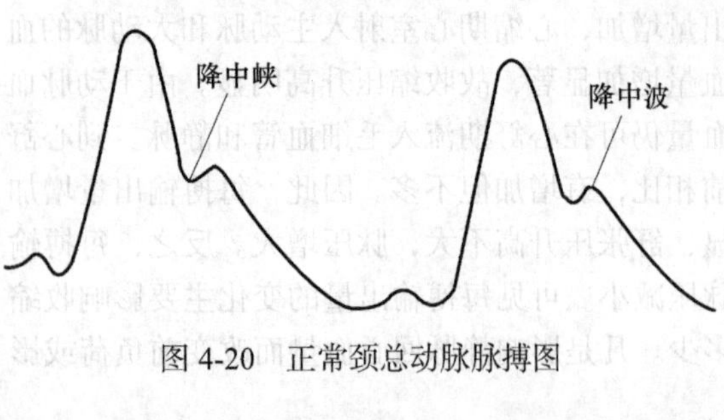

图 4-20 正常颈总动脉脉搏图

**2. 动脉脉搏的波形** 用脉搏描记仪记录到的浅表动脉脉搏的波形称为脉搏图（图 4-20）。

动脉脉搏的波形可因描记方法和部位不同而有差异，典型的脉搏图包括以下几个组成部分：

（1）上升支：在心室的快速射血期，动脉血压迅速上升，管壁被扩张，形成脉搏波形中的上升支。上升支的斜率和幅度受心输出量、射血速度和外周阻力等因素的影响。心输出量少，射血速度慢，外周阻力大，则上升支的斜率小，幅度也低；反之，则上升支的斜率大，幅度也大。

（2）下降支：心室进入减慢射血期，射入主动脉的血量少于从主动脉流出的血量，故动脉血压开始下降，被扩张的大动脉弹性回缩，形成脉搏波下降支的前段。随后，心室舒张，动脉血压继续下降，形成下降支的其余部分。在主动脉脉搏图中，其下降支上有一个切迹，称为**降中峡**（**dicrotic notch**），是因为心室舒张时室内压下降，主动脉内的血液向心室方向返流所致。返流的血液使主动脉瓣迅速关闭，并撞击在闭合的主动脉瓣上被阻挡折返，因此在降中峡的后面形成一个短暂向上的小波，称为降中波。下降支的形态可大致反映外周阻力的高低和主动脉瓣的功能状态。外周阻力增高，脉搏波降支的下降速率变慢，降中峡的位置较高；外周阻力降低，则下降支的下降速率较快，降中峡位置较低，其后的下降支坡度小且较为平坦。主动脉瓣关闭不全时，心舒期有部分血液倒流入心室。故下降支很陡，降中波不明显或者消失。

脉搏的频率和节律与心搏频率和节律一致，由于动脉脉搏的强弱和紧张度与心输出量、动脉的可扩张性以及外周阻力等因素有密切的关系，故扪诊脉搏在一定程度上可反映心血管的功能状态。脉诊是中医学诊断疾病的重要手段之一。诊脉除了了解病人的脉搏频率和节律是否规则等情外，同时也在心理上构成了医生和病人之间的接触和联系。中医学中的脉象，就是研究各种生理和病理情况下桡动脉脉搏的特征。在中医诊断学中，对脉象有很详细的描述。

## 四、微循环

**微循环**（**microcirculation**）是指微动脉和微静脉之间的血液循环。血液循环的最根本功能是在微循环处实现血液与组织之间的物质交换。微循环能控制流经组织的血流量，进而影响全身动脉血压和静脉回流量。

### （一）微循环的组成及血流通路

微循环的结构因器官、组织不同而有差别。典型的微循环由微动脉、后微动脉、毛细血管前括约肌、真毛细血管、通血毛细血管（或称直捷通路）、动-静脉吻合支和微静脉等7部分组成（图4-21）。微循环组成可归纳为两套闸门和三条通路。

**1. 两套闸门** 是指：①微动脉是小动脉的终末部分，管壁有完整的平滑肌层，受神经和体液因素的调节，其收缩和舒张可改变血管阻力，从而调节进入该微循环的血流量，微动脉起着微循环“总闸门”的作用；②后微动脉是微动脉的分支，有单层平滑肌细胞。每根后微动脉向一至数根真毛细血管供血。真毛细血管通常从后微动脉以直角方式分出，在真毛细血管起始处通常由1～2个平滑肌细胞形成一个环，称为毛细血管前括约肌。受交感神经的影响小，但对$CO_2$、$H^+$、激肽以及组胺等物质敏感。毛细血管括约肌的舒缩状态可决定进入该支真毛细血管的血流量，看作微循环的“分闸门”。

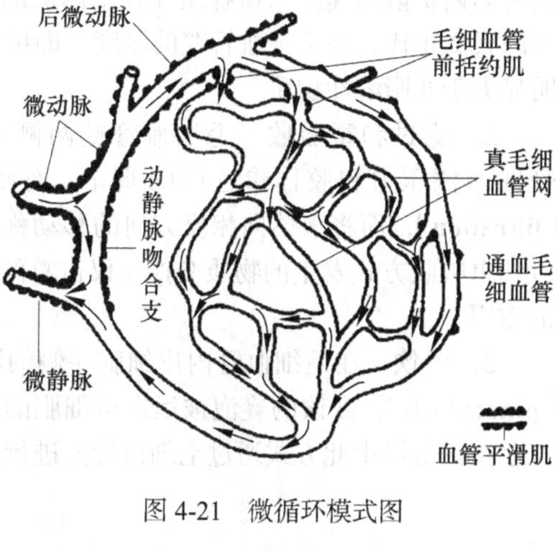


图4-21 微循环模式图

最细的微静脉管径不超过20～30μm，管壁没有平滑肌，在功能上属于交换血管。较大的微静脉管壁有平滑肌，但没有微动脉发达，其功能是调节毛细血管后阻力。微静脉的舒缩状态可影响毛细血管血压，从而影响真毛细血管处的液体交换和静脉回心血量。

**2. 三条通路** 是指：①迂回通路：指血液从微动脉→后微动脉→毛细血管前括约肌→真毛细血管网→微静脉的通路，称为**迂回通路（circuitous channel）**。由于真毛细血管网迂回曲折，血流缓慢，真毛细血管管壁很薄，通透性较大，因此真毛细血管网是血液与组织间物质交换的主要场所，又被称为**"营养通路（nutritional channel）"**。②直捷通路：血液从微动脉→后微动脉→通血毛细血管→微静脉的通路称为**直捷通路（thoroughfare channel）**。通血毛细血管是后微动脉的直接延续，其管壁平滑肌逐渐稀少以至完全消失，加之管径比真毛细血管大，经常处于开放状态，血流速度较快，物质交换很有限，主要功能是使一部分血液能迅速通过微循环进入静脉。直捷通路在骨骼肌组织的微循环中较为多见。③动-静脉短路：血液从微动脉→动-静脉吻合支→微静脉的通路称为**动-静脉短路（arteriovenous shunt）**。动-静脉吻合支管壁厚，有完整的平滑肌层，能进行舒缩活动，不能进行物质交换。该类通路在皮肤、皮下组织较为多见，其功能与体温调节有关。当环境温度升高时，动-静脉吻合支开放增多，皮肤血流量增加，皮肤温度升高，有利于散发体热。反之，动-静脉吻合支关闭有利于保存体热。三条通路的特点见表4-2。

**表4-2 微循环通路的主要途径、开放情况和生理功能**

| 通路类型 | 血流主要途径 | 开放情况 | 主要生理功能 |
|---|---|---|---|
| 直接通路 | 通血毛细血管 | 经常开放 | 保证静脉血回流 |
| 迂回通路 | 真毛细血管 | 交替开放 | 进行物质交换 |
| 动-静脉短路 | 动-静脉吻合支 | 必要时开放 | 调节体温 |

（二）毛细血管内外的物质交换

毛细血管内外的物质交换主要通过以下三种方式：

**1. 扩散** 扩散（**diffusion**）是血液和组织液之间进行物质交换的最主要方式，是溶质分子顺浓度梯度发生净移动的不耗能过程。毛细血管内外液体中的分子，只要其直径小于毛细血管壁的孔隙，就能通过管壁进行扩散。某物质扩散的动力是该物质在管壁两侧的浓度差。溶质分子在单位时间内扩散的速率与该物质在管壁两侧的浓度差、管壁对该物质的通透性及管壁有效交换面积等因素成正比，与毛细血管壁的厚度（即扩散距离）成反比。脂溶性物质如$O_2$、$CO_2$等扩散速度明显大于非脂溶性物质。

**2. 滤过和重吸收** 毛细血管壁两侧的压力和胶体渗透压可以影响水分子的移动。由于管壁两侧压力和胶体渗透压的差异，而使液体由毛细血管内向毛细血管外的移动称为**滤过（filtration）**，而将液体向相反方向的移动称为**重吸收（reabsorption）**。血液和组织液之间通过滤过和重吸收方式发生的物质交换，仅占总的物质交换的很小一部分，但在组织液的生成中起重要的作用。

**3. 吞饮** 在毛细血管内皮细胞一侧的液体可被内皮细胞膜包围并吞饮入细胞内，称为**吞饮（pinocytosis）**，吞饮的囊泡被运送至细胞的另一侧，并被排出细胞外。一般认为，较大的分子如血浆蛋白等可由此方式通过毛细血管壁进行交换。

### （三）微循环血流量的调节

**1. 神经调节** 微循环的微动脉、后微动脉、微静脉受交感神经支配。交感神经兴奋可使微循环“总闸门”和“分闸门”关闭，微静脉的阻力也增大，故微循环灌流量和流出量均减少。

**2. 体液调节**

（1）全身性体液因素：血管壁平滑肌还受组织液中的肾上腺素、去甲肾上腺素、血管加压素、血管紧张素Ⅱ等体液因素的影响，多数能使微循环血管收缩。

（2）局部体液调节：缺氧及局部组织的代谢产物（如 $CO_2$、乳酸、腺苷、组胺、$K^+$、$H^+$等），多数使局部血管舒张。后微动脉和毛细血管前括约肌则主要受代谢产物的调节。

根据微循环的观察，真毛细血管网是轮流、交替开放的。后微动脉和毛细血管前括约肌以每分钟5～10次的频率交替性舒缩。安静时，组织的代谢水平低，局部代谢产物堆积缓慢，分闸门处于收缩状态，真毛细血管网关闭；毛细血管内的血流速度减慢，代谢产物堆积，氧供应不足。代谢产物和低氧都能导致局部的后微动脉和毛细血管前括约肌舒张，真毛细血管网开放，血流速度加快，局部组织内堆积的代谢产物被血流清除并恢复氧的供应，随后，后微动脉和毛细血管前括约肌又发生收缩，使真毛细血管网重又关闭。如此周而复始（图4-22）。当代谢水平增高时，代谢产物堆积，使真毛细血管网大量开放，微循环灌流量大大增加，以适应组织代谢需要。总之，局部体液因素对微循环起着重要作用。

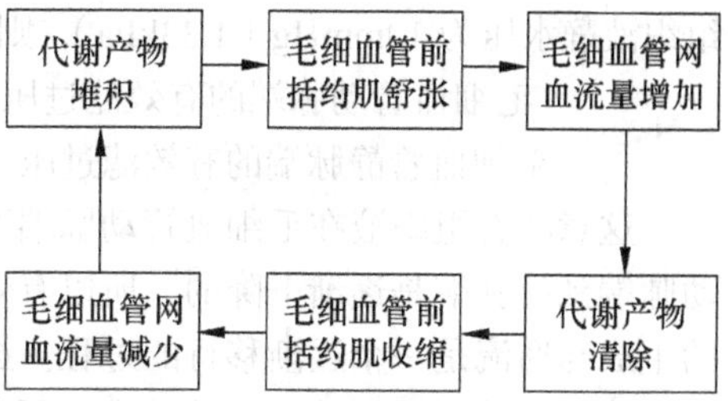


图4-22 微循环血流量调节示意图

## 五、组织液、淋巴液的生成与回流

### （一）组织液的生成和回流原理

体液占正常成人体重的60%，40%为细胞内液，20%为细胞外液。**组织液（interstitial fluid）**是存在于组织细胞间隙中的液体，除蛋白质浓度明显低于血浆外，其他成分基本与血浆相同。其绝大部分呈胶冻状，不易自由流动，因此不会因重力作用而流至身体的低垂部分。但有极少一部分呈液态，可以自由流动。

**1. 组织液的生成和回流** 组织液是血浆经毛细血管壁滤过生成的，同时它又可通过重吸收回到毛细血管内，称为组织液回流。液体通过毛细血管壁的滤过和重吸收取决于毛细血管内外的四个因素，即毛细血管血压、组织液静水压、血浆胶体渗透压和组织液胶体渗透压之间的平衡关系。其中毛细血管血压和组织液胶体渗透压是促进液体滤过（即组织液生成）的力量，血浆胶体渗透压和组织液静水压是促进液体重吸收（即组织液回流）的力量。这两组力量的差值称为**有效滤过压（effective filtration pressure，EFP）**，即：

有效滤过压＝（毛细血管血压＋组织液胶体渗透压）－（血浆胶体渗透压＋组织液静水压）

有效滤过压是液体通过毛细血管壁滤过和重吸收的动力。如果有效滤过压是正值，则血浆滤过毛细血管壁生成组织液；如果有效滤过压是负值，则组织液通过毛细血管壁重吸收进入血液，形成组织液回流（图4-23）。

一般人的毛细血管动脉端的平均血压为30mmHg（4kPa），而静脉端的平均压力为12mmHg（1.6kPa），血浆胶体渗透压为25mmHg（13.33kPa），组织液胶体渗透压一般为15mmHg（2kPa），

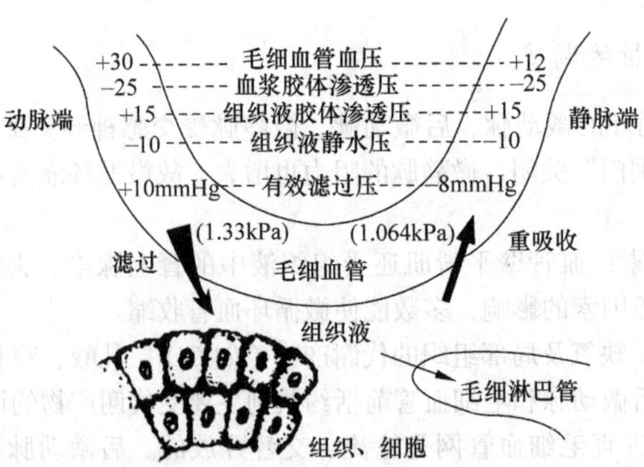


图 4-23　组织液生成与回流示意图

+表示使液体滤出毛细血管的力量；−表示使液体吸收回毛细血管的力量

组织液静水压为 10mmHg（1.33kPa），则：

毛细血管动脉端的有效滤过压=（30+15）−（25+10）=10mmHg（1.33kPa）

毛细血管静脉端的有效滤过压=（12+15）−（25+10）=−8mmHg（1.064kPa）

这意味着组织液在毛细血管动脉端滤过生成，而在静脉端重吸收回流。由于毛细血管血压从动脉端到静脉端是逐渐下降的，所以有效滤过压也是逐渐下降的，液体的滤过和重吸收，组织液的生成与回流是一个逐渐移行的过程。虽然毛细血管静脉端的有效滤过压较动脉端的小，但毛细血管静脉端的通透性较动脉端的大，所以仍可以重吸收较多的组织液。总体上，毛细血管动脉端滤过生成的组织液，大约 90% 在静脉端被重吸收到血液，其余约 10% 组织液进入毛细淋巴管，形成淋巴液，再经淋巴管最终汇入大静脉。

**2. 影响组织液的生成和回流的因素**　在正常情况下，组织液不断生成，又不断被重吸收，保持动态平衡，故血量和组织液量能维持相对稳定。如果这种动态平衡遭到破坏，发生组织液生成过多或重吸收减少，组织间隙中就有过多的潴留，形成组织水肿。凡是影响有效滤过压和淋巴回流的因素都将影响组织液生成，如毛细血管血压升高和血浆胶体渗透压降低时，都会使组织液生成增多，甚至引起水肿。

（1）毛细血管血压：毛细血管血压的高低取决于动脉压、静脉压及毛细血管前、后阻力比值等因素。当微动脉舒张（如运动着的肌肉或发生炎症的部位）使毛细血管前阻力下降，或静脉回流受阻（如心功能不全）时使毛细血管后阻力升高，均会使毛细血管血压升高，有效滤过压升高，组织液生成量增多，形成水肿。反之，当微动脉强烈收缩如失血等，使毛细血管前、后阻力的比值增大，毛细血管血压下降，组织液重吸收增多，有利于循环血量恢复。

（2）血浆胶体渗透压：由于营养不良，机体摄入蛋白质不足；或某些疾病如肾炎，机体丢失蛋白质过多，都可使血浆胶体渗透压降低，有效滤过压升高，组织液生成增多而重吸收减少，形成水肿。

（3）淋巴回流：正常人的一部分组织液经淋巴管回流入血液，使组织液生成和回流达到平衡。当淋巴回流受阻时，可导致组织水肿（如丝虫病）。

（4）毛细血管壁的通透性：在正常情况下，蛋白质难以通过毛细血管壁，血浆胶体渗透压高于组织液胶体渗透压。在某些病理情况下，如烧伤、超敏反应时，局部释放大量组织胺、缓激肽等使毛细血管壁通透性升高，滤过系数增大，部分血浆蛋白质可以滤过进入组织液，导致局部组织液胶体渗透压升高，有效滤过压升高，组织液生成增多，产生局部水肿。

临床链接

**水 肿**

在正常情况下，组织液不断生成，又不断被重吸收，保持动态平衡，故血量和组织液量能够维持相对稳定。如果这种动态平衡遭到破坏，组织液生成过多或重吸收减少，组织间隙中就有过多的潴留，形成组织水肿。决定有效滤过压的各种因素，如毛细血管血压升高和血浆胶体渗透压降低时，都会使组织液生成增多，甚至引起水肿。静脉回流受阻时，毛细血管血压升高，组织液生成也会增加。淋巴回流受阻时，组织间隙内组织液积聚，可导致组织水肿。此外，在某些病理情况下，毛细血管壁的通透性增高，一部分血浆蛋白质滤过进组织液，使组织液生成增多，发生水肿。水肿按其范围，临床上可分为四级，以“+”表示。“+”水肿局限于足踝小腿；“++”水肿涉及全下肢；“+++”水肿涉及下肢、腹壁及外阴；“++++”全身水肿，有时伴有腹水。

（二）淋巴液的生成和回流

**淋巴管系统（lymphatic system）**是组织液回流入血的一个重要的辅助系统。与血液循环不同，毛细淋巴管以稍膨大的盲端起始于组织间隙，彼此吻合成网，并逐渐汇合成大的淋巴管。全身的淋巴液经淋巴管收集，最后由右淋巴导管和胸导管注入静脉。

**1. 淋巴液的生成** 组织液进入淋巴管，即成为**淋巴液（lymph）**。因此淋巴液的成分与组织液的成分非常接近。毛细淋巴管的管壁由单层内皮细胞构成，管壁外无基膜，通透性高。内皮细胞的边缘呈叠瓦状互相覆盖，形成向管腔内开放的单向活瓣（图4-24）。当组织液积聚使组织液静水压升高时，组织中的胶原纤维和毛细淋巴管之间的胶原细丝可以将互相重叠的内皮细胞边缘拉开，即活瓣被推开，内皮细胞之间出现较大的缝隙，通透性明显增大，组织液（包括其中的血浆蛋白质、血细胞、脂肪微粒等）可自由地进入毛细淋巴管。如液体倒流，则活瓣关闭，故淋巴液不能流入组织液。安静状态下，正常成年人每小时约120ml淋巴液回流入血，依此计算每天生成的淋巴液约2～4L，大致相当于全身的血浆总量。

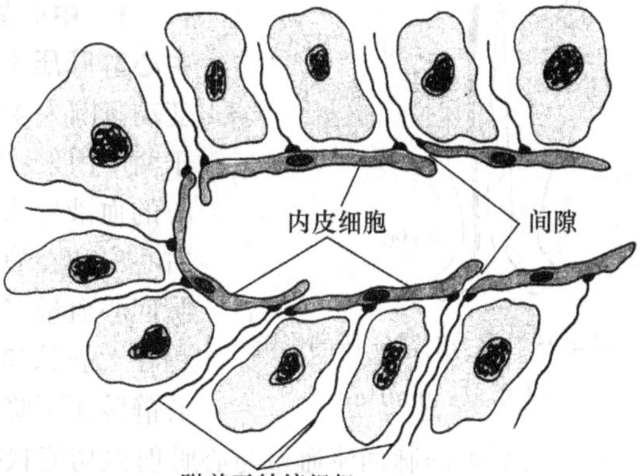

图4-24 毛细淋巴管结构示意图

**2. 淋巴液的回流及其影响因素** 毛细淋巴管汇合形成集合淋巴管：后者管壁中不仅有单向开放的瓣膜防止淋巴液倒流，管壁还有平滑肌，其收缩与瓣膜共同构成“淋巴管泵”，以推动淋巴回流。凡能增加淋巴生成的因素也都能增加淋巴液的回流量。周围组织对淋巴管的压迫，肌肉收缩、相邻动脉的搏动、外物对身体组织的压迫和按摩，都能促进淋巴的回流。

淋巴液生成和回流的生理功能，主要在于：

（1）回收蛋白质：淋巴回流是组织液中蛋白质回到血液循环的唯一途径。每天回收蛋白质多达75～200g，以维持血浆蛋白的正常浓度，并使组织液中蛋白质浓度保持较低的水平。

（2）运输脂肪及其他营养物质：小肠的淋巴回流是脂肪吸收的主要途径，由肠黏膜吸收入血的脂肪占80%～90%。因此，小肠的淋巴液呈白色乳糜状。少量的胆固醇和磷脂也经淋巴管吸收并被运输进入血液循环。

（3）调节体液平衡：生成的组织液中约有10%经由淋巴系统回流入血，可调节血浆与组织液间的体液平衡。

（4）防御和免疫功能：淋巴液在回流途中经过淋巴结时，淋巴结中的吞噬细胞能清除淋巴液中的红细胞、细菌和其他异物。此外，淋巴结还能产生淋巴细胞，参与免疫反应。

## 六、静脉血压和静脉回心血量

静脉作为血液回流心脏的通道，管壁薄，易扩张、容量大，起着血液储存库的作用。静脉的收缩或舒张可有效地调节回心血量和心输出量，使循环能适应机体不同状态的需要。**静脉血压（venous pressure）**很低，且易受重力、体位及血管外组织压力等因素的影响；在动脉系统中，离心脏越远的部位，血压越低，在静脉系统中则相反，近心端静脉压低。

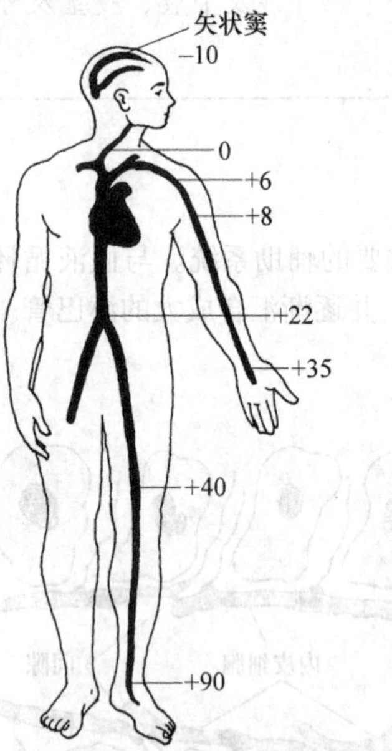


图4-25 重力对静脉压的影响（单位：mmHg）

### （一）静脉血压

血液流经动脉、毛细血管到达微静脉时，不断克服阻力，消耗能量，血压已降至约15～20mmHg（2.0～2.7kPa），流至下腔静脉时为3～4mmHg（0.4～0.5kPa），最后汇入右心房时，压力已接近于零（图4-25）。

**1. 中心静脉压** 通常把右心房和胸腔内大静脉的血压称为**中心静脉压（central venous pressure，CVP）**。中心静脉压正常变动范围为4～12cm$H_2O$（0.4～1.2kPa）。中心静脉压的高低取决于两个因素：①心脏射血能力：心脏射血功能良好，能及时将回心的血液射入动脉，则中心静脉压较低；反之，心功能不全时，右心房和腔静脉淤血，则中心静脉压升高。②静脉回流速度：静脉回心血量多或回流速度快并超过心脏的射血能力时，血液将堆积在大静脉和右心房，则中心静脉压升高。静脉回流速度慢，中心静脉压下降。可见，中心静脉压可作为判断心血管功能的指标之一，可反映静脉回流血量与心脏射血功能状态的相互关系。临床上用作输血输液的速度和补液量的参考指标，如输液治疗休克时，除需观察动脉血压外，也要观察中心静脉压的变化。如果中心静脉压偏低或有下降趋势，常提示输液不足；若中心静脉压偏高超过16cm$H_2O$（1.57kPa），或有进行性升高的趋势，则提示输液过快或心功能不全，应暂停输液，进行观察。

**2. 外周静脉压** 各器官的静脉血压称为**外周静脉压（peripheral venous pressure）**。通常以人体平卧时的肘正中静脉压为代表，正常值为5～14cm$H_2O$（0.49～1.37kPa）。当心脏功能减弱而使中心静脉压升高时，静脉回流将减慢，较多的血液滞留在外周静脉内，使外周静脉压升高。因此外周静脉压也可作为判断心功能的参考指标。

### （二）静脉对血流的阻力

血液从微静脉回流到右心房，血压仅降落15mmHg（2kPa）左右。因此，静脉血流阻力低，约占体循环总阻力的15%。在循环系统中，静脉是将血液从组织引流回心脏的通道，并起到血液储存库的作用，而在血流阻力中其作用很小。静脉血管口径的改变可影响静脉血流阻力，如静脉管壁塌陷，管腔截面积减小，血流阻力增大；在神经体液因素的作用下，小静脉和微静脉收缩，毛细血管后阻力改变，静脉血流阻力增大，静脉回流减少，并可逆行性地影响毛细血管压升高，导致组织液生成增多。

（三）静脉回流及其影响因素

**静脉回流（venous return）**指血液自外周静脉返回右心房的过程。静脉回心血量是指单位时间内由外周静脉返回右心房的血流量。由于心血管系统是一个闭合系统，正常时静脉回心血量与心输出量相等，静脉回心血量增加，心输出量也增加，反之亦然。

静脉回心血量取决于外周静脉压和中心静脉压的压力差，以及静脉对血流的阻力。故凡影响外周静脉压、中心静脉压以及静脉阻力的因素，都能影响静脉回心血量。

**1. 循环系统平均充盈压** 循环系统平均充盈压是反映心血管系统充盈程度的指标，它的高低取决于循环血量与血管系统容积的对比关系。当血量增加或容量血管收缩时，循环系统平均充盈压升高，静脉回心血量增多；反之，则静脉回心血量减少。

**2. 心脏收缩力** 心脏收缩力是静脉回流的原动力。若心脏收缩力量增强，心室射血量大，排空完全，心室舒张时室内压可降得更低，对心房和大静脉内的血液的抽吸力量增大，回心血量增加。反之则减少。因此右心衰竭患者可出现颈外静脉怒张，肝充血肿大和双下肢水肿；左心衰竭患者可出现肺瘀血和肺水肿等体征。

**3. 骨骼肌的挤压作用** 静脉内有单向启闭的静脉瓣（尤以四肢静脉内静脉瓣最多），当肢体肌肉收缩时，可对肌肉内和肌肉间的静脉产生挤压，使挤压处的静脉压升高，以致静脉远心端的静脉瓣关闭，静脉血不能倒流，而近心端的静脉瓣开放，有利于血液从近心端挤向心脏方向；当肌肉舒张时，挤压作用消失，该处静脉压降低，以致近心端的静脉瓣关闭而远心端的静脉瓣开放，有利于血液从远心端流入其中（图4-26）。这样肢体骨骼肌节律性的收缩、舒张和静脉瓣有规律的开放、关闭对静脉回流起着“泵”的作用，称为“静脉泵”或“肌肉泵”，使静脉内的血液只能向心脏方向流动而不能倒流。因此，下肢肌肉节律性舒缩，如步行、骑自行车时，静脉血流加快。运动肌肉泵的这种作用，对于在直立情况下降低下肢静脉压和减少血液在下肢静脉内潴留有十分重要的意义。长期站立工作者，因不能充分发挥此肌肉泵的作用，易引起血液在下肢静脉内潴留，静脉压升高，静脉扩张而导致下肢静脉曲张。

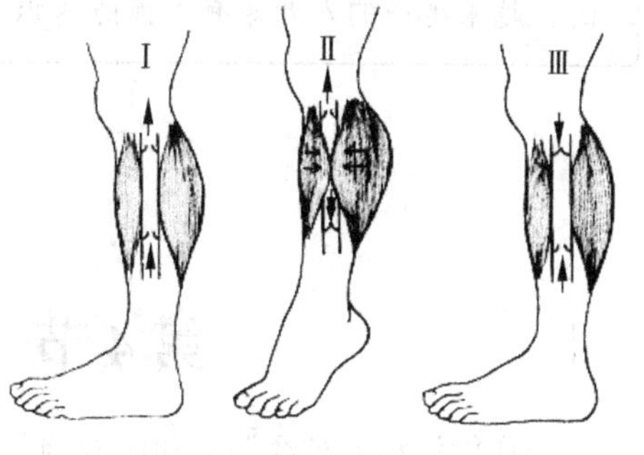

图4-26 骨骼肌的挤压作用对静脉回心血量的影响

Ⅰ：静息站立位；Ⅱ：骨骼肌收缩；Ⅲ：骨骼肌刚开始舒张时

**4. 呼吸运动** 由于胸膜腔内负压的存在，胸腔内的大静脉和右心房处于充盈扩张状态。吸气时，胸内负压增大，大静脉和右心房更加扩张，中心静脉压下降，与外周静脉压之间的压力差加大，有利于外周静脉血液回流，回心血量相应增加。呼气时，胸内负压减小，静脉回心血量相应减少。可见呼吸运动对静脉回流也起着“泵”的作用。

**5. 体位改变** 静脉血压易受重力和体位的影响。当平卧变为直立位时，因重力的关系，心脏平面以下的静脉因跨壁压增大，可容纳比平卧时多约500ml的血量，静脉回心血量减少，心输出量也随之减少。这种改变在健康人身上由于神经系统的快速调节而不易察觉。但长期卧床的病人，静脉管壁紧张性较低，可扩张性较高，加之腹壁和下肢肌肉的收缩力量较弱，对静脉的挤压作用减小，故由平卧位突然站起来时，可因回心血量过少，心输出量减少，动脉血压下降，导致脑供血不足而发生晕厥。在高温环境中长久站立不动，也可因皮肤血管舒张，回心血量过少，出现头晕甚至昏厥。

**临床链接**

**静脉曲张**

静脉曲张 (varicose veins) 是静脉系统最常见的疾病。主要原因是由于先天性血管壁膜比较薄或长时间维持相同姿势很少改变，局部血液蓄积，日积月累，破坏静脉瓣膜而使静脉压过高，引起血管突出皮肤表面，俗称“蚯蚓腿”。静脉曲张多发生在下肢，其他如精索、腹腔静脉、胃部和食道静脉等也会发生静脉曲张。老师、外科医师、护士、发型师、厨师、餐厅服务员等需长时间站立的职业皆是高危人群。

下肢静脉曲张早期是没有任何症状，很容易被忽视，一般经历十多年的病程后，随着静脉血液的倒流和瘀血的情况加重，会逐步造成下肢水肿、小腿皮肤颜色变黑（色素沉着）、淤积性皮炎、静脉血栓疼痛，甚至溃疡。

静脉曲张的病症为不可逆的一种病变过程，一旦确认患有静脉曲张，应尽早到血管外科就诊，以免错过最佳的治疗期。静脉曲张是一个恶性循环，当静脉其中一个瓣膜损伤，失去输送血液回心脏的功能，血液积在静脉，静脉受压扩张，牵连到下一个瓣膜，瓣膜没法覆盖过度扩张的静脉，也失去活塞功能，接着影响第三、第四个瓣膜。随着人们生活条件逐步提高，越来越多的人开始有了预防意识，早期即开始治疗。

（河北中医学院　王桂英）

## 第4节　心血管活动的调节

心血管活动的神经调节和体液调节对心脏主要是改变心肌收缩力和心率以调节心输出量，对血管则改变阻力血管的口径以调节外周阻力，以及改变容量血管的口径以调节循环血量。通过这三方面的调节，不仅使动脉血压维持相对稳定，而且还对各器官的血流量进行调节，以适应各器官的代谢需要。

人体在不同的生理状况下，各器官组织的代谢水平不同，对血流量的需要也不同。机体的神经和体液机制可对心脏和各部分血管的活动进行调节，使血流量在各器官之间的分配能适应各器官组织在不同情况下的需要。

### 一、神经调节

心肌和血管平滑肌受自主神经支配。机体对心血管活动的神经调节是通过各种心血管反射来实现的。

（一）心脏和血管的神经支配

**1. 心脏的神经支配**　支配心脏的传出神经为心迷走神经和心交感神经。

（1）心迷走神经：支配心脏的迷走神经节前纤维起源于延髓的迷走神经背核和疑核，在心内神经节换元后发出节后纤维到达心脏。其节前和节后纤维都是胆碱能纤维，末梢释放的神经递质都是**乙酰胆碱（acetylcholine，ACh）**。心迷走神经节后纤维支配窦房结、心房肌、房室交界、房室束及其分支，心室肌也有少量迷走神经纤维支配，但纤维末梢的数量远较心房肌中少。左、右两侧心迷走神经对心脏的支配存在着差异，右侧心迷走神经主要支配窦房结，影响心率，而左侧心迷走神经对房室交界区的作用较为明显。

心迷走神经兴奋时，引起心率减慢、心房肌收缩力减弱、房室传导速度减慢，即具有负性变时、变力和变传导作用。心迷走神经对心脏负性作用的产生机制是由于其节后纤维末梢释放的乙酰胆碱作用于心肌细胞膜的M型胆碱能受体，通过G蛋白AC途径使细胞内cAMP水平降低，蛋白激酶A活性降低，细胞膜对$K^+$的通透性增大，$K^+$外流增多，并降低了对$Ca^{2+}$的通透性，$Ca^{2+}$内流减少。主要表现为窦房结4期自动去极速度减慢及最大复极电位增大，导致自律性降低，心率减慢；心房肌细胞3期复极加速，平台期缩短，$Ca^{2+}$内流减少，心房肌收缩能力减弱；房室交界区细胞0期去极速度和幅度减小，使房室传导速度减慢，甚至传导完全阻滞。M受体阻断剂阿托品可阻断迷走神经对心脏的抑制作用。

（2）心交感神经：支配心脏的交感神经节前神经元胞体位于脊髓第1～5胸段的中间外侧柱，在星状神经节及颈交感神经节中换元，节后纤维组成心脏神经丛，支配心脏各个部分，包括窦房结、房室交界、房室束、心房肌和心室肌。通过动物实验观察到，左、右心交感神经对心脏的支配也有差别。左侧心交感神经节后纤维主要支配心房肌、房室交界及心室后壁，兴奋时以加强心肌收缩能力的效应为主；右侧心交感神经主要支配窦房结、心房肌及心室前壁，兴奋时则以引起心率加快的效应为主。

心交感神经节后纤维末梢释放**去甲肾上腺素（norepinephrine，NE）**，与心肌细胞膜上的$\beta_1$受体结合，通过G蛋白-AC-cAMP途径激活PKA，导致心率加快、心肌收缩力增强，房室交界传导速度加快，因而具有正性变时、变力和变传导作用。这种正性作用产生的主要机制是：加强窦房结细胞4期内向电流，使4期自动去极速度加快，自律性增高，心率加快；加强房室交界区细胞0期$Ca^{2+}$内流，动作电位上升速度和幅度增大，使房室交界处兴奋传导速度增快；使心肌细胞动作电位平台期的$Ca^{2+}$内流增加，肌浆网释放的$Ca^{2+}$增加，促进兴奋-收缩耦联过程，引起心肌收缩能力增强。同时NE还能促进糖原分解，为心肌活动提供所需的能量，使心肌收缩力增强。β受体阻断剂普萘洛尔可阻断心交感神经对心脏的兴奋作用。

心迷走神经和心交感神经对心脏的作用是相互拮抗的。但是当两者同时对心脏发生作用时，其总的效应并不等于两者分别作用时发生效应的代数和。心交感神经和心迷走神经都有紧张性活动，单独阻断心交感神经，心率减慢，而单独阻断心迷走神经则心率增快。如同时阻断心交感神经和心迷走神经，心率也可增快，说明在静息状态下心迷走神经的紧张性活动比心交感神经的强。

（3）肽能神经元：心脏中存在多种肽能神经纤维，它们所含的神经肽有神经肽Y、血管活性肠肽、降钙素基因相关肽和阿片肽等，它们可与单胺类和乙酰胆碱等递质共存于同一神经元内，参与对心肌和冠脉血管活动的调节。如降钙素基因相关肽有加快心率的作用。

**2. 血管的神经支配** 除真毛细血管外，其余血管壁上都有平滑肌。几乎所有的血管平滑肌都受自主神经支配，可使血管平滑肌进行收缩或舒张活动。支配血管平滑肌的神经纤维称为血管运动神经纤维，有缩血管神经纤维和舒血管神经纤维。

（1）缩血管神经纤维：缩血管神经纤维都是交感神经纤维，称为**交感缩血管神经纤维（sympathetic vasoconstrictor nerve fiber）**。其节前神经纤维起自脊髓胸腰段的中间外侧柱内，末梢释放乙酰胆碱，作用于椎旁神经节和椎前神经节内的节后神经元胞体，引起节后神经元兴奋，节后神经纤维末梢释放的递质为去甲肾上腺素。血管平滑肌细胞上肾上腺素能受体有两类，即α

和 $\beta_2$ 两类受体。去甲肾上腺素与 α 受体结合，引起细胞膜和肌质网对 $Ca^{2+}$ 的通透性增高，使血管平滑肌细胞内 $Ca^{2+}$ 浓度升高，从而使血管平滑肌收缩；而与 $\beta_2$ 受体结合，则使血管平滑肌舒张。去甲肾上腺素与 α 受体结合的能力较与 $\beta_2$ 受体结合的能力强，故交感缩血管神经纤维兴奋时引起缩血管效应。

体内交感缩血管纤维的支配范围广泛，大多数血管仅受交感缩血管纤维的单一神经支配。但不同部位的血管中，交感缩血管纤维分布的密度不同，分布密度最大的是皮肤血管，骨骼肌和内脏的血管次之，冠状血管和脑血管中分布最少。在同一器官中，动脉中交感缩血管纤维的密度高于静脉，在微动脉中密度最高，而毛细血管前括约肌中一般没有神经纤维分布。在安静状态下，交感缩血管纤维持续发放 1～3 次 / 秒的低频冲动，称为**交感缩血管紧张（sympathetic vasoconstrictor tone）**，这种紧张性活动使血管平滑肌保持一定程度的收缩状态，维持一定的外周阻力。通过改变交感缩血管神经纤维的紧张性，使血管口径发生变化，从而调节不同器官的血流阻力和血流量。

（2）舒血管神经纤维：体内有少部分血管除接受缩血管神经纤维支配外，还接受舒血管纤维支配。舒血管神经纤维主要有以下三种：①交感舒血管神经纤维：交感舒血管神经节后纤维末梢释放的递质为乙酰胆碱，与血管平滑肌 M 受体结合，使血管舒张，用阿托品可阻断这一效应。如支配狗和猫的骨骼肌微动脉的交感神经中就有舒血管纤维。交感舒血管纤维在平时没有紧张性活动，只有在动物处于情绪激动或发生防御反应时才发放冲动，使骨骼肌血管舒张，血流量增多。人体内可能也有少量交感舒血管纤维存在。②副交感舒血管神经纤维：脑膜、唾液腺、胃肠外分泌腺和外生殖器等少数器官，其血管平滑肌除接受交感缩血管神经纤维支配外，还接受副交感舒血管神经纤维支配。副交感舒血管神经节后纤维末梢释放的递质为乙酰胆碱，与血管平滑肌的 M 型受体结合，引起血管舒张。其活动只对组织、器官的局部血流量起调节作用，对循环系统的总外周阻力影响很小。③脊髓背根舒血管神经纤维：皮肤伤害性感觉传入纤维在外周末梢处可有分支。当皮肤受到伤害性刺激时，感觉冲动一方面沿传入神经纤维向中枢传导，另一方面可在末梢分支处沿其他分支到达受刺激部位邻近的微动脉，使微动脉舒张，局部皮肤出现红晕。这种仅通过神经元轴突外周部位完成的反应，称为**轴突反射（axon reflex）**。此类神经纤维也称背根舒血管神经纤维。

### （二）心血管中枢

神经系统对心血管活动的调节是通过各种神经反射来实现的。**心血管中枢（cardiovascular center）**是指中枢神经系统中与调节心血管活动有关的神经元集中的部位。控制心血管活动的神经元分布于中枢各级水平，它们各具有不同功能，又互相密切联系，使整个心血管系统的活动协调一致，以适应整体功能活动的需要。

**1. 延髓心血管中枢** 一般认为，最基本的心血管中枢位于延髓。动物实验显示，如果在延髓上缘横断脑干后，动物的血压并无明显的变化，刺激坐骨神经引起的升血压反射也仍存在；但如果将横断水平逐渐向脑干尾端移动，则动脉血压就逐渐降低，刺激坐骨神经引起的升血压反射也减弱；若在延髓下 1/3 水平横断脑干，破坏了延髓结构的完整性，血压降至脊髓动物水平[40～50mmHg（5.32～6.65kPa）]。这些结果说明，心血管正常的紧张性活动起源于延髓，只要保留延髓及其以下中枢部分完整，就可以维持心血管系统正常的紧张性，并完成一定的心血管反射活动。

位于延髓心血管中枢内，参与调节心血管活动的相关神经元包括心迷走中枢神经元、心交感中枢神经元和交感缩血管中枢神经元。这些神经元通常都发放一定的低频传出冲动，保持紧张性活动，分别称为心迷走紧张、心交感紧张和交感缩血管紧张。这些紧张性活动除了受高级中枢下传的和外周感受器上传的神经冲动的影响外，还与这些中枢神经元所处的局部内环境变化有关。心脏受交感神经和迷走神经双重支配，二者在功能上相互拮抗。安静时心迷走紧张占优势，窦房结的自律性受到一定程度的抑制，使心率保持在75次/分左右；而在情绪激动或运动时，心交感紧张占优势，心率明显加快。交感缩血管中枢的紧张性活动，使血管平滑肌处于一定程度的收缩状态，维持一定的外周阻力。一般认为，延髓心血管中枢至少可包括以下四个部位的神经元。

（1）缩血管区：引起交感缩血管神经正常的紧张性活动的延髓心血管神经元的细胞体位于**延髓头端腹外侧部（rostral ventrolateral medulla，RVLM）**。这些神经元内含有肾上腺素，它们的轴突下行到脊髓的中间外侧柱。心交感紧张也起源于此区神经元。

（2）舒血管区：位于**延髓尾端腹外侧部（caudal ventrolateral medulla，CVLM）**的神经元，在兴奋时可抑制RVLM神经元的活动，导致交感缩血管紧张降低，血管舒张。

（3）传入神经接替站：**延髓孤束核（nucleus of the tractus solitarius，NTS）**的神经元接受由颈动脉窦、主动脉弓和心脏感受器经舌咽神经和迷走神经传入的信息，然后发出纤维至延髓和中枢神经系统其他部位的神经元，继而影响心血管活动。

（4）心抑制区：心迷走神经元的细胞体位于延髓的迷走神经背核和疑核。

**2. 其他心血管中枢**　在延髓以上的脑干、下丘脑、小脑和大脑中，都存在与心血管活动有关的神经元，它们能够根据不同的环境刺激或机体不同的功能状况对心血管活动进行更为复杂的整合，使各器官之间的血液分配能满足机体当时主要功能活动的需要。例如，电刺激下丘脑的"防御反应区"可立即引起动物的警觉状态，表现出防御的姿势等行为反应，同时心率加快，心缩力加强，心输出量增加，皮肤和内脏血管收缩，骨骼肌血管舒张，血压稍有升高。这些心血管反应显然是与当时机体所处的状态相协调的，主要是使骨骼肌有充足的血液供应，以适应防御、搏斗或逃跑等行为的需要。

大脑特别是边缘系统中的某些结构，如颞极、额叶的眶面、扣带回的前部、杏仁、隔、海马等，能影响下丘脑和脑干等处心血管神经元的活动，并与机体的行为相协调。大脑皮质运动区兴奋时，除引起相应的骨骼肌收缩外，还能引起该骨骼肌的血管舒张。刺激小脑某些部位也可引起心血管活动的反应。如刺激小脑顶核可引起血压升高，心率加快。

### （三）心血管反射

心血管活动的神经调节以反射的方式进行，可在几秒钟内生效，是所有血压调节机制中最迅速的一种方式。当机体处于不同的生理状态如变换姿势、运动、睡眠时，或当机体内、外环境发生变化时，可引起各种心血管反射，使心输出量和各器官的血管收缩状况发生相应的改变，动脉血压也可发生变动，从而使循环功能适应于当时机体的状态或所处环境的变化。

**1. 颈动脉窦和主动脉弓压力感受性反射**　动脉血压波动时，可通过颈动脉窦和主动脉弓压力感受器，反射性引起心血管活动的改变，称为**压力感受性反射（baroreceptor reflex）**。即当动脉血压升高时，引起心率减慢，心肌收缩力降低，心输出量减少，总外周阻力降低，血压下降；反之，则血压升高。

（1）压力感受器和传入神经：颈动脉窦和主动脉弓血管壁上的感觉神经末梢可感受突发的血压波动，称为压力感受器（图4-27）。当动脉血压升高时，动脉管壁扩张，感受器受到牵张刺激增强，其传入神经发放的冲动就增多。因此，它们实际上是血管壁上的一种牵张感受器。颈动脉窦压力感受器的传入神经为窦神经，加入到舌咽神经进入延髓。主动脉弓压力感受器的传入神经为主动脉神经，加入颈迷走神经进入延髓。兔的主动脉弓压力感受器的传入纤维在颈部自成一束，

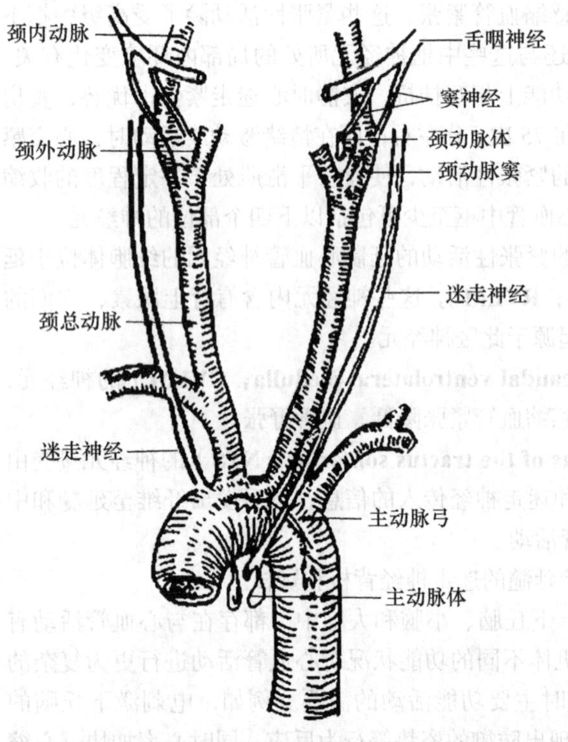

图 4-27 压力感受性反射和化学感受性反射系统

与颈迷走神经和颈交感神经并行，称为减压神经。一定范围内，传入神经传入冲动频率与动脉管壁的扩张程度成正比。在一个心动周期内，随着动脉血压的波动，窦神经的传入冲动频率也发生相应的变化。窦神经和主动脉神经进入延髓后投射到延髓的心血管中枢及延髓以上的心血管中枢，经心迷走神经、心交感神经和交感缩血管神经纤维调节心血管的活动。

（2）反射过程及效应：动脉血压升高时，颈动脉窦和主动脉弓压力感受器受到的动脉管壁的牵张刺激增大，通过窦神经和迷走神经传入到心血管中枢。通过相关心血管中枢的整合作用，使心迷走中枢紧张性加强，心交感和交感缩血管中枢紧张性降低，则使心迷走神经兴奋，传出冲动增加；心交感神经和交感缩血管神经抑制，其传出冲动减少，最终使得心率减慢，心输出量减少，外周血管阻力降低，动脉血压下降，故此反射又称为“降压反射”。反之，当动脉血压降低时，压力感受器传入冲动减少，压力感受性反射活动减弱，使心迷走神经紧张性减弱，心交感和交感缩血管神经紧张性加强，使心率加快，心输出量增加，外周血管阻力增高，血压回升。可见，该反射对血压的调节具有双向作用。

（3）反射的特点：①压力感受器感受血压变化的范围为60～180mmHg（8.00～24.00kPa），对血压在100mmHg（13.33kPa）左右的变化最为敏感。当动脉血压低于60mmHg（7.98kPa）或高于180mmHg（23.94kPa）时，血压的变化不再引起反射性调节。在动物实验中可将颈动脉窦区和循环系统其余部分隔离开来，但仍保留它通过窦神经与中枢的联系。通过人为地改变颈动脉窦区的灌注压，就可以引起体循环动脉压的变化，并画出压力感受性反射功能曲线（图4-28）。由此曲线可见，曲线的中间部分较陡，向两端渐趋平坦。这说明当窦内压在正常平均动脉压水平［大约100mmHg（13.3kPa）］的范围内发生变动时，压力感受性反射最为敏感，纠正偏离正常水平的血压的能力最强，动脉血压偏离正常水平越远，压力感受性反射纠正异常血压的能力越低。②压力感受器对血压的突发性变化或波动较敏感，而对持续的缓慢的血压变化逐渐失去敏感性。因此，虽然高血压患者血压升高，但不会通过压力感受性反射使血压下降至正常水平。

（4）反射的生理意义：压力感受性反射是一种负反馈调节机制，其生理意义在于使动脉血压保持相对稳定。当心输出量、外周血管阻力、血量等发生突然变化时，通过压力感受性反射对动脉血压进行快速调节，使动脉血压不致发生过分的波动，而保持相对稳定。例如，当人体蹲下后突然站起时，会出现眼前发黑、头晕等现象，但很快就恢复正常。这是由于体位改变造成回心血量减少，血压下降，这一结果迅速通过降压反射的升压效应，使血压回升到正常水平。由于压力感受器对

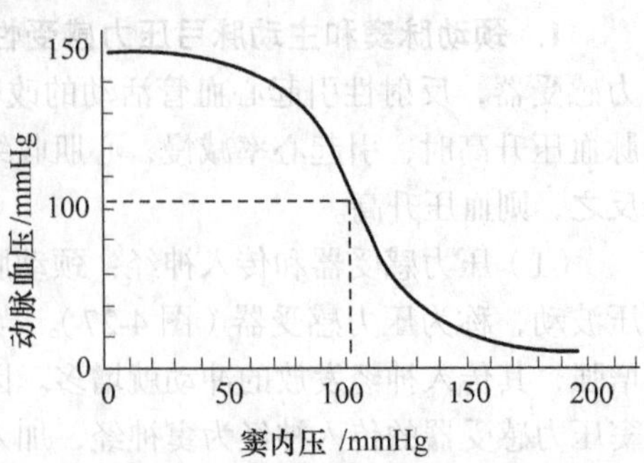

图 4-28 压力感受性反射功能曲线

血压的突然变化敏感，而对血压的缓慢变化不敏感，所以该反射在动脉血压的长期调节中并不起重要作用。

**2. 颈动脉体和主动脉体化学感受器反射**

（1）化学感受器和传入神经：在颈总动脉分叉处和主动脉弓下方分别有颈动脉体和主动脉体，其中的感受装置能感受血液中某些化学成分如 $O_2$、$CO_2$ 和 $H^+$浓度的改变，这些感受装置分别称为颈动脉体化学感受器和主动脉体化学感受器（图 4-27）。这些化学感受器受到刺激后，其感觉传入冲动分别由颈动脉窦神经和迷走神经传入延髓孤束核，然后使延髓内呼吸中枢神经元和心血管中枢神经元的活动发生改变。

（2）反射效应：当动脉血 $O_2$ 分压降低、$CO_2$ 分压升高和 $H^+$浓度升高时，化学感受器受到刺激加强，使感受器的传入神经窦神经和迷走神经的传入冲动增多，到达延髓后引起呼吸加深加快（详见第 5 章）。在动物实验中，用人工呼吸控制频率和深度不变时，则化学感受器的传入冲动对心血管的效应是心率减慢，心输出量减少，冠脉血管舒张，骨骼肌和内脏血管收缩。由于外周血管阻力增大的作用超过心输出量减少的作用，故血压升高。在动物保持自然呼吸的情况下，化学感受器受到刺激时，引起呼吸运动加深加快，可间接地引起心率加快，心输出量增加，外周阻力加大，血压升高。

（3）反射的生理意义：化学感受性反射在平时对心血管活动不起明显的调节作用。只有在低氧、窒息、酸中毒、失血和脑血流量不足等情况下，才使心输出量重新分配以保持心、脑供血，起到移缓济急的作用。

**3. 心肺感受器引起的心血管反射** 在心房、心室和肺循环大血管壁上存在许多感受器，总称为**心肺感受器（cardiopulmonary receptor）**，其传入神经纤维行走于迷走神经或交感神经内。这些心肺感受器可分为两类：一部分属于压力感受器，感受的是血管壁的机械牵张刺激。在生理情况下，心房壁的牵张主要是由血容量增多引起的，因此心房壁的牵张感受器也称为**容量感受器（volume receptor）**。由于心肺感受器位于循环系统压力较低的部分，故常称为**低压力感受器（low pressure receptor）**。另一部分心肺感受器所感受的刺激是一些化学物质，如前列腺素、缓激肽等。

当心房、心室和肺循环大血管内压力升高或血容量增多使心脏和血管壁受到牵拉刺激，感受器兴奋，引起心交感紧张性降低，交感缩血管紧张性降低，心迷走紧张性加强，导致心率减慢，心输出量减少，外周血管阻力降低，故血压下降；也可通过肾交感神经活动的抑制，使肾血流量增加，肾排水和排钠量增多。这表明心肺感受器引起的反射在血量及体液的量和成分的调节中有重要的生理意义。

**4. 心血管其他反射** 心血管其他反射种类很多。例如，刺激躯体传入神经时可以引起各种心血管反射，反射的效应取决于感受器的性质、刺激的强度和频率等因素。用低至中等强度的低频电刺激骨骼肌传入神经，常可引起降血压效应；而用高强度高频率电刺激皮肤传入神经，则常引起升血压效应。又如，扩张胃、肠、膀胱等空腔器官，挤压睾丸等，常可引起心率减慢和外周血管舒张等效应。再如，脑血流量减少时，可引起交感缩血管紧张显著加强，外周血管强烈收缩，动脉血压升高，称为脑缺血反应。

## 二、体液调节

心血管活动的体液调节是指血液和组织液中一些化学物质对心脏和血管的调节作用。有些体液性因素是通过血液运到全身，广泛作用于心血管系统；有些体液性因素则主要作用于邻近的血管，调节局部血流量。

（一）肾上腺素和去甲肾上腺素

循环血液中的**肾上腺素**（**epinephrine，E；adrenaline，Adr**）和**去甲肾上腺素**（**norepinephrine，NE；noradrenaline，NA**）在化学结构上都属于儿茶酚胺类，主要由肾上腺髓质分泌，其中肾上腺素约占 80%，去甲肾上腺素约占 20%。肾上腺素能神经末梢释放的神经递质 NE 也有一小部分进入血液循环。

肾上腺素和去甲肾上腺素都可与 α 和 β（又分为 $\beta_1$ 和 $\beta_2$）受体结合。但由于两者对不同肾上腺素能受体的结合能力不同，故它们对心脏和血管的作用也不完全相同。两者的具体作用如下：

**1. 肾上腺素** 肾上腺素若与心肌细胞膜上的 $\beta_1$ 受体结合，对心脏产生正性变时、变力作用，导致心输出量增加；若与皮肤、肾、胃肠等处血管平滑肌上的 α 受体结合，可使这些器官的血管收缩；若与骨骼肌、肝脏和冠脉的血管平滑肌上的 $\beta_2$ 受体结合，则引起上述血管舒张。小剂量的肾上腺素以兴奋 $\beta_2$ 受体为主，大剂量时也兴奋 α 受体。肾上腺素对血管的调节作用是使全身各器官的血流分配发生变化，以保证在某些紧急情况下对重要脏器的供血。因为肾上腺素既可以收缩血管，又可以舒张血管，可见它对外周阻力的影响不大，所以肾上腺素升高血压的作用主要是通过增强心脏的活动而实现的，临床上常把肾上腺素当做强心药使用。

**2. 去甲肾上腺素** 主要与血管平滑肌上的 α 受体结合，也可与心肌细胞上的 $\beta_1$ 受体结合，但与血管平滑肌上的 $\beta_2$ 受体的结合能力较弱。静脉注射去甲肾上腺素，可使体内大多数器官的血管广泛收缩，外周阻力增加，动脉血压明显升高。继而，升高的血压使压力感受性反射活动加强，反射性引起心率减慢，其作用超过去甲肾上腺素对心脏的直接作用，故表现为心率减慢。临床上常把去甲肾上腺素用做升压药。

（二）肾素-血管紧张素系统

**肾素-血管紧张素系统**（**renin angiotensin system，RAS**）是人体内重要的体液调节系统，对于动脉血压的长期调节有重要意义。其中**肾素**（**renin**）是由肾球旁细胞合成和分泌的一种酸性蛋白酶，经肾静脉进入血液后，可使血浆中由肝脏产生的无活性的**血管紧张素原**（**angiotensinogen**）转变为**血管紧张素Ⅰ**（**angiotensin Ⅰ，Ang Ⅰ**），它在经过肺循环时可在血管紧张素转化酶作用下转变成**血管紧张素Ⅱ**（**angiotensin Ⅱ，Ang Ⅱ**），血管紧张素Ⅱ在血浆和组织中的血管紧张素酶 A 的作用下可转变成**血管紧张素Ⅲ**（**angiotensin Ⅲ，Ang Ⅲ**）。其过程如下：

血管紧张素原（由肝脏合成，$\alpha_2$ 球蛋白，14 肽）

↓←肾素（由肾球旁细胞分泌）

血管紧张素Ⅰ（10 肽）

↓←血管紧张素转化酶（主要在肺血管中）

血管紧张素Ⅱ（8 肽）

↓←血管紧张素酶 A

血管紧张素Ⅲ（7 肽）

对体内多数组织、细胞来说，血管紧张素Ⅰ不具有活性，血管紧张素中最重要的是血管紧张素Ⅱ，血管紧张素Ⅲ具有缩血管效应，但仅为血管紧张素Ⅱ的 10%～20%，它有较强的刺激肾上腺皮质合成和释放醛固酮的作用。

肾素-血管紧张素系统中对心血管系统作用最重要的是 **Ang Ⅱ**，它具有以下生理作用：①缩血管作用。**Ang Ⅱ**可直接促使全身小动脉、微动脉收缩，增加外周阻力，升高血压；使静脉收缩，增加回心血量。②促进交感神经末梢释放递质。**Ang Ⅱ**促进交感神经末梢释放去甲肾上腺素。③对中枢神经系统作用。**Ang Ⅱ可**作用于中枢神经系统内一些神经元，使交感缩血管中枢紧张加强。④促进醛固酮的合成和释放。**Ang Ⅱ可**刺激肾上腺皮质球状带细胞合成和释放醛固酮，醛固酮可促进肾小管对 $Na^+$、水的重吸收，参与机体的水盐调节，增加循环血量（详见第 8 章）。⑤可引起或增强渴觉，并导致饮水行为。

正常情况下，肾素分泌不多而血管紧张素又被迅速水解失活，故血管紧张素对正常血压的维持作用不大。在失血性休克时，血压下降可导致肾素大量分泌，通过这一系统代偿性升高血压。当肾动脉狭窄时，肾血流量供应不足，可促使肾素持续分泌，通过肾素 - 血管紧张素 - 醛固酮系统而引起肾性高血压。

### （三）血管升压素

**血管升压素（vasopressin，VP）**由下丘脑视上核和室旁核的神经元合成，经下丘脑 - 垂体束运送至神经垂体储存，平时少量释放进入血液循环。

血管升压素作用于肾脏远曲小管和集合管，促进水的重吸收，故又称抗利尿激素（见第 8 章）；也可作用于血管平滑肌的相应受体，引起血管收缩。在正常情况下，血管升压素的主要作用是抗利尿效应；只有在禁水、失血等引起其血浆浓度明显升高时，才表现明显的升压效应。可见，血管升压素对于保持体内细胞外液量、血浆渗透压和动脉血压的稳态起重要作用。

### （四）心房钠尿肽

**心房钠尿肽（atrial natriuretic peptide，ANP）**，是由心房肌细胞合成和释放的一类多肽。心房钠尿肽可使血管舒张，外周阻力降低；并且使每搏输出量减少，心率减慢，故心输出量减少，导致血压降低。心房钠尿肽还可以作用于肾的受体，使肾排水和排钠增多，可导致体内细胞外液量减少。综上所述，心房钠尿肽是体内调节水盐平衡、血容量和血压的一种重要的体液因素。当心房壁受到牵拉时，如血容量增加或血压升高，可引起心房钠尿肽的释放。

### （五）血管内皮生成的血管活性物质

血管内皮细胞不仅仅是血管内壁的屏障，还能生成并释放多种血管活性物质，引起血管平滑肌舒张或收缩。血管内皮细胞产生的多种缩血管物质，称为**内皮缩血管因子（endothelium-derived vasoconstrictor factor，EDCF）**。其中以**内皮素（endothelin，ET）**最为重要，它是目前已知的最强烈的缩血管物质之一，比血管紧张素Ⅱ至少强 10 倍。内皮素能明显加强心肌收缩力，刺激肾上腺释放醛固酮和儿茶酚胺，表现出强烈的升压作用。血管内皮可以生成和释放的舒血管物质有多种，如**前列环素（prostacyclin）**和**内皮舒张因子（endothelium derived relaxing factor，EDRF）**。现认为 EDRF 就是**一氧化氮（nitric oxide，NO）**。NO 可使血管平滑肌舒张。正常生理情况下，体内的舒血管因素与缩血管因素保持相对平衡，使血管处于一定的舒缩状态，以便维持正常血压。

### （六）激肽释放酶 - 激肽系统

**激肽释放酶（kallikrein）**是在血浆、唾液、胰腺、胃肠道黏膜和肾脏中存在的一类蛋白酶，可使这些组织释放的无活性的激肽原转变为有生物活性的**缓激肽（bradykinin）**和**血管舒张素（kallidin）**。在人体和动物实验中证实，缓激肽和血管舒张素是已知的最强烈的舒血管物质。二者能使血管扩张，还能增加毛细血管的通透性，参与局部组织血流量的调节。血浆中也存在缓激肽和血管舒张素，所以它们也是全身性血压调节的一种体液因素。

（七）组胺

**组胺（histamine）**是由组氨酸脱羧后产生的。在皮肤、肺和肠黏膜等许多组织的肥大细胞中含有大量的组胺。当组织受到损伤或发生炎症和超敏反应时，可释放组胺。组胺有强烈的舒血管作用，并能使毛细血管和微静脉的管壁通透性增加，血浆漏入组织，导致局部组织液生成增多，出现水肿。

综上所述，血压的调节是复杂的过程，有许多机制参与。每一种机制都在一个方面发挥调节作用，但不能完成全部的、复杂的调节。神经调节一般是快速的、短期的调节，主要是通过对阻力血管口径及心脏活动的调节来实现的；而长期调节则主要是肾通过“肾-体液反馈系统”对细胞外液量的调节实现的。当动脉血压过高时，通过促进肾脏排水、排钠，减少了体液量和循环血量，最终导致动脉血压恢复到正常值。当动脉血压下降时，通过对水、盐排出的减少，维持体液和循环血量，使血压恢复到正常值。

## 三、自身调节

心血管活动除了前述的神经调节和体液调节机制外，还有局部器官组织自身的调节机制。心脏泵血功能的自身调节主要如前述的异长自身调节。同理，在没有外来神经和体液因素的作用下，局部血管依赖自身舒缩活动而实现对局部血流量的调节，称为血管的自身调节，一般认为主要有以下两类。

（一）代谢性自身调节

局部组织中，多种代谢产物如 $CO_2$、$H^+$、腺苷、ATP、$K^+$等积聚或氧分压降低，使局部血管舒张，血流量增多，由此，组织获取了较多的氧，代谢产物被血流带走，局部血管又转为收缩，这一效应称为代谢性自身调节。如此周而复始，形成负反馈自身调节。这种效应不仅决定了局部组织在同一时间处在开放状态的真毛细血管占其总数的百分比值，还决定了局部组织的血液灌流量。各组织器官代谢活动越强，耗氧越多，血流量也就越多。

（二）肌源性自身调节

血管平滑肌本身经常保持一定的紧张性收缩，这一现象称为肌源性活动。血管平滑肌还有一个特性，即当被牵张时其肌源性活动加强。因此，当供应某一器官的血液灌注压突然升高时，由于血管跨壁压增大，血管平滑肌受到牵张刺激而使其收缩活动增强。这种现象在毛细血管前阻力血管特别明显，其结果是增大器官的血流阻力，使器官的血流量不致因灌注压升高而增多，以保持器官血流量的相对稳定。肌源性自身调节在肾血管表现得最为明显，在脑、心、肝、肠系膜和骨骼肌的血管也能看到，但在皮肤血管一般没有这种表现。

# 第5节 器官循环

根据血流动力学的一般规律，人体器官的血流量取决于灌注该器官的动、静脉之间的压力差和该器官阻力血管的舒张状态。由于各器官的结构和功能各有特点，内部血管分布也各不相同，因此其血流量的调节也有各自的特点。本节主要讨论心、脑、肺血液循环的特征及调节。

## 一、冠脉循环

### （一）冠脉循环的解剖特点

心脏的血液循环称为冠脉循环。心脏的血液供应来自左、右冠状动脉。冠状动脉的主干走行于心脏表面，其小分支常以垂直于心脏表面的方向穿入心肌深层直到心内膜附近，并在心内膜下层分支成网，这种分支方式使血管容易在心脏收缩时受到压迫。心肌的毛细血管网极为丰富，毛细血管数和心肌纤维数的比例为 1∶1，有利于心肌和冠脉血液进行物质交换。但心肌发生病理性肥厚时，肌纤维直径增大，但毛细血管数量并不能相应增加，肥厚的心肌容易发生供血不足。吻合冠状动脉之间的侧支细小，血流量少，当冠脉突然发生阻塞时，不易较快建立侧支循环，极易导致心肌梗死。但如果是慢性阻塞，侧支会逐渐扩张，可形成有效的侧支代偿。

### （二）冠脉循环生理特点

**1. 冠脉血压高且血流丰富** 由于冠脉粗短，起源于主动脉；毛细血管丰富，故冠脉血流丰富。正常成人在安静状态下冠脉血流量为每 100g 心肌 60～80ml/min，中等体重的人总的冠脉血流量为 200～250ml/min，占心输出量的 4%～5%。冠脉血管的可扩张性较好，当心肌活动增强，冠脉达到最大舒张状态时，冠脉血流量可增加到静息时的 4 倍。此外，心肌的毛细血管网极为丰富，每一条心肌纤维几乎有一条毛细血管分布，而骨骼肌每 6 条肌纤维才有一条毛细血管分布。

**2. 心肌摄氧能力强** 心肌摄氧率比骨骼肌摄氧率高约 1 倍。动脉血流经心脏后，动、静脉血氧差达 14ml/100ml，其中 65%～70% 的氧被心肌摄取，远高于其他器官组织（25%～30%）。而且心肌耗氧量也大，安静时，经冠脉循环血液中所剩余的氧含量就较低，因此当机体进行剧烈运动时，心肌耗氧量增加，心肌依靠提高从单位血液中摄取氧的潜力就较小，故心肌对氧的需求主要通过冠脉舒张，增加冠脉血流量以满足心肌对氧的需求。

**3. 受心肌收缩的影响** 由于冠脉血管的大部分分支深埋于心肌内，因此心肌的节律性收缩对冠脉血流有很大的影响，尤其是左心室收缩对左冠状动脉的影响更为显著（图 4-29）。在左心室等容收缩期，由于心肌收缩的强烈压迫，左冠状动脉血流量急剧减少，甚至发生逆流；射血期开始后，主动脉压迅速升高，冠状动脉血压也升高，冠脉血流量增多，但进入缓慢射血期，随动脉血压下降，冠脉血流量再次减少；进入舒张期后，心肌对冠脉的挤压作用减弱或消失，冠脉血流阻力减小，冠脉血流量显著增多。在整个心动周期中，心舒期冠脉血流量大于心缩期。因此，心室舒张期的长短和主动脉舒张压的高低是影响冠脉血流量的最重要因素。

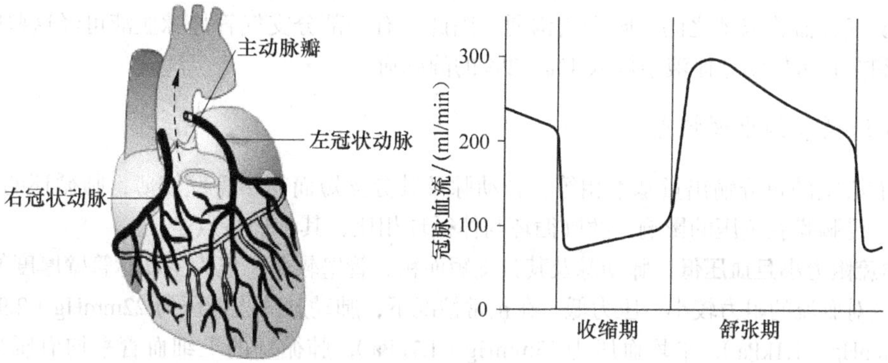


图 4-29 心动周期中冠状动脉血流量的变化

（三）冠脉血流量的调节

调节冠脉血流量最重要的因素是心肌本身的代谢水平，也受神经和体液因素的调节，但其作用相对次要。

**1. 心肌代谢水平的影响** 实验证明，心肌代谢水平与冠脉血流量之间成正比，切断心脏的神经支配也是如此。心肌收缩的能量来源几乎完全依靠有氧代谢，当心肌代谢增强时，冠脉血流量可突然增多，最多可增至原来血流量的5倍以上。其原因是心肌代谢增强，耗氧量增加，局部组织氧含量降低时，ATP分解为ADP和AMP，AMP进一步分解产生腺苷，腺苷有强烈的舒张血管的作用。心肌其他代谢产物，如$H^+$、$CO_2$、乳酸等也有较弱的舒张冠状血管的作用。

**2. 神经调节** 冠状血管受交感神经和迷走神经的双重支配。迷走神经的直接作用使冠脉舒张，但在完整机体内，刺激迷走神经，可同时减慢心率，心肌活动减弱，抵消了其直接舒张冠脉的作用，继发性引起冠脉收缩。交感神经兴奋对冠脉的直接作用是血管收缩，但交感神经兴奋使心肌活动加强、代谢产物增多，继发性引起冠脉舒张、冠脉血流量增多。

**3. 体液调节** 肾上腺素和去甲肾上腺素可促进心肌代谢，使代谢产物增加，扩张冠脉血管，也可直接作用于冠脉血管上的肾上腺素能受体，引起冠脉的收缩或舒张。大剂量血管升压素、血管紧张素可使冠脉收缩，冠脉血流量减少。甲状腺激素增多时，心肌代谢增强，使耗氧量增加，故冠脉扩张、血流量增加。

**临床链接**

**心肌梗死**

心肌梗死（myocardial infarction，MI）指心肌的缺血性坏死，为在冠状动脉病变的基础上，冠状动脉的血流急剧减少或中断，使相应的心肌出现严重而持久的急性缺血，最终导致心肌的缺血性坏死。临床上多有剧烈而持久的胸骨后疼痛，休息及硝酸酯类药物不能完全缓解，伴白细胞增高、发热、血沉加快、血清心肌酶活性增高及进行性心电图变化，可并发心律失常、休克或心力衰竭等合并症，常可危及生命。

## 二、肺循环

从右心房到左心房的血液循环称为肺循环，其功能是血液流经肺泡时和肺泡气进行气体交换。肺循环只供应肺本身的血液，呼吸性细支气管以上的呼吸道组织由体循环的支气管动脉供血。肺循环和支气管血管末梢之间有吻合支沟通，因此，有一部分支气管静脉血液可经这些吻合支进入肺静脉和左心房使动脉血液中掺入1%～2%的静脉血。

（一）肺循环的生理特点

左、右心室的每分输出量基本相等。肺动脉及其分支短而粗，管壁较薄；肺循环的血管又位于胸腔内，受胸膜腔负压的影响；故肺循环与体循环相比，其生理特点是：

**1. 血流阻力小且血压低** 肺动脉及其分支短而粗，管壁较薄，仅为主动脉管壁厚度的1/3，容易扩张，故对血流的阻力较小，压力低。在正常情况下，肺动脉的收缩压为22mmHg（2.9kPa），舒张压为8mmHg（1.1kPa），平均血压为13mmHg（1.7kPa），肺循环的毛细血管平均血压为7mmHg（0.9kPa），肺循环的终点，即肺静脉和左心房内压力为1～4mmHg，平均约为2mmHg（0.27kPa）。

**2. 肺的血容量变化大** 肺的血容量一般为450ml，占全身总血量的9%。由于肺组织和血管的可扩张性较大，故肺血管的血容量变化也较大。在用力呼气时，肺部血容量可减少到200ml左右；而在深吸气时可增大到1000ml。当机体失血时，肺循环可将一部分血液转移至体循环中，起代偿作用。故肺循环有“储血库”之称。

**3. 肺循环毛细血管处的液体交换** 如前所述，肺循环毛细血管压平均约为7mmHg（0.9kPa），而血浆胶体渗透压平均约为25mmHg（3.3kPa），加上肺泡表面活性物质能降低肺泡的表面张力，这样，肺组织液生成的力量小于吸收的力量，有效滤过压为负值，肺毛细血管壁几乎没有液体滤出，使肺泡内和肺组织间隙没有液体积聚。在某些病理情况下，如左心衰竭时，肺静脉压升高，肺毛细血管血压也会随之升高，就可能有较多的血浆滤出毛细血管而进入肺组织间隙和肺泡内，使肺泡内液体积聚，从而形成肺水肿。

### （二）肺循环血流量的调节

**1. 神经和体液调节** 肺循环受交感神经和迷走神经的双重支配。刺激交感神经使肺血管收缩和血流阻力增大，刺激迷走神经可使肺血管舒张。肾上腺素、去甲肾上腺素、组胺、血管紧张素Ⅱ等均能使肺循环血管收缩，前列环素、乙酰胆碱等可使肺血管舒张。

**2. 肺泡气的氧分压** 肺泡气的氧分压能显著影响肺血管的舒缩活动。当一部分肺泡内氧含量不足时，肺泡周围的微动脉收缩，使局部血流阻力增大，血流量减少，结果使较多的血液流进氧含量较高的肺泡，使肺内的气体交换有效进行。长期居住在高海拔地区的人，由于空气中氧气稀薄，肺泡内普遍缺氧，可使肺循环微动脉广泛收缩，血流阻力增大，使肺动脉压显著升高，持续肺动脉高压使右心室负荷长期加重，常引发右心室肥厚。

## 三、脑循环

脑由颈内动脉和椎动脉供血，它们进入颅内后，在脑基底部形成动脉环（Willis环），其分支分布于脑的各部分。静脉血由颈内静脉回流到右心房。

### （一）脑循环的特点

**1. 血流量大，耗氧量大，对血流的依赖程度大** 脑是体内代谢率最高的器官之一。脑组织所消耗的能量几乎全部来自糖的有氧分解，脑重量仅占体重的2%，但耗氧量接近全身耗氧量的20%。成人安静时，每100g脑组织的血流量为55ml/min，脑循环总血流量约为750ml/min，约占心输出量的15%。脑对缺氧或缺血极为敏感，脑缺氧或缺血10s可导致意识丧失，5min以上，脑功能便会出现不可逆性损害。因此，脑循环必须保持连续不断的稳定的血流，才能满足脑代谢的需要，维持脑的正常活动。

**2. 血流量变化较小** 脑组织位于坚硬颅腔内，颅腔容积是固定的，脑组织又不可压缩，故脑血管的舒缩程度受到相当限制，血流量的变化小于其他器官。脑血管的吻合支较少，一旦栓塞，不易建立侧支循环，造成脑损害。

**3. 存在血-脑脊液屏障和血-脑屏障** 见后文。

### （二）脑血流量的调节

**1. 自身调节** 脑血流量虽然也取决于平均动脉压的高低和脑血管血流阻力的大小，但在正常情况下，当平均动脉压在60～140mmHg（8.0～18.7kPa）的范围内变动时，脑血管可通过自身调节机制使脑血流量保持相稳定。在这一范围内，当平均动脉压升高时，使脑内微动脉收缩，血流阻力增大，血流量不致增多。反之，当平均动脉压降低时，脑内微动脉舒张，血流阻力减小，血流量不致减少。当平均动脉压超过这一上限时，血管内压的作用将超过缩血管反应，使微血管被动扩张，脑血流量增多，严重时可因脑毛细血管血压过高而引起脑水肿；当平均动脉压低于下限时，脑血流量将减少，可因为脑组织缺血而引起脑功能障碍。

**2. 局部化学因素** 影响脑血管舒缩的最重要因素是局部环境的化学因素，如腺苷、$CO_2$、$H^+$、$K^+$等，其中$CO_2$是最重要的因素。当血液$p_{CO_2}$升高或$p_{O_2}$降低时，脑的阻力血管舒张，脑血流量增加。$p_{CO_2}$降低则有相反作用，使脑血流量减少。$p_{CO_2}$在正常范围内变化1mmHg（0.13kPa），脑血流量变化可达4%。当吸入气中$CO_2$浓度增大使动脉血$p_{CO_2}$升高一倍时，脑血流量可增加一倍。过度通气时，动脉血$p_{CO_2}$可降低至15mmHg（2.0kPa），脑血流量可减少至正常的40%左右，可引起头晕等脑缺血症状。$p_{CO_2}$过高引起脑血管舒张是通过$H^+$作为中介的。$CO_2$进入脑组织后，与组织中的$H_2O$结合，形成$H_2CO_3$，$H_2CO_3$离解产生$H^+$，$H^+$引起脑血管舒张。这一反应具有一定的生理意义，因为$H^+$浓度过高时，能使神经元的活动发生抑制。但由于$H^+$浓度升高引起脑血流量增加，可将过多的$H^+$带走，因而使脑组织的pH保持稳定，维持脑的正常功能。

**3. 神经调节** 脑血管接受交感缩血管纤维和副交感舒血管纤维支配。但神经因素在脑血管活动的调节中所起的作用很小。切断支配脑血管的交感神经或副交感神经后，脑血流量没有明显变化。在各种心血管反射中，脑血流量的变化都很小。

### （三）脑脊液的生成和吸收

脑脊液存在于脑室系统、脑周围的脑池和蛛网膜下隙内，可被视为脑和脊髓的组织液和淋巴。成人脑脊液总量约为150ml，每天生成的脑脊液约800ml，同时有等量的脑脊液被吸收入血液。

脑脊液主要由侧脑室、第三脑室和第四脑室的脉络丛表面的上皮细胞分泌，室内膜细胞也少量分泌。另外，软脑膜血管和脑的毛细血管亦可滤过生成小量脑脊液。脑脊液生成后，由侧脑室经第三脑室、导水管、第四脑室进入蛛网膜下隙，然后由蛛网膜绒毛吸收入静脉窦的血液中，完成脑脊液的循环。脑脊液压力的高低取决于其生成和吸收的平衡关系。正常人在平卧位时，脑脊液压平均为10mmHg（1.33kPa）。当脑脊液的吸收受阻时，脑脊液压升高，会影响脑血流量和脑的功能。

脑脊液的主要功能是在脑、脊髓和颅腔、椎管之间起缓冲作用，有保护性意义。脑浸于脑脊液中，由于浮力的作用，使脑的重量减轻到仅50g左右。另外，脑脊液还作为脑和血液之间进行物质交换的中介。脑组织中没有淋巴管，由毛细血管壁漏出的少量蛋白质，主要经血管周围间隙进入蛛网膜下隙的脑脊液中，然后通过蛛网膜绒毛回到血液中。

### （四）血-脑脊液屏障和血-脑屏障

脑脊液主要是由脉络丛分泌的，但其成分和血浆不同。脑脊液中蛋白质的含量极微，葡萄糖含量也为血浆的60%，但$Na^+$、$Mg^{2+}$、$Cl^-$含量高于血浆，$K^+$、$Ca^{2+}$、$HCO_3^-$的浓度则较血浆中的低。可见，血液和脑脊液之间物质的转运并不是被动的过程，而是主动转运过程。另外，一些大分子物质较难从血液进入脑脊液，主要是因为在血液和脑脊液之间存在着特殊的屏障，即血-脑脊液屏障。这种屏障对不同物质的通透性不同。例如，$O_2$、$CO_2$等脂溶性物质很容易通过屏障，但许多离子则较难通过。这一屏障的结构基础是由无孔的毛细血管壁和脉络丛中的特殊载体系统组成的。

血液和脑组织之间也存在着类似的屏障，可限制物质在血液和脑组织之间的自由交换，称为“血-脑屏障”。毛细血管的内皮、基膜和星状胶质细胞的血管周足等可能是血-脑屏障的结构基础。对于水溶性物质，其通透性不一定和分子的大小相关。例如，葡萄糖和氨基酸的通透性较高，而甘露醇、蔗糖和许多离子的通透性较低，甚至不能通透，说明血 - 脑之间的物质交换也是主动转运过程。

血 - 脑脊液屏障和血 - 脑屏障的存在，可防止血中有毒物质侵入脑组织，对于保持脑组织周围环境的稳定具有重要意义。在应用药物时，应考虑上述屏障的存在，例如，青霉素极难进入脑组织，而磺胺嘧啶和红霉素类则较易进入。

（甘肃中医药大学　李杨）

## 复习思考题

一、名词解释

1．心率　2．心动周期　3．每搏输出量　4．射血分数　5．心输出量　6．心指数　7．自律性　8．房室延搁　9．弹性储器血管　10．前阻力血管　11．血压　12．收缩压　13．舒张压　14．脉压　15．中心静脉压　16．微循环　17．有效滤过压

二、问答题

1．在心脏射血过程中，何时心室内压力最高？何时容积最小？何时心室容积最大？

2．影响心肌收缩力的因素有哪些？如何影响？

3．根据所学生理学知识，分析心肌缺血时，心室肌细胞的静息电位和动作电位会有何变化？

4．简述心室肌细胞及窦房结 P 细胞动作电位的形成机制。

5．何谓自律性？哪些因素可以影响心肌细胞的自律性？

6．简述心肌收缩性的特点。

7．画出正常心电图模式图，标明各波，并说明各波的生理意义。

8．影响心输出量的因素有哪些？如何影响？

9．画出心室肌细胞动作电位的图形，并注明各期的离子活动特征。

10．试述动脉血压的形成机制和影响因素。

11．运用所学知识思考测量血压时应排除哪些影响因素？

12．临床上测量中心静脉压有什么意义？

13．试述组织液的生成及其影响因素。

14．微循环的通路有哪些？各自的生理意义是什么？

15．影响静脉回流的主要因素有哪些？

16．试述压力感受性反射的过程及生理意义。

17．试述心交感神经、心迷走神经和交感缩血管神经对心血管的作用。

18．实验时夹闭家兔一侧颈总动脉后动脉血压有何变化？为什么？

19．试比较肾上腺素与去甲肾上腺素对心血管的作用。

20．试述肾素 - 血管紧张素系统对动脉血压的调节作用和过程。

21．试述冠脉血流量的调节作用和过程。

三、思考题

1．若给某健康男性静脉输液 500ml 或该男性参加百米比赛时，其心输出量各有什么变化？其机制如何？

2．一般情况下，成年人跑步或从事体力劳动时心输出量会增加，其主要动用心力储备的哪些方面？

3．颈动脉窦、主动脉弓压力感受性反射（降压反射）是如何调节血压的？有何生理意义？

# 第 5 章　呼　吸

**重点内容**

肺通气的动力；肺内压的周期性变化特点；胸膜腔内压的形成机制及生理意义；肺通气的阻力及肺泡表面活性物质的作用；肺通气功能的评价；肺换气和组织换气的过程；影响肺换气的因素；$O_2$ 的主要运输方式；气体交换的原理；氧解离曲线的特征、意义及影响因素；呼吸的基本中枢，化学感受性反射及生理意义；肺牵张反射及生理意义。

细胞在新陈代谢过程中，不断地消耗 $O_2$，并产生 $CO_2$。机体通过呼吸从外界环境摄取代谢所需要的 $O_2$，排出代谢产生的 $CO_2$。机体与外界环境之间的这种气体交换过程，称为**呼吸**（**respiration**）。体重为 70kg 的正常成人，体内储存的 $O_2$ 量约为 1550ml，在基础状态下，机体的耗氧量约为 250ml/min，体内储存的 $O_2$ 仅能维持机体 6min 的正常代谢，一旦呼吸停止，生命便将终止。因此呼吸是维持生命活动所必需的生理过程。

人体呼吸全过程包含三个环节（图 5-1）：①**外呼吸**（**external respiration**），指外界空气与肺毛细血管血液之间的气体交换，包括肺通气和肺换气两个过程。**肺通气**（**pulmonary ventilation**）是指肺与外界环境之间的气体交换过程。**肺换气**（**pulmonary exchange**）是指肺泡与肺毛细血管血液之间的气体交换。②**气体运输**（**transport of gas**），即借助血液循环将 $O_2$ 从肺运到组织，将 $CO_2$ 从组织运到肺的过程。③**内呼吸**（**internal respiration**），指组织毛细血管血液与组织、细胞之间的气体交换，也称**组织换气**（**tissue exchange**）。上述任一环节发生异常均可导致机体缺氧。某些呼吸过程的异常还可能导致体内 $CO_2$ 含量改变，造成内环境酸碱平衡紊乱。

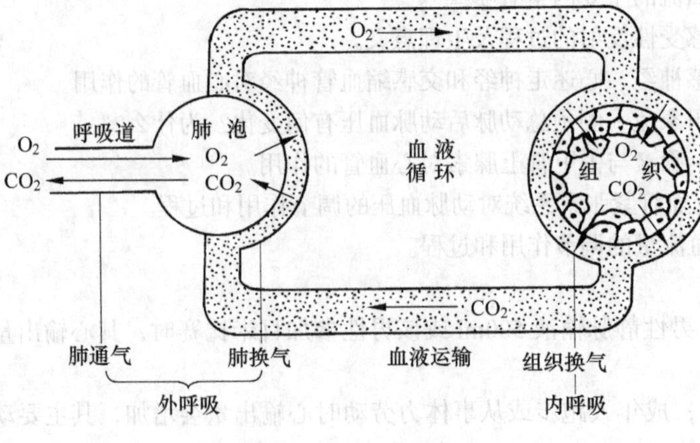


图 5-1　呼吸全过程示意图

# 第1节 肺 通 气

实现肺通气的主要结构基础包括呼吸道、肺泡和胸廓。呼吸道是肺通气时气体进出肺的通道。肺泡是肺换气的主要场所。肺通气的功能是给肺泡输入 $O_2$，排出肺泡中的 $CO_2$。这一功能是通过气体进出肺而实现的，气体能够进出肺是肺通气动力克服肺通气阻力的结果。胸廓的节律性运动是实现肺通气的原动力。

## 一、呼吸道的结构与功能

呼吸道是气体进出肺的通道，包括鼻、咽、喉、气管、主支气管及肺内各级支气管。临床上常将鼻、咽、喉称为上呼吸道，气管和各级支气管称为下呼吸道。通气功能是呼吸道的最主要功能，除此之外呼吸道还具有以下功能。

### （一）加温湿润

一般情况下，外界空气的温度和湿度都较肺泡气为低，当吸入的空气流经气道时，在到达肺泡之前已被预热到37℃，同时湿度也达到饱和，因此可以避免寒冷干燥的空气对肺造成损伤。鼻、咽部黏膜因其表面积较大，血液供应丰富，有黏液腺分泌黏液，在对吸入气的加温、湿化中起重要作用。在做气管插管或气管切开的患者，若长时间不注意人工加温、湿化吸入气，可引起呼吸道上皮和纤毛的干燥和损伤。

### （二）过滤清洁

呼吸道可通过各种不同的机制，防止吸入气中的灰尘颗粒到达肺泡。在鼻腔，通过鼻毛阻挡和鼻甲表面黏液的吸附，可清除直径大于10μm的颗粒。直径为2～10μm的颗粒则可进一步沉积在气管、支气管和细支气管壁上，并经纤毛运动、喷嚏和咳嗽向外排出。直径小于2μm的颗粒可被肺泡巨噬细胞吞噬。此外，呼吸道的分泌物中还含有免疫球蛋白等物质，有助于防止感染和维持黏膜的完整性。若吸入气干燥或含有刺激性物质，如二氧化硫，则可损害纤毛的运动，影响呼吸道的清洁功能。

### （三）调节气道阻力

呼吸道是气体进出肺的必经之道，通过调节气道平滑肌的舒张与收缩，可以改变气道的口径，引起气道阻力发生相应变化。气道阻力的分布不均：上呼吸道的鼻、口腔、咽等结构迂回复杂，总横截面积较小，阻力较大，其中鼻腔和声门分别占气道阻力的50%和25%，故张口呼吸或气管插管时气道阻力大幅度降低；气管、支气管约占气道阻力的15%；管径在2mm以下的细支气管总横截面积很大，气流速度缓慢，其阻力占气道阻力的10%左右。呼吸道平滑肌受迷走神经和交感神经双重支配。迷走神经末梢释放乙酰胆碱作用于气道平滑肌的M受体，使气道平滑肌收缩，还可使气道黏膜腺体分泌增多，不利于气道的通畅。安静时，迷走神经具有紧张性活动，使气道平滑肌处于一定的收缩状态。交感神经末梢释放去甲肾上腺素，作用于气道平滑肌上的 $\beta_2$ 受体，使气道平滑肌舒张，管径变大，阻力减小。临床上常用拟肾上腺素能药物解除支气管痉挛，缓解呼吸困难。近来发现，支配气道的自主神经纤维还可释放一些非肾上腺素能、非乙酰胆碱能的活性物质，如血管活性肠肽、缓激肽分别引起平滑肌的舒张和收缩。儿茶酚胺类物质、前列腺素 $E_2$ 可使气道平滑肌舒张。组胺、过敏性慢反应物质可使之收缩。吸入气 $CO_2$ 含量的增加可以刺激支气管的某些感受器，反射性引起支气管收缩气道阻力增加。气道上皮可合成、释放内皮素，使气道平滑肌收缩。哮喘患者内皮素的合成和释放增加，提示内皮素可能参与哮喘的病理生理过程。

## 二、肺通气原理

### （一）肺通气的动力

气体进出肺取决于推动气体流动的动力与阻止气体流动的阻力间的相互关系。动力必须克服阻力，才能实现肺通气。

肺泡内的压力称为**肺内压（intrapulmonary pressure）**。肺内压与大气压之间的压力差是推动气体进出肺的直接动力，当肺内压低于大气压时，气体进入肺泡，这一过程称为**吸气（inspiration）**；当肺内压高于外界大气压时，气体从肺泡流出，称为**呼气（expiration）**。在一定的海拔高度，大气压是相对恒定的，因此只有通过改变肺内压，才能形成肺内压与大气压之间的压力梯度。呼吸肌收缩和舒张可引起肺内压周期性的变化，由呼吸肌收缩和舒张引起的呼吸运动是肺通气的原动力。

**1. 呼吸运动** 呼吸肌收缩舒张引起胸廓扩大和缩小的运动称为**呼吸运动（respiratory movement）**，呼吸运动包括吸气运动和呼气运动。膈肌和肋间外肌是主要的吸气肌，肋间内肌和腹肌是主要的呼气肌。此外，还有一些辅助吸气肌，如斜角肌、胸锁乳突肌和胸背部的其他肌肉，这些肌肉在用力呼吸时参与呼吸运动。呼吸运动的频率和深度随机体活动而变化。

正常成人在安静时进行平稳而均匀的呼吸运动，称为**平静呼吸（eupnea）**。在平静呼吸时，吸气运动主要通过膈肌和肋间外肌的收缩来完成。膈肌位于胸、腹腔之间，膈顶向上隆起，形似钟罩，构成胸腔的底。膈肌收缩时，隆起的膈顶下降，从而增大了胸廓的上下径（图 5-2（a））。肋间外肌的肌纤维起自上一肋骨近脊椎端的下缘，斜向前下方走行，止于下一肋骨近胸骨端的上缘。由于脊椎的位置是固定的，而胸骨可以上下移动，所以当肋间外肌收缩时，肋骨前段和胸骨上提，肋骨下缘向外侧偏转，从而增大了胸腔的前后径和左右径（图 5-2（b））。由于胸廓上下径、左右径和前后径均增大，胸廓容积扩大，肺随之扩张，使肺内压降低，低于外界大气压时引起吸气。呼气运动则是膈肌与肋间外肌舒张，肺因自身回缩力而回位，并牵引胸廓使之上下径、左右径和前后径均减小，肺内压升高，高于外界大气压，引起呼气。在平静呼吸过程中，吸气运动是主动的，由膈肌和肋间外肌收缩所致，而呼气运动则是被动的，无呼气肌的主动收缩。

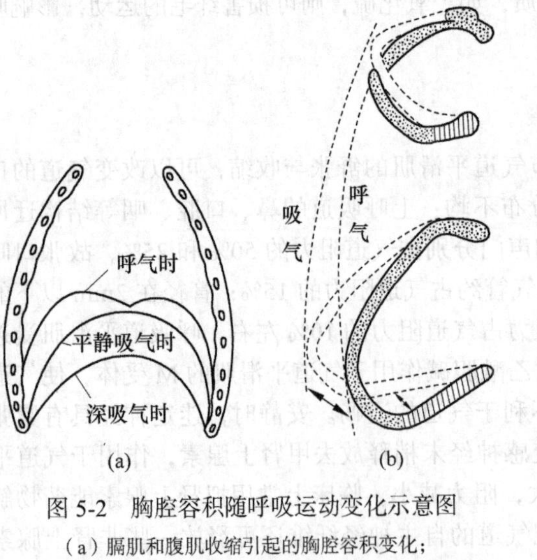


图 5-2 胸腔容积随呼吸运动变化示意图

（a）膈肌和腹肌收缩引起的胸腔容积变化；（b）肋间外肌和肋间内肌收缩引起的胸腔容积变化

当机体运动或吸入气中 $CO_2$ 含量增加而 $O_2$ 含量减少或肺通气阻力增大时，呼吸运动将加深、加快，此时不仅参与收缩的吸气肌数量增加，收缩更强，而且呼气肌也参与收缩，这种呼吸运动称为**用力呼吸（forced breathing）**或**深呼吸（deep breathing）**。用力呼吸的吸气过程不仅有膈肌和肋间外肌收缩，还有吸气辅助肌的参与，从而使胸廓容积进一步扩大。呼气过程中除了肋间外肌和膈肌舒张，还有肋间内肌和腹肌的收缩。肋间内肌走行方向与肋间外肌相反，收缩时使肋骨和胸骨下移，肋骨向内侧偏转，可使胸廓前后、左右径进一步缩小。腹肌收缩可使膈顶上升，胸廓的上下径进一步缩小。肋间内肌和腹肌收缩使胸廓容积进一步缩小，呼出气量增加。用力呼吸时，吸气和呼气过程中都有相关肌肉的收缩，故都是主动过程。在缺氧、$CO_2$ 增多或肺通气阻力增大较严重的情况下，可出现**呼吸困难**（**dyspnea**）。

在呼吸运动中，由于参与活动的呼吸肌的主次、多少和用力程度的不同，呼吸运动可呈现不同的形式。膈肌收缩和舒张，引起腹腔内的器官位移，造成腹壁的起伏。以膈肌舒缩为主的呼吸运动称为**腹式呼吸**（**abdominal breathing**）。肋间外肌收缩和舒张时主要表现为胸壁的起伏。以肋间外肌舒缩活动为主的呼吸运动称为**胸式呼吸**（**thoracic breathing**）。一般情况下，成年人的呼吸运动呈混合式呼吸。只有在胸部或腹部活动受限时才出现某种单一的呼吸运动形式。如孕妇在妊娠晚期，因胎儿在腹腔占位，使膈肌活动受限，主要呈胸式呼吸。婴幼儿的肋骨倾斜度小，位置趋于水平，主要表现为腹式呼吸。成人平静呼吸的频率为 12～18 次 / 分。

**2. 肺内压** 在呼吸运动过程中，肺内压呈周期性波动（图 5-3）。在保持声门开放、呼吸道畅通的条件下暂停呼吸，此时肺内压与大气压相等。吸气时，肺容积增大，肺内压下降，低于大气压，外界气体入肺。随着肺内气体的增加，肺内压也逐渐升高，至吸气末，肺内压升高到与大气压相等，气流也就停止。呼气时，肺容积减小，肺内压升高并超过大气压，肺内气体出肺。随着肺内气体的减少，肺内压逐渐下降，至呼气末，肺内压又降到和大气压相等，气流随之停止。

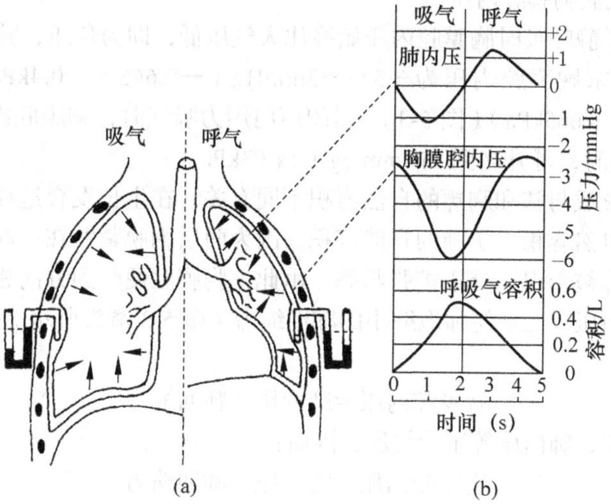


图 5-3 吸气和呼气时，肺内压、胸膜腔内压及呼吸气容积的变化过程（a）和胸膜腔内压直接测量示意图（b）

呼吸过程中，肺内压变化的程度与呼吸的缓急、深浅和呼吸道是否通畅等有关。若呼吸慢，呼吸道通畅，则肺内压变化较小；若呼吸较快，呼吸道不够通畅，则肺内压变化较大。平静呼吸时，呼吸缓和，肺内压的波动较小，吸气时，肺内压较大气压低 1～2mmHg（0.133～0.266kPa）；呼气时较大气压高 1～2mmHg（0.133～0.266kPa）。用力呼吸时或呼吸道不够通畅时，肺内压波动的幅度显著增大，例如，紧闭声门尽力做呼吸运动，吸气时肺内压可为－100～－30mmHg（－13.3～－4kPa），呼气时可达 60～140mmHg（8～18.62kPa）。

由此可见，在呼吸运动过程中正是由于肺内压的周期性交替升降，造成肺内压和大气压之间的压力差，此压力差成为推动气体进出肺的直接动力。

**人工呼吸**（**artificial respiration**）是根据肺通气的原理，人为地在肺内压和大气压之间造成压力差，以维持肺通气。一旦呼吸停止，必须立即实施人工呼吸。人工呼吸分为正压人工呼吸和负压人工呼吸，如口对口人工呼吸即为正压人工呼吸。在正压通气的吸气过程中，肺内压不是降低而是高于大气压。不同类型的呼吸机可对患者实施正压通气和负压通气。

**3. 胸膜腔和胸膜腔内压**

（1）胸膜腔：胸膜有两层，覆盖于肺表面的脏层胸膜和紧贴于胸廓内壁的壁层胸膜在肺门处相互延续，在胸腔两侧各形成一个密闭的腔隙，称为**胸膜腔**（**pleural cavity**）。胸膜腔是潜在的腔隙，其内没有气体，仅有厚约10μm的少量浆液，这一薄层浆液有两方面的作用：①在两层胸膜之间起润滑作用。在呼吸运动过程中，两层胸膜可以互相滑动，减小摩擦。②浆液分子间的吸引力使两层胸膜贴附在一起，不易分开，将肺与胸廓两个弹性结构耦联在一起，使肺可随胸廓运动而运动。因此，胸膜腔的密闭性和两层胸膜间浆液分子间的吸引力对于维持肺的扩张状态和肺通气有着重要的生理意义。

（2）胸膜腔内压：**胸膜腔内压**（**intrapleural pressure**）是胸膜腔内压力的简称，可用两种方法进行测定。一是直接法，将与检压计相连接的穿刺针头斜刺入胸膜腔内，检压计液面即可直接指示胸膜腔内的压力［图5-3（a）］。直接法测量的缺点是有刺破胸膜脏层和肺的危险。另一方法是间接测量法，由于食管在胸内介于肺和胸壁之间，食管壁薄而软，故食管内压接近胸膜腔内压，可通过测量食管内压力间接反映胸膜腔内压。测量时让受试者吞下带有薄壁气囊的导管至食管下段，测量食管内压来代表胸膜腔内压。

测量结果表明，平静呼吸时胸膜腔内压始终比大气压低，即为负压，并随呼吸运动而发生周期性波动。平静呼气末胸膜腔内压为－5～－3mmHg（－0.665～－0.4kPa），吸气末为－10～－5mmHg（－1.33～－0.665kPa）（图5-3）。紧闭声门用力吸气时，胸膜腔内压可降至－90mmHg（－12kPa），用力呼气时，可升高到110mmHg（14.63kPa）。

胸膜腔内负压的形成与肺和胸廓的自然容积不同有关。在生长发育过程中，胸廓的发育速度比肺快，因此胸廓的自然容积大于肺的自然容积。因为两层胸膜紧贴在一起，所以从胎儿出生后第一次呼吸开始，肺即被牵引而处于扩张状态。由此，胸膜腔便受到方向相反的两种力的作用：一是使肺泡扩张的肺内压；二是使肺泡缩小的肺回缩力（图5-3箭头所示）。胸膜腔内的压力是这两种力的代数和，即：

$$胸膜腔内压=肺内压-肺回缩力$$

在吸气末或呼气末，肺内压等于大气压，因而：

$$胸膜腔内压=大气压-肺回缩力$$

若以大气压为0，则：

$$胸膜腔内压=-肺回缩力$$

在呼吸过程中，肺始终处于被扩张状态而总是倾向回缩。因此，在平静呼吸时，胸膜腔内压始终保持负值。只是在吸气时肺扩张程度大，肺回缩力增大，导致胸膜腔内负压更大；呼气时，肺扩张程度减小，肺回缩力减小，导致胸膜腔内负压减小。

在外伤或疾病等原因导致胸壁或肺破裂时，胸膜腔与大气相通，空气将自外界或肺泡进入胸膜腔，形成**气胸**（**pneumothorax**），此时胸膜腔的密闭性丧失，胸膜腔内压等于外界大气压，肺将因其自身的回缩力而塌陷，不再随胸廓的运动而节律性扩张和缩小。因此胸膜腔内负压对维持肺的扩张状态具有非常重要的作用，而且胸膜腔的密闭状态是形成胸膜腔负压的前提。此外，胸膜腔负压也作用于壁薄而可扩张性大的腔静脉和胸导管等，使之扩张而促进静脉血和淋巴液的回流。气胸时，轻则影响肺的通气功能，重则影响生命，必须紧急处理。综上所述，呼吸肌收缩与舒张引起胸廓扩大和缩小，借助胸膜腔负压的耦联作用，胸廓运动带动肺的张缩，肺的张缩造成肺内压与大气压之间的压力差，从而导致气体经呼吸道进出肺，实现肺通气。因此，肺通气的原动力是呼吸运动，直接动力是肺内压和大气压之间的压力差。

（二）肺通气的阻力

气体在进出肺的过程中会遇到各种阻止其流动的力，统称为肺通气的阻力。肺通气阻力包括弹性阻力和非弹性阻力。弹性阻力在呼吸气流停止状态下依然存在，包括肺的弹性阻力和胸廓的弹性阻力，是平静呼吸时的主要阻力，约占总阻力的 70%。非弹性阻力只在气体流动时才产生，包括气道阻力、惯性阻力和黏滞阻力，约占总阻力的 30%，其中又以气道阻力为主。肺通气阻力增大是临床上肺通气功能障碍最常见的原因。

**1. 弹性阻力和顺应性**　弹性组织对抗外力作用所引起的变形的力称为**弹性阻力（elastic resistance）**。弹性阻力的大小可用顺应性的高低来衡量。**顺应性（compliance）**是指弹性体在外力作用下发生变形的难易程度。容易变形则顺应性高，弹性阻力小；不易变形则顺应性低，弹性阻力大。可见顺应性（$C$）与弹性阻力（$R$）成反比关系：即 $C \propto 1/R$。对空腔器官，顺应性可用单位压力变化（$\Delta P$）所引起的容积变化（$\Delta V$）来表示，单位是 $L/cmH_2O$，即：

$$C=\frac{\Delta V}{\Delta P}\ (L/cmH_2O)$$

（1）肺的弹性阻力和顺应性：肺在被扩张时产生的弹性回缩力，是吸气的阻力，呼气的动力。肺的弹性阻力可用肺的顺应性（compliance of lung，$C_L$）来表示：

$$\text{肺顺应性}\ (C_L)=\frac{\text{肺容积变化}\ (\Delta V)}{\text{跨肺压变化}\ (\Delta P)}\ (L/cmH_2O)$$

式中跨肺压是指肺内压与胸膜腔内压之差。

测定肺顺应性时，一般采用分步吸气或分步呼气法，每步吸气或呼气后，让受试者屏气并保持呼吸道通畅的情况下测定肺容积和胸膜腔内压。因为此时呼吸道没有气体流动，肺内压等于大气压，故只需要测定胸膜腔内压就可算出跨肺压。根据每次测得的数据绘制成**压力-容积曲线（pressure-volume curve）**就是肺的顺应性曲线。如果测定是在屏气时，即呼吸道无气流的情况下测定的，所测得的顺应性为肺的静态顺应性曲线（图 5-4（a））。曲线斜率大，表示肺顺应性大，弹性阻力小；反之，则表示肺顺应性小，弹性阻力大。正常成人平静呼吸时肺顺应性约 $0.2L/cmH_2O$，且位于顺应性斜率最大的中段，故平静呼吸时肺的弹性阻力较小，呼吸较为省力。由图 5-4（a）还可看出呼气和吸气时的肺顺应性曲线并不重叠，这一现象称为**滞后现象（hysteresis）**。在离体动物实验中，如果以生理盐水代替空气测定肺的顺应性，则滞后现象不明显，因此，滞后现象的产生主要与肺泡内表面的气-液交界面的表面张力有关。

肺顺应还受肺总量的影响。肺总量大时肺顺应性大，肺总量较小时，肺顺应性较小。故临床上测得的肺顺应性为男性大于女性，成人大于儿童。

肺弹性阻力来自肺组织本身的弹性回缩力和肺泡内表面的液体层与肺泡内气体之间的液-气界面所产生的表面张力。肺组织本身的弹性回缩力与肺自身的弹力纤维和胶原纤维等弹性成分有关，当肺被扩张时，这些纤维被牵拉而倾向于回缩。被牵拉越强，肺的回缩力和弹性阻力便越大。肺泡内表面液-气界面的表面张力倾向于使肺泡缩小，因而也是肺弹性阻力的来源之一。

图 5-4（b）显示离体的肺在充气和充生理盐水时的顺应性曲线。可见充气比充生理盐水扩张肺所需的跨肺压大得多，前者约为后者的 3 倍。这是因为充气时，具有表面张力，而充生理盐水时，由于没有气-液交界面，因而没有表面张力的作用，只有肺组织自身的弹性成分所产生的弹

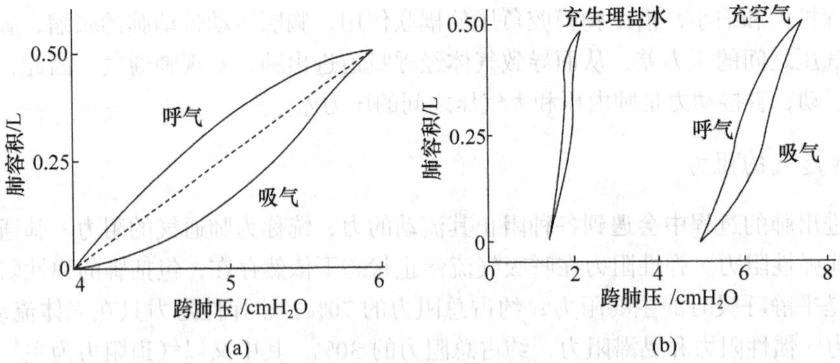


图 5-4　肺顺应性曲线

（a）肺的静态顺应性曲线；（b）充空气和充生理盐水时肺的顺应性曲线

性阻力。可见，肺组织自身的弹性成分所产生的弹性阻力约占肺总弹性阻力的1/3，而表面张力则占2/3左右。

根据 Laplace 定律，即：

$$P=\frac{2T}{r}$$

式中：$P$ 为液 - 气界面的压强，即肺泡回缩压；$r$ 为肺泡半径；$T$ 为肺泡液 - 气界面的表面张力系数。表面张力源于液体分子之间的引力，液体表面层中的分子都受到一个与液体自由面垂直并指向液体内部的作用力，致使表面层具有收缩趋势，要求液体具有尽可能小的表面积。液体的表面张力就是这种收缩趋势的表现。如果液面被长度为 $L$ 的直线分为两部分，这两部分之间的相互牵引力为 $F$，则液体的表面张力系数 $T$ 被定义为 $T=F/L$，单位为 N/m。不同液体表面张力系数不同。研究表明，肺泡内液体层表面张力系数仅为（5～30）$\times10^{-3}$N/m。如果表面张力系数不变，则肺泡回缩压与肺泡半径成反比，即小肺泡的回缩压大，而大肺泡的回缩压小（图 5-5）。肺内约有 3 亿个大小不同的肺泡，其半径可相差 3～4 倍，根据上式计算，彼此相连通的肺泡之间，会出现小肺泡内气体向大肺泡内流入，引起大肺泡过度膨胀而小肺泡萎缩的现象，但由于肺泡内表面液体层上存在有肺表面活性物质，因此，上述情况不会发生。

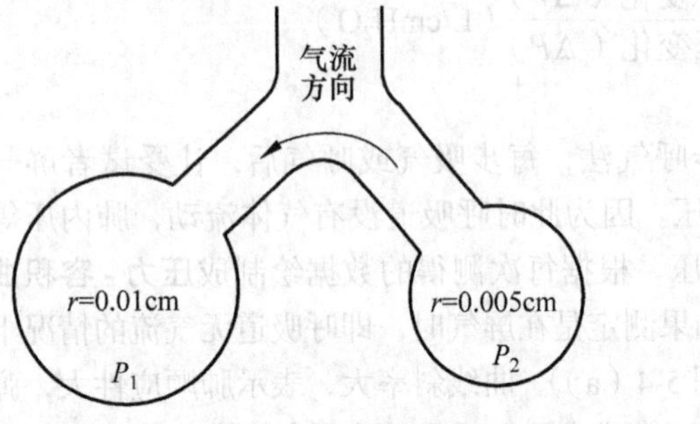


图 5-5　大小不同的肺泡回缩压及气流方向示意图

$P_1$（大肺泡回缩压）$=2\times20\times10^{-5}$（N/cm）/0.01（cm）

$=4\times10^{-2}$（N/cm$^2$）$=4.0$（cmH$_2$O）$=0.392$（kPa）

$P_2$（小肺泡回缩压）$=2\times20\times10^{-5}$（N/cm）/0.005（cm）

$=8\times10^{-2}$（N/cm$^2$）$=8.0$（cmH$_2$O）$=0.784$（kPa）

**肺泡表面活性物质（pulmonary surfactant）**是复杂的脂蛋白混合物，主要成分是**二棕榈酰卵磷脂（dipalmitoyl phosphatidyl choline，DPPC）**和**表面活性物质结合蛋白（surfactant-associated protein，SP）**。DPPC 由肺泡Ⅱ型细胞合成并释放，分子的一端是非极性疏水的脂肪酸，另一端是极性易溶于水的胆碱。因此，DPPC 分子垂直排列于液 - 气界面，极性端插入水中，非极性端伸入肺泡气中，形成单分子层，分布在液 - 气界面上，其密度随肺泡的张缩而改变。SP 也主要是由肺泡Ⅱ型细胞合成和释放的。已经证明有四种 SP，即 SP-A、SP-B、SP-C、SP-D，它们在维持 DPPC 的功能和 DPPC 的分泌、清除以及再利用等过程中具有重要作用。

肺泡表面活性物质有降低肺泡内表面液-气界面表面张力的作用，其生理意义是：①降低吸气阻力，减少吸气做功。②减少肺间质和肺泡内的组织液生成，防止肺水肿。肺泡内表面液气交界面的表面张力的合力指向肺泡中心，可对肺泡间质产生“抽吸”作用，使肺泡间质静水压降低，组织液生成增多，因而可能导致肺水肿。肺泡表面活性物质可以降低表面张力，因而可防止肺水肿。③有助于维持不同大小肺泡容积的稳定。由于肺泡表面活性物质在肺泡内表面呈单分子层排列，所以其在肺泡内表面的分布密度必然随肺泡半径的变化而改变。呼气时，肺泡半径变小，肺泡表面活性物质的密度变大，降低表面张力的作用增强，表面张力变小，可防止肺泡的萎陷；吸气时，肺泡表面活性物质的密度减小，降低表面张力的作用减低，表面张力增大，可防止肺泡的过度膨胀，这样就可维持肺泡容积的稳定性。

在肺充血、肺纤维化或肺泡表面活性物质减少时，肺的顺应性降低，弹性阻力增加，患者表现为吸气困难；而在肺气肿时，肺弹性成分大量破坏，肺的顺应性增加，弹性阻力减小，患者表现为呼气困难。

**临床链接**

### 新生儿呼吸窘迫综合征

胎儿肺泡Ⅱ型上皮细胞在妊娠6～7个月时才开始合成和分泌肺泡表面活性物质，因此早产儿可因缺乏表面活性物质而使肺泡表面张力增大，导致肺不张。同时过高的表面张力及缺氧可引起肺毛细血管壁通透性增加，导致血浆中液体和蛋白质进入肺泡，逐渐在肺泡表面沉积形成透明质膜，造成严重的肺通气和换气功能障碍，称为新生儿呼吸窘迫综合征（neonatal respiratory distress syndrome,NRDS）。由于肺泡液可以进入羊水，因此通过检测孕妇羊水中肺泡表面活性物质含量，可了解肺发育的成熟程度，如果检测出肺泡表面活性物质缺乏，可延长妊娠时间或用糖皮质激素促进其合成，预防新生儿发生NRDS。

（2）胸廓的弹性阻力和顺应性：胸廓的弹性阻力来自胸廓的弹性成分。胸廓处于自然位置时，肺容量占肺总量的67%左右（相当于平静吸气末的肺容量），此时胸廓无变形，不表现出弹性回缩力。肺容量小于肺总量的67%（如平静呼气或深呼气）时，胸廓被牵引向内而缩小，胸廓的弹性回缩力向外，是吸气的动力，呼气的阻力；肺容量大于肺总量的67%（如深吸气）时，胸廓被牵引向外而扩大，其弹性回缩力向内，成为吸气的阻力、呼气的动力，所以胸廓的弹性回缩力既可能是吸气的阻力，也可能是吸气的动力，视胸廓的位置而定，这与肺不同，肺的弹性回缩力总是吸气的阻力。胸廓的弹性阻力可用胸廓的顺应性（compliance of chest wall，$C_{chw}$）表示，即：

$$\text{胸廓的顺应性}（C_{\mathrm{chw}}）=\frac{\text{胸腔容积变化}（\Delta V）}{\text{跨壁压变化}（\Delta P）}（\mathrm{L/cmH_2O}）$$

跨壁压为胸膜腔内压与胸壁外大气压之差。正常人胸廓顺应性也是0.2L/cmH$_2$O。胸廓顺应性可因肥胖、胸廓畸形、胸膜增厚或腹腔内占位性病变等而降低。

（3）肺和胸廓的总弹性阻力和顺应性：因为肺和胸廓呈串联排列，所以肺和胸廓的总弹性阻力是两者弹性阻力之和，因为弹性阻力是顺应性的倒数，所以平静呼吸时肺和胸廓总的弹性阻力可用下式计算，即：

$$\frac{1}{C_{\mathrm{L+chw}}}=\frac{1}{C_{\mathrm{L}}}+\frac{1}{C_{\mathrm{chw}}}=\frac{1}{0.2}+\frac{1}{0.2}$$

平静呼吸时，肺和胸廓总顺应性为0.1L/cmH$_2$O。

**2. 非弹性阻力** 非弹性阻力包括惯性阻力、黏滞阻力和气道阻力。

惯性阻力是气流在发动、变速、换向时因气流和组织的惯性所产生的阻止气体运动的力。平静呼吸时，呼吸频率低、气流速度慢，惯性阻力小，可忽略不计。黏滞阻力来自呼吸时组织相对位移所发生的摩擦。气道阻力来自气体流经呼吸道时气体分子间和气体分子与气道之间的摩擦，是非弹性阻力的主要成分，占80%～90%。非弹性阻力是气体流动时产生的，并随流速加快而增加，故为动态阻力。

气道阻力可用维持单位时间内气体流量所需压力差来表示。

$$气道阻力=\frac{大气压与肺内压之差（cmH_2O）}{单位时间内气体流量（L/s）}$$

正常人平静呼吸时，总气道阻力为1～3cmH$_2$O·s /L（0.098～0.294kPa·s/L），主要发生在鼻（约占总阻力的50%）、声门（约占25%）及气管和支气管（约占15%）等部位，仅10%的阻力发生在口径小于2mm的细支气管。气道阻力受气流速度、气流形式和气道口径大小的影响。流速快，阻力大；流速慢，阻力小。气流形式有层流和湍流，层流阻力小，湍流阻力大。气流太快和管道不规则时容易发生湍流。如气管内有黏液、渗出物或肿瘤、异物等时，可用排痰、清除异物、减轻黏膜肿胀等方法减少湍流，降低阻力。气道口径大小是影响气道阻力的主要因素。在层流时，流体的阻力与管道半径的4次方成反比，即$R \propto 1/r^4$。气道管径缩小时，气道阻力将显著增加。气道口径主要受以下四方面因素的影响：①跨壁压：指呼吸道内外的压力差，呼吸道内压力高，则跨壁压大，气道管径被动扩张，气道阻力变小；反之则气道阻力增大。②自主神经的调节：交感神经使气道平滑肌舒张，气道口径增大，气道阻力减小；副交感神经使气道平滑肌收缩，气道口径缩小，气道阻力增加。③肺实质对气道壁的牵引：小气道的弹力纤维和胶原纤维与肺泡壁的纤维穿插，牵引气道壁，使没有软骨支持的细支气管保持通畅。④化学因素的影响：儿茶酚胺可使气道平滑肌舒张；前列腺素中$PGF_{2\alpha}$可使气管平滑肌收缩，但$PGE_2$却使之舒张；超敏反应时由肥大细胞释放的组胺和白三烯等使气管平滑肌收缩；气道上皮细胞还可合成、释放内皮素，使气道平滑肌收缩。

影响气道阻力的前三种因素均随呼吸发生周期性变化，气道阻力因而也发生周期性改变。吸气时，因胸膜腔负压增大而使跨壁压增大，因肺的扩张而使弹性成分对小气道的牵引作用增强，以及交感神经紧张性活动增强等，均使气道口径增大，气道阻力减小。这也是哮喘患者呼气比吸气更困难的主要原因。

## 三、肺容积和肺容量

肺容积和肺容量是评价通气功能的基础。

### （一）肺容积

肺内气体的容积称为**肺容积（pulmonary volume）**。肺容积可分为潮气量、补吸气量、补呼气量和余气量（图5-6）。它们互不重叠，全部相加等于肺总量。

**1. 潮气量** 每次呼吸时吸入或呼出的气量为**潮气量（tidal volume，TV）**。健康成人平静呼吸时，潮气量为400～600ml，一般以500ml计算。潮气量大小取决于呼吸肌收缩的强度、胸廓和肺的机械特性以及机体的代谢水平。

**2. 补吸气量** 平静吸气末，再尽力吸气所能吸入的气量为**补吸气量（inspiratory reserve volume，IRV）**，正常成人为1500～2000ml。补吸气量反映吸气的储备量。

**3. 补呼气量** 平静呼气末，再尽力呼气所能呼出的气量为**补呼气量（expiratory reserve**

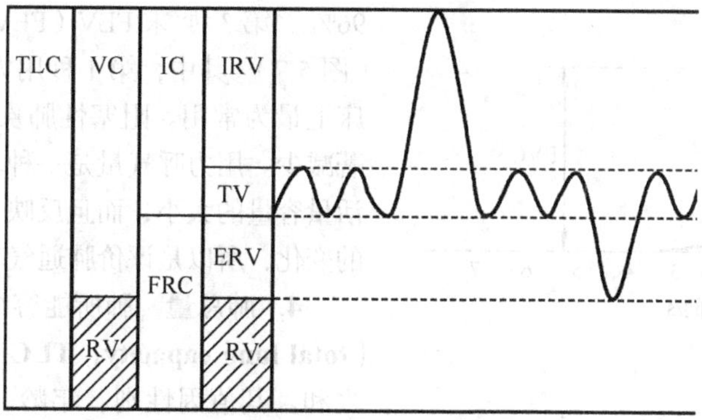


图 5-6 肺容积和肺容量示意图

TV：潮气量；IRV：补吸气量；ERV：补呼气量；RV：余气量；
FRC：功能余气量；IC：深吸气量；VC：肺活量；TLC：肺总量

**volume，ERV**）。正常成人为 900～2000ml。补呼气量反映呼气的储备量。

**4. 余气量** 最大呼气末尚存留于肺内不能呼出的气量称为**余气量**（**residual volume，RV**），正常成人为 1000～1500ml。

（二）肺容量

肺容量是基本肺容积中两项或两项以上的联合气量，包括深吸气量、功能余气量、肺活量和肺总量（图 5-6）。

**1. 深吸气量** 从平静呼气末做最大吸气时所能吸入的气量为**深吸气量**（**inspiratory capacity，IC**），深吸气量是潮气量和补吸气量之和，是衡量最大通气潜力的一个重要指标。胸廓、胸膜、肺组织和呼吸肌等的病变，可使深吸气量减少而降低最大通气潜力。

**2. 功能余气量** 平静呼气末尚存留于肺内的气量为**功能余气量**（**functional residual capacity，FRC**），是余气量和补呼气量之和。健康成人约为 2500ml，肺气肿患者的功能余气量增加，肺实质性病变时减小。功能余气量的生理意义是缓冲呼吸过程中肺泡气 $p_{O_2}$ 和 $p_{CO_2}$ 的过度变化。由于功能余气量的稀释作用，吸气时，肺内 $p_{O_2}$ 不会突然升得太高，$p_{CO_2}$ 不致降得太低；呼气时，肺内 $p_{O_2}$ 则不会降得太低，$p_{CO_2}$ 不致升得太高。这样，肺泡气和动脉血液的 $p_{O_2}$ 和 $p_{CO_2}$ 就不会随呼吸而发生大幅度的波动，以利于气体交换。

**3. 肺活量、用力肺活量和用力呼气量** 尽力吸气后，从肺内所能呼出的最大气量称为**肺活量**（**vital capacity，VC**），是潮气量、补吸气量和补呼气量之和。肺活量有较大的个体差异，与身材大小、性别、年龄、呼吸肌收缩能力等有关。健康成年男性平均约为 3500ml，女性约为 2500ml。

肺活量反映了肺一次通气的最大能力，在一定程度上可作为评价肺通气功能的指标。但由于测定肺活量时不限制呼气的时间，在某些肺组织弹性降低或呼吸道狭窄的患者，虽然通气功能已经受到损害，但是如果延长呼气时间，所测得的肺活量仍可正常。因此肺活量不能充分反映肺组织的弹性状态和气道的通畅程度。用力肺活量和用力呼气量能更好地反映肺通气的功能。

**用力肺活量**（**forced vital capacity，FVC**）是指一次最大吸气后，尽力尽快呼气所能呼出的最大气体量。正常情况下，用力肺活量略小于在没有时间限制下测得的肺活量。**用力呼气量**（**forced expiratory volume，FEV**）曾称**时间肺活量**（**timed vital capacity，TVC**），是指一次最大吸气后再尽力尽快呼气，在一定时间内所能呼出的气体量，通常以一定时间内呼出气量占用力肺活量的百分数表示。正常时，第 1 秒末 FEV（$FEV_1$）约为 FVC 的 83%，第 2 秒末 FEV（$FEV_2$）约为 FVC 的

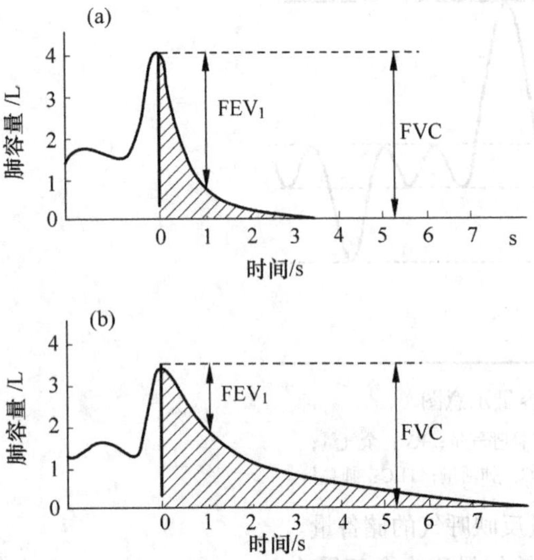


图 5-7　用力肺活量和用力呼气量示意图

（a）正常人；（b）气道狭窄患者

96%，第 3 秒末 FEV（$FEV_3$）约为 FVC 的 99%（图 5-7）。其中，第 1 秒用力呼气量（$FEV_1$）在临床上最为常用。阻塞性肺疾病患者，$FEV_1$/FVC 显著减少。用力呼气量是一种动态指标，不仅反映肺活量容量的大小，而且反映了呼吸过程中所遇阻力的变化，所以是评价肺通气功能的较好指标。

**4. 肺总量**　肺所能容纳的最大气量为**肺总量（total lung capacity，TLC）**，是肺活量与余气量之和。其值因性别、年龄、身材、运动锻炼情况和体位而异。健康成年男性平均约为 5000ml，女性约为 3500ml。

## 四、肺通气量和肺泡通气量

### （一）肺通气量与最大通气量

每分钟吸入或呼出的气体总量称为**肺通气量（pulmonary ventilation）**，也称为**每分通气量（minute ventilation volume）**，等于潮气量乘以呼吸频率。平静呼吸时，健康成人呼吸频率为 12～18 次 / 分，潮气量约 500ml，则肺通气量为 6～9L。肺通气量随性别、年龄、身材和活动量不同而有差异。为便于比较，最好在基础条件下测定，并以每平方米体表面积为单位来计算。

劳动和运动时，每分通气量增大。尽力做深快呼吸时，每分钟所能吸入或呼出的最大气量为**最大通气量（maximal voluntary ventilation）**。它反映单位时间内充分发挥全部通气能力所能达到的通气量，是估计一个人能进行多大运动量的生理指标之一。测定时，一般只测量 10s 或 15s 最深最快的呼出或吸入气量，再换算成每分钟的最大通气量。最大通气量一般可达 70～120L/min。对每分通气量和最大通气量进行比较，可以了解通气功能的储备能力，通常用通气储量百分比表示：

$$\text{通气储量百分比}=\frac{\text{最大通气量}-\text{每分平静通气量}}{\text{最大通气量}}\times 100\%$$

正常值应等于或大于 93%。

### （二）无效腔和肺泡通气量

每次吸入的气体，一部分将留在呼吸性细支气管之前的呼吸道内，这部分气体不参与肺泡与血液之间的气体交换，故将这部分呼吸道的容积称为**解剖无效腔（anatomical dead space）**。解剖无效腔与体重相关，约为 2.2ml/kg。体重为 70kg 的成人，其解剖无效腔约为 150ml。进入肺泡内的气体，也可因血流在肺内分布不均而未能与血液进行气体交换，未能发生气体交换的这一部分肺泡容量称为**肺泡无效腔（alveolar dead space）**。肺泡无效腔与解剖无效腔一起合称**生理无效腔（physiological dead space）**。健康人平卧时，生理无效腔等于或接近于解剖无效腔。由于无效腔的存在，每次吸入的新鲜空气不能都到达肺泡进行气体交换。因此，为了计算真正有效的气体交换量，应以肺泡通气量为准。**肺泡通气量（alveolar ventilation）**是指每分钟吸入肺泡的新鲜空气量，即：

$$\text{肺泡通气量}=（\text{潮气量}-\text{无效腔气量}）\times\text{呼吸频率}$$

如潮气量是 500ml，无效腔气量是 150ml，则每次呼吸仅使肺泡内气体更新 1/7 左右。潮气量和呼吸频率的变化，对每分通气量和肺泡通气量有不同的影响。在潮气量减半而呼吸频率加倍，或潮气量加倍而呼吸频率减半时，每分通气量保持不变，但是肺泡通气量却发生明显的变化，由表 5-1 可见，深慢呼吸比浅快呼吸的肺泡通气量大。因此，对肺换气而言，一定程度深而慢的呼吸较浅而快的呼吸好。

**表 5-1 不同呼吸频率和潮气量时的肺通气量和肺泡通气量**

| 呼吸频率 /（次 / 分） | 潮气量 /ml | 肺通气量 /（ml/min） | 肺泡通气量 /（ml/min） |
|---|---|---|---|
| 16 | 500 | 8000 | 5600 |
| 8 | 1000 | 8000 | 6800 |
| 32 | 250 | 8000 | 3200 |

（三）呼吸功

在呼吸过程中，呼吸肌为克服弹性阻力和非弹性阻力而实现肺通气所做的功，称为**呼吸功（work of breathing）**。通常以单位时间内压力变化乘以容积变化来计算。健康人平静呼吸时，呼吸功不大，其中 2/3 用来克服弹性阻力，1/3 用来克服非弹性阻力，呼吸耗能仅占全身耗能的 3%～5%。剧烈运动时，呼吸频率、深度增加，呼气也有主动成分的参与，呼吸功增大，呼吸耗能可升高 25～50 倍，但由于全身总耗能也增大数十倍，所以呼吸耗能仍只占总耗能的很小一部分。病理情况下，弹性或非弹性阻力增大时，也可使呼吸功增大。

# 第 2 节 呼吸气体的交换

气体交换包括肺换气和组织换气。**肺换气（pulmonary exchange）**是指肺泡与肺泡壁毛细血管血液之间的气体交换。**组织换气（tissue exchange）**是指组织内毛细血管血液或组织液与组织细胞之间的气体交换。两种换气都通过扩散方式来实现。

## 一、气体交换的原理

（一）气体的扩散

气体分子不停地进行无定向的运动，其结果是气体分子从分压高处向分压低处发生净转移，这一过程称为气体的**扩散（diffusion）**。机体内的气体交换就是以扩散方式进行的。单位时间内气体扩散的容积称为**气体扩散速率（gas diffusion rate，*D*）**，气体扩散速率受下列因素的影响。

**1. 气体分压差** 在混合气体中，每种气体分子运动所产生的压力为该气体的**分压（partial pressure，*P*）**，在温度恒定时，每一气体的分压只决定于它自身的浓度。混合气的总压力等于各气体分压之和。气体分压可按下式计算：

$$气体分压=总压力 \times 该气体的容积百分比$$

两个区域之间的分压差（$\Delta P$）是气体扩散的动力，分压差大，扩散速率大；反之，分压差越小，扩散速率小。

**2. 气体分子量和溶解度** 在相同条件下，气体扩散速率与气体分子量（$M_W$）平方根成反比，与气体在溶液中的溶解度成正比。溶解度（$S$）是单位分压下溶解于单位容积溶液中的气体量。一般以 1 个大气压，38℃时，100ml 液体中溶解的气体毫升数来表示。溶解度与分子量平方根之比

（$S/\sqrt{M_W}$）为**扩散系数（diffusion coefficient）**，它取决于气体分子本身特性。因为 $CO_2$ 在血浆中溶解度（51.5）约为 $O_2$ 的（2.14）24 倍，$CO_2$ 的相对分子质量（44）略大于 $O_2$ 的相对分子质量（32），所以 $CO_2$ 扩散系数约是 $O_2$ 的 20 倍。

**3. 扩散面积和距离** 气体扩散率与扩散面积（$A$）成正比，与扩散距离（$d$）成反比。此外，扩散速率与温度（$T$）成正比。但人体体温相对恒定，温度因素可忽略不计。综上所述，气体扩散速率与上述诸因素的关系是：

$$D \propto \frac{\Delta P \cdot T \cdot A \cdot S}{d \cdot \sqrt{M_W}}$$

（二）呼吸气体和人体不同部位气体的分压

**1. 呼吸气和肺泡气的成分和分压** 人体吸入的气体是空气。空气的主要成分是 $O_2$、$CO_2$ 和 $N_2$，具有生理意义的是 $O_2$ 和 $CO_2$。空气中各气体的容积百分比一般不因地域不同而异，但分压却因总大气压的变动而改变。高原大气压降低，各气体的分压也低。由于吸入的空气在呼吸道内被水蒸气所饱和，所以呼吸道内吸入气的成分已不同于大气，因此各成分的分压也发生相应的改变。从肺内呼出的气体为呼出气，它是来自无效腔的吸入气和肺泡气的混合。上述各部分气体的成分和压力见表 5-2。

**表 5-2 海平面各气体的容积百分比和分压**

| 不同气体 | 大气 | | 吸入气 | | 呼出气 | | 肺泡气 | |
|---|---|---|---|---|---|---|---|---|
| | 容积百分比 /% | 分压 /mmHg | 容积百分比 /% | 分压 /mmHg | 容积百分比 /% | 分压 /mmHg | 容积百分比 /% | 分压 /mmHg |
| $O_2$ | 20.84 | 158.4 | 19.67 | 149.5 | 15.7 | 119.3 | 13.6 | 103.4 |
| $CO_2$ | 0.04 | 0.3 | 0.04 | 0.3 | 3.6 | 27.4 | 5.3 | 40.3 |
| $N_2$ | 78.62 | 597.5 | 74.09 | 563.1 | 74.5 | 566.2 | 74.9 | 569.2 |
| $H_2O$ | 0.50 | 3.8 | 6.20 | 47.1 | 6.2 | 47.1 | 6.2 | 47.1 |
| 合计 | 100.0 | 760.0 | 100.0 | 760.0 | 100.0 | 760.0 | 100.0 | 760.0 |

注：$N_2$ 在呼吸过程中并无增减，只是因 $O_2$ 和 $CO_2$ 百分比的改变，使 $N_2$ 的百分比发生相对改变。

**2. 血液气体和组织气体的分压** 液体中气体分压称为**气体张力（tension）**，其数值与分压相同。表 5-3 示出血液和组织中 $p_{O_2}$ 和 $p_{CO_2}$。不同组织 $p_{O_2}$ 和 $p_{CO_2}$ 不同，同一组织 $p_{O_2}$ 和 $p_{CO_2}$ 还受组织代谢水平影响，表中值仅是安静状态下的大致估计值。

**表 5-3 血液和组织中气体的分压**

| 分压 | 动脉血 | 混合静脉血 | 组织 |
|---|---|---|---|
| $p_{O_2}$/［kPa（mmHg）］ | 12.9～13.3（97～100） | 5.3（40） | 4.0（30） |
| $p_{CO_2}$/［kPa（mmHg）］ | 5.3（40） | 6.1（46） | 6.7（50） |

## 二、气体交换的过程

（一）肺换气

从图 5-8 中可见静脉血流经肺泡毛细血管时，血液的 $O_2$ 分压为 40mmHg（5.32kPa），肺泡气的 $O_2$ 分压约为 103mmHg（13.7kPa）；血液的 $CO_2$ 分压为 46mmHg（6.12kPa），肺泡气 $CO_2$ 分压为 40mmHg（15.32kPa）。遵循气体交换原理，$O_2$ 从肺泡扩散至血液，而 $CO_2$ 则从血液扩散至肺泡。

经肺换气后，静脉血在离开肺泡时成为动脉血，其 $CO_2$ 分压从 46mmHg（6.12kPa）降至 40mmHg（5.32kPa）；$O_2$ 分压从 40mmHg（5.32kPa）升高至 100mmHg（13.3kPa）。肺换气过程极为迅速，仅需约 0.3s 即可达到平衡。通常情况下血液流经肺毛细血管历时约 0.7s，所以当血液流经肺毛细血管全长 1/3 ～ 1/2 时已基本完成气体交换过程。

正常成人在安静状态下，经过肺换气，肺毛细血管血液的 $O_2$ 含量由每 100ml 血液 15ml 升至 20ml，$CO_2$ 含量则由每 100ml 血液 52ml 降至约 48ml。如果心输出量为 5L/min，则流经肺毛细血管的血流每分钟可自肺泡摄取 $O_2$250ml，并释放出 $CO_2$ 200ml。

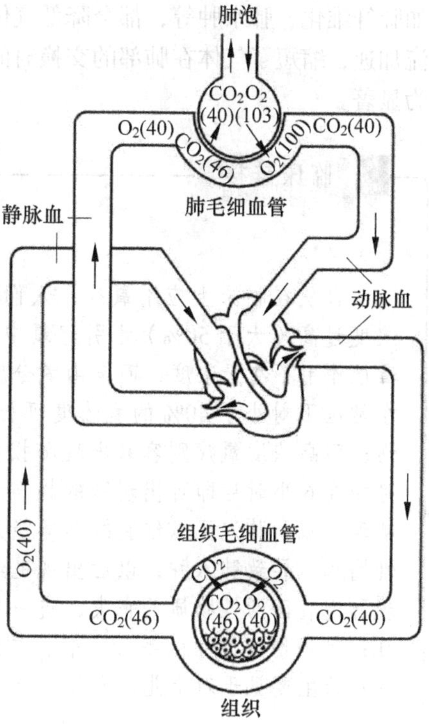


图 5-8　气体交换示意图（数字为气体分压，单位为 mmHg）

（二）组织换气

组织细胞代谢过程中不断消耗 $O_2$ 并产生 $CO_2$，因此组织细胞及周围组织液中 $O_2$ 分压仅约 40mmHg（5.32kPa），$CO_2$ 分压则高达 46mmHg（6.12kPa）（图 5-8）。血液流经组织时 $O_2$ 分压为 100mmHg（13.3kPa），$CO_2$ 分压为 40mmHg（15.32kPa）。所以，血液中 $O_2$ 不断向组织扩散，组织中的 $CO_2$ 不断扩散进入血液，经组织换气后，动脉血在离开组织时成为静脉血。机体代谢水平影响组织换气。代谢增强，则组织液 $p_{O_2}$ 低，$p_{CO_2}$ 高，组织与血液间气体分压差值增大；同时代谢产物使毛细血管扩张，血液供应丰富，均有利于组织气体交换。

## 三、影响肺泡气体交换的因素

影响肺泡气体交换的因素，除前面已经提到气体扩散速率受分压差、扩散面积、扩散距离、温度和扩散系数的影响，这里进一步介绍扩散距离、扩散面积以及通气 / 血流比值对肺泡气体交换的影响。

（一）呼吸膜的厚度

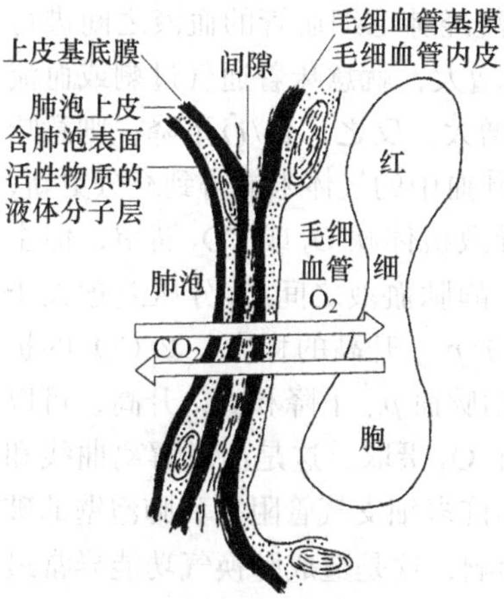


图 5-9　呼吸膜结构示意图

在肺部肺泡通过呼吸膜与血液进行气体交换。气体扩散速率与呼吸膜厚度成反比关系。呼吸膜增厚扩散速率减小。呼吸膜由 6 层结构组成（图 5-9），分别为：含表面活性物质的液体层、肺泡上皮细胞层、上皮基底膜、肺泡上皮和肺毛细血管之间的间隙、肺毛细血管基膜层和内皮细胞层。呼吸膜虽然有 6 层结构，但却很薄，总厚度不到 1μm，平均厚度 0.6μm，有的部位只有 0.2μm，气体易于扩散通过。此外，呼吸膜的面积很大，约为 70m²，而肺毛细血管总血量只有 60～140ml，因此血液层很薄，极有利于气体交换。肺毛细血管平均直径约为 5μm，因此，红细胞膜通常能接触到毛细血管壁，$O_2$、$CO_2$ 不必经过大量的血浆层就可到达红细胞或进入肺泡，扩散距离短，交换速度快。一些使呼吸膜厚度或扩散距离增加的疾病，如肺纤维化、肺水肿等，都会降低气体扩散速率，患者可出现低氧血症。特别是运动时，由于血流加速，缩短了气体在肺部的交换时间，这时呼吸膜的厚度和扩散距离的改变对肺换气的影响更为显著。

临床链接

**氧中毒**

自从在临床上应用氧疗，人们就认识到了氧的毒性。在较长的时间里，人们认为吸氧浓度过高（大于50%）才引起氧中毒，但宇航员在减压舱内长期吸纯氧而无害，说明氧的毒性作用不在于浓度，而是由氧分压决定的。过高的氧分压会损伤细胞。一般来说，健康人在常压下对小于40%的氧浓度可长期耐受而不至出现肺损伤；中等浓度氧疗可能出现肺损伤；而高浓度氧疗则容易出现肺损伤。吸入60%的氧1～2天可致肺损伤；如吸入纯氧，则可能在6小时后即可出现肺的损伤。氧的毒性主要表现为：抑制气管、支气管的纤毛-黏液活动，减弱肺泡巨噬细胞的吞噬能力，容易导致呼吸道的感染；早期可使肺泡毛细血管通透性增加，导致肺水肿，以后出现毛细血管内皮细胞的破坏和肺泡上皮细胞的损伤和破坏，出现肺泡表面活性物质的丧失，进一步引起肺泡萎陷、肺不张，最后发展为急性呼吸窘迫综合征；可损伤视网膜的毛细血管，导致毛细血管阻塞，纤维增生，最后可引起不可逆的失明。该症状主要见于新生儿，尤其早产儿。

（二）呼吸膜的面积

气体扩散速率与呼吸膜面积成正比。正常成人两肺约有3亿个肺泡，总扩散面积约70m²。安静状态下，仅有40m²参与气体交换。运动时，因肺毛细血管开放数量和程度增加，扩散面积增大，气体扩散速率增大。肺不张、肺实变、肺气肿或肺毛细血管关闭和阻塞均等，均可使呼吸膜扩散面积减小，气体扩散速率减小，影响肺换气。

（三）通气/血流比值

**通气/血流比值（ventilation/perfusion ratio，$\dot{V}_A/\dot{Q}$）**是指每分肺泡通气量（$\dot{V}_A$）和每分肺血流量（$\dot{Q}$）之间的比值，简写为$\dot{V}_A/\dot{Q}$。正常成人安静时，每分肺泡通气量约为4200ml，每分肺血流量约为5000ml，因此$\dot{V}_A/\dot{Q}$约为0.84。气体交换是在肺泡气和流经肺毛细血管的血液之间进行的，因此只有适宜的$\dot{V}_A/\dot{Q}$才能进行正常的气体交换。如果$\dot{V}_A/\dot{Q}$增大，就意味着通气过剩或血流不足，部分肺泡气未能与血液气体充分交换，相当于肺泡无效腔增大。反之，$\dot{V}_A/\dot{Q}$下降，则意味着通气不足或血流过剩，部分血液流经通气不良的肺泡，混合静脉血中的气体未能得到充分更新，犹如发生了功能性动-静脉短路。两者都妨碍了气体交换，可导致机体缺$O_2$或$CO_2$潴留，但主要是缺$O_2$。$\dot{V}_A/\dot{Q}$异常主要表现为缺氧的原因如下所述：①动、静脉血液之间$O_2$分压差远大于$CO_2$的分压差，所以动-静脉短路时，动脉血$p_{O_2}$下降的程度大于$p_{CO_2}$升高的程度；②$CO_2$的扩散系数是$O_2$的20倍，所以$CO_2$的扩散比$O_2$快，不易潴留；③动脉血$p_{O_2}$下降和$p_{CO_2}$升高，可以刺激呼吸，增加肺泡通气量，有助于$CO_2$的排出，却几乎无助于$O_2$摄取，这是由氧解离曲线和$CO_2$解离曲线的特点所决定的（见本章第3节）。肺气肿患者，因许多细支气管阻塞和肺泡壁的破坏，上述两种$\dot{V}_A/\dot{Q}$异常都可以存在，致使肺换气速率受到极大影响，这是造成肺换气功能异常最为常见的一种疾病。

健康成人安静时肺总的 $\dot{V}_A/\dot{Q}$ 比值约为0.84。但是，由于肺泡通气量和肺毛细血管血流量在肺内的分布是不均匀的，因此，各个局部的 $\dot{V}_A/\dot{Q}$ 并不相同。例如人在直立位时，由于重力的影响，从肺底部至肺尖部的通气量和血流量都在逐渐减小，而且以血流量的减少更为显著，所以肺尖部的 $\dot{V}_A/\dot{Q}$ 增大，远高于正常值，可达3.3，而肺底部的 $\dot{V}_A/\dot{Q}$ 减小，低于正常值，可低至0.63（图5-10）。虽然正常情况下存在着肺泡通气和血流的不均匀分布，但从总体上说，由于呼吸膜面积远超过肺换气的实际需要，所以并未明显影响 $O_2$ 的摄取和 $CO_2$ 的排出。

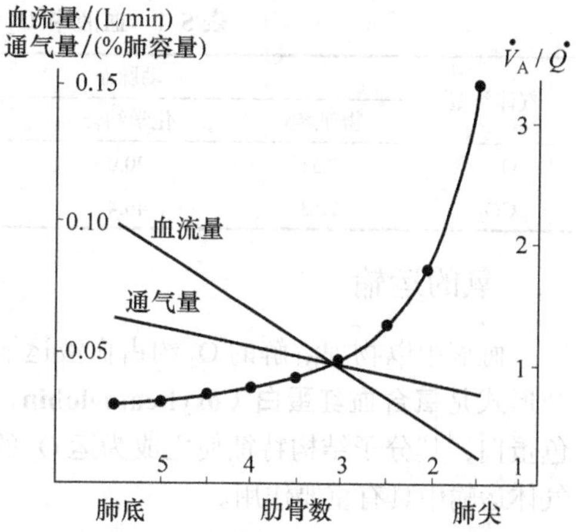


图5-10　健康人直立时肺通气量和血流量的分布

$\dot{V}_A/\dot{Q}$：通气/血流比值；曲线代表气血比值

（四）肺扩散容量

气体在1mmHg分压差作用下，每分钟通过呼吸膜扩散的气体毫升数称为**肺扩散容量（diffusion capacity of lung，$D_L$）**，即：$D_L=V/(P_A-P_C)$。$V$ 表示每分钟通过呼吸膜的气体容积（ml/min），$P_A$ 表示肺泡气中该气体的平均分压，$P_C$ 是肺毛细血管血液内该气体的平均分压。肺扩散容量是测定呼吸气通过呼吸膜能力的一种指标。正常成人安静时，$O_2$ 的肺扩散容量平均约为20ml/（min·mmHg），$CO_2$ 的肺扩散容量约为 $O_2$ 的20倍。运动时 $D_L$ 增加，是因为参与气体交换的肺泡膜面积和肺毛细血管血流量的增加以及通气、血流的不均匀分布得到改善所致。肺部疾病时，$D_L$ 可因有效扩散面积减小、扩散距离增加而降低。

## 第3节　气体在血液中的运输

经肺换气进入血液的 $O_2$ 通过血液循环运送到全身组织细胞；由组织细胞代谢产生的 $CO_2$ 经组织换气进入血液后也通过血液循环运送到肺泡排出体外。因此，血液对气体的运输是实现呼吸功能所必不可少的一个重要环节。

### 一、氧和二氧化碳在血液中存在的形式

$O_2$ 和 $CO_2$ 在血液中的运输形式有两种，即物理溶解与化学结合。气体在溶液中溶解的量与该气体的分压、溶解度成正比，与温度成反比。温度38℃时，1个大气压（760mmHg）下，$O_2$ 和 $CO_2$ 在100ml血液中溶解的量分别是2.36ml和48ml。按此计算，静脉血 $p_{CO_2}$ 为46mmHg（6.12kPa），则每100ml血液含溶解的 $CO_2$ 为2.91ml；动脉血 $p_{O_2}$ 为100mmHg（13.3kPa），则每100ml血液含溶解的 $O_2$ 为0.31ml。可是血液中实际的 $O_2$ 和 $CO_2$ 含量却多得多（表5-4），以溶解形式存在的 $O_2$、$CO_2$ 比例极小，主要的存在形式为化学结合。虽然溶解形式的 $O_2$、$CO_2$ 很少，却很重要，因为必须先有溶解才能发生化学结合。在肺换气或组织换气时，进入血液的 $O_2$、$CO_2$ 都是先溶解，提高分压，再出现化学结合；$O_2$、$CO_2$ 从血液中释放时，也是溶解的先逸出，分压下降，结合的再解离补充逸出的气体。溶解和结合之间处于动态平衡。下面主要讨论化学结合形式的运输。

表 5-4　血液中 $O_2$ 和 $CO_2$ 的含量（ml/100ml 血液）

| 气体类型 | 动脉血 | | | 混合静脉血 | | |
|---|---|---|---|---|---|---|
| | 物理溶解 | 化学结合 | 合计 | 物理溶解 | 化学结合 | 合计 |
| $O_2$ | 0.31 | 20.0 | 20.31 | 0.11 | 15.2 | 15.31 |
| $CO_2$ | 2.53 | 46.4 | 48.93 | 2.91 | 50.0 | 52.91 |

## 二、氧的运输

血液中以物理溶解的 $O_2$ 约占血液运输 $O_2$ 总量的 1.5%。化学结合的 $O_2$ 约占 98.5%。$O_2$ 的结合形式是**氧合血红蛋白（oxyhemoglobin，$HbO_2$）**。**血红蛋白（hemoglobin，Hb）**是红细胞内的色蛋白，其分子结构特征使之成为运 $O_2$ 的有效工具。血红蛋白还参与 $CO_2$ 的运输，因此在血液气体运输中具有重要作用。

### （一）血红蛋白与 $O_2$ 结合的特征

血液中 $O_2$ 主要以 $HbO_2$ 形式运输。$O_2$ 与血红蛋白结合有以下重要特征。

**1. 反应方向可逆**　反应方向取决于 $p_{O_2}$ 的高低。当血液流经 $p_{O_2}$ 高的肺部时，血红蛋白与 $O_2$ 结合，形成 $HbO_2$；当血液流经 $p_{O_2}$ 低的组织时，$HbO_2$ 迅速解离，释放 $O_2$，成为**去氧血红蛋白（deoxyhemoglobin，Hb）**，如下式所示：

$$Hb + O_2 \underset{p_{O_2}低}{\overset{p_{O_2}高}{\rightleftharpoons}} HbO_2$$

**2. 反应迅速**　反应不需酶的催化，结合与解离均很迅速。

**3. 反应是氧合不是氧化**　$Fe^{2+}$ 与 $O_2$ 结合后仍是二价铁，所以该反应是**氧合（oxygenation）**，不是**氧化（oxidation）**。

**4. 血红蛋白结合的氧量与血液 $O_2$ 含量相关**　1 分子血红蛋白可以结合 4 分子 $O_2$，血红蛋白分子质量是 64～67kD，所以 1g 血红蛋白可以结合 1.34～1.39ml $O_2$。在 100ml 血液中，血红蛋白所能结合的最大 $O_2$ 量称为**血红蛋白氧容量（oxygen capacity）**，而血红蛋白实际结合的 $O_2$ 量称为**血红蛋白氧含量（oxygen content）**。血红蛋白氧含量占血红蛋白氧容量的百分比为**血红蛋白氧饱和度（oxygen saturation of Hb）**。例如，血液中血红蛋白浓度为 15g/100ml 时，血红蛋白氧容量为 1.34×15＝20.1ml/100ml（血液），如血红蛋白氧含量是 20.1ml，则血红蛋白氧饱和度为 100%；如果血红蛋白氧含量是 15ml，则血红蛋白氧饱和度为 15/20×100%＝75%。通常情况下，血液中溶解的 $O_2$ 极少，可忽略不计，因此，血红蛋白氧容量、血红蛋白氧含量和血红蛋白氧饱和度可分别视为血氧容量、血氧含量和血氧饱和度。$HbO_2$ 呈鲜红色，去氧血红蛋白呈紫蓝色，当体表表浅毛细血管床血液中去氧血红蛋白含量达 50g/L 以上时，皮肤、黏膜呈紫蓝色，称为**发绀（cyanosis）**。发绀一般提示缺氧，但有些情况下，缺氧不一定发绀，例如，严重贫血的患者存在缺氧，但由于血红蛋白含量太少，以致毛细血管血液中去氧血红蛋白含量达不到 50g/L，故不发绀。相反，有些高原性红细胞增多症患者，虽然不存在缺氧，但因为血红蛋白总量太多，以致毛细血管床血液中去氧血红蛋白含量达到 50g/L 以上，故出现发绀。

**5. 血红蛋白与 $O_2$ 的结合或解离曲线呈 S 形**　血红蛋白与 $O_2$ 的结合或解离曲线呈 S 形，与血红蛋白的变构效应有关。目前认为血红蛋白有两种构型：去氧血红蛋白为**紧密型（tense form，T 型）**，氧合血红蛋白为**疏松型（relaxed form，R 型）**。当 $O_2$ 与血红蛋白的 $Fe^{2+}$ 结合后，盐键逐步断裂，血红蛋白分子逐步由 T 型变为 R 型，对 $O_2$ 的亲和力逐步增加，R 型血红蛋白对 $O_2$ 的亲和力为 T 型的数百倍。也就是说，血红蛋白的 4 个亚单位无论在结合 $O_2$ 或释放 $O_2$ 时，彼此间有协同效应，即1个亚单位与$O_2$结合后，由于变构效应，其他亚单位更易与$O_2$结合；反之，当$HbO_2$的1个亚单位释出$O_2$后，其他亚单位更易释放$O_2$。因此，血红蛋白氧解离曲线呈S形。

（二）氧解离曲线

**氧解离曲线（oxygen dissociation curve）**是表示$p_{O_2}$与血红蛋白氧饱和度关系的曲线（图5-11）。由于血红蛋白的变构效应，氧解离曲线呈S形。该曲线既表示不同$p_{O_2}$下$O_2$与血红蛋白解离情况，同样也反映不同$p_{O_2}$下$O_2$与血红蛋白的结合情况。根据曲线的S形特征及生理意义将其分为三段。

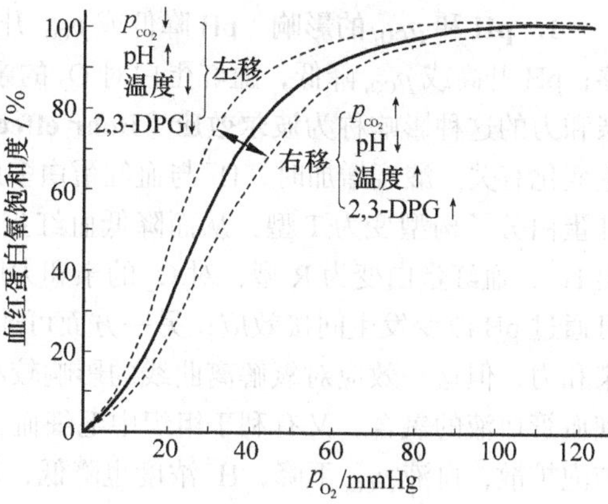


图5-11 氧解离曲线及影响氧解离曲线因素示意图

**1. 氧解离曲线上段** 相当于在$p_{O_2}$ 60～100mmHg（7.98～13.3kPa）的血红蛋白氧饱和度，是反映血红蛋白与$O_2$结合的部分。这段曲线较平坦，表明$p_{O_2}$的变化对血红蛋白氧饱和度影响不大。例如，$p_{O_2}$为100mmHg（13.3kPa）时（相当于动脉血$p_{O_2}$），血红蛋白氧饱和度为97.4%，血中$O_2$含量约为19.4%。如将吸入气$p_{O_2}$提高到150mmHg（20kPa），血红蛋白氧饱和度为100%，只增加了2.6%，这也是$\dot{V}_A/\dot{Q}$不匹配时，肺泡通气量的增加几乎无助于$O_2$的摄取的原因。反之，当$p_{O_2}$下降到70mmHg（9.31kPa），血红蛋白氧饱和度为94%，也仅降低了3.4%。因此，即使在高原、高空或某些呼吸系统疾病时，吸入气或肺泡气$p_{O_2}$有所下降，但只要$p_{O_2}$不低于60mmHg（7.98kPa），则血红蛋白氧饱和度就能保持在90%以上，血液仍可携带足够量的$O_2$，不致发生明显的低氧血症。

**2. 氧解离曲线中段** 相当于$p_{O_2}$在40～60mmHg（5.32～7.98kPa）之间的血红蛋白氧饱和度。这段曲线较陡，是反映$HbO_2$释放$O_2$的部分。当$p_{O_2}$为40mmHg（5.32kPa），即相当于混合静脉血的$p_{O_2}$时，血红蛋白氧饱和度约为75%，血$O_2$含量约14.4%（体积分数），即每100ml血液流过组织时释放了5ml $O_2$。血液流经组织时释放出的$O_2$容积占动脉血$O_2$含量的百分数称为**氧利用系数（utilization coefficient of oxygen）**。安静时，心输出量约为5L，每分钟耗$O_2$量约为250ml，故氧利用系数约为25%。

**3. 氧解离曲线下段** 相当于$p_{O_2}$在15～40mmHg（2～5.32kPa）之间的血红蛋白氧饱和度。反映$HbO_2$与$O_2$解离的部分是曲线坡度最陡的一段，即$p_{O_2}$稍有降低，$HbO_2$就大大下降。在组织活动加强时，$p_{O_2}$可降至15mmHg（2kPa），$HbO_2$进一步解离，血红蛋白氧饱和度降至更低的水平，血氧含量仅约4.4%。这样，每100ml血液能供给组织15ml $O_2$，$O_2$的利用系数可提高到75%，是安静时的3倍。可见该段曲线可反映血液中$O_2$的储备。

（三）影响氧解离曲线的因素

血红蛋白与$O_2$的结合和解离可受多种因素影响，使氧解离曲线的位置发生偏移，即使血红蛋白对$O_2$的亲和力发生变化。通常用$P_{50}$表示Hb对$O_2$的亲和力。$P_{50}$是使血红蛋白氧饱和度达50%时的$p_{O_2}$，正常情况下为26.5mmHg（3.52kPa）。$P_{50}$增大，表明血红蛋白对$O_2$的亲和力降低，需要更高的$p_{O_2}$才能达到50%的血红蛋白氧饱和度，曲线右移；$P_{50}$降低，表示血红蛋白对$O_2$的亲和力增加，达50%血红蛋白氧饱和度所需的$p_{O_2}$降低，曲线左移。影响血红蛋白与$O_2$亲和力或$P_{50}$的因素有血液的pH、$p_{CO_2}$、温度和2, 3-二磷酸甘油酸（图5-11）等。

**1. pH 和 $p_{CO_2}$ 的影响** pH 降低或 $p_{CO_2}$ 升高，血红蛋白对 $O_2$ 的亲和力降低，$P_{50}$ 增大，曲线右移；pH 升高或 $p_{CO_2}$ 降低，血红蛋白对 $O_2$ 的亲和力增加，$P_{50}$ 降低，曲线左移。酸度对血红蛋白氧亲和力的这种影响称为**波尔效应（Bohr effect）**。波尔效应的机制与 pH 改变时血红蛋白的构型发生变化有关。酸度增加时，$H^+$ 与血红蛋白多肽链某些氨基酸残基结合，促进盐键形成，可促使血红蛋白分子构型变为 T 型，从而降低血红蛋白对 $O_2$ 的亲和力；酸度降低时，则促使盐键断裂放出 $H^+$，血红蛋白变为 R 型，对 $O_2$ 的亲和力增加。$p_{CO_2}$ 对氧离曲线的影响，一方面是 $p_{CO_2}$ 改变时，可通过 pH 改变发生间接效应；另一方面可通过 $CO_2$ 与血红蛋白结合而直接影响血红蛋白与 $O_2$ 的亲和力，但这一效应对氧解离曲线的影响较小。波尔效应具有重要的生理意义，它既可促进肺毛细血管血液的氧合，又有利于组织中毛细血管内的血液释放 $O_2$。当血液流经肺时，$CO_2$ 从血液向肺泡扩散，血液 $p_{CO_2}$ 下降，$H^+$ 浓度也降低，均使血红蛋白对 $O_2$ 的亲和力增大，血液结合的 $O_2$ 量增加。当血液流经组织时，$CO_2$ 从组织扩散进入血液，血液 $p_{CO_2}$ 和 $H^+$ 浓度升高，血红蛋白对 $O_2$ 的亲和力降低，促进 $HbO_2$ 解离，向组织释放 $O_2$。

**2. 温度** 温度升高，血红蛋白和 $O_2$ 的亲和力降低，氧解离曲线右移，促进 $O_2$ 的释放；温度降低，血红蛋白和 $O_2$ 的亲和力升高，曲线左移，不利于 $O_2$ 的释放。临床低温麻醉手术时，低温有利于降低组织的耗氧量。温度对氧解离曲线的影响，可能与温度影响了 $H^+$ 活度有关。温度升高，$H^+$ 活度增加，降低了血红蛋白对 $O_2$ 的亲和力。组织代谢活动增强时，局部温度升高，$CO_2$ 和酸性代谢物增加，都有利于 $HbO_2$ 解离，使组织获得更多的 $O_2$，以适应其代谢的需要。

**3. 2，3-二磷酸甘油酸** 红细胞中含有很多磷酸盐，其中 2，3-二磷酸甘油酸（2，3-diphosphoglycerate，2，3-DPG）在调节血红蛋白与 $O_2$ 的亲和力中起重要作用。2，3-DPG 浓度升高，血红蛋白对 $O_2$ 的亲和力降低，氧解离曲线右移；2，3-DPG 浓度降低，血红蛋白对 $O_2$ 的亲和力增加，曲线左移。其机制可能是 2，3-DPG 与血红蛋白的 β 链形成盐键，促使血红蛋白由 R 型变成 T 型的缘故。此外，2，3-DPG 可以提高 $H^+$ 浓度，通过波尔效应来影响血红蛋白对 $O_2$ 的亲和力。2，3-DPG 是红细胞无氧糖酵解的产物。在缺氧的情况下，糖酵解加强，红细胞内 2，3-DPG 增加，氧解离曲线右移，有利于 $O_2$ 的释放，改善组织的缺氧状态。用柠檬酸 - 葡萄糖液保存三周后的血液，由于糖酵解停止，红细胞内 2，3-DPG 含量下降，导致血红蛋白与 $O_2$ 的亲和力增加，$O_2$ 不容易解离出来。因此，在临床上给患者输入储存时间过长的血液时，应考虑到这种血液在组织中释放的 $O_2$ 量较少。

**4. 其他因素** 血红蛋白与 $O_2$ 结合还受其自身性质的影响。血红蛋白的 $Fe^{2+}$ 氧化成 $Fe^{3+}$，即失去运 $O_2$ 能力。胎儿的血红蛋白与 $O_2$ 的亲和力大，有助于胎儿血液流经胎盘时从母体摄取 $O_2$。异常血红蛋白运 $O_2$ 功能也降低。CO 与血红蛋白结合，占据了 $O_2$ 的结合位点，血液中 $HbO_2$ 下降。CO 与血红蛋白的亲和力是 $O_2$ 的 250 倍，即在极低 $p_{CO}$ 下，CO 也可自 $HbO_2$ 中取代 $O_2$。此外，当 CO 与血红蛋白分子中某一个血红素结合后，将增加其余 3 个血红素对 $O_2$ 的亲和力，妨碍 $O_2$ 的解离。因此，CO 中毒既妨碍血红蛋白与 $O_2$ 的结合，又妨碍 $HbO_2$ 对 $O_2$ 的解离，危害极大。

**知识链接**

### CO 中毒机制

Hb 与 CO 结合可形成碳氧血红蛋白（COHb），CO 与 Hb 的亲和力为 $O_2$ 的 250 倍。因此，多年来一致认为 CO 中毒的机制是因为 CO 和 Hb 形成 COHb 后，减低 Hb 的携氧能力，导致组织缺氧。但后来的研究发现某些中毒患者，其血中的 COHb 降至正常时仍处于昏迷，而动物实验中，给犬输入含 COHb 达 80% 的血液，使犬的 COHb 在输血后升至 57%～54% 也可不显示毒性，说明血中 COHb 水平与 CO 中毒的临床表现并不平行。实际上，CO 对全身各组织细胞均有毒性作用，尤其对中枢神经系统的影响更为严重。研究还证实，CO 可直接引起细胞缺氧。

CO 是否具有慢性毒性存在争议。一般认为 CO 为非蓄积性毒物，在脱离接触后，COHb 逐渐解离，CO 的作用也就随之消失。但近年来，动物实验和对人的观察均发现，CO 长期作用对心血管有一定的损害，如心肌病变、心脏肥大、血管壁胆固醇沉积量增多等。

## 三、二氧化碳的运输

### （一）$CO_2$ 的运输形式

血液中物理溶解的 $CO_2$ 约占 5%，化学结合的占 95%。化学结合的形式主要是碳酸氢盐和氨基甲酰血红蛋白，其中碳酸氢盐形式占 88%，氨基甲酰血红蛋白形式占 7%。表 5-5 示血液中各种形式的 $CO_2$ 的含量（ml/100ml 血液）、所占百分比（%）和各种形式的 $CO_2$ 释出量及所占百分比（%）。

**表 5-5 血液中各种形式的 $CO_2$ 的含量（ml/100ml 血液）、所占百分比和释出量及所占百分比**

| 血 $CO_2$ 的形式 | 动脉血 | | 静脉血 | | 动、静脉血 $CO_2$ 含量差值 | 释出量所占百分比 |
|---|---|---|---|---|---|---|
| | 含量 | % | 含量 | % | | |
| $CO_2$ 总量 | 48.5 | 100.00 | 52.5 | 100.00 | 4.0 | 100.00 |
| 溶解的 $CO_2$ | 2.5 | 5.15 | 2.8 | 5.33 | 0.3 | 7.50 |
| $HCO_3^-$ 形式的 $CO_2$ | 43.0 | 88.66 | 46.0 | 87.62 | 3.0 | 75.00 |
| HHbNHCOOH 形式的 $CO_2$ | 3.0 | 6.19 | 3.7 | 7.05 | 0.7 | 17.5 |

从组织扩散入血的 $CO_2$ 先溶解于血浆，一小部分溶解的 $CO_2$ 缓慢地与水结合生成 $H_2CO_3$，$H_2CO_3$ 又解离成 $HCO_3^-$ 和 $H^+$，$H^+$ 被血浆缓冲系统缓冲，pH 无明显变化，$HCO_3^-$ 与 $Na^+$ 结合生成 $NaHCO_3$。由于血浆中缺乏碳酸酐酶，所以这一反应较为缓慢，需要数分钟才能达到平衡。此外，溶解的 $CO_2$ 也可与血红蛋白的游离氨基反应，生成氨基甲酰血红蛋白，但形成的量极少。在血浆中溶解的 $CO_2$ 绝大部分扩散进入红细胞，在红细胞内以碳酸氢盐和氨基甲酰血红蛋白形式运输。

**1. 碳酸氢盐** 从组织扩散进入血液的大部分 $CO_2$，在红细胞内与水反应生成 $H_2CO_3$，$H_2CO_3$ 又解离 $HCO_3^-$ 和 $H^+$（图 5-12），反应式如下：

$$CO_2 + H_2O \xrightleftharpoons{\text{碳酸酐酶}} H_2CO_3 \rightleftharpoons HCO_3^- + H^+$$

由此生成的一部分 $HCO_3^-$ 主要与 $K^+$ 结合生成 $KHCO_3$，$H^+$ 主要与血红蛋白结合被缓冲。红细胞内含有较高浓度的碳酸酐酶，在其催化下，反应极为迅速，反应速率可增加 5000 倍，反应不到 1s 即达平衡。在此反应过程中，红细胞内 $HCO_3^-$ 浓度不断增加，一部分 $HCO_3^-$ 便顺浓度梯度通过红细胞膜扩散进入血浆而使红细胞内负离子减少。因为红细胞膜不允许正离子自由通过，所以 $Cl^-$ 便由血浆扩散进入红细胞，这一现象称为**氯转移（chloride shift）**。在红细胞膜上有特异的 $HCO_3^-$-$Cl^-$ 转运体，转运这两种离子跨膜交换。这样，$HCO_3^-$ 便不会在红细胞内堆积，有利于反应向右进行和 $CO_2$ 的运输。随着 $CO_2$ 进入红细胞，红细胞内的渗透压由于 $HCO_3^-$ 或 $Cl^-$ 的增加

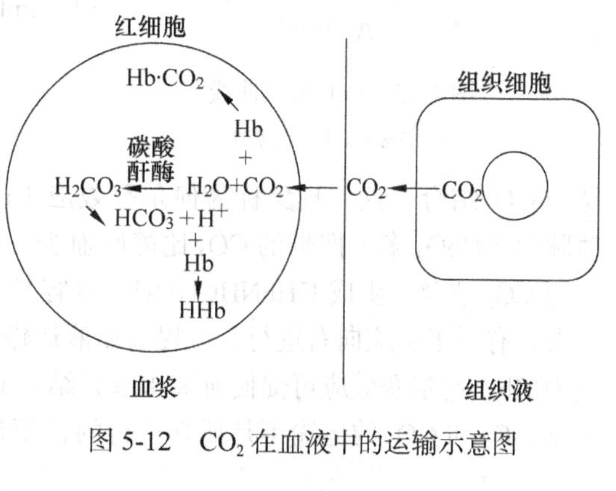

图 5-12 $CO_2$ 在血液中的运输示意图

而升高，因此，$H_2O$ 进入红细胞以维持红细胞内外的渗透压平衡，并使静脉血的红细胞轻度“肿胀”。同时，由于动脉血中的一部分液体经淋巴而非静脉回流，所以静脉血的红细胞比容比动脉血大 3% 左右。

该反应是可逆的，在肺部，反应向相反方向进行。因为肺泡气 $p_{CO_2}$ 比静脉血的低，血浆中溶解的 $CO_2$ 首先扩散入肺泡，红细胞内的 $HCO_3^-$ 与 $H^+$ 生成 $H_2CO_3$，碳酸酐酶又催化 $H_2CO_3$ 分解成 $CO_2$ 和 $H_2O$，$CO_2$ 从红细胞扩散入血浆，而血浆中的 $HCO_3^-$ 便进入红细胞以补充消耗了的 $HCO_3^-$，$Cl^-$ 则转移出红细胞。这样，以 $HCO_3^-$ 形式运输的 $CO_2$ 在肺部被释出。

由上述可见，碳酸酐酶在 $CO_2$ 的运输中发挥着重要作用。在使用碳酸酐酶抑制剂时（如乙酰唑胺），应注意可能会影响 $CO_2$ 的运输。

**2. 氨基甲酰血红蛋白** 一部分 $CO_2$ 与血红蛋白的氨基结合生成**氨基甲酰血红蛋白（carbaminohemoglobin）**，这一反应不需要酶的催化，而且迅速、可逆。

$$HbNH_2O_2 + H^+ + CO_2 \underset{\text{在肺}}{\overset{\text{在组织}}{\rightleftharpoons}} HHbNHCOOH + O_2$$

调节这一反应的主要因素是氧合作用。$HbO_2$ 与 $CO_2$ 结合形成 HHbNHCOOH 的能力比 Hb 小。在组织，$HbO_2$ 解离释出 $O_2$，部分 $HbO_2$ 变成 Hb，与 $CO_2$ 结合生成 HHbNHCOOH。此外，Hb 酸性较 $HbO_2$ 弱，易与 $H^+$ 结合，也促进反应向右进行，并缓冲 pH 变化。在肺部，$HbO_2$ 生成增多，促使 HHbNHCOOH 解离出 $CO_2$ 和 $H^+$，反应向左进行。氧合作用的调节有重要意义，从表 5-5 可以看出，虽然以氨基甲酰血红蛋白形式运输的 $CO_2$ 仅约占总运输量的 7%，但在肺排出的 $CO_2$ 中却有 17.5% 是从氨基甲酰血红蛋白释放出的。

### （二）$CO_2$ 解离曲线

**$CO_2$ 解离曲线（carbon dioxide dissociation curve）**是表示血液中 $CO_2$ 含量与 $p_{CO_2}$ 关系的曲线（图 5-13）。血液 $CO_2$ 含量随 $p_{CO_2}$ 上升而增加。与氧解离曲线不同，二者之间接近线性关系而非 S 形，且无饱和点。因此，$CO_2$ 解离曲线的纵坐标不用饱和度而用含量表示。

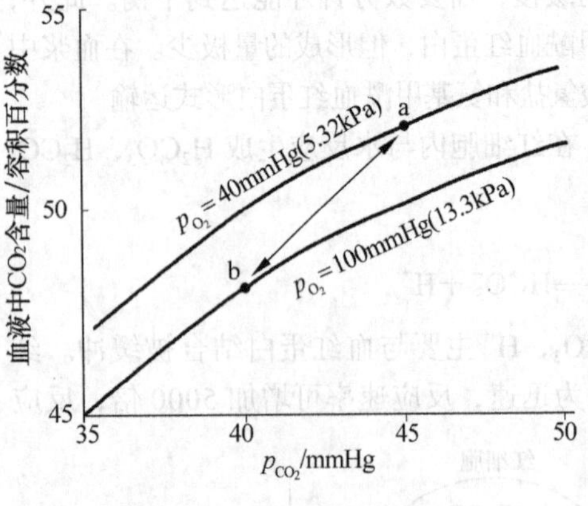


图 5-13 $CO_2$ 解离曲线

a：静脉血；b：动脉血

图 5-13 的 a 点是静脉血 $p_{O_2}$ 为 40mmHg（5.32kPa），$p_{CO_2}$ 为 45mmHg（6kPa）时的 $CO_2$ 含量，每 100ml 血液中约为 52ml；b 点是动脉血 $p_{O_2}$ 为 100mmHg（13.3kPa），$p_{CO_2}$ 为 40mmHg（5.32kPa）时的 $CO_2$ 含量，每 100ml 血液中约为 48ml。可见，血液流经肺时每 100ml 血液释出 4ml $CO_2$。

### （三）$O_2$ 与 Hb 的结合对 $CO_2$ 运输的影响

$O_2$ 与 Hb 结合可促使 $CO_2$ 释放，而去氧的 Hb 容易与 $CO_2$ 结合，这一现象称为**何尔登效应（Haldane effect）**。从图 5-13 可见，在相同的 $p_{CO_2}$ 下，动脉血（$HbO_2$ 多）携带的 $CO_2$ 比静脉血少。因为 $HbO_2$ 酸性较强，而 Hb 酸性较弱，所以 Hb 容易与 $CO_2$ 结合，生成 HHbNHCOOH，也容易与 $H^+$ 结合，使 $H_2CO_3$ 解离过程中产生的 $H^+$ 被及时移去，有利于反应向右进行，可提高血液运输 $CO_2$ 的量。因此，在组织中，由于 $HbO_2$ 释出 $O_2$ 而成为 Hb，何尔登效应可促使血液摄取并结合 $CO_2$；在肺部，则因 Hb 与 $O_2$ 结合，促使 $CO_2$ 释放。可见，$O_2$ 和 $CO_2$ 的运输不是孤立进行的，而是相互影响的。$CO_2$ 通过波尔效应影响 $O_2$ 的结合和释放，$O_2$ 又通过何尔登效应影响 $CO_2$ 的结合和释放。

# 第4节 呼吸运动的调节

呼吸运动是呼吸的基础，是呼吸肌的一种节律性舒缩活动，其节律性起源于呼吸中枢。呼吸运动的深度和频率常随机体内、外环境的变化而改变，如劳动或运动时，代谢增强，呼吸加深加快，肺通气量增大，摄取更多的 $O_2$，排出更多的 $CO_2$，以与代谢水平相适应。呼吸节律的产生，呼吸的深度和频率随机体内、外环境改变而改变，且在神经系统的调控下实现的。

## 一、呼吸中枢

**呼吸中枢（respiratory center）**是指中枢神经系统内产生和调节呼吸运动的神经元群。呼吸中枢广泛分布于中枢神经系统内，包括大脑皮质、间脑、脑桥、延髓和脊髓等，但它们在呼吸节律的产生和调节中所起的作用不同。正常呼吸运动是在各级呼吸中枢的相互配合下实现的。

### （一）脊髓

脊髓中有支配呼吸肌的运动神经元，其神经元胞体位于第3～5颈段脊髓前角（支配膈肌）和胸段脊髓前角（支配肋间肌和腹肌）。在这些运动神经元的支配下，相应呼吸肌发生节律性收缩、舒张运动，即呼吸运动。在动物实验中，如果在延髓和脊髓间横断脑干，呼吸运动会立即停止。说明脊髓本身以及呼吸肌和支配呼吸肌的传出神经不能产生呼吸节律。脊髓只是联系高位呼吸中枢和呼吸肌的中继站。

### （二）低位脑干

低位脑干是指脑桥和延髓。横切脑干的实验表明，呼吸节律产生于低位脑干，在不同平面横断脑干，可使呼吸运动发生不同的变化（图5-14）。

在动物中脑和脑桥之间进行横切（图5-14，a平面），呼吸无明显变化。在延髓和脊髓之间横切（图5-14，d平面），呼吸停止。表明呼吸节律产生于低位脑干，高位脑对节律性呼吸运动的产生不是必需的。如果在脑桥上、中部之间横切（图5-14，b平面），呼吸运动将变深变慢；

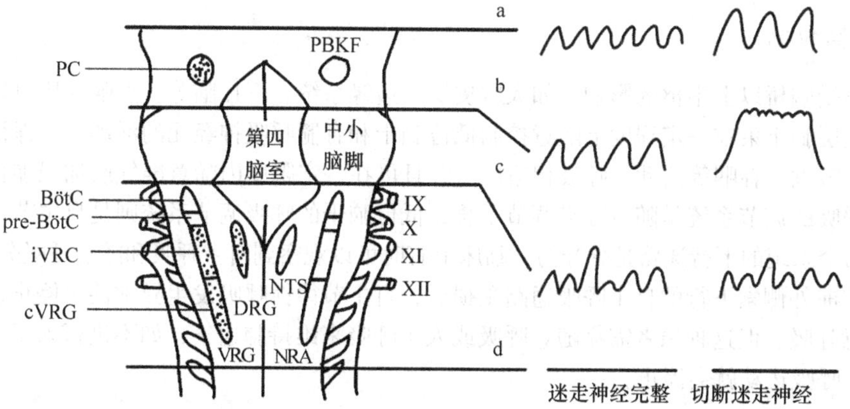


图5-14 脑干呼吸有关核团（左）和在不同平面横切脑干后呼吸的变化（右）示意图

DRG：背侧呼吸组；VRG：腹侧呼吸组；PBKF：臂旁内侧核和Kölliker-Fuse核；
PC：呼吸调整中枢；pre-Bötc：前包钦格复合体；a、b、c、d为不同平面横切

如果再切断双侧迷走神经，吸气便大大延长，仅偶尔被短暂的呼气所中断，这种形式的呼吸称为**长吸式呼吸（apneusis）**。这一结果提示脑桥上部有抑制吸气的中枢结构，称为**呼吸调整中枢（pneumotaxic center）**。来自肺部的迷走神经传入冲动也有抑制吸气的作用。当延髓失去来自脑桥上部和迷走神经传入这两方面对吸气活动的抑制作用后，吸气活动不能及时中断转为呼气，便出现长吸式呼吸。若再在脑桥和延髓之间横切（图 5-14，c 平面），不论迷走神经是否完整，长吸式呼吸都消失，而呈**喘息样呼吸（gasping）**，表现为呼吸节律不规则。这表明脑桥中下部可能有兴奋吸气的长吸中枢，还表明延髓即可产生节律呼吸。于是，在 20 世纪 20～50 年代期间形成了三级呼吸中枢学说，即在延髓内，喘息中枢产生基本的呼吸节律，在脑桥下部有长吸中枢，对吸气活动产生紧张性易化作用，在脑桥上部有呼吸调整中枢，对长吸中枢产生周期性抑制作用。在三级中枢的共同作用下，形成正常的呼吸节律。后来的研究肯定了早期关于延髓有呼吸节律基本中枢和脑桥上部有呼吸调整中枢的结论，但未能证实脑桥中下部存在长吸中枢。

20 世纪 70 年代，用微电极等新技术研究发现，在中枢神经系统内，有的神经元呈节律性放电，其节律性和呼吸周期相关，这些神经元被称为**呼吸相关神经元（respiratory-related neuron）**或**呼吸神经元（respiratory neuron）**。呼吸神经元有不同类型，根据其自发放电的时间相对于呼吸的时相而言，在吸气相放电的为吸气神经元，在呼气相放电的为呼气神经元，在吸气相开始放电并延续至呼气相的为吸气 - 呼气神经元，在呼气相开始放电并延续到吸气相的为呼气 - 吸气神经元，后两类神经元均系跨时相神经元。在低位脑干，呼吸神经元主要集中在三个区域（图 5-14）：①延髓背内侧的**背侧呼吸组（dorsal respiratory group，DRG）**，主要指孤束核的腹外侧部，其中有吸气神经元，其下行纤维投射到支配膈肌和肋间外肌的前角运动神经元，主要作用是使吸气肌收缩而引起吸气。②延髓腹外侧的**腹侧呼吸组（ventral respiratory group，VRG）**，该区纵贯延髓全长，自尾端到头端包括后疑核、疑核和面神经后核及邻近区域。含有多种类型的神经元。后疑核主要含呼气神经元，其下行纤维投射到脊髓胸段，支配肋间内肌和腹肌运动神经元，兴奋时引起主动呼气；疑核主要含吸气神经元，其下行纤维投射到脊髓，支配膈肌和肋间外肌的前角运动神经元，兴奋时引起吸气。在疑核平面的头端 VRG 存在一个被称为**前包钦格复合体（pre-Bötzinger-complex）**的区域，该区可能是呼吸节律起源的关键部位。③脑桥头端背侧部**脑桥呼吸组（pontine respiratory group，PRG）**，主要包括臂旁内侧核和邻近的 Kölliker Fuse（KF）核，合称为 PBKF 核群。PBKF 和延髓的呼吸神经核团之间有双向联系，形成调控呼吸的神经元回路，是呼吸调整中枢所在部位，主要含有呼气神经元，其作用为限制吸气，促使吸气向呼气转换。

（三）高位脑

呼吸还受脑桥以上中枢的影响，如大脑皮层、边缘系统、下丘脑等。大脑皮质可以通过皮层脊髓束和皮层脑干束在一定程度上随意控制低位脑干和脊髓呼吸神经元的活动，以保证说话、唱歌、哭笑、咳嗽、吞咽等活动与呼吸相适应。并且可在一定限度内随意屏气或加强加快呼吸。大脑皮质对呼吸的调节系统是随意呼吸调节系统，低位脑干的呼吸调节系统则是自主节律呼吸调节系统，这两个系统的下行通路是分开的。临床上有时可以观察到自主呼吸和随意呼吸分离的现象。例如在脊髓前外侧索下行的自主呼吸通路受损后，自主节律性呼吸发生异常甚至停止，但患者仍可进行随意呼吸。但这种患者需靠随意呼吸或人工呼吸来维持肺通气，如不进行人工呼吸，一旦患者入睡，呼吸运动就会停止。

## 二、呼吸节律的形成

呼吸节律是怎样产生的，尚未完全阐明，目前主要有两种假说，即起步细胞学说和神经元网络学说。

起步细胞学说认为，节律性呼吸就如窦房结P细胞的节律性兴奋引起整个心脏产生节律性收缩一样，是由延髓内具有起步样活动的呼吸神经元的节律性兴奋引起的。前包钦格复合体可能就是呼吸节律起步神经元的所在部位。用新生动物离体脑片进行的研究表明，前包钦格复合体中就存在着类似的电压依赖性起步神经元，但这样的神经元是否存在于成年整体动物，目前由于方法学的限制，尚难得到证实。

神经元网络学说认为，呼吸节律的产生，依赖于延髓内呼吸神经元之间复杂的相互联系和相互作用。有学者在大量实验研究资料的基础上提出了多种模型，其中最有影响的是20世纪70年代提出的**中枢吸气活动发生器**（**central inspiratory activity generator**）和**吸气切断机制**（**inspiratory off switch mechanism**）模型（图5-15）。该模型认为，在延髓有一个中枢吸气活动发生器，其兴奋传至：①脊髓前角吸气肌运动神经元，引起吸气，肺扩张；②PBKF神经元，加强其活动；③吸气切断机制，使之兴奋。吸气切断机制在接受来自吸气神经元、PBKF神经元和迷走神经中肺牵张感觉器的传入冲动时活动增强，当吸气切断机制活动增强到一定阈值时，就能抑制中枢吸气活动发生器神经元的活动，使吸气活动停止，即吸气被切断，于是吸气转为呼气。在呼气过程中，吸气切断机制因接受的兴奋性影响减少而活动减弱，中枢吸气活动发生器神经元的活动便逐渐恢复，引起吸气活动再次发生。如此循环，形成节律性的呼吸。切断迷走神经或毁损PBKF，吸气切断机制达到阈值所需时间延长，吸气因而延长，呼吸变深变慢。该模型还存在许多不完善之处，尚待进一步研究。

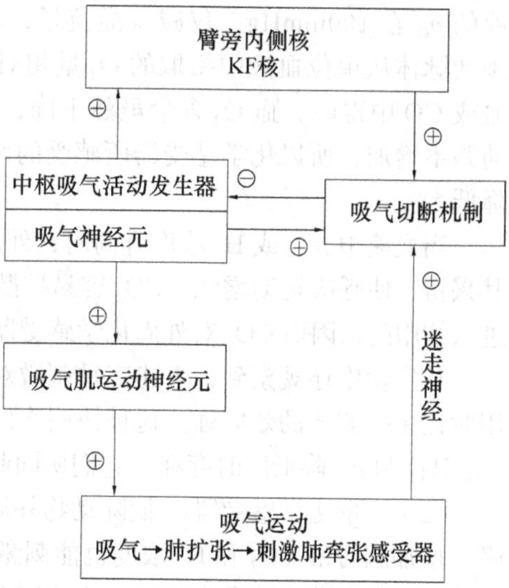


图5-15 呼吸节律形成机制示意图

⊕表示兴奋；⊖表示抑制

上述两种学说中，哪一种是正确的或者哪一种起主导作用，至今尚无定论，但有一点是肯定的，即使存在起步细胞，神经元网络对于正常节律性呼吸活动的样式和频率的维持也是必需的。

## 三、呼吸运动的反射性调节

呼吸节律虽然产生于脑，但其活动可受来自呼吸器官本身、骨骼肌以及其他器官系统感觉器传入冲动的反射性调节，下述其中的一些重要反射。

### （一）化学感受性反射

化学因素对呼吸的调节也是一种反射性调节，称为**化学感受性反射**（**chemoreceptive reflex**）。化学因素是指动脉血、组织液或脑脊液中的$O_2$、$CO_2$和$H^+$。机体通过呼吸调节血液中的$O_2$、$CO_2$和$H^+$的水平，而血液中的$O_2$、$CO_2$和$H^+$水平的变化又通过化学感受器反射性调节呼吸，从而维持内环境中这些化学物质的相对稳定和机体代谢活动的正常进行。

**1．化学感受器** 参与呼吸调节的化学感受器因其所在部位不同，分为**外周化学感受器**（**peripheral chemoreceptor**）和**中枢化学感受器**（**central chemoreceptor**）。

（1）外周化学感受器：外周化学感受器是颈动脉体和主动脉体，是调节呼吸运动和心血管运动的重要外周化学感受器。当动脉血$p_{O_2}$降低、$p_{CO_2}$升高或$H^+$浓度升高时，外周感受器受到刺激而兴奋，冲动分别经窦神经（分布于颈动脉体）和迷走神经（分布于主动脉体）传入延髓，反射性地引起呼吸加深加快和血液循环的变化（后一作用见第4章）。虽然颈、主动脉体两者都参与呼吸和循环的调节，但是颈动脉体主要调节呼吸，而主动脉体在循环调节方面较为重要。由于颈动脉体有利的解剖位置，所以，对外周化学感受器的研究主要集中在颈动脉体。

记录游离的颈动脉体传入神经单纤维的动作电位，观察改变灌流液成分时动作电位频率的变化，可以了解颈动脉体所感受刺激的性质以及刺激与反应之间的关系。结果发现当灌流液 $p_{O_2}$ 下降、$p_{CO_2}$ 或 $H^+$ 浓度升高时，传入神经纤维放电频率增加，呼吸运动随之增强。如果保持灌流液的 $p_{O_2}$ 在100mmHg，仅减少灌流量，其传入神经纤维放电频率也增加。因为血流量下降时，颈动脉体从单位血液中摄取的 $O_2$ 量相对增加，细胞外液 $p_{O_2}$ 因供 $O_2$ 少于耗 $O_2$ 而下降。但在贫血或CO中毒时，血 $O_2$ 含量虽然下降，但 $p_{O_2}$ 正常，只要血流量充分，外周化学感受器传入冲动并不增加，所以化学感受器所感受的刺激是其所处环境中的 $p_{O_2}$ 下降，而不是动脉血氧含量的降低。

当血液中 $p_{CO_2}$ 或 $H^+$ 浓度升高时，外周化学感受器还可因 $H^+$ 进入其细胞内而受到刺激，引起其兴奋，使呼吸运动增强。$CO_2$ 容易扩散进入细胞，使细胞内 $H^+$ 浓度升高；而血液中的 $H^+$ 不易进入细胞内，因而 $CO_2$ 对外周化学感受器的刺激作用比 $H^+$ 强。

从实验中还观察到，上述三种刺激对化学感受器的兴奋有相互增强的作用。两种刺激同时作用时比单一刺激的效应强。这种协同作用有重要意义，因为当机体发生循环或呼吸衰竭时，总是 $p_{CO_2}$ 升高和 $p_{O_2}$ 降低同时存在，它们协同刺激外周化学感受器，促进了代偿性呼吸增强反应。

（2）中枢化学感受器：摘除动物外周化学感受器或切断其传入神经后，吸入 $CO_2$ 仍能兴奋呼吸。增加脑脊液 $CO_2$ 和 $H^+$ 浓度也能刺激呼吸。起初认为这是 $CO_2$ 直接刺激呼吸中枢所致。后来用改变脑表面灌流液成分和pH、局部冷阻断、电凝固损伤、电刺激、记录神经元电活动、离体脑组织块的电生理研究等方法，在多种动物做了大量实验，研究结果表明，在延髓有一个不同于呼吸中枢，但可影响呼吸运动的化学感受区，称为中枢化学感受器，以别于外周化学感受器。

中枢化学感受器位于延髓腹外侧浅表部位，左右对称，可以分为头、中、尾三个区（图5-16（a））。头端和尾端区都有化学感受性，中间区不具有化学感受性，但是用局部阻滞或损伤中间区后，可以使动物通气量降低，并使头端、尾端区受刺激时的反应消失，提示中间区可能是头端区和尾端区传入冲动向脑干呼吸中枢投射的中继站。

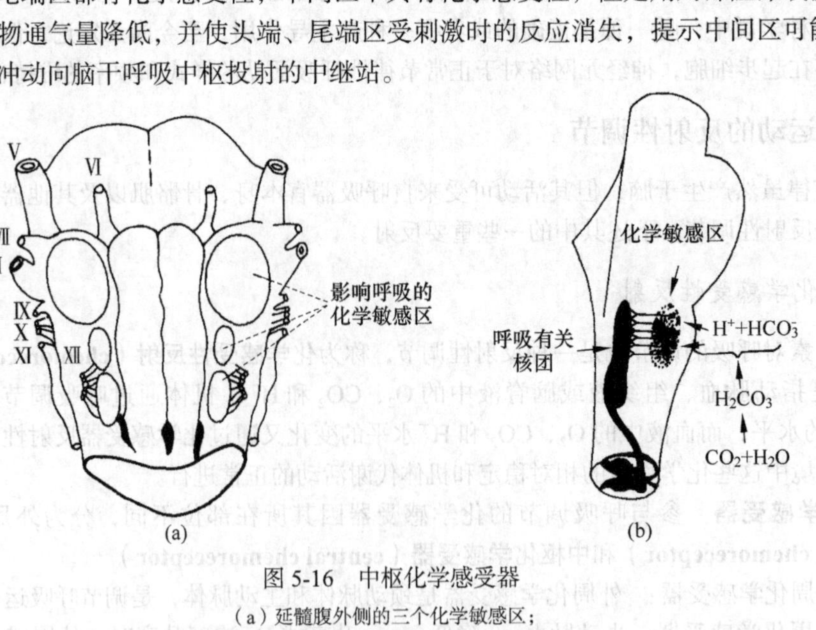


图5-16　中枢化学感受器

（a）延髓腹外侧的三个化学敏感区；

（b）血液或脑脊液 $p_{CO_2}$ 升高时，刺激呼吸的中枢机制

中枢化学感受器的生理性刺激是脑脊液和局部细胞外液的 $H^+$。因为如果保持人工脑脊液的pH不变，用含高浓度 $CO_2$ 的人工脑脊液灌流脑室时所引起的呼吸运动增强的反应消失，可见有效刺激不是 $CO_2$ 本身，而是 $CO_2$ 所引起的 $H^+$ 浓度的增加。在体内，血液中的 $CO_2$ 能迅速通过血-脑屏障，使中枢化学感受器周围的 $H^+$ 浓度升高，从而刺激中枢化学感受器，引起呼吸中枢的兴奋（图5-16（b））。由于脑脊液中碳酸酐酶含量很少，$CO_2$ 与 $H_2O$ 的水合反应很慢，所以中枢化学感受器对 $CO_2$ 的反应有一定的时间延迟。血液中的 $H^+$ 不易通过血脑屏障，故血液pH的变化对中枢化学感受器的作用不大，也较缓慢。

中枢化学感受器与外周化学感受器不同，它不感受缺 $O_2$ 的刺激，但对 $CO_2$ 的敏感性比外周化学感受器高，反应潜伏期较长。中枢化学感受器的生理功能可能是调节脑脊液的 $H^+$ 浓度，使中枢神经系统有一稳定的pH环境；而外周化学感受器的作用主要是在机体低氧时，维持对呼吸的驱动。

**2. $CO_2$、$H^+$ 和 $O_2$ 对呼吸运动的调节**

（1）$CO_2$ 对呼吸运动的调节：$CO_2$ 是调节呼吸运动的最重要的生理性化学因素。在麻醉动物或人，动脉血液 $p_{CO_2}$ 降得很低时，可发生呼吸暂停。因此，一定水平的 $p_{CO_2}$ 对维持呼吸中枢的兴奋性是必需的。吸入气中 $CO_2$ 浓度升高，将导致肺泡气 $p_{CO_2}$ 升高，动脉血 $p_{CO_2}$ 也随之升高，呼吸随之加深、加快，肺通气量增加（图5-17）。肺通气量的增大可使 $CO_2$ 排出增加，从而使肺泡气和动脉血 $p_{CO_2}$ 重新接近正常水平。但当吸入气的 $CO_2$ 含量超过一定水平时，肺通气量不能相应增加，使肺泡气和动脉血 $p_{CO_2}$ 明显升高，导致中枢神经系统，包括呼吸中枢活动抑制，发生呼吸困难、头痛、头昏，甚至昏迷，出现 $CO_2$ 麻醉。总之，$CO_2$ 对呼吸起经常性调节作用，在一定范围内动脉血 $p_{CO_2}$ 的升高，可以加强对呼吸的刺激作用，但超过一定限度则有抑制呼吸和麻醉效应。

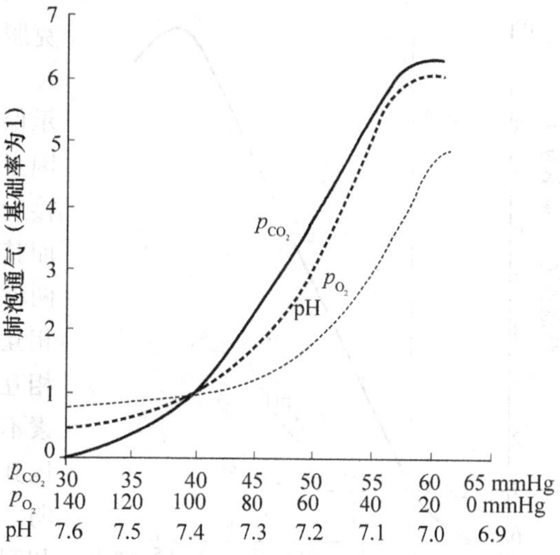


图5-17 动脉血液 $p_{CO_2}$、$p_{O_2}$、pH改变对肺泡通气的影响（仅改变其中一种体液因素而保持另两个因素于正常水平时的情况）

$CO_2$ 刺激呼吸是通过两条途径实现的：①通过刺激中枢化学感受器兴奋呼吸中枢；②刺激外周化学感受器，冲动经窦神经和迷走神经传入延髓呼吸有关核团，反射性地使呼吸加深、加快，增加肺通气量。但两条途径中前者是主要的。因为去掉外周化学感受器之后，$CO_2$ 的通气反应仅下降约20%。而动脉血 $p_{CO_2}$ 只需升高2mmHg（0.266kPa）就可刺激中枢化学感受器，出现肺通气加强的反应；而刺激外周化学感受器，动脉血 $p_{CO_2}$ 则需升高10mmHg（1.33kPa）。可见中枢化学感受器在 $CO_2$ 通气反应中起主要作用。不过，因为中枢化学感受器的反应慢，所以当动脉血 $p_{CO_2}$ 突然大增时，外周化学感受器在引起快速呼吸反应中可起重要作用。此外，当中枢化学感受器受到抑制，对 $CO_2$ 的反应降低或产生适应时，外周化学感受器的作用就显得很重要。

（2）$H^+$ 对呼吸运动的调节：动脉血 $H^+$ 浓度增加，呼吸加深加快，肺通气量增加；$H^+$ 浓度降低，呼吸受到抑制（图5-17）。$H^+$ 对呼吸的调节也是通过外周化学感受器和中枢化学感受器实现的。中枢化学感受器对 $H^+$ 的敏感性较外周化学感受器高，约为外周的25倍。但是，$H^+$ 通过血-脑屏障的速度较慢，限制了它对中枢化学感受器的作用。脑脊液中的 $H^+$ 才是中枢化学感受器最有效的刺激。

（3）$O_2$ 对呼吸运动的调节：吸入气 $p_{O_2}$ 降低时，肺泡气和动脉血 $p_{O_2}$ 也随之降低，呼吸加深、加快，肺通气量增加（图 5-17）。一般在动脉血 $p_{O_2}$ 下降到 80mmHg（10.64kPa）以下时，肺通气量才出现可觉察到的增加。可见动脉血 $p_{O_2}$ 对正常呼吸运动的调节作用不大，仅在特殊情况下低氧刺激对呼吸的调节才有重要意义。如严重肺气肿、肺心病患者，肺换气功能出现障碍，导致低氧和 $CO_2$ 潴留。长时间的 $CO_2$ 潴留使中枢化学感受器对 $CO_2$ 的刺激作用发生适应，而外周化学感受器对低 $O_2$ 刺激适应很慢，这时，低 $O_2$ 对外周化学感受器的刺激成为驱动呼吸的主要刺激。因此，如果在由于慢性肺通气或肺换气功能障碍而引起机体缺氧的情况下给患者吸入纯氧，则可能因为低 $O_2$ 对呼吸的刺激作用被解除，反而引起呼吸运动暂停，所以在临床应用氧疗时应给予高度注意。

低 $O_2$ 对呼吸运动的刺激作用完全是通过外周化学感受器实现的。切断动物外周化学感受器的传入神经或摘除颈动脉体，急性低 $O_2$ 对呼吸的刺激反应完全消失。低 $O_2$ 对中枢的直接作用是抑制性的。低 $O_2$ 通过刺激外周化学感受器而兴奋呼吸中枢的作用可对抗低 $O_2$ 对中枢的直接抑制作用。在严重低 $O_2$ 时，外周化学感受性反射已不足以克服低 $O_2$ 对中枢的抑制作用，终将导致呼吸抑制。

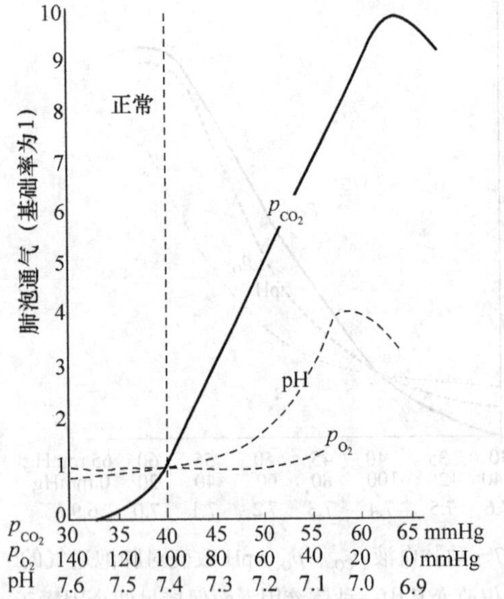


图 5-18 动脉血液 $p_{CO_2}$ 升高、$p_{O_2}$ 降低、pH 降低对肺泡通气率的影响

**3. $p_{CO_2}$、$H^+$ 和 $p_{O_2}$ 在影响呼吸中的相互作用** 图 5-17 示保持其他两个因素不变而只改变其中一个因素时的单因素通气效应。由图中可见，三种因素引起的反应大致接近。但在自然呼吸情况下，不可能只有一个因素改变而其他因素不变，一种因素的改变通常会引起其余一或两种因素相继改变或存在几种因素的同时改变，三者间相互影响、相互作用，既可因相互总和而增强，也可因相互抵消而减弱。图 5-18 为一种因素改变，另两种因素不加控制时的情况。$CO_2$ 对呼吸的刺激作用最强，且比其单因素作用时更明显；$H^+$ 作用次之，低 $O_2$ 作用最弱。$p_{CO_2}$ 升高时，$H^+$ 浓度也随之升高，两者的作用总和起来，使肺通气较单独 $p_{CO_2}$ 升高时更大。$H^+$ 浓度增加时，因肺通气增大使 $CO_2$ 排出增加，$p_{CO_2}$ 下降，可抵消一部分 $H^+$ 的刺激作用；$p_{O_2}$ 下降时，也因肺通气量增加，呼出较多的 $CO_2$，使 $p_{CO_2}$ 和 $H^+$ 浓度下降，从而减弱了低 $O_2$ 的刺激作用。

（二）肺牵张反射

1968 年，由 Breuer 和 Hering 发现，在麻醉动物，肺扩张可引起吸气活动的抑制，肺萎陷可引起吸气活动的加强。切断迷走神经后，上述反应消失，表明上述现象是由迷走神经参与的反射性反应。这种由肺扩张引起的吸气抑制和肺萎陷引起的吸气兴奋的反射称为**肺牵张反射（pulmonary stretch reflex）**或称**黑伯反射（Hering-Breuer reflex）**。它有两种形式，即**肺扩张反射（pulmonary inflation reflex）**和**肺萎陷反射（pulmonary deflation reflex）**。

**1. 肺扩张反射** 是肺扩张时抑制吸气的反射。感受器位于从气管到细支气管的平滑肌中，是牵张感受器，阈值低，适应慢。当吸气时，肺扩张牵拉呼吸道，牵张感受器受到刺激，感受器兴奋，其传入纤维为有髓纤维，传入冲动沿迷走神经粗纤维传导至延髓，在延髓内通过一定的神经联系使吸气切断机制兴奋，促使吸气转入呼气，使呼吸频率加快。所以在动物实验中切断双侧迷走神经后，动物的吸气延长，吸气加深，呼吸变得深而慢。肺扩张反射的生理意义在于加速吸气向呼气的转换，使呼吸频率增加。有人比较了8种动物的肺扩张反射，发现其敏感性有种属差异，其中兔的最敏感，人类的敏感性最低。婴儿在出生4～5天后，肺扩张反射的敏感性显著减弱。在人体，当潮气量超过1500ml时才出现肺扩张反射。所以，平静呼吸时，肺扩张反射不参呼吸运动的调节。但在肺顺应性降低的病理情况下，肺扩张时对气道的牵张刺激增强，使呼吸变浅、变快。

**2. 肺萎陷反射** 是肺萎陷增强吸气活动或促进呼气转换为吸气的反射。感受器同样位于气道平滑肌内，但其性质尚不十分清楚。肺萎陷反射一般在肺萎陷程度较大时才出现，在平静呼吸时并不发挥调节作用，但对阻止呼气过深和肺不张等情况时可能起一定作用。

#### （三）呼吸肌本体感受性反射

肌梭和腱器官是骨骼肌的本体感受器，当肌梭受到牵张刺激而兴奋时，冲动经背根传入脊髓中枢，反射性地引起呼吸运动增强，称为呼吸肌本体感受性反射。该反射在维持正常呼吸运动中起一定的作用，尤其在运动状态或气道阻力加大时，可反射性地加强呼吸肌的收缩力，克服气道阻力，以维持正常肺通气功能。

#### （四）防御性呼吸反射

在呼吸道存在激惹感受器，受到机械或化学刺激时，引起防御性呼吸反射，以清除激惹物，避免其进入肺泡。常见的化学刺激物有二氧化氮、二氧化硫、氨、花粉、尘埃、炎性分泌物等。物理刺激有冷刺激（吸入冷空气）、机械刺激（气道异物）等。

**1. 咳嗽反射** 它是常见的重要的防御反射。其感受器位于喉、气管和支气管的黏膜。大支气管以上部位的感受器对机械刺激敏感，二级支气管以下部位对化学刺激敏感。传入冲动经迷走神经传入延髓，触发一系列协调的反射反应，引起咳嗽反射。

咳嗽时，先是一次短促的或较深吸气，接着声门紧闭，呼气肌强烈收缩，肺内压和胸膜腔内压急速上升，然后声门突然打开，由于气压差极大，气体便从肺急速冲出，将呼吸道内异物或分泌物排出。剧烈咳嗽时，因胸膜腔内压显著升高，可阻碍静脉回流，使静脉压和脑脊液压升高。咳嗽反射的生理意义是清洁、保护和维持呼吸道的通畅。

**2. 喷嚏反射** 是和咳嗽类似的反射，不同的是刺激作用于鼻黏膜感受器，传入神经是三叉神经，反射效应是腭垂下降，舌压向软腭，而不是声门关闭，呼出气主要从鼻腔喷出。喷嚏反射的生理意义是清除鼻腔内的刺激物。

## 四、病理性周期性呼吸

**1. 比奥呼吸** 在脑损伤、脑脊液压力升高、脑膜炎等病理情况下，可出现**比奥呼吸（Biot breathing）**。比奥呼吸是一种病理性的周期性呼吸。表现为一次或多次强呼吸后，继以长时间的呼吸停止，之后又再次出现数次强呼吸，其周期变动较大，短则10s，长达1min。比奥呼吸是死亡前出现的危急症状，其原因尚不清楚，可能是疾病已经侵及延髓，损害了呼吸中枢所致。

**2. 陈-施呼吸** 因为某些原因使呼吸受到刺激时，如心力衰竭或脑干损伤引起呼吸中枢的反应增强，可使肺通气量增加，呼出的$CO_2$增多，因此肺泡气$p_{CO_2}$下降，血液中$p_{CO_2}$也下降，呼吸中枢因缺少足够的$CO_2$刺激而抑制，于是呼吸变浅、变慢甚至停止；呼吸抑制使$CO_2$排出减少，血液$p_{CO_2}$升高，又刺激呼吸中枢，引起呼吸加深、加快，呼吸兴奋使$p_{CO_2}$下降，呼吸运动再次受到抑制。如此周而复始，出现病理性的呼吸周期，这种形式的呼吸称为**陈-施呼吸（Cheyne-Stoke breathing）**。其特点是呼吸逐渐增强增快又逐渐减弱减慢与呼吸暂停，出现周期性的呼吸增强和减弱，每个周期45s～3min。在呼吸过程中血氧和二氧化碳分压出现大幅波动。在缺氧、睡眠、脑干损伤等情况下可出现陈-施呼吸。

**临床链接**

**肺 移 植**

与肾、肝移植相比，肺移植是一个相对较新的临床领域。1981年在临床成功地完成心肺联合移植，1983年完成第1例单肺移植，随后在1986年整体双肺移植取得成功，1989年完成非体外循环下序贯式双肺移植。1990年第1例活体肺叶移植的成功，使肺移植成为临床上各种晚期肺部疾病，如慢性阻塞性肺疾病、肺间质纤维化、肺囊性纤维化及肺血管性疾病等的有效治疗手段。国外文献显示，肺移植术后一年生存率超过80%，但由于慢性同种异体移植物功能障碍和闭塞性细支气管炎综合征等并发症，5年生存率仅在50%～60%。肺移植理想的供体是X线胸片清晰，呼吸道清洁，肺功能正常者。

（西安医学院　孔令恒　朱娟霞）

## 复习思考题

一、名词解释

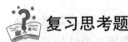

1．呼吸　2．肺通气　3．呼吸运动　4．肺通气量　5．肺泡通气量　6．肺换气　7．通气/血流比值　8．组织换气　9．血氧饱和度　10．肺活量　11．时间肺活量　12．肺牵张反射

二、问答题

1．肺泡表面活性物质化学成分及其生理作用如何？
2．呼吸过程中肺内压有何变化？
3．胸膜腔负压是如何形成的？其生理意义如何？
4．影响肺换气的因素有哪些？
5．肺牵张反射的概念、生理意义如何？
6．简述外周和中枢化学感受器的部位及其敏感刺激。
7．简述缺$O_2$对呼吸运动的影响及作用途径。
8．给家兔注射一定量乳酸，其呼吸会有什么变化？为什么？
9．试述吸入气$CO_2$浓度适当增加时呼吸运动的变化及产生机制。

三、思考题

1．CO中毒对$O_2$的运输有何影响？为什么？
2．严重肺气肿、肺心病患者为何不宜以吸入纯$O_2$来改善其缺$O_2$状况？
3．试述气胸时患者出现呼吸困难的原因。

# 第6章 消化和吸收

**重点内容**

消化道平滑肌的生理特性；胃液、胰液、胆汁的成分、生理作用及其分泌的调节；消化道的内分泌功能；消化道运动的形式；排便反射；物质吸收的主要部位。

## 第1节 概述

消化系统的主要功能是对食物进行消化和吸收，为机体提供蛋白质、脂肪、糖、维生素、水和电解质，以保证新陈代谢的需要。此外，消化系统还具有内分泌和免疫功能，参与维持机体内环境的稳态。

**消化（digestion）**是指食物在消化道内被分解为可被吸收的小分子物质的过程。维生素、无机盐和水由于分子较小，无需消化，可被消化道直接吸收；蛋白质、脂肪、糖类等生物大分子，由于分子很大，不能被消化道直接吸收，必须在消化道内分解为可被吸收的小分子物质，才能通过消化道黏膜上皮细胞被吸收。

消化过程有两种方式：①**机械性消化（mechanical digestion）**是指通过咀嚼、消化道肌肉的运动将食物磨碎，使之与消化液充分混合，并将食糜向消化道远端推送的过程；②**化学性消化（chemical digestion）**是指通过各种消化酶的化学分解作用，将大分子物质分解为可被吸收的小分子物质的过程。两种消化过程同时进行，相互促进，共同完成食物的消化。

### 一、消化道平滑肌生理特性

消化道的肌组织，除口腔、咽、食道上端及肛门外括约肌为骨骼肌外，其余均为平滑肌。消化道平滑肌除具有兴奋性、传导性和收缩性等肌肉组织的共性外，还又具有其自身的特性。

#### （一）一般生理特性

**1. 兴奋性** 消化道平滑肌的兴奋性较骨骼肌低，收缩缓慢，其收缩的潜伏期、收缩期和舒张期占时均比骨骼肌长。

**2. 伸展性** 消化道平滑肌富有伸展性，胃的伸展性尤为明显。其生理意义在于，作为中空器官，当进食后，平滑肌可根据实际需要而伸展，使之暂时储存食物，而压力却不发生明显的变化。

**3. 紧张性** 指消化道平滑肌经常保持的一种轻微的持续收缩状态，是消化道各种运动形式的基础。其生理意义在于，维持消化道管腔内一定的基础压力，维持胃、肠的形状及位置。

**4. 自律性** 离体后的消化道平滑肌，在适宜的环境下仍能产生节律性舒缩活动，但与心肌相比节律缓慢且不规则。

**5. 敏感性** 消化道平滑肌对机械牵张、化学和温度变化的刺激比较敏感，如消化道内容物的扩张刺激、微量乙酰胆碱及温度升高都能引起平滑肌收缩。但对电刺激不敏感。

（二）电生理特性

消化道平滑肌是可兴奋细胞，具有生物电活动，有以下三种电位变化。

**1. 静息电位** 消化道平滑肌静息电位较低，为－60～－50mV，产生机制主要是$K^+$外流引起，并与生电性钠泵活动有关。

**2. 慢波电位或基本电节律** 消化道平滑肌在静息电位的基础上，能自发地有节律地产生除极和复极，形成缓慢的节律性电位变化，其频率较慢，故称为**慢波电位（slow wave potential）**，又称**基本电节律（basic electrical rhythm, BER）**。慢波电位波幅为5～15mV，不同部位频率有所不同，胃体约为3次/分，十二指肠为12次/分，回肠末端为8～9次/分。目前认为，慢波电位的产生机制是胃部的环行肌和纵行肌交界处间质中的Cajal细胞启动的节律性电活动，Cajal细胞被认为是胃肠运动的起搏细胞。Cajal细胞是兼有成纤维细胞和平滑肌细胞特性的间质细胞，其慢波电位以电紧张形式通过缝隙连接传导至平滑肌细胞。

实验证明，去除平滑肌的神经支配，慢波依然存在，提示慢波的产生并不依赖于神经支配，但受自主神经的调节，因为当副交感神经兴奋时，慢波幅度增加；交感神经兴奋时，幅度减小。

**3. 动作电位** 慢波去极化到阈电位（约－40mV）时，可在慢波的峰顶上产生单个或成簇（2～10次/秒）的动作电位，同时平滑肌收缩。对应慢波，也称动作电位（时程10～20ms）为快波。动作电位频率越快，平滑肌收缩的幅度和张力越大（图6-1）。研究发现，河豚毒素（TTX）不影响平滑肌动作电位，但将肠肌浸入无$Ca^{2+}$溶液中，10min后，动作电位和机械收缩均消失。结果表明，平滑肌动作电位的产生主要与钙离子有关。现在认为，除极相由钙离子内流引起，复极相由钾离子外流引起。

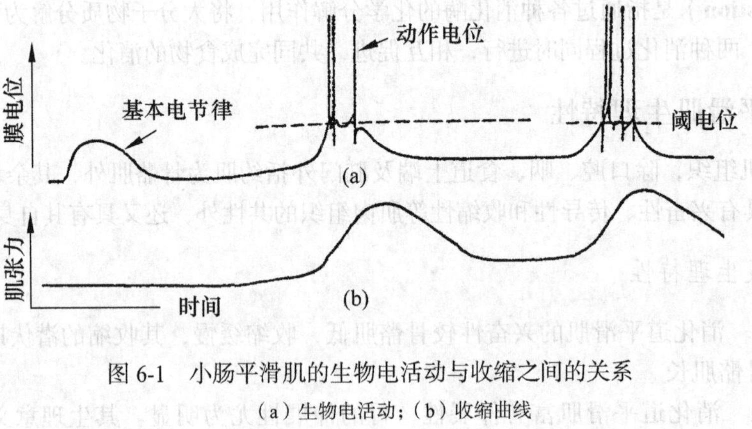


图6-1 小肠平滑肌的生物电活动与收缩之间的关系

（a）生物电活动；（b）收缩曲线

## 二、消化腺分泌功能

在消化道黏膜内分布有许多大小不等的消化腺，其功能是分泌不同的消化液，包括唾液、胃液、胰液、胆汁、小肠液及大肠液，共同完成化学性消化过程。成人每日分泌消化液的总量为6～8L，主要成分是水、无机盐及消化酶、黏液蛋白等有机物质。消化系统主要消化酶特征见表6-1。

表 6-1 主要消化酶特征

| 酶 | 作用部位 | 来源 | 底物 | 适宜 pH | 产物 |
|---|---|---|---|---|---|
| 唾液淀粉酶 | 口腔 | 唾液 | 淀粉 | 6～7 | 麦芽糖 |
| 胃蛋白酶 | 胃 | 胃液 | 蛋白质 | 1.6～2.4 | 短链多肽 |
| 胰淀粉酶 | 小肠（十二指肠） | 胰液 | 淀粉 | 6.7～7.0 | 麦芽糖、寡糖 |
| 胰蛋白酶 | | | | | |
| 糜蛋白酶 | 小肠 | 胰液 | 多肽、蛋白质 | 8.0 | 氨基酸、二肽、三肽 |
| 羧肽酶 | | | | | |
| 胰脂肪酶 | 小肠 | 胰液 | 三酰甘油 | 8.0 | 脂肪酸、一酰甘油 |
| 麦芽糖酶 | 小肠 | 上皮细胞刷状缘 | 麦芽糖 | 5.0～7.0 | 葡萄糖 |
| 蔗糖酶 | 小肠 | 上皮细胞刷状缘 | 蔗糖 | 5.0～7.0 | 葡萄糖、果糖 |
| 乳糖分解酶 | 小肠 | 上皮细胞刷状缘 | 乳糖 | 5.8～6.2 | 葡萄糖、半乳糖 |
| 氨基肽酶 | 小肠 | 上皮细胞刷状缘 | 多肽 | 8.0 | 氨基酸、二肽、三肽 |

## 三、消化道的神经支配及其作用

消化道由**外来神经系统（extrinsic nervous system）**和**内在神经系统（intrinsic nervous system）**支配，共同调节消化道平滑肌运动、腺体分泌及血管舒缩活动。

（一）外来神经系统

消化道外来神经系统即自主神经系统，包括交感神经和副交感神经（图 6-2）。

**1. 交感神经** 支配消化道的交感神经起自脊髓第 5 胸段至第 2 腰段侧角，其节前纤维在腹腔神经节、肠系膜神经节或腹下神经节更换神经元后，发出节后神经纤维（属肾上腺素能纤维），与内在神经系统的壁内神经丛胆碱能神经元形成突触联系，抑制其兴奋；少数交感神经节后纤维也可以直接支配消化道平滑肌、血管平滑肌及消化道腺体。当交感神经兴奋时，其末梢释放去甲肾上腺素，引起消化道运动减弱，腺体分泌减少，但可使消化道括约肌收缩。

**2. 副交感神经** 支配消化道的副交感神经起自延髓迷走神经背核和脊髓骶段，其节前纤维进入消化道壁内，主要与肌间神经丛和黏膜下神经丛的神经元形成突触联系，再发出节后纤维（属胆碱能纤维）支配消化道平滑肌、血管平滑肌及消化道腺体。其中支配横结肠及其以上消化道的副交感神经节后纤维是迷走神经；支配降结肠及其以下消化道的副交感神经节后纤维是盆神经。当副交感神经兴奋时，其末梢释放乙酰胆碱，通过激活消化道 M 受体，引起消化道运动增强，腺体分泌增多，但消化道括约肌舒张。近年发现，支配消化道的小部分副交感神经节后纤维（属

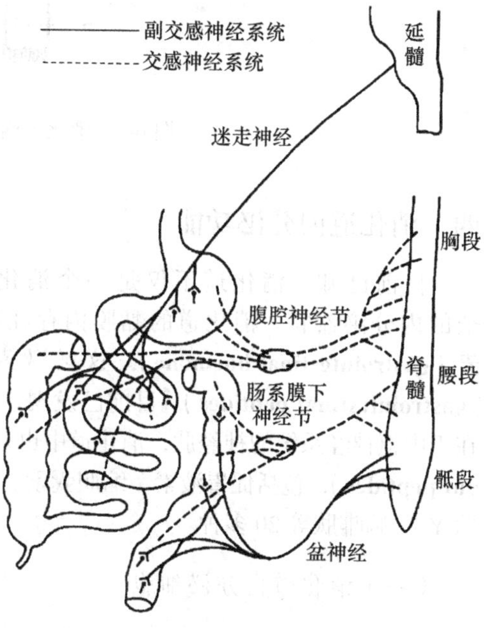


图 6-2 消化道自主神经支配

肽能神经纤维）末梢可释放一些肽类物质，如血管活性肠肽、生长抑素、脑啡肽、P物质等，使消化道平滑肌、血管平滑肌舒张。

在消化道内，除了交感和副交感传出神经纤维外，还有大量的传入神经纤维。消化道感受器的传入神经纤维可将各种信息传到壁内神经丛，引起肠壁局部反射。此外，传入纤维传到中枢，中枢再发出传出冲动，调节胃肠活动，如**迷走-迷走反射**（**vagovagal reflex**）。

（二）内在神经系统

消化道内在神经系统是由存在于消化道壁内的感觉神经元、运动神经元和大量的中间神经元构成的复杂神经网络，又称**肠神经系统**（**enteric nervous system**），其包括位于纵行肌与环行肌之间的**肌间神经丛**（**myenteric plexus**）和环行肌与黏膜层之间的**黏膜下神经丛**（**submucosal plexus**）。它们既接受外来神经的影响，又是一个完整而相对独立的整合系统，通过局部反射来调节消化道的活动（图6-3）。当肠神经系统兴奋时，其神经元释放多种递质和调质，如乙酰胆碱、一氧化氮、5-HT、多巴胺、血管活性肠肽、P物质等。肌间神经丛运动神经元主要支配消化道平滑肌，参与消化道运动；黏膜下神经丛运动神经元主要支配腺细胞，调节消化腺和消化道内分泌腺活动。虽然肠神经系统能独立完成一些局部反射活动，但副交感神经和交感神经能加强或减弱其活动。

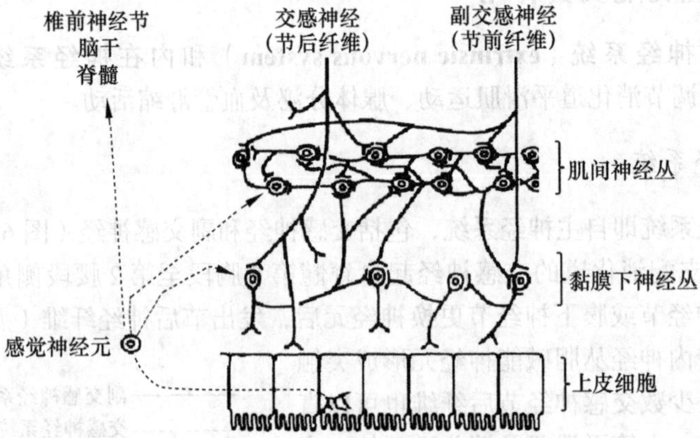


图6-3　消化道内在神经与外来神经关系示意图

## 四、消化道内分泌功能

目前已知，消化道不仅是一个消化器官，同时也是体内内分泌细胞最多、功能最复杂的内分泌器官。消化道的黏膜内存在数十种内分泌细胞，它们分泌的激素统称为**胃肠激素**（**gastrointestinal hormone**），这类激素在化学结构上属于肽类物质，故又称为**胃肠肽**（**gastrointestinal peptides**）。目前已发现，一些胃肠肽也存在于中枢神经系统，而原来认为只存在于中枢神经系统的神经肽，消化道中也存在。这些双重分布的肽类激素统称为**脑-肠肽**（**brain-gut peptides**），包括促胃液素、缩胆囊素、血管活性肠肽、P物质、生长抑素、神经降压素（神经肽Y）、脑啡肽等20多种。

（一）消化道内分泌细胞

胃肠道内存在有40多种内分泌细胞，分为开放型和闭合型两类。开放型细胞顶端有微绒毛突起伸入胃肠腔内，直接感受胃肠内食物成分和pH的刺激，引起细胞分泌活动，如分泌促胃液素的G细胞；闭合型细胞无微绒毛，不与肠腔直接接触，其分泌活动受神经和局部体液变化的调节。主要内分泌细胞及分泌产物见表6-2。

表6-2 消化系统内分泌细胞类型、分布及分泌产物

| 细胞类型 | 分布部位 | 分泌产物 | 细胞类型 | 分布部位 | 分泌产物 |
|---|---|---|---|---|---|
| A细胞 | 胰岛 | 胰高血糖素 | Mo细胞 | 小肠 | 促胃动素 |
| B细胞 | 胰岛 | 胰岛素 | N细胞 | 回肠 | 神经降压素 |
| D细胞 | 胰岛、胃、小肠、结肠 | 生长抑素 | PP细胞 | 胰岛、胃、小肠、大肠 | 胰多肽 |
| D1细胞 | 胃、小肠、大肠 | 血管活性肠肽 | S细胞 | 十二指肠、空肠 | 促胰液素 |
| G细胞 | 胃窦、十二指肠 | 促胃液素 | ECL细胞 | 胃、小肠 | 组胺 |
| I细胞 | 小肠上段 | 缩胆囊素 | L细胞 | 回肠、结肠 | 肠高血糖素 |
| K细胞 | 小肠上段 | 抑胃肽 | | | |

### （二）胃肠激素及其作用

胃肠激素的主要作用是调节消化器官的功能，但对体内其他器官的活动也有一定影响。

**1. 调节消化腺分泌和消化道运动** 不同的胃肠激素对不同的消化腺、平滑肌和括约肌的作用不同，主要胃肠激素的作用见表6-3。

表6-3 消化道主要激素及生理作用

| 激素 | 生理作用 | 引起分泌的因素 |
|---|---|---|
| 促胃液素 | 刺激盐酸和胃蛋白酶原分泌，促进胃窦和幽门括约肌收缩，延迟胃排空，促进胃肠运动 | 蛋白质分解产物，乙酰胆碱，胃扩张 |
| 促胰液素 | 促进胰液和胆汁中水及碳酸氢盐的分泌，抑制胃酸分泌及胃肠运动，抑制胃排空 | 盐酸，蛋白质分解产物，脂肪酸 |
| 缩胆囊素 | 促进胰液中胰酶的分泌，促进胆囊收缩，促进小肠和大肠收缩，抑制胃排空，使幽门括约肌收缩，Oddi括约肌舒张 | 蛋白质分解产物，脂肪酸，盐酸 |
| 促胃动素 | 进食后刺激胃及小肠的运动 | 乙酰胆碱，盐酸，脂肪 |
| 抑胃肽 | 刺激胰岛素分泌，抑制胃酸及胃蛋白酶原分泌，抑制胃排空 | 葡萄糖，脂肪酸，氨基酸 |

**2. 调节其他激素的释放** 抑胃肽有很强的促进胰岛素分泌的作用。进食后血糖升高能刺激抑胃肽的分泌，而抑胃肽又能促进胰岛素分泌，防止血糖过高而从尿中流失。生长抑素、血管活性肠肽、胰多肽等对生长激素、胰岛素、胰高血糖素及促胃液素的分泌均有调节作用。

**3. 营养作用** 促胃液素能刺激胃窦及十二指肠黏膜的DNA、RNA和蛋白质合成，从而促进消化道组织代谢和生长。

## 第2节 口腔内消化

消化过程从口腔开始。食物经过咀嚼被磨碎，并与唾液混合后被吞咽。口腔内的机械性消化和化学性消化过程如下。

## 一、唾液的分泌

口腔内有三对大的唾液腺，即腮腺、下颌下腺及舌下腺。此外，口腔黏膜还有众多散在分布的小腺体。唾液就是由这些腺体分泌的混合液。

### （一）唾液的性质及成分

唾液是无色、无味、近中性的低渗液体，pH 为 6.7～7.1，成人每天分泌量可达 1～1.5L。唾液中，水占 99%，其余为无机物、有机物。无机物包括 $Na^+$、$K^+$、$Ca^{2+}$、$Cl^-$、$HCO_3^-$及气体分子等；有机物主要包括黏蛋白、黏多糖、唾液淀粉酶、溶菌酶、免疫球蛋白 A、乳铁蛋白、尿素、尿酸及血型物质等。

### （二）唾液的生理作用

**1. 湿润作用** 唾液可湿润口腔和食物，便于说话和吞咽。

**2. 溶解作用** 唾液能溶解食物，并移动味蕾上的食物微粒，不断刺激味蕾而产生味觉。

**3. 清洁作用** 唾液可清洁和保护口腔，冲洗和清除食物残渣，稀释并中和有害物质。

**4. 杀菌或抑菌作用** 唾液中的溶菌酶、免疫球蛋白具有杀菌或抑菌作用。

**5. 消化作用** 唾液淀粉酶可分解淀粉为麦芽糖。

**6. 排泄作用** 有些异物，如铅、汞及某些药物进入体内，可随唾液排出；有些毒性很强的微生物，如狂犬病毒、脊髓灰质炎病毒等，也可随唾液分泌，并且具有传染性。

### （三）唾液分泌的调节

唾液分泌的调节完全是神经反射性的，包括非条件反射和条件反射。

在未进食时唾液也不断地分泌，以湿润口腔，称为基础分泌。

进食过程中，食物对口腔黏膜的机械、化学及温度的刺激所引起的唾液分泌为非条件反射；而食物的形状、颜色、气味及进食环境，甚至语言文字的描述等刺激所引起的唾液分泌为条件反射。非条件反射的传入纤维通过第Ⅴ、Ⅶ、Ⅸ、Ⅹ对脑神经，到达延髓上涎核和下涎核的初级中枢及下丘脑和大脑皮质味觉、嗅觉感觉区；条件反射的传入纤维通过第Ⅰ、Ⅱ、Ⅷ对脑神经到达延髓上涎核和下涎核的初级中枢及下丘脑和大脑皮质味觉、嗅觉感觉区。传出纤维均通过副交感神经（第Ⅶ、Ⅸ对脑神经）及交感神经作用于唾液腺。副交感神经兴奋时，其末梢释放乙酰胆碱，作用于腺细胞上的 M 受体，可引起水含量多而固体成分少的大量稀薄唾液分泌，同时伴有唾液腺的血管扩张，M 受体阻断剂阿托品可阻断此作用。交感神经兴奋时，其节后纤维末梢释放去甲肾上腺素，作用于腺细胞上的 β 受体，可引起含酶量多的大量黏稠唾液分泌。

## 二、咀嚼与吞咽

### （一）咀嚼

**咀嚼（mastication）**是咀嚼肌群顺序收缩而完成的一系列复杂的反射活动。其作用是：①磨碎食物，使之与唾液充分混合，有利于吞咽；②促进食物与唾液中的淀粉酶接触，有利于化学性消化；③刺激口腔内感受器，反射性引起胃、胰、肝、胆等消化器官的活动，为食物进一步消化做准备。

（二）吞咽

**吞咽（deglutition）**是食物经过咽及食道被推送入胃的一种随意发动的复杂反射活动。根据食团经过的部位不同，可将吞咽动作分为三期：

**1. 口腔期** 食团由口腔进入咽，此过程是大脑皮质控制下的随意运动。

**2. 咽期** 食团由咽进入食道上段，是食团刺激软腭和咽部感受器所引起的一系列反射动作，包括软腭上举，咽后壁向前突出，封闭鼻咽通道；声带合拢，声门关闭，喉头上举并前移，紧贴会厌，封闭咽与气管的通道，呼吸暂停；咽肌收缩，食道上括约肌舒张，食团被推入食道上段。

**3. 食管期** 食团通过食管括约肌后，该括约肌产生收缩，食管随即产生自上而下的蠕动波，将食团推送入胃。吞咽过程所需时间与食物的性状有关，一般很短，不超过15s。昏迷或脑神经功能障碍的患者如偏瘫，其吞咽功能障碍，进食时易误入气管。

**蠕动（peristalsis）**是消化道的平滑肌顺序收缩和舒张而形成的一种向前推进的波形运动，它是消化道平滑肌的一种基本运动形式。蠕动波包括两部分：食团前面是舒张波，后面是收缩波，形成将食团向前推送的力量。

正常情况下，胃内食糜不会逆流入食管。形态学观察表明，在食道下段与胃贲门连接处并无解剖括约肌结构，但这段食道（长度为3～6cm）是高压区，其压力比胃内压力高5～10mmHg（0.67～1.33kPa），可防止胃内容物反流入食道，起到了生理括约肌的作用，故称为**食道下括约肌（lower esophageal sphincter，LES）**。目前认为，LES受迷走神经抑制性纤维和兴奋性纤维双重支配。迷走神经抑制性纤维末梢释放血管活性肠肽或一氧化氮（NO），使LES舒张；迷走神经兴奋性纤维末梢释放乙酰胆碱，使LES收缩，防止胃内容物逆流。此外，LES还受体液因素的调节，食物进入胃后，引起促胃液素、促胃动素释放，可加强LES收缩；而促胰液素、缩胆囊素、前列腺素A2、咖啡因及75%乙醇溶液等使LES舒张。LES若不能松弛，将导致食道推送食物入胃受阻，从而出现吞咽困难，胸骨下疼痛，食物反流等症状，临床称为食道失弛缓症。

## 第3节 胃内消化

胃是消化道中最膨大的部分，其主要功能是暂时储存食物和消化食物。成人胃的容量为1.5～2L。食物进入胃后，经过化学性和机械性消化形成食糜，然后借助胃的运动排空进入十二指肠。

### 一、胃液的分泌

（一）胃液性质、成分和作用

正常的胃液是无色酸性液体。pH为0.9～1.5，正常成人每日分泌量为1.5～2.5L。胃液除了水以外，主要成分有盐酸、胃蛋白酶原、内因子和黏液。

**1. 盐酸** 由胃腺的壁细胞分泌，又称胃酸，以两种形式存在：游离酸及与蛋白质结合的结合酸；以游离酸为主，两者的总浓度为胃液的总酸度。空腹时正常排出量为0～5mmol/h，称为基础酸排出量。在食物或某些药物的刺激下，盐酸排出量增加。正常人最大排出量可达20～25mmol/h。由于盐酸来源于壁细胞，因此其排出量主要取决于壁细胞数量及其功能状态。临床上用中和100ml胃液所需0.1mmol/L NaOH的毫升数来表示胃液的酸度，称为胃液酸度的临床单位。正常人空腹胃液总酸度为10～50临床单位，其中游离酸为0～50临床单位。

（1）盐酸分泌的机制：胃液中 $H^+$浓度高达 150mmol/L，比血浆 $H^+$浓度高 300 万～400 万倍，因此，壁细胞分泌 $H^+$是逆浓度差进行的主动转运过程。壁细胞顶端膜（靠近胃腔）内陷形成分泌小管，在此膜上镶嵌着质子泵，又称 $H^+$泵（$H^+$-$K^+$-ATP 酶），同时膜上还有 $K^+$和 $Cl^-$通道。在壁细胞基底侧膜上分布有 $Na^+$-$K^+$泵（$Na^+$-$K^+$-ATP 酶）及 $Cl^-$-$HCO_3^-$逆向转运体。盐酸合成过程分三个步骤：① $H^+$分泌：壁细胞内含有丰富的碳酸酐酶（CA），可催化细胞内 $CO_2$ 与 $H_2O$ 结合形成 $H_2CO_3$，$H_2CO_3$ 迅即解离为 $H^+$和 $HCO_3^-$，$H^+$则逆浓度差被膜上的 $H^+$泵分泌入管腔。每分解 1 分子 ATP 的能量，可驱使一个 $H^+$分泌入管腔，同时从管腔内换回一个 $K^+$。进入壁细胞内的 $K^+$又经 $K^+$通道再次进入管腔。壁细胞基底侧膜上 $Na^+$-$K^+$泵可将细胞内 $Na^+$泵出细胞，进入血液，与 $HCO_3^-$ 结合形成 $NaHCO_3$，同时将 $K^+$泵入壁细胞内，以补充转运到管腔中的部分 $K^+$，并维持细胞内低 $Na^+$浓度。② $Cl^-$分泌：细胞内的 $HCO_3^-$通过 $Cl^-$-$HCO_3^-$逆向转运体与 $Cl^-$交换运出细胞，而 $Cl^-$进入细胞内再通过分泌小管膜上的 $Cl^-$ 通道进入管腔。③ HCl 的合成：分泌到管腔中的 $H^+$和 $Cl^-$结合形成 HCl（图 6-4）。

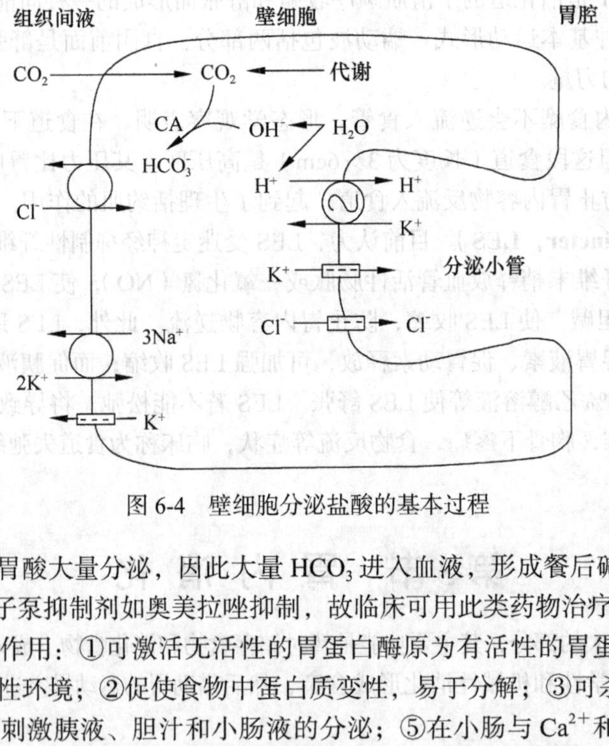


图 6-4 壁细胞分泌盐酸的基本过程

在消化期，由于胃酸大量分泌，因此大量 $HCO_3^-$ 进入血液，形成餐后碱潮。壁细胞分泌小管膜上的质子泵可被质子泵抑制剂如奥美拉唑抑制，故临床可用此类药物治疗胃酸分泌过多。

（2）盐酸的生理作用：①可激活无活性的胃蛋白酶原为有活性的胃蛋白酶，并为胃蛋白酶的活性提供适宜的酸性环境；②促使食物中蛋白质变性，易于分解；③可杀死进入胃内的细菌；④盐酸进入小肠后可刺激胰液、胆汁和小肠液的分泌；⑤在小肠与 $Ca^{2+}$和 $Fe^{2+}$结合形成可溶性盐，有助于 $Ca^{2+}$和 $Fe^{2+}$的吸收。如果胃酸分泌不足，可引起腹胀、腹泻、食欲不振等消化不良等症状；若胃酸分泌过多，对胃及十二指肠黏膜产生侵蚀作用，导致消化性溃疡。

**2. 胃蛋白酶原** 主要由胃腺的主细胞合成和分泌，此外，颈黏液细胞、贲门腺、幽门腺的黏液细胞及十二指肠近端腺体也能分泌胃蛋白酶原。胃蛋白酶原以无活性的酶原形式储存在细胞内，进食、迷走神经兴奋、促胃液素等可使其释放。进入胃腔后，在盐酸的作用下转变为有活性的**胃蛋白酶（pepsin）**。已激活的胃蛋白酶也能激活胃蛋白酶原。胃蛋白酶的最适 pH 为 2.0，当 pH 升高时，胃蛋白酶活性降低，当 pH 超过 5.0 时，便完全失去活性。胃蛋白酶的生理作用是分解蛋白质为脲、胨，以及少量多肽和氨基酸。

**3. 内因子** 壁细胞分泌的一种糖蛋白，分子质量为 50～60kDa。内因子的生理作用是保护维生素 $B_{12}$ 不被蛋白水解酶破坏，并促进维生素 $B_{12}$ 在回肠吸收。作用机制：内因子有两个活性部位，一个部位与维生素 $B_{12}$ 结合形成内因子 - 维生素 $B_{12}$ 复合物，使维生素 $B_{12}$ 免受小肠内蛋白水解酶的破坏；另一部位与回肠黏膜上皮细胞受体结合，从而促进维生素 $B_{12}$ 的吸收。

**4. 黏液和 $HCO_3^-$** 黏液的主要成分为糖蛋白，有两种类型：其一，由胃腺颈黏液细胞分泌的可溶性黏液，比较稀薄；其二，由胃黏膜表面上皮细胞分泌的凝胶性黏液，较黏稠，黏稠度为水的 30～260 倍，覆盖在胃黏膜表面，形成厚度为 0.5～1mm 的凝胶层。

胃黏液的生理作用：①润滑作用，有利于食糜在胃内运动；②保护胃黏膜免受坚硬食物的机械性损伤；③中和胃酸，防止 $H^+$ 侵蚀胃壁，降低胃蛋白酶的活性。

胃内有两种屏障机制：①黏液 - 碳酸氢盐屏障，由大量凝胶黏液和碳酸氢盐共同构成，覆盖于胃黏膜上皮细胞表面，此屏障从胃腔侧至上皮细胞侧形成 pH 梯度，靠近胃腔侧黏液层 pH 约为 1，靠近上皮细胞侧黏液层 pH 约为 7，其作用是有效地保护胃黏膜不受 $H^+$ 的侵蚀，也防止胃蛋白酶对胃黏膜的消化作用（图 6-5）。②胃黏膜屏障，由胃上皮细胞顶端膜和相邻细胞之间形成的紧密连接构成。此屏障对 $H^+$ 不通透，其作用是防止 $H^+$ 由胃腔向胃黏膜扩散，同时也能阻止 $Na^+$ 从黏膜向胃腔内扩散。此外，胃黏膜可以合成和分泌前列腺素类物质（$PGE_2$，$PGI_2$），该类物质能抑制胃酸和胃蛋白酶原的分泌，刺激黏液和碳酸氢盐的分泌，增加黏膜血流量，有助于胃黏膜的修复，维持其完整性。

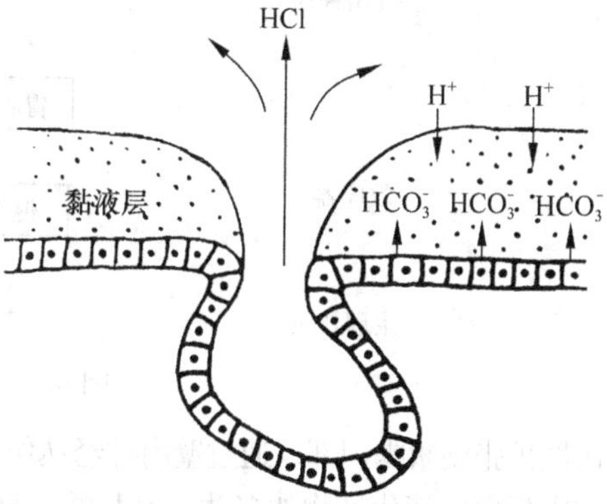

图 6-5 胃黏液 - 碳酸氢盐屏障

许多因素可破坏或减弱胃黏膜屏障作用，如 75% 乙醇溶液、胆盐、水杨酸类药物、类固醇激素、肾上腺素及幽门螺杆菌感染等，严重时可造成胃黏膜损伤，导致胃炎或消化性溃疡。

### （二）胃液分泌的调节

**1. 消化期胃液分泌的调节** 空腹时，胃液分泌量很少，酸度也较低，称为基础胃液分泌或非消化间期胃液分泌。进食及进食后胃液分泌大量增加，称为消化期胃液分泌。按照食物及有关感受器的所在部位，可将消化期胃液分泌分为头期、胃期和肠期，这三个时期的胃液分泌几乎是同时开始，相互重叠，受神经及体液因素的调节。

（1）头期胃液分泌：由食物刺激头部感受器反射性引起的胃液分泌，包括条件反射和非条件反射。条件反射是指由食物的形状、颜色、气味、声音等刺激作用于嗅觉、视觉、听觉感受器，传入冲动分别由第Ⅰ、Ⅱ、Ⅷ对脑神经传入中枢而引起的胃液分泌反射；非条件反射是指通过咀嚼、吞咽食物过程刺激口腔、咽部及喉等处的感受器，传入冲动由第Ⅴ、Ⅶ、Ⅸ、Ⅹ对脑神经传入中枢而引起的胃液分泌反射。反射中枢位于延髓、下丘脑、边缘系统及大脑皮质，传出神经均为迷走神经。当迷走神经兴奋时，可出现以下生理反应：①末梢释放乙酰胆碱，直接作用于壁细胞 M 受体，使胃液分泌增多；②末梢释放乙酰胆碱，也可作用于胃泌酸区肠嗜铬样（ECL）细胞，使之分泌组胺，间接促进胃液分泌；③末梢释放促胃液素释放肽，作用于胃腺的 G 细胞，使之分泌促胃液素（又称胃泌素），间接促进胃液分泌，此作用不能被阿托品阻断，但①、②两作用均可被阿托品阻断（图 6-6）。

头期胃液分泌的特点：胃液分泌量大，占整个消化期分泌量约 30%。酸度高，胃蛋白酶含量高，消化力强。头期胃液分泌还容易受情绪和食欲的影响。头期胃液分泌以神经调节为主。

（2）胃期胃液分泌：由食物进入胃后刺激胃部感受器引起的胃液分泌。其机制有四个方面：①食物机械性扩张刺激胃底、胃体感受器，通过迷走 - 迷走反射引起胃液分泌；②食物机械性扩张刺激胃底、胃体感受器，通过壁内神经丛作用于 G 细胞，使之分泌促胃液素，间接促进胃液分泌；③食物机

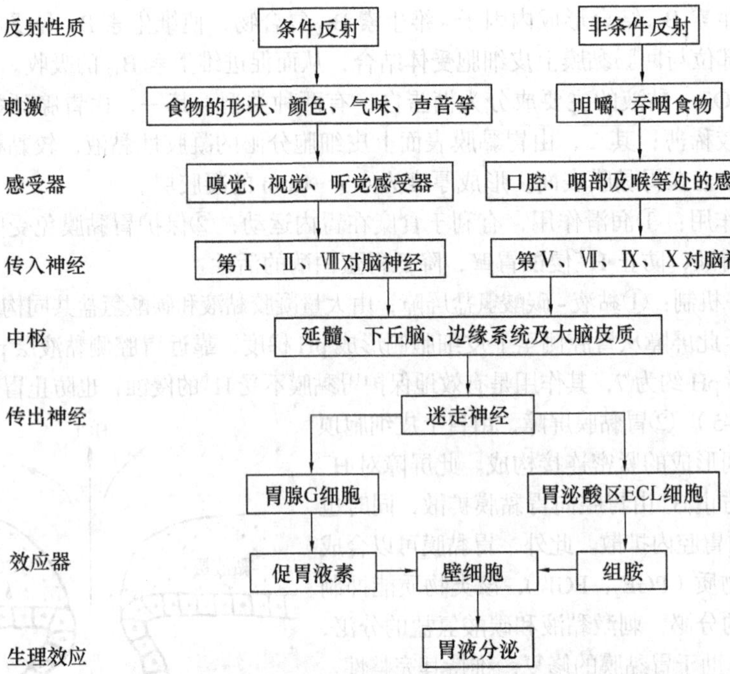


图 6-6　头期胃液分泌的调节示意图

械性扩张刺激幽门部，通过壁内神经丛作用于 G 细胞，使之分泌促胃液素，间接促进胃液分泌；④食物中蛋白质消化产物如多肽、氨基酸，直接刺激 G 细胞，使之分泌促胃液素，从而促进胃液分泌。

胃期胃液分泌的特点：分泌量大，占整个消化期分泌量约 60%，酸度也较高，但胃蛋白酶含量较头期少，因此消化力比头期弱。胃期胃液分泌既有神经调节，也有体液调节。

（3）肠期胃液分泌：由食糜进入十二指肠后刺激十二指肠感受器引起的胃液分泌。其机制是：食糜的机械扩张刺激和消化产物的化学性刺激作用于十二指肠黏膜 G 细胞，使之分泌促胃液素和肠泌酸素，从而促进胃液分泌。

肠期胃液分泌的特点：分泌量少，占总量的 10%，酸度和胃蛋白酶含量均较低。肠期胃液分泌调节主要受体液因素影响。

**2. 影响胃液分泌的内源性物质**　正常胃液分泌是兴奋和抑制两方面相互作用的结果。

（1）促进胃液分泌的内源性物质

1）乙酰胆碱：支配胃的副交感神经节后纤维是迷走神经，其末梢释放的递质为乙酰胆碱。乙酰胆碱与胃腺壁细胞上的 M 受体结合，促进胃液分泌，此作用可被阿托品阻断。此外，乙酰胆碱还可以作用于 ECL 细胞，使之分泌组胺，组胺与壁细胞上的 $H_2$ 受体结合，间接促进胃液分泌。

2）促胃液素：由胃窦部及十二指肠黏膜 G 细胞分泌的一种多肽类激素，作用于胃腺的壁细胞刺激胃液分泌；也可以刺激 ECL 细胞，使之分泌组胺，间接促进胃液分泌。

3）组胺：由胃泌酸区肠嗜铬样（ECL）细胞分泌，通过组织液扩散，作用于邻近壁细胞上的 $H_2$ 受体，刺激胃酸分泌；同时还可提高壁细胞对乙酰胆碱及促胃液素的敏感性。临床上使用 $H_2$ 受体阻断剂西咪替丁阻断胃酸的分泌，从而治疗消化性溃疡。$Ca^{2+}$、低血糖、咖啡因及 75% 乙醇溶液也可刺激胃酸的分泌。

（2）抑制胃液分泌的内源性物质：由胃腺及肠黏膜 D 细胞分泌的生长抑素有很强的抑制胃酸分泌作用。可直接抑制胃腺壁细胞分泌胃酸；还可抑制胃窦 G 细胞分泌促胃液素，抑制 ECL 细胞分泌组胺，从而间接抑制胃酸的分泌。进食蛋白质和脂肪类食物后，生长抑素分泌增加。此外，前列腺素、促胰液素及上皮生长因子等也能抑制胃酸的分泌。

## 二、胃的运动

食物在胃内的机械性消化是通过胃壁肌肉的运动完成的。

### （一）胃运动的形式及生理意义

**1. 容受性舒张** 进食时，食物刺激口腔、咽及食道等处的感受器，通过迷走 - 迷走反射，使胃底及胃体部的平滑肌舒张，称为**容受性舒张**（**receptive relaxation**）。空腹时胃容积约为 0.05L，进食后容积增大，可达 1.0～2.0L，而胃内压升高并不明显。容受性舒张是通过迷走 - 迷走反射完成的，传出神经为迷走神经中抑制性纤维，末梢释放某些肽类物质如血管活性肠肽或 NO。其生理意义是：①增大胃的容积，容纳和储存食物；②维持胃内压稳定，防止食糜过早排入十二指肠，有利于食物在胃内充分消化。

**2. 紧张性收缩** 消化道平滑肌经常保持一种轻微、持续的收缩状态，称为**紧张性收缩**（**tonic contraction**）。其生理意义是：①可保持胃内具有一定的压力，维持胃的形状和位置；②进食后紧张性收缩加强，可促进胃液渗入食糜中，有利于化学性消化，也可将食糜向十二指肠方向推送。

**3. 蠕动** 胃的蠕动始于胃体中部，形成蠕动波，向幽门方向推进。进食后 5min 蠕动开始，并逐渐加强。胃蠕动波频率约为 3 次 / 分，每次蠕动约需 1min 到达幽门，因此有一波未平，一波又起的现象。开始时蠕动波波幅较小，在向幽门方向推进中波幅和速度逐渐加强，当接近幽门时，收缩力加强，导致幽门开放，可将 1～2ml 食糜推入十二指肠，通常将这种推进作用称为“幽门泵”。并非每次蠕动波都能到达幽门，有些蠕动波到达胃窦部时即已消失。一旦蠕动波速度超越胃内容物先到达胃窦，则可引起胃窦收缩，使胃窦内容物反向推回到胃体。这种多次往返运动有助于胃液与胃内容物充分混合，也有助于研磨固体食物（图 6-7）。

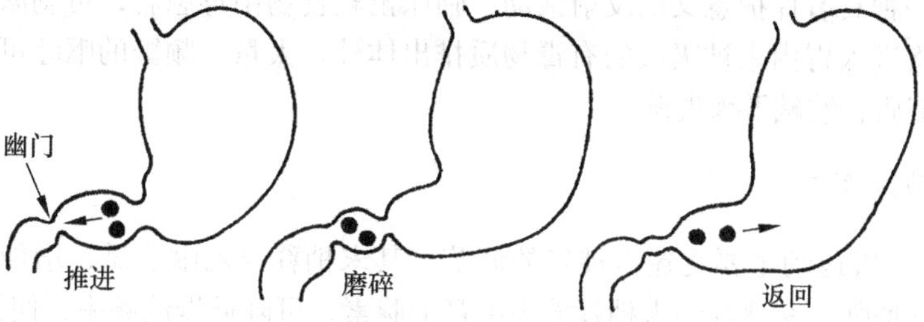


图 6-7 胃蠕动的作用

胃蠕动的生理意义：①促进胃内机械性和化学性消化过程；②推动胃内容物向十二指肠移行，并以一定速度排入十二指肠。

### （二）胃的排空

**1. 胃排空过程** 胃内容物进入十二指肠的过程称为**胃排空**（**gastric emptying**）。一般进食后 5min，胃的排空即开始。其动力是胃内压与十二指肠内压差。当胃的紧张性收缩和蠕动增强，使胃内压升高，超过十二指肠内压时，食糜排入十二指肠。若胃运动减弱，胃内压降低，胃排空减慢，甚至停止。胃排空的速度与食物的物理性状和化学成分有关，一般而言，流体食物比固体食物排空快；小块食物比大块食物排空快；等渗溶液比高渗溶液排空快。三大营养物质相比较，糖类排空最快，蛋白质次之，脂肪最慢。混合食物完全排空需要 4～6h。

**2. 影响胃排空的因素** 胃排空是间断性进行的，主要受胃内和十二指肠内两方面因素控制，胃内因素促进胃排空，十二指肠内因素抑制胃排空。

（1）胃内促进排空的因素：①胃排空的速度与胃内容物的容量平方根成正比，胃内容量增多，对胃壁产生机械性牵张刺激和化学性刺激，通过迷走-迷走反射和壁内神经丛反射，引起胃紧张性收缩和蠕动增强，从而促进胃的排空；②迷走神经兴奋及食物中蛋白质消化产物，可引起G细胞分泌促胃液素，后者可加强胃的运动，促进胃的排空。

（2）十二指肠内抑制胃排空的因素：①神经因素：食糜中的盐酸、脂肪、蛋白质消化产物、高渗溶液及机械牵张刺激，均可刺激十二指肠壁上的感受器，通过迷走神经和壁内神经丛反射，抑制胃的运动，延缓胃的排空，此反射称为肠-胃反射。该反射对胃酸刺激尤其敏感，当十二指肠内pH降至3.5~4.0时，反射即可产生。②体液因素：食糜，特别是盐酸、脂肪进入十二指肠后，可刺激小肠上段黏膜细胞分泌胃肠激素，如缩胆囊素、促胃液素、促胰液素、抑胃肽等，这些激素可抑制胃的运动，延缓胃的排空。

在消化过程中，随着排入十二指肠中的盐酸被中和，消化产物被吸收，抑制胃运动的神经、体液因素逐渐减弱，胃运动又逐渐加强，于是胃又推送一部分食糜进入十二指肠。胃排空在神经、体液的调控下，如此反复，使胃排空间断进行，胃内食糜逐次排入十二指肠，与小肠内消化和吸收的速度相适应。

### （三）呕吐

**呕吐（vomiting）**是一种复杂的反射活动，是机体将胃及小肠内容物从口腔强力排出体外的过程。其中枢位于延髓孤束核附近，当机械性、化学性、炎症等刺激消化道、泌尿系统、盆腔等感受器时，主要通过迷走和交感神经传入至呕吐中枢；前庭器官受刺激时，经前庭神经传入中枢；此外，颅内压增高可直接刺激呕吐中枢。传出神经经迷走神经、交感神经、膈神经等作用于胃窦、小肠、膈肌、腹肌，使胃窦、小肠、膈肌、腹肌收缩，胃及食道下段舒张。

呕吐是机体一种具有保护意义的反射活动。临床抢救食物中毒患者，可刺激舌根、咽部等感受器进行催吐，将进入胃内未被吸收的有毒物质排出体外。大量、频繁的呕吐可致机体消化液丢失，导致水、电解质、酸碱平衡失调。

### （四）胃运动的调节

**1. 神经调节** 胃运动主要受迷走神经的调节，其末梢释放乙酰胆碱，增加胃的慢波和动作电位频率，胃运动增强。交感神经末梢释放去甲肾上腺素，可降低慢波频率，使胃运动减弱。

**2. 体液调节** 促胃液素、促胃动素可增加胃的慢波和动作电位频率，使胃运动增强；而缩胆囊素、促胰液素及抑胃肽则抑制胃的运动。

**知识链接**

**幽门螺杆菌与消化道疾病的关系**

一般将胃溃疡和十二指肠溃疡总称为消化性溃疡（peptic ulcer），有时简称为溃疡。原本消化食物的胃酸（盐酸）和胃蛋白酶却消化自身的胃壁和十二指肠壁而产生溃疡。近年来的实验与临床研究表明，胃酸分泌过多、幽门螺杆菌感染和胃黏膜保护作用减弱等因素是引起消化性溃疡的主要因素。胃排空延缓和胆汁反流、胃肠肽的作用、遗传因素、药物因素、环境因素和精神因素等，都和消化性溃疡的发生有关。

（山西中医药大学 高治平）

# 第4节 小肠内消化

小肠是消化系统中最长的消化道，自上而下可分为十二指肠、空肠和回肠三个部分。酸性食糜由胃进入小肠后，经过胰液、胆汁及小肠液的化学性消化及小肠运动的机械性消化，蛋白质、脂肪和糖类基本上被消化为可吸收的形式。经吸收后，剩余的食物残渣则进入大肠。可见，小肠是人体内最主要的消化与吸收场所。

## 一、胰液

胰是一个兼有内分泌和外分泌双重功能的腺体。其内分泌功能由胰岛完成，主要与糖代谢有关，将于内分泌相关章节叙述。其外分泌功能由腺泡和导管完成，分泌的胰液汇入小肠。胰液是消化力最强的消化液，具有分解三大营养物质的作用。

### （一）胰液的性质、成分及作用

胰液无色无味，pH为7.8～8.4，是体内碱性最强的液体之一。其渗透压与血浆相等。成人胰液日分泌量为1～2L，约为胰腺自身质量的10倍。胰液的成分包括导管细胞分泌的水和$Na^+$、$K^+$、$HCO_3^-$、$Cl^-$等无机盐离子，以及腺泡细胞分泌的多种消化酶。

**1. 碳酸氢盐** $HCO_3^-$由胰腺导管细胞分泌，是胰液中含量最多的无机物。在一定范围内，$HCO_3^-$在胰液中的浓度随胰液的分泌量增多而提高。当胰液以最大流量分泌时，$HCO_3^-$浓度约145mmol/L，为血浆$HCO_3^-$浓度的5倍，是胰液呈现碱性的主要原因。$HCO_3^-$进入十二指肠发挥作用，中和进入十二指肠的盐酸，保护肠黏膜免受强酸的侵蚀，同时可保持肠道内的碱性环境，为小肠内多种消化酶的活性提供适宜的pH环境。

**2. 胰淀粉酶** 由胰腺腺泡细胞分泌，是一种α-淀粉酶，不需要激活就具有活性，最适pH为6.7～7.0。其生理作用是将淀粉、糖原及其他糖类水解为糊精、麦芽糖、麦芽寡糖等二糖或三糖，但不能水解纤维素。胰淀粉酶水解效率高，速度快，与小肠内的淀粉接触约10min即可完全将其水解。

**3. 胰脂肪酶** 由胰腺腺泡细胞分泌，不需要激活就具有活性，最适pH为7.5～8.5。其生理作用是将脂肪分解为脂肪酸、甘油一酯及甘油。但胰脂肪酶对脂肪的分解需要胰腺分泌的辅酯酶（colipase）的存在，后者对胆盐有较高的亲和力，使得胰脂肪酶、辅酯酶和胆盐形成复合物，有助于胰脂肪酶锚定在脂滴表面发挥作用，防止胆盐将胰脂肪酶从脂肪表面清除。此外，胰液中还含有胆固醇酯酶和磷脂酶$A_2$，分别可水解胆固醇酯为胆固醇和脂肪酸，以及水解卵磷脂为溶血卵磷脂。溶血卵磷脂对细胞膜结构具有破坏性作用。急性胰腺炎患者血清中磷脂酶$A_2$水平增高，其血清浓度与疾病的严重程度及死亡率密切相关。

**4. 蛋白水解酶** 由胰腺腺泡细胞分泌，主要有胰蛋白酶原、糜蛋白酶原、羧基酞酶原和弹性蛋白酶原。其中含量最多的是胰蛋白酶原，糜蛋白酶原次之。胰蛋白酶原最初分泌时并无活性，进入小肠后可被肠致活酶（肠激酶）激活，产生的胰蛋白酶既可激活胰蛋白酶原（自身激活），也可激活糜蛋白酶原、羧基肽酶原及弹性蛋白酶原，使它们分别转化为相对应的具有活性的酶。胰蛋白酶和糜蛋白酶单独作用时均可将蛋白质分解为脲和胨，二者协同作用则使蛋白质进一步分解为小分子多肽及氨基酸。多肽可被弹性蛋白酶或羧基肽酶分解为氨基酸。胰液中还有RNA酶和DNA酶，可将核酸水解为单核苷酸。

胰液中含有消化酶的种类最多，因此胰液在消化液中最为重要。当胰液缺乏时，即使其他的消化液正常，食物中的脂肪和蛋白质仍不能完全消化，从而影响脂肪和蛋白质吸收，常引起脂肪泻；同时也影响脂溶性维生素 A、D、E、K 的吸收；但对糖的消化和吸收影响不大。

正常情况下，胰液中的蛋白酶不能消化胰腺本身，这是因为它们均以无活性的酶原形式分泌，且胰腺分泌的胰蛋白酶抑制物在酸性条件下可使胰蛋白酶失活。但是胰蛋白酶抑制物分泌量少，作用有限。一旦发生胰导管梗阻、痉挛或暴饮暴食，引起胰液分泌剧增，可使胰导管内压升高，导致胰导管及胰腺腺泡破裂，消化酶渗出，并被激活，消化胰腺自身组织，从而发生急性胰腺炎。临床上，测定血浆胰淀粉酶或胰脂肪酶浓度是诊断急性胰腺炎的重要指标之一。

### （二）胰液分泌的调节

胰液在非消化期分泌很少或几乎不分泌，进食后胰液分泌增多，食物是胰液分泌的自然刺激物。胰液分泌受神经和体液因素调节，但以体液调节为主。

**1. 神经调节** 食物的形状、气味及食物对口腔、咽、食道、胃肠等感受器的刺激，均可通过条件反射和非条件反射引起胰液分泌。传出神经为迷走神经，其末梢释放乙酰胆碱，主要作用于胰腺腺泡细胞，而对胰腺导管细胞作用较弱。因此，当迷走神经兴奋时，水和碳酸氢盐分泌较少，而胰酶的含量较高。

**2. 体液调节**

（1）促胰液素：**促胰液素（secretin）**是由小肠上段黏膜S细胞分泌的多肽类激素。促进其分泌的最强因素为盐酸，其次是蛋白质分解产物和脂肪酸，糖类没有刺激作用。促胰液素可经血液循环作用于胰腺导管上皮细胞，引起胰液大量分泌，其中水和碳酸氢盐含量多，而胰酶含量低。

（2）缩胆囊素：**缩胆囊素（cholecystokinin，CCK）**又称促胰酶素，是由小肠黏膜Ⅰ细胞分泌的多肽类激素。蛋白质分解产物、脂肪酸、盐酸及脂肪均可刺激缩胆囊素的分泌，糖类没有刺激作用。缩胆囊素生理作用包括：①作用于胰腺腺泡细胞，促进胰液中胰酶的分泌；②刺激胆囊收缩，排出胆汁；③促进胰腺组织蛋白质和核糖核酸的合成，对胰腺组织具有营养作用。

促胰液素和 CCK 对促进胰腺分泌具有协同作用。此外，促胃液素也可促进胰酶的分泌。血管活性肠肽可促进胰液中水和碳酸氢盐的分泌。而胰高血糖素、生长抑素、胰多肽、降钙素基因相关肽均可抑制胰腺的分泌。

**3. 胰液分泌的反馈性调节** 近年来研究表明，蛋白质分解产物和脂肪酸可刺激小肠黏膜分泌 **CCK 释放肽（CCK-RP）**，CCK-RP 介导小肠Ⅰ细胞分泌 CCK，从而促进胰酶的分泌。而胰酶又促使 CCK-RP 失活，从而反馈性抑制 CCK 和胰酶的分泌。该过程的意义是通过负反馈调节防止胰酶分泌过多。

## 二、胆汁

胆汁主要由肝细胞持续不断地生成，胆管上皮细胞分泌的水和碳酸氢盐亦加入其中。在消化期，胆汁经肝管、胆总管排入十二指肠。在非消化期，大部分胆汁经肝管流入胆囊储存，胆囊可吸收胆汁中的水和无机盐，使胆汁浓缩 5～10 倍。

### （一）胆汁的性质、成分及作用

胆汁味苦，为有色液体，成人每日分泌量为 0.8～1.0L。刚由肝细胞分泌出的胆汁称肝胆汁，呈金黄色，弱碱性，pH 约为 7.4；储存于胆囊的胆汁称胆囊胆汁，由于被浓缩而颜色变深，水和碳酸氢盐被吸收，因此 pH 降低至 6.8 左右。胆汁成分除水、$Na^+$、$H^+$、$K^+$、$HCO_3^-$、$Cl^-$ 等无机物外，还有胆盐、胆固醇、胆色素、磷脂、脂肪酸等有机物，但不含消化酶。胆汁的主要作用是促进脂肪的消化和吸收。

**1. 胆盐** 胆盐（bile salt）是肝细胞分泌的胆汁酸与甘氨酸或牛磺酸结合所形成的钠盐或钾盐，是胆汁中促进脂肪消化和吸收的主要成分，占胆汁固体成分的 50%。胆盐可被机体循环利用，胆盐随胆汁排入小肠后，约有 95% 在回肠末端被吸收入血，经门静脉进入肝脏合成新的胆汁，再排入小肠，这一过程称为**胆盐的肠 - 肝循环（enterohepatic circulation of bile salt）**（图 6-8）。每循环一次，胆盐损失约 5%，每次餐后循环 2～3 次。

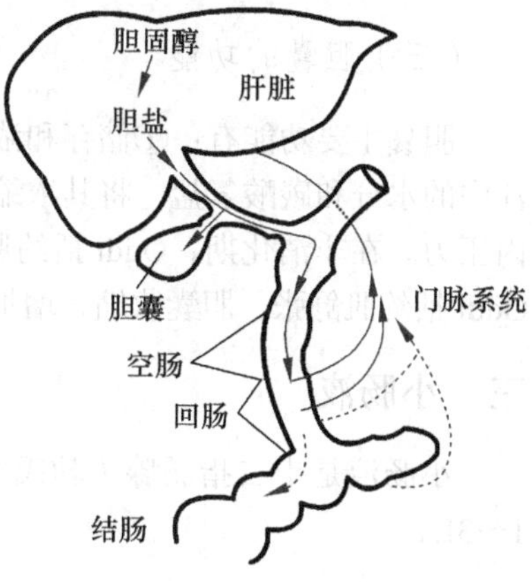

图 6-8 胆盐的肠 - 肝循环

**2. 胆固醇** 胆固醇是脂肪的代谢产物，占胆汁固体成分 4%。在代谢过程中，肝脏将半数胆固醇转化为胆汁酸，其余部分随胆汁排入十二指肠。胆固醇不溶于水，可溶于胆盐或胆汁酸与磷脂形成的微胶粒中。因此，胆汁中的胆盐或胆汁酸、胆固醇及卵磷脂之间必须保持适当的比例，才能维持胆固醇呈溶解状态。当胆固醇含量过高，或胆盐、卵磷脂含量减少，胆固醇便沉积产生结晶，形成胆道或胆囊胆固醇结石。

**3. 胆色素** 胆色素是血红蛋白的分解产物，占胆汁固体成分的 2%，包括胆绿素和胆红素。胆色素的种类和浓度决定了胆汁的颜色。

胆汁的生理作用包括：①乳化作用。胆汁中的胆盐、胆固醇及卵磷脂可作为乳化剂，降低脂肪的表面张力，使脂肪乳化成脂肪微粒，分散在肠腔中，从而增加与胰脂肪酶接触的面积，加速脂肪的消化分解。②促进脂肪和脂溶性维生素的吸收。和胆固醇一样，脂肪酸、胆固醇、一酰甘油、脂溶性维生素等可渗入胆盐或胆汁酸分子聚合而成的微胶粒内，形成水溶性的复合物。胆盐作为运载工具，可将这些不溶于水的脂肪分解产物运送到小肠黏膜表面，促进其吸收。③利胆作用。胆盐通过肠 - 肝循环进入肝脏，可直接刺激肝细胞合成和分泌胆汁。

### （二）胆汁分泌与排出的调节

食物是引起胆汁分泌和排出的自然刺激物，特别是高蛋白食物作用最强，其次是高脂肪或混合食物，糖类刺激作用较弱。胆汁分泌与排出受神经和体液因素调节，但以体液调节为主。

**1. 神经调节** 进食动作或食物对消化道的刺激，反射性通过迷走神经使肝胆汁分泌量略有增加，也可导致胆囊轻度收缩排出胆汁，此作用可被阿托品阻断。此外，迷走神经的兴奋还可以促进 G 细胞分泌促胃液素，间接引起肝胆汁分泌和胆囊收缩。精神因素也可以影响胆汁的排放。交感神经兴奋可引起胆囊舒张，有利于胆汁的储存。

**2. 体液调节**

（1）胆盐：胆盐有很强的利胆作用，通过肠 - 肝循环刺激肝细胞合成、分泌新的胆汁。

（2）促胃液素：既可以直接作用于肝细胞和胆囊，促进胆汁分泌及胆囊收缩，又可以刺激胃酸分泌。

（3）促胰液素：促胰液素主要作用于胆管系统，而不是肝细胞。可使水和碳酸氢盐分泌增多，但胆盐含量不增加。胃酸可刺激十二指肠黏膜分泌促胰液素，从而促进胆汁分泌。

（4）缩胆囊素：缩胆囊素可使胆囊收缩，Oddi 括约肌舒张，促使胆汁排入十二指肠。

（三）胆囊的功能

胆囊主要功能有：①储存和浓缩胆汁。在非消化期，多数胆汁储存在胆囊，胆囊迅速吸收胆汁中的水分和碳酸氢盐，将其浓缩。②排出胆汁。在消化期，胆囊收缩，排出胆汁。③调节胆道内压力。在非消化期，Oddi 括约肌收缩，胆囊便舒张而容纳胆汁，减小胆道内压力；在消化期，Oddi 括约肌舒张，胆囊收缩，增加胆道内压，促使胆汁排入十二指肠。

## 三、小肠液

小肠液是十二指肠腺（勃氏腺）和小肠腺（李氏腺）分泌的混合液，成人每日分泌量约为1～3L。

（一）小肠液性质、成分及作用

小肠液为弱碱性液体，pH 约为 7.6，渗透压与血浆相等。其主要成分除水、$Na^+$、$H^+$、$K^+$、$HCO_3^-$、$Cl^-$等无机物外，还包括黏蛋白、IgA、肠致活酶、肽酶、脂肪酶、蔗糖酶、麦芽糖酶、乳糖酶等有机物。目前研究认为，其中由小肠腺分泌入肠腔的酶只有肠致活酶。

小肠液的生理作用：①保护和润滑作用。小肠的弱碱性液体能保护肠黏膜免受机械性损伤和胃酸的侵蚀。②消化作用。肠致活酶能将胰蛋白酶原激活为有活性的胰蛋白酶，后者促进蛋白质的分解。此外，肽酶、脂肪酶、蔗糖酶、麦芽糖酶、乳糖酶等消化酶能分别对多肽、脂肪、糖类起化学性消化作用。③稀释作用。小肠液可稀释肠内消化产物，降低肠内渗透压，有利于食糜的消化和吸收。

（二）小肠液分泌的调节

小肠液的分泌受神经（主要是局部神经反射）、体液双重调节。食糜及其消化产物对肠黏膜的机械性和化学性刺激，可引起壁内神经丛的局部反射，促进小肠液的分泌。因此，食糜量越大，小肠液分泌量就越多。此外，促胃液素、促胰液素、缩胆囊素、血管活性肠肽、胰高血糖素等均能刺激小肠液的分泌。

## 四、小肠的运动

小肠内机械性消化过程是通过小肠壁平滑肌运动完成的。空腹时，小肠运动较弱，进食后运动逐渐增强。

（一）小肠运动的形式及作用

**1. 紧张性收缩** 紧张性收缩是消化道平滑肌的生理特性，也是小肠其他运动形式的基础。其生理作用是使肠腔内具有一定的压力，维持小肠的位置与形态。紧张性收缩于空腹时即已存在，进食后显著加强，有利于食糜与消化液充分混合，也有利于食糜与肠壁接触，促进消化和吸收。

**2. 分节运动** **分节运动（segmental motility）**是以环行肌节律性舒缩为主的运动，是小肠特有的运动形式。在有食糜的小肠段，环行肌在许多不同部位同时收缩，将肠内食糜分割为多个节段食团。数秒后，原收缩部位的肌肉舒张，舒张部位的肌肉则收缩，将原食团再一分为二，而相邻的两半合而为一，形成新的食团。如此反复进行，使食糜不断分开，又不断合拢（图 6-9）。

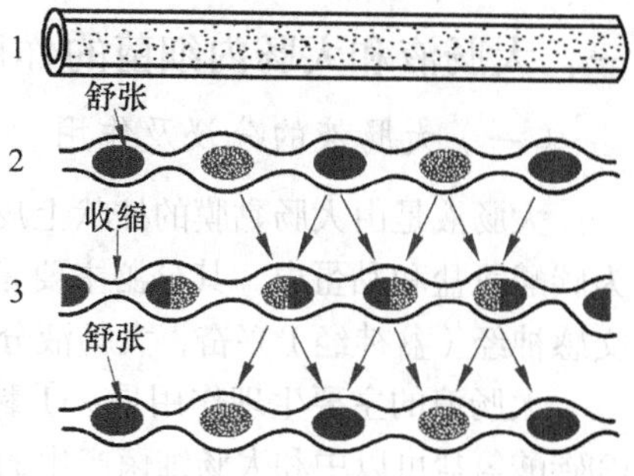

图 6-9 小肠分节运动

分节运动一般只存在于内有食糜的肠管，因此在空腹时几乎不发生，而在进食后开始并逐渐加强。分节运动的节律受小肠基本电节律的调控，起始于十二指肠近胆管入口处，频率约为 11 次 / 分。由于小肠各段基本电节律频率不同，沿着小肠向下，基本电节律频率逐渐降低，到回肠末段运动频率约为 8 次 / 分。小肠的这种频率梯度式递减运动，有助于食糜由小肠上段向着小肠末端移行。

分节运动的生理作用是：①使食糜与消化液充分混合，促进化学性消化过程；②使食糜与肠壁接触，促进消化产物的吸收；③挤压肠壁，促进肠壁血液和淋巴液的回流，从而有利于吸收；④分节运动本身对食糜向小肠末端推进作用很小，但由于小肠存在基本电节律自上而下频率递减，因此，这种活动梯度所导致的肠内压力梯度对食糜具有一定的推进作用。

**3. 蠕动** 小肠各段均可发生蠕动，并于进食后加强。通常蠕动速度为 0.5～2.0cm/min，小肠近端蠕动速度快于远端。蠕动波向着远端传播时，传播的距离通常只有 3～5cm。由此可知，小肠蠕动推进食糜移行的速度较慢，平均 1cm/min，从幽门部至小肠回盲瓣大致需要 3～5h。蠕动的生理作用是将经过分节运动的食糜向消化道末端推送，待食糜到达新的肠段后，继续经历分节运动。小肠还有一种速度快、传播距离远的蠕动，称为**蠕动冲**（**peristaltic rush**）。蠕动冲由进食时吞咽动作或食糜刺激十二指肠所引起，其作用是将食糜从小肠上段一直推送至末端或结肠，进而迅速清除食糜中有害物质或解除肠管的过度扩张。此外，回肠末段还可出现逆蠕动，其作用是防止食糜过早通过回盲瓣进入大肠，有利于食糜的消化和吸收。

小肠蠕动推送水或气体等内容物时产生的声音称为肠鸣音。临床上根据肠鸣音的强弱可判断肠蠕动情况。蠕动增强时，肠鸣音亢进；肠麻痹时，肠鸣音减弱或消失。

### （二）回盲瓣的作用

回肠末端与盲肠交界处的环行肌明显增厚，称为回盲括约肌，又称回盲瓣。一般情况下，回盲括约肌保持收缩，回肠末端处于关闭状态。进食时，食物刺激胃，引起胃 - 回肠反射，使回肠蠕动增强，当蠕动波传至回肠末端时，回盲括约肌舒张，以便于食糜排入结肠。这种活瓣样的作用可防止小肠内容物过快进入结肠，有利于食糜的消化和吸收，同时也可阻止结肠内容物逆流入回肠。

### （三）小肠运动的调节

**1. 神经调节** 神经系统对小肠运动的调节受内在神经丛和外来神经两个系统的协调支配，以局部内在神经丛反射为主。食糜对小肠感受器的机械性和化学性刺激，通过壁内神经丛局部反射，可引起小肠蠕动增强。此外，外来神经中副交感神经兴奋可使小肠运动增强，交感神经兴奋可抑制小肠运动。

**2. 体液调节** 促胃液素、促胃动素、缩胆囊素、胰岛素、5-HT、P 物质等可促进小肠运动，而促胰液素、生长抑素、胰高血糖素、血管活性肠肽可抑制小肠运动。

## 第 5 节 大肠的功能

人类的大肠没有重要的消化功能，其主要作用是吸收水分和无机盐，暂时储存食物残渣。

## 一、大肠液和大肠内细菌的作用

### （一）大肠液的分泌及作用

大肠液是由大肠黏膜的柱状上皮细胞和杯状细胞分泌的碱性液体，pH 为 8.3～8.4，主要成分为碳酸氢盐和黏蛋白。其分泌主要是食物残渣刺激大肠壁，诱发壁内神经丛局部反射而引起。副交感神经（盆神经）兴奋，大肠液分泌也可增多。

大肠液的主要生理作用是：①黏液可保护肠黏膜，润滑粪便，减少食物残渣对黏膜的损伤；②碳酸氢盐可以中和大肠细菌产生的酸类物质。

### （二）大肠内细菌的作用

大肠内的细菌来自空气与口腔，种类与数量繁多，主要是大肠杆菌、葡萄球菌等。大肠内的环境，如酸碱度、温度等，适合细菌繁殖，细菌占粪便固体总量的 20%～30%。其主要作用包括：①细菌体内的酶可对将糖和脂肪分解为乳酸、$CO_2$、甲烷、脂肪酸、甘油、胆碱等，称为发酵；也可将蛋白质分解为氨基酸、胨、氨、硫化氢、吲哚等，称为腐败。其中有些物质是有害的，被吸收运送至肝脏处理。②大肠内细菌利用肠内简单的物质可合成 B 族维生素及维生素 K，吸收后可被机体利用。

临床上长期滥用抗生素，可致肠内菌群失调。

## 二、大肠的运动和排便

大肠的运动少而慢，对刺激的反应比较迟钝，有利于大肠暂时储存食物残渣。

### （一）大肠运动形式

**1. 袋状往返运动** 空腹和安静时多见。大肠环行肌的不规律收缩使结肠形成许多袋状节段，结肠袋内容物向两个方向来回运动，但不向前推进。这种运动有利于内容物的研磨，促进水和无机盐的吸收。

**2. 分节或多袋推进运动** 运动发生时，一个结肠袋或一段结肠（多个结肠袋）收缩，将内容物推送至下一段结肠。

**3. 蠕动** 大肠的蠕动也可形成蠕动波，将内容物向远端推送。短距离蠕动常见于远端结肠，传播速度慢，约 5cm/h。此外，大肠还有一种行进速度快，行程较远的蠕动，称为**集团蠕动**（**mass movements**），可将肠内容物从横结肠一直推送至乙状结肠或直肠。集团蠕动每日发生 3～4 次，一般在进餐后结肠运动增强，称为胃 - 结肠反射。胃 - 结肠反射敏感的人往往在进餐时或餐后产生便意。

### （二）排便反射

正常人直肠内并无食物残渣。当大肠的运动将食物残渣推送到直肠时，刺激直肠壁的感受器，传入冲动沿盆神经和腹下神经传入脊髓腰骶段的初级中枢，并上传至大脑皮质高级中枢，产生便意。如果条件许可，传出冲动经盆神经引起降结肠、乙状结肠及直肠收缩，肛门内括约肌舒张，同时阴部神经传出冲动降低，使肛门外括约肌舒张，粪便排出。此外，排便时膈肌、腹肌也收缩，腹内压升高，促进排便。如果条件不许可，大脑皮质高级中枢发出抑制性冲动，抑制脊髓腰骶段的初级中枢，则可抑制排便。

# 第6节 吸 收

**吸收（absorption）**是指食物中经过消化后的小分子物质，通过消化道黏膜上皮细胞进入血液或淋巴循环的过程。健康人所需的营养物质均需经过消化道吸收进入机体，以维持正常的生命活动。

## 一、吸收的部位及机制

### （一）吸收的部位

消化道不同部位的吸收能力有差异，这主要与各部位的组织结构及食物的性质、消化程度、在消化道内停留的时间长短有关。口腔和食管基本没有吸收功能，但有些药物可通过口腔黏膜吸收入血，如硝酸甘油等。食道基本没有吸收功能。胃的吸收能力也较为有限，只能吸收少量水、少量脂溶性高的物质及某些药物，如阿司匹林等，但对乙醇有较强的吸收能力。小肠是吸收的主要部位，钙、铁、镁等无机盐离子主要在十二指肠被吸收，蛋白质、脂肪、糖类三大营养物质的消化产物绝大部分在空肠被吸收，胆盐、维生素 $B_{12}$ 在回肠吸收（图 6-10）。大肠仅吸收水分、无机盐以及部分维生素。

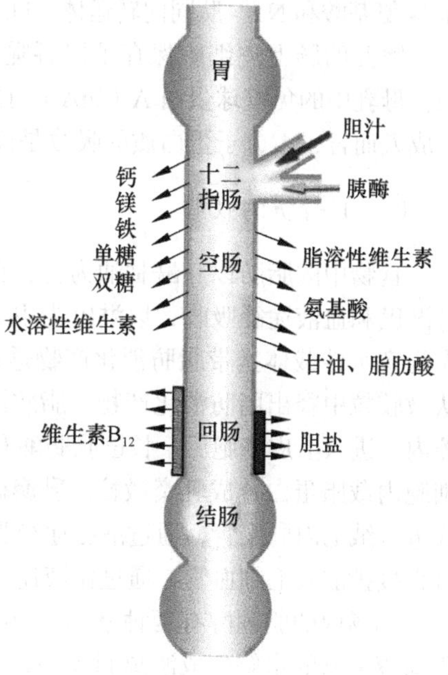


图 6-10 主要营养物质在消化道吸收的部位

小肠吸收的有利条件是：①食糜消化充分。进入小肠的三大营养物质经过小肠的化学性消化，基本已被分解为可吸收的小分子物质。②小肠的吸收面积大。成人小肠全长 5～7m，其黏膜有许多环形皱褶，皱褶上有大量绒毛，绒毛的上皮细胞又有大量的微绒毛，此结构使小肠黏膜的表面积增加了近 600 倍，达到 200～250m²。③小肠的特殊结构有利于吸收。小肠绒毛内含有丰富的毛细血管、毛细淋巴管、平滑肌纤维，平滑肌的舒缩可使绒毛发生节律性的伸缩和摆动，促进了绒毛内的血液和淋巴液的流动。④食糜在小肠内停留时间长。食糜在小肠内一般可停留 3～8h，使营养物质有足够时间被吸收。

### （二）吸收的途径与机制

小肠内物质的吸收主要通过两条途径完成：①跨细胞途径，是肠腔内物质由肠上皮细胞顶端膜进入细胞，再由细胞基底侧膜进入细胞间隙，然后进入血液或淋巴液。②旁细胞途径，是肠腔内物质由小肠上皮细胞间的紧密连接进入细胞间隙，然后进入血液或淋巴液。两条途径对物质的吸收机制既有被动转运，又有主动转运。

## 二、主要营养物质的吸收

### （一）糖的吸收

食物中的糖类必须被分解为单糖后才能被吸收，进入血液。各种单糖的吸收速度不同，在常见的己糖中，半乳糖和葡萄糖吸收最快，果糖次之，甘露糖最慢。小肠内单糖主要是葡萄糖，占总量的80%。

葡萄糖的吸收机制是间接利用$Na^+$泵提供能量，属于继发性主动转运过程（详见第2章）。在小肠上皮细胞顶端膜纹状缘上存在$Na^+$-葡萄糖同向转运体，可将2个$Na^+$和1分子葡萄糖同向转运入细胞内，进入细胞内的$Na^+$被基底侧膜上的$Na^+$泵主动转运出细胞，以维持膜内外$Na^+$浓度差，为葡萄糖转运间接提供能量。进入细胞内的葡萄糖则通过基底侧膜上的葡萄糖载体，以易化扩散的方式转运到细胞间隙，继而吸收入血。果糖的吸收机制与葡萄糖不同，它是通过小肠上皮细胞顶端膜纹状缘上的非$Na^+$依赖性葡萄糖转运体被动转运入细胞，不耗能。

### （二）蛋白质的吸收

蛋白质分解而成的氨基酸和寡肽（主要是二肽或三肽），可被小肠上皮细胞摄取，通过血液吸收。其过程与葡萄糖的吸收相似，即与$Na^+$发生耦联，通过小肠上皮细胞顶端膜纹状缘上的多种$Na^+$-氨基酸和$Na^+$-肽同向转运体，间接利用$Na^+$泵提供能量完成转运，属于继发性主动转运。

婴儿的肠上皮细胞保存了以吞噬的方式直接吸收未经消化的大分子蛋白质的原始机制。例如，母乳中的免疫球蛋白A（IgA）可通过肠黏膜的吞噬作用传递给婴儿，从而产生被动免疫。对于成人而言，大分子蛋白质的吸收是极其微量的，无任何营养学意义，而且可能引发超敏反应。

### （三）脂肪的吸收

食物中的脂肪以三酰甘油为主，在小肠内被分解为甘油、一酰甘油、脂肪酸、胆固醇等，通过淋巴和血液途径吸收，以淋巴为主。脂肪消化产物与胆盐结合形成水溶性的混合微胶粒，胆盐作为亲水性载体携带脂肪消化产物透过肠黏膜上皮细胞纹状缘表面的静水层到达细胞的微绒毛，从微胶粒中释出脂肪消化产物。脂肪消化产物通过微绒毛细胞膜进入上皮细胞，而胆盐则留在肠腔内。进入上皮细胞后，长链脂肪酸和一酰甘油在内质网中重新合成三酰甘油（酯化作用），并与细胞内载脂蛋白合成乳糜微粒。乳糜微粒在高尔基复合体包装成分泌颗粒，从基底侧膜以出胞方式进入绒毛内乳糜管，通过淋巴途径吸收。中、短链脂肪酸和一酰甘油水溶性较高，不需要酯化，可直接扩散入毛细血管，通过血液途径吸收。

小肠内的胆固醇有两种来源，游离胆固醇来自胆汁，酯化胆固醇来自食物。后者在肠腔内经胆固醇酯酶的水解生成游离胆固醇，才能被吸收。游离胆固醇形成混合微胶粒，进入小肠上皮细胞后重新酯化，生成胆固醇酯，最后与载脂蛋白组成乳糜微粒经淋巴进入血液吸收。

### （四）无机盐的吸收

**1. 钠的吸收** 成人每日由食物摄入钠5～8g，由肠分泌的钠为20～30g。在机体保持钠稳态的情况下。小肠每日吸收入血的钠为20～35g，占摄入和分泌钠量的95%～99%，仅少量随食物残渣排出。$Na^+$的吸收是主动过程，主要是通过小肠上皮细胞基底侧膜上$Na^+$泵将细胞内$Na^+$泵出至细胞间隙。$Na^+$泵的活动使间隙渗透压升高，促使水分子进入细胞间隙，从而使$Na^+$和水一起进入血液循环。$Na^+$泵的活动可始终维持小肠黏膜细胞内$Na^+$浓度低于肠腔，使肠腔内$Na^+$顺浓度梯度进入细胞内。

**2. 铁的吸收** 机体每日吸收铁约1mg，仅为摄入量的5%，主要在十二指肠和空肠以$Fe^{2+}$形式被主动吸收。在肠腔内，$Fe^{2+}$与肠上皮细胞释放的**转铁蛋白（transferrin，Tf）**结合形成复合物，并经由受体介导进入细胞。Tf释放出$Fe^{2+}$后重新进入肠腔；而进入细胞内的$Fe^{2+}$一部分从基底侧膜主动转运入血，一部分与细胞内铁蛋白结合，储存于细胞内备用。食物中的铁主要为$Fe^{3+}$不易被吸收，必须还原为 $Fe^{2+}$才能吸收。胃酸可促进 $Fe^{3+}$还原为 $Fe^{2+}$，维生素 C 和其他还原性物质如果糖、半胱氨酸等也有助于铁的还原，有利于铁的吸收。

**3. 钙的吸收** $Ca^{2+}$呈水溶性离子状态才能被吸收。小肠各段均可吸收 $Ca^{2+}$，以十二指肠吸收能力最强。通常食物中的 $Ca^{2+}$有 30%～80% 被吸收，维生素 D、脂肪、酸性环境可促进小肠对 $Ca^{2+}$的吸收。$Ca^{2+}$的吸收是主动过程。肠腔内 $Ca^{2+}$顺电化学梯度经过肠上皮顶端膜纹状缘进入细胞，并与钙结合蛋白结合，再由基底侧膜上的 $Ca^{2+}$-$H^{+}$-ATP 酶（$Ca^{2+}$泵）和 $Na^{+}$-$Ca^{2+}$交换体转运至细胞间隙；$Ca^{2+}$也可在基底侧膜以出胞方式释放至细胞间隙，从而被吸收入血。

（五）水的吸收

成人每日摄水量约为 2L，分泌的消化液约为 7L，小肠每日吸收水量约为 9L，离开小肠进入结肠的水只有 0.5L 左右，而随粪便排出的水仅为 0.1～0.2L。其中以空肠吸收最多，十二指肠最少。水的吸收机制是以渗透方式被动吸收的过程，主要以 NaCl 的主动吸收而产生的渗透压梯度为动力。严重呕吐、腹泻可丢失大量水分和电解质，导致机体脱水和电解质紊乱。

（六）维生素的吸收

维生素分为水溶性和脂溶性两类。大部分维生素在小肠上段被吸收，而维生素 $B_{12}$ 必须与内因子结合形成复合物，才能被回肠吸收。水溶性维生素（$B_1$、$B_2$、$B_6$、PP、C、叶酸）是依赖于 $Na^{+}$同向转运体转运的。脂溶性维生素（A、D、E、K）的吸收与脂肪消化产物的吸收相同。

（长春中医药大学　王微）

## 复习思考题

一、名词解释

1. 消化　2. 吸收　3. 胃的容受性舒张　4. 胃排空　5. 胆盐的肠 - 肝循环　6. 胃肠激素

二、问答题

1. 简述消化道平滑肌的一般生理特性。
2. 何谓脑 - 肠肽激素？
3. 在什么情况下，胃酸和胃蛋白酶对胃黏膜进行自身消化？
4. 试述胃大部分切除的患者可能会出现哪些消化和吸收功能障碍。
5. 试述“餐后碱潮”现象的形成机制。
6. 试述胃液、胰液分泌过多或不足时，可能会出现哪些异常。
7. 简述胃、小肠运动形式。
8. 为什么说胰液是最重要的消化液？
9. 三大营养物质吸收的主要部位在哪里？为什么？

三、思考题

1. 午餐为“蛋炒饭”。请思考“蛋炒饭”中需要消化的主要营养成分有哪几类？并逐类思考其在消化道中消化、吸收的部位。

2. 为什么淀粉酶、脂肪酶是直接以有活性的酶的形式分泌，而蛋白酶却都是以无活性的酶原形式分泌出来？

3. 从消化与吸收的角度来看，对健康成年人来说，何种饮食习惯最为可取？

# 第7章　能量代谢和体温

**重点内容**

影响能量代谢的主要因素；基础代谢率；体温的概念；人体体温正常值及其生理变动；机体的产热和散热；体温调节中枢。

## 第1节　能量代谢

新陈代谢包括合成代谢（同化作用）和分解代谢（异化作用）两个方面，它是生命的基本特征之一。合成代谢指生物机体不断地从外界摄取营养物质来构筑和更新机体的组成成分，同时储存能量；分解代谢则是指生物机体分解自身的结构成分和体内储存的能源物质，并释放、提供能量，用以维持体温和完成各种生命活动。由此可见，在新陈代谢过程中，物质的转化与能量的转移是不可分割、紧密联系的。生理学将生物体内物质代谢过程中所伴随的能量的释放、转移、储存和利用称为**能量代谢**（**energy metabolism**）。

### 一、机体的能量来源与去路

（一）能量的来源

机体无法直接利用自然界中存在的各种形式的能量，只能利用蕴含在食物中的糖、脂肪和蛋白质分子中的化学能。上述三大营养物质在氧化分解过程中，其间的碳氢键断裂，释放出能量。

**1. 糖**　糖（**carbohydrate**）是机体所需能量的主要来源。按照中国人的膳食结构，人体所需能量的50%～70%是由食物中的糖提供的。食物中的糖在消化道内消化酶的作用下被分解为单糖（主要是葡萄糖）后吸收入血，它一方面可直接被机体细胞利用，如构筑细胞结构及分解供能等，另一方面也可以以糖原形式储存于肝脏和肌肉中，分别称为肝糖原和肌糖原。肝糖原主要用于维持血糖水平的相对稳定，肌糖原是肌肉中随时可以动用的储备能源，当剧烈运动消耗大量血糖时，肌糖原可分解供能。糖分解供能的途径受供氧情况的不同而有所不同。在氧供充足时，葡萄糖通过有氧氧化生成$CO_2$和水。1mol葡萄糖完全分解可合成30或32mol ATP；在氧供应不足时，葡萄糖通过无氧酵解生成乳酸。此时1mol葡萄糖只能合成2mol ATP。通常情况下，机体大部分组织细胞供氧充足，因此，糖的供能方式以有氧氧化为主。但当机体处于缺氧时，糖酵解释放的少量能量就显得至关重要，因为这是人体能源物质不需要氧就可以供能的唯一途径。如在进行剧烈运动时，骨骼肌的耗氧量剧增，出现相对缺氧的状态，此时，机体只能动用储存在磷酸肌酸等分子中的高能磷酸键和进行无氧酵解来提供能量。成熟红细胞缺乏有氧氧化的酶系，完全依靠糖酵解提供能量。而脑组织所需能量则主要来自糖的有氧氧化，因此脑组织对缺氧非常敏感。此外，脑组织的糖原储量很少，代谢消耗的糖主要依靠摄取血糖来补给，故当机体血糖水平很低时，可引起意识障碍、头晕等症状，重者可发生抽搐甚至昏迷。

**2. 脂肪**　脂肪（**fat**）的主要生理功能是储存和供给能量，分为组织脂质和储存脂质，储存脂质是机体能源物质储存的主要形式，一般情况下机体所消耗的能源有30%～50%来自脂肪。1g脂肪在体内完全氧化所释放的能量约为糖的2倍。当机体需要时，储存的脂肪在脂肪酶的催化下分解为甘油和脂肪酸，并释放入血，供其他组织利用。甘油在肝经过磷酸化和脱氢处理后进入糖氧化途径供能。脂肪酸则经β-氧化逐步分解为乙酰辅酶A，再经三羧酸循环氧化供能。当机体能量供应短缺时，主要由体内储存的脂肪氧化分解供能。

**3. 蛋白质 蛋白质（protein）**是人体组织细胞的重要组成成分。蛋白质的主要功能不是供能，而是用于重新合成细胞的构成成分，以实现组织的自我更新，也可用于合成激素、酶等生物活性物质。只有在某些特殊情况下，如长期不能进食或体力极度消耗时，组织蛋白质才会被分解，参与能量的供应。由于蛋白质在体内的氧化分解不完全，因而所释放的能量低于它在体外燃烧时释放的能量。

此外，饮料中的酒精也可以提供一定的能量。临床某些危重病人，有时还需要ATP等能量制剂补充机体能量供给。

### （二）能量的去路

各种能源物质在体内氧化分解所释放的能量，约50%以上直接转化为热能，主要用于维持机体的体温。剩余部分则以化学能的形式储存于ATP的高能磷酸键中。当机体组织细胞在进行各种生理活动时，ATP的高能磷酸键断裂，生成ADP及磷酸（Pi），并释放能量以供机体细胞完成各种生命活动，如肌肉的收缩、物质的跨膜主动转运、体内物质的合成、生物电活动、腺体的分泌及递质的释放等。除骨骼肌收缩对外界物体做一定量的机械功（简称外功）外，其他各种生理活动所做的功最终也都转化为热能而散发于周围环境中。由此可见，ATP既是体内能量储存的重要形式，又是组织细胞所需能量的直接提供者。

除ATP外，体内还有另一种含高能磷酸键的储能化合物，即**磷酸肌酸（creatine phosphate，CP）**。当组织细胞耗能增加，ATP浓度降低时，磷酸肌酸可以将高能磷酸键转给ADP，使其生成ATP来补充ATP的不足，而当体内物质分解生成的能量增多，ATP浓度升高时，在同一个酶的催化下，ATP又将高能磷酸键转给肌酸，重新生成CP，以增加能量的储备。CP可认为是ATP的储存库。从能量代谢的整个过程来看，ATP的合成与分解是机体能量转换和利用的关键环节。

机体能量的来源与转移和利用情况如图7-1所示，能源物质在体内氧化分解释放能量的最终去路包括：①转变为热能；②肌肉收缩完成的外功。

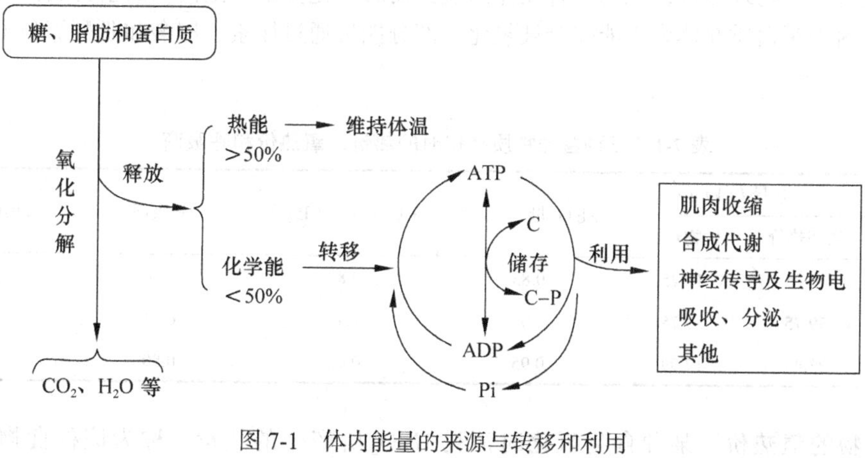


图7-1 体内能量的来源与转移和利用

C：肌酸；CP：磷酸肌酸；Pi：磷酸

### （三）能量平衡

人体的能量平衡是指摄入的能量与消耗的能量之间的平衡。若一段时间内机体的体重没有变化，即可认为这段时间内机体摄入的化学能和消耗的能量基本相等，人体能量的“收支”达到平衡。若摄入的能量少于消耗的能量，机体则分解储存的能源物质以补充能量供应，从而出现体重减轻，此为能量的负平衡；反之，当机体摄入的能量多于消耗的能量，未被利用的能量则转变为脂肪等组织，体重增加，称为能量的正平衡。能量的正平衡会导致肥胖，许多疾病（如心脑血管疾病、糖尿病、高脂血症等）与肥胖密切相关。国际上常用**体质指数（body mass index）**和**腰围（waist circumference）**作为判断肥胖的简易指标。体质指数是用体重（kg）除以身高（m）的平方得出的数值。我国成年人体质指数 24 为超重界限，28 为肥胖界限。腰围主要反映腹部脂肪的分布，成年人的腰围男性不宜超过 85cm，女性不宜大于 80cm。因此，在日常生活中，人们须根据自身的实际生理状况进行合理平衡的膳食和身体锻炼，以保持机体的能量平衡。

## 二、能量代谢的测定

### （一）能量代谢的测定原理

根据能量转化与守恒定律，所有形式的能量在从一种形式转化为另外一种形式的过程中既不增加，也不减少。机体的能量代谢也遵循这一定律。在体重保持不变的情况下，一段时间内机体从食物中摄入的化学能就应等于最终转化的热能和所做的外功。因此，要测定机体的**能量代谢率（energy metabolism rate）**，即机体在单位时间内消耗的能量，可通过测定机体在一定时间内所消耗的食物，或测定机体在一定时间内产生的热量与所做的外功两种方法来计算。但是，实际上机体在一定时间内摄入的食物不能被完全消化，分解产物也不一定被完全吸收，加之食物量的测定也比较困难，因此临床常采用间接的方法来推算。生理学中也采用让机体保持安静，避免做外功的条件下，测定机体在单位时间内产生的热量来表示能量代谢率。

### （二）与能量代谢测定有关的概念

**1. 食物的热价** 也称卡价，指 1g 某食物氧化（或在体外燃烧）时所释放的热量，称为该食物的**热价（thermal equivalent of food）**。通常用焦耳（J）作为计量单位（1cal＝4.187J）。食物在体内氧化和体外燃烧时产生的能量分别称该食物的生物热价与物理热价。由表 7-1 中可见，糖和脂肪生物热价等于物理热价，说明二者在体内能被彻底氧化分解；蛋白质的生物热价则小于物理热价，这是由于蛋白质在体内不能完全被氧化，部分能量通过尿素、尿酸和肌酐等分子经尿液排出体外。

**表 7-1 三种营养物质氧化时的热价、氧热价和呼吸商**

| 营养物质 | 产热量 /（kJ/g） | | 耗 $O_2$ 量 /（L/g） | $CO_2$ 产量 /（L/g） | 呼吸商 | 氧热价 /（kJ/L） |
|---|---|---|---|---|---|---|
| | 物理热价 | 生物热价 | | | | |
| 糖 | 17.25 | 17.25 | 0.83 | 0.83 | 1.00 | 21.00 |
| 脂肪 | 39.75 | 39.75 | 2.03 | 1.43 | 0.71 | 19.70 |
| 蛋白质 | 23.43 | 17.99 | 0.95 | 0.76 | 0.80 | 18.80 |

**2. 食物的氧热价** 某种食物氧化时消耗 1L $O_2$ 所产生的热量，称为该种食物的**氧热价（thermal equivalent of oxygen）**。三大营养物质的氧热价见表 7-1。各种营养物质分子结构不同，

消耗 1L $O_2$ 所释放出的热量也不同。若已知机体在一定时间内的耗 $O_2$ 量，利用食物的氧热价，可以推算出机体这段时间的能量代谢率。

**3. 呼吸商** 机体通过呼吸从外界环境中摄入 $O_2$，供各种生命活动的需要，同时将自身产生的 $CO_2$ 排出体外。生理学中把一定时间内机体代谢产生的 $CO_2$ 量与消耗 $O_2$ 量的比值，称为**呼吸商（respiratory quotient, RQ）**。严格来讲，正常情况下其数值应该用 $CO_2$ 与 $O_2$ 的摩尔数的比值来表示。但因为相同摩尔数的不同气体，在相同温度和气压条件下，其容积也相同，因此常可用容积数（ml 或 L）的比值来表示呼吸商，即：

$$RQ = CO_2\text{产生量（mol）}/O_2\text{消耗量（mol）} = CO_2\text{产生量（ml）}/O_2\text{消耗量（ml）}$$

由于三大营养物质的碳、氧含量不同，在体内氧化分解时产生的 $CO_2$ 量和耗 $O_2$ 量也不相同，因此呼吸商也有差别（表 7-1）。糖的一般分子式为（$CH_2O$）$_n$，氧化时产生的 $CO_2$ 量和耗 $O_2$ 量是相等的，所以糖氧化时的呼吸商为 1.00；蛋白质和脂肪氧化时的呼吸商分别为 0.80 和 0.71；通过呼吸商可大致了解机体在特定时间内是以哪种营养物质为主要的能量来源。如某人的呼吸商接近 1.00，可推测出该人在这段时间内所利用的能量主要来自糖的氧化。糖尿病患者由于体内葡萄糖的利用发生障碍，主要依靠脂肪氧化提供能量，其呼吸商接近于 0.71；如某人处于长期饥饿状态，其主要依靠自身蛋白质的分解来供能，该呼吸商接近于 0.80。

正常人进食混合膳食时，呼吸商在 0.85 左右，波动范围为 1.0～0.71。在某些特殊或病理情况下，人体的呼吸商可大于 1.0 或小于 0.71，例如当体内大量糖转化为脂肪时，由于脂肪分子组成中氧的含量较少，剩余的氧可参加机体代谢过程中氧化反应，从而减少从外界摄取的氧量，呼吸商可大于 1.0；相反，当大量脂肪转化为糖时，需要更多的氧进入分子结构，因而机体需从外界环境摄取更多的氧，结果呼吸商可低于 0.71。

另外，通过测定某一器官的呼吸商，可以推断该器官的主要能量来源，例如脑的呼吸商为 0.91～0.97，这说明糖是脑的主要供能物质。代谢反应也会影响呼吸商。例如，肌肉进行剧烈运动时，由于氧供相对不足，糖酵解加强，产生的大量乳酸进入血液后与碳酸氢盐作用，会使肺排出大量 $CO_2$，使呼吸商变大。即肺过度通气或酸中毒时，呼吸商将变大；而肺通气不足、碱中毒时，呼吸商将变小。

**4. 非蛋白呼吸商** 体内能量主要来自糖和脂肪的氧化，因此，蛋白质的代谢量可忽略不计。糖和脂肪（非蛋白质食物）氧化时的 $CO_2$ 产生量和耗 $O_2$ 量的比值，称为**非蛋白呼吸商（non-protein respiratory quotient，NPRQ）**。表 7-2 显示根据糖和脂肪按不同比例混合氧化时所产生的 $CO_2$ 量和耗 $O_2$ 量，计算出的 NPRQ 及相应的氧热价。利用这些数据，可使能量代谢率的测算更为简便。

**表 7-2 非蛋白呼吸商与氧热价**

| 非蛋白呼吸商氧化百分比 | 糖 /% | 脂肪 /% | 氧热价 /（kJ/L） | 非蛋白呼吸商氧化百分比 | 糖 /% | 脂肪 /% | 氧热价 /（kJ/L） |
|---|---|---|---|---|---|---|---|
| 0.707 | 0.00 | 100.00 | 19.62 | 0.78 | 26.30 | 73.70 | 19.99 |
| 0.71 | 1.10 | 98.90 | 19.64 | 0.79 | 29.00 | 70.10 | 20.05 |
| 0.72 | 4.75 | 95.25 | 19.69 | 0.80 | 33.40 | 66.60 | 20.10 |
| 0.73 | 8.40 | 91.60 | 19.74 | 0.81 | 36.90 | 63.10 | 20.15 |
| 0.74 | 12.00 | 88.00 | 19.79 | 0.82 | 40.30 | 59.70 | 20.20 |
| 0.75 | 15.60 | 84.40 | 19.84 | 0.83 | 43.80 | 56.20 | 20.26 |
| 0.76 | 19.20 | 80.80 | 19.89 | 0.84 | 47.20 | 52.80 | 20.31 |
| 0.77 | 22.80 | 77.20 | 19.95 | 0.85 | 50.70 | 49.30 | 20.36 |

续表

| 非蛋白呼吸商氧化百分比 | 糖 /% | 脂肪 /% | 氧热价 /（kJ/L） | 非蛋白呼吸商氧化百分比 | 糖 /% | 脂肪 /% | 氧热价 /（kJ/L） |
|---|---|---|---|---|---|---|---|
| 0.86 | 54.10 | 45.90 | 20.41 | 0.94 | 80.70 | 19.30 | 20.82 |
| 0.87 | 57.50 | 42.50 | 20.46 | 0.95 | 84.00 | 16.00 | 20.87 |
| 0.88 | 60.80 | 39.20 | 20.51 | 0.96 | 87.20 | 12.80 | 20.93 |
| 0.89 | 64.20 | 35.80 | 20.56 | 0.97 | 90.40 | 9.58 | 20.98 |
| 0.90 | 67.50 | 32.50 | 20.61 | 0.98 | 93.60 | 6.37 | 21.03 |
| 0.91 | 70.80 | 29.20 | 20.67 | 0.99 | 96.80 | 3.18 | 21.08 |
| 0.92 | 74.10 | 25.90 | 20.71 | 1.00 | 100.0 | 0.00 | 21.13 |
| 0.93 | 77.40 | 22.60 | 20.77 | | | | |

### （三）能量代谢的测定方法

测定机体能量代谢率通常采用两种方法，即**直接测热法（direct calorimetry）**和**间接测热法（indirect calorimetry）**。

**1. 直接测热法** 是将受试者置于隔热的检测装置中（图7-2），并使其处于安静状态，通过此装置直接测得受试者在单位时间内向外界散发的总热量。此法测定原理简单，测得的数据精确，但所使用的设备庞大复杂，操作烦琐，一般主要用于科学研究。

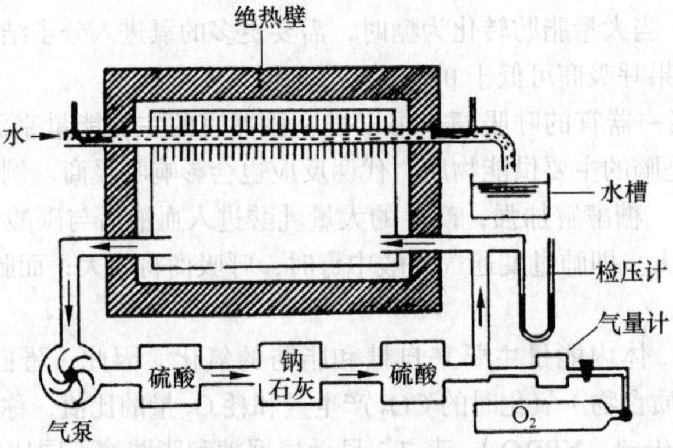


图7-2 能量代谢的直接测热法示意图

受测者所散发的热量使水温升高，根据水温升高的情况可计算出产热量

**2. 间接测热法** 根据定比定律，在一般化学反应中，不论经过什么样的中间环节或反应条件有多大的差异，反应物的量和生成物的量之间呈一定的比例关系。例如，体内氧化或体外燃烧1mol葡萄糖时，都是消耗6mol $O_2$，产生6mol $CO_2$和6mol $H_2O$以及一定量的能量。即：

$$C_6H_{12}O_6 + 6O_2 \longrightarrow 6CO_2 + 6H_2O + \Delta H$$

间接测热法就是利用这种定关系，测出机体在一定时间内耗 $O_2$ 量和 $CO_2$ 产生量，间接推算出同一时间内机体中糖、脂肪、蛋白质的氧化量和产热量，从而计算出能量代谢率。

间接测热法的基本步骤如下所述：

（1）测定机体在一定时间内总耗 $O_2$ 量和总 $CO_2$ 产生量。

（2）测定尿中尿氮排出量，计算出氧化分解的蛋白质的质量和产热量：由于氮占蛋白质重量的16%，所以排出1g尿氮相当于体内氧化分解了6.25g蛋白质。用测得的尿氮重量（g）除以0.16，即为体内氧化分解蛋白质的量。根据蛋白质的生物热价（表7-1），就可以计算出氧化蛋白质的产热量。

（3）计算 NPRQ 和非蛋白质食物的产热量：根据被氧化的蛋白质量算出其耗 $O_2$ 量和 $CO_2$ 产生量（表 7-1），从总耗 $O_2$ 量和总 $CO_2$ 产生量中减去氧化蛋白质食物的耗 $O_2$ 量和 $CO_2$ 产生量，即得到非蛋白食物的耗 $O_2$ 量和 $CO_2$ 产生量，由此算出非蛋白呼吸商（NPRQ）。从表 7-2 查出其相对应的非蛋白氧热价，并与非蛋白食物的耗氧量相乘，便可计算出氧化非蛋白质食物的产热量。

（4）计算总产热量：即氧化蛋白质食物产热量与氧化非蛋白质食物产热量之和。

例如，某人 24h 的耗 $O_2$ 量与 $CO_2$ 产生量分别是 400L 与 340L（已换算成标准状态的气体容积），尿氮量为 12g。依据这些数据可以进行以下计算：

1）蛋白质食物的代谢

$$\text{氧化量}=12\text{g}/0.16=75\text{g}$$

$$\text{产热量}=18\text{kJ/g}\times 75\text{g}=1350\text{kJ}$$

$$\text{耗 } O_2 \text{ 量}=0.95\text{L/g}\times 75\text{g}=71.25\text{L}$$

$$CO_2 \text{ 产生量}=0.76\text{L/g}\times 75\text{g}=57\text{L}$$

2）非蛋白食物的代谢

$$\text{耗 } O_2 \text{ 量}=400\text{L}-71.25\text{L}=328.75\text{L}$$

$$CO_2 \text{ 产生量}=340\text{L}-57\text{L}=283\text{L}$$

$$\text{NPRQ}=283\text{L}\div 328.75\text{L}=0.86$$

3）由 NPRQ 计算非蛋白代谢的产热量

查表 7-2，当 NPRQ 为 0.86 时，相对应的非蛋白氧热价为 20.41kJ/L，所以氧化非蛋白食物的产热量为：产热量＝20.41kJ/L×328.75L＝6709.79kJ

4）24h 的总产热量

$$\text{总产热量}=1350\text{kJ}+6709.79\text{kJ}=8059.79\text{kJ}$$

计算的最后数值 8059.8kJ 就是该受试者 24h 内的能量代谢率。

由于上述间接测热法需同时测定耗 $O_2$ 量、$CO_2$ 产生量和尿氮量，仍较为繁琐。因此，临床常用以下两种简化方法计算能量代谢率：①将蛋白质的氧化量忽略不计，将呼吸商视为非蛋白呼吸商，经查表 7-2 获得相对应的氧热价值，将此值直接乘以总耗氧量，便可算出这段时间内的总产热量。②通常我国健康人在基础状态下的 NPRQ 约为 0.82，其相对应的氧热价为 20.20kJ/L。可直接用此氧热价与一定时间内的耗氧量相乘来计算这段时间的总产热量。事实证明：用简化法所得数值与上述经典测算方法所得数值非常相近，其误差仅为 1%～2%。

目前常用的测定耗 $O_2$ 量和 $CO_2$ 产生量的方法有两种，即闭合式测定法和开放式测定法。闭合式测定法是用肺量计来测定耗 $O_2$ 量和 $CO_2$ 产生量的。如图 7-3 所示，在肺量计内充有一定量

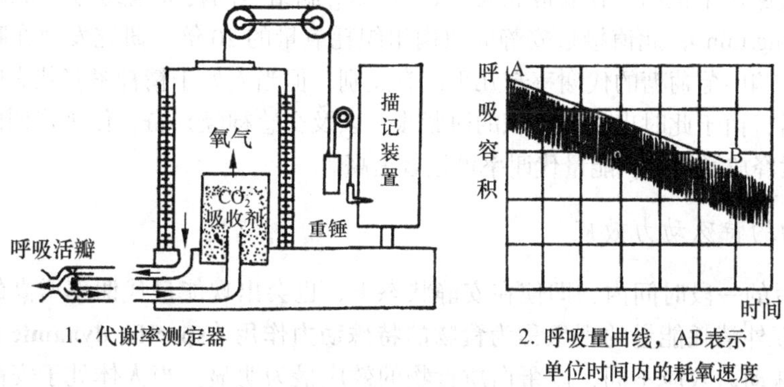


图 7-3　肺量计结构示意图

的氧气，让受试者在一定时间内（通常为6min）通过呼吸口瓣不断地摄取 $O_2$，其间呼出的 $CO_2$ 则被吸收装置中的吸收剂所吸收。描记装置是与气体容器的上盖连接的设备，随着气体容器中的 $O_2$ 不断地被消耗，描计装置记录曲线逐渐下降。根据下降距离及吸收剂质量的增加可分别算出受试者在该段时间内的耗 $O_2$ 量和 $CO_2$ 产生量。

开放式测定法又叫气体分析法，测定机体在呼吸新鲜空气的条件下的耗 $O_2$ 量和 $CO_2$ 产生量。该方法是让受试者呼吸空气，收集受试者一段时间内的呼气量，并分析呼出气中 $O_2$ 和 $CO_2$ 的容积百分比，由于吸入气就是空气，所以其中 $O_2$ 和 $CO_2$ 的容积百分比是已知的。根据吸入气和呼出气中 $O_2$ 和 $CO_2$ 的容积百分比的差值，可算出该段时间内的耗 $O_2$ 量和 $CO_2$ 产生量。

## 三、影响能量代谢的因素

机体的物质代谢和能量代谢是相伴行的，因此，影响营养物质的摄取、消化、吸收、代谢、生物氧化和能量利用等因素均可影响机体的能量代谢。

### （一）肌肉活动

肌肉活动是影响能量代谢的最主要因素。任何轻微的肌肉活动都可使机体耗氧量和能量代谢有所提高，所以肌肉活动的程度称为肌肉工作强度，也就是劳动强度，通常用单位时间内机体的产热量来表示。研究表明2秒钟的剧烈运动就能使机体产热量较安静时增加50倍。因此，可用能量代谢率作为评价劳动强度的指标。从表7-3可以看出不同劳动强度或运动时的能量代谢率的增长情况。

**表7-3 劳动或运动时的能量代谢值**

| 机体的状态 | 平均产热量 / [kJ/（$m^2$·min）] | 机体的状态 | 平均产热量 / [kJ/（$m^2$·min）] |
|---|---|---|---|
| 静卧休息 | 2.73 | 扫地 | 11.37 |
| 开会、上课 | 3.40 | 打排球 | 17.50 |
| 擦玻璃窗 | 8.30 | 打篮球 | 24.22 |
| 洗衣服 | 9.89 | 踢足球 | 24.96 |

### （二）精神活动

脑的重量只占体重的2.5%左右，但在安静状态下，脑循环血量占整个循环系统血量的13%，说明脑组织的代谢水平很高。在安静状态下，每100g脑组织的耗氧量约为3.5ml/min（氧化的葡萄糖量约为4.5mg/min），此值接近安静时肌肉组织耗氧量的20倍。研究发现在睡眠和精神活动活跃的状态下，脑中葡萄糖的代谢率却几乎没有差别。但当人处于精神紧张状态时，如烦恼、恐惧或情绪激动时，由于此时出现无意识的肌紧张，以及交感神经兴奋，促进代谢的激素如甲状腺激素、肾上腺素释放增加等，能量代谢率可显著提高。

### （三）食物的特殊动力效应

人在进食后的一段时间内，即使在安静状态下，也会出现能量代谢率增高的现象。这种进食后引起机体额外消耗能量的现象称为**食物的特殊动力作用（specific dynamic action of food）**。不同食物的特殊动力效应不同，以蛋白质食物的效应最为明显。当人体处于安静状态下进食含100kJ能量的蛋白质，其产热量为130kJ，表明蛋白质的特殊动力效应为30%。进食糖和脂肪的特殊动力作用分别为6%和4%左右，进食混合性食物约为10%。不同食物的特殊动力作用的持续时间也不相同，蛋白质食物的特殊动力作用在进食1h后开始，2～3h达到高峰，可持续6～7h，而糖仅持续2～3h。

食物特殊动力作用的机制目前尚不清楚。有人将氨基酸注入静脉内，可出现与经口给予时相同的代谢率增高现象，但切除肝脏后此作用就会消失。因而推测进食后机体的产热量增多可能来源于肝处理蛋白质分解产物时“额外”消耗了能量。因此，在临床上给禁食患者输液补充营养时应注意加上这份多消耗的能量。

（四）环境温度

人体在20～30℃的环境温度条件下，安静、裸体或只穿薄衣、能量代谢最为稳定，因为此时骨骼肌保持在比较松弛的状态。当环境温度低于20℃时，代谢率开始有所增加；在10℃以下时，代谢率则显著增加，这是由于寒冷刺激反射性地引起寒战和肌紧张增强的结果。当环境温度超过30℃时，代谢率也将逐渐增加，这与发汗、呼吸、循环功能增强及体内化学反应速度加快等因素有关。

## 四、基础代谢

### （一）基础代谢与基础代谢率

**基础代谢（basal metabolism）**是指人体在基础状态下的能量代谢。而单位时间内的基础代谢称为**基础代谢率（basal metabolism rate，BMR）**。所谓基础状态是指人体处在清醒而又非常安静并且排除上述各种影响能量代谢因素的状态。此时能量消耗仅用以维持心搏、呼吸及其他一些基本的生命活动。临床BMR的测定需在进食后12～14h的清晨、空腹、室温20～25℃、清醒并无精神紧张，平卧并保持全身肌肉松弛的条件下进行。

BMR的数值比较稳定，但它并不是最低水平的能量代谢，因为熟睡时机体的各种生理功能减弱至更低水平，此时的能量代谢率会更低。

### （二）基础代谢率的测定

BMR的高低与体重不成比例，而与体表面积成正比。因此，BMR常以单位时间内每平方米体表面积的产热量作为单位，通常用kJ/（$m^2$·h）来表示。

人体体表面积的大小可通过身高和体重来推算，即Stevenson公式：

$$体表面积（m^2）=0.0061\times 身高（cm）+0.0128\times 体重（kg）-0.1529$$

另外，体表面积还可根据图7-4直接求出。具体做法是首先找到受试者的身高和体重在相应两条列线的对应点，然后将两对应点连成一条直线，此直线与中间的体表面积列线交点即为受试者体表面积的数值。

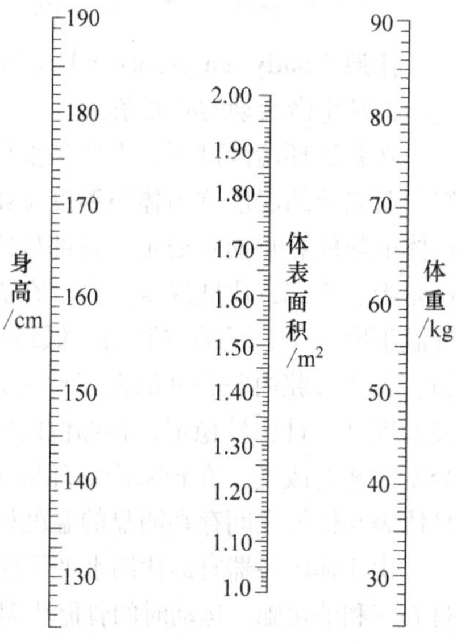

图7-4 体表面积测算图

除体表面积外，BMR还随性别、年龄等生理条件不同而有差异。当其他情况相同时，男性的BMR平均值高于女性；幼年人高于成年人；年龄越大，BMR越低。我国正常男、女各年龄组BMR的平均值见表7-4。

表 7-4 我国人基础代谢率平均值 [ kJ/（$m^2$·h）]

| | 年龄 / 岁 | | | | | | |
|---|---|---|---|---|---|---|---|
| | 11～ | 16～ | 18～ | 20～ | 31～ | 41～ | 51 以上 |
| 男性 | 195.5 | 193.4 | 166.2 | 157.8 | 158.7 | 154.1 | 149.1 |
| 女性 | 172.5 | 181.7 | 154.1 | 146.4 | 146.9 | 142.4 | 138.6 |

目前采用能量代谢测定的简化方法来测算基础代谢率，现举例说明其测算过程。

某受试者，男性，22 岁，体表面积为 1.7$m^2$，在基础状态下，1h 的耗氧量为 15L。根据简易法将其非蛋白呼吸商定为 0.82，则相对应的氧热价为 20.20kJ/L，所以其 BMR 为 20.20kJ/L×15L/h÷1.7$m^2$＝178.2kJ/（$m^2$·h）。

根据表 7-4 可知，22 岁男子的正常 BMR 为 157.8kJ/（$m^2$·h），所以该男子超出正常平均值为（178.2－157.8）＝20.4kJ/（$m^2$·h），超出正常平均值的百分数为 20.4÷157.8×100%＝12.9%。

（三）测定基础代谢率的临床意义

一般来说，实际测得的 BMR 的数值与正常平均值比较，若相差在 ±15% 之内，属于正常范围；若相差超过 ±20%，才可能是病理变化。很多疾病都可影响 BMR，其中甲状腺功能的改变对 BMR 的影响最为显著。甲状腺功能低下时，BMR 将比正常值低 20%～40%；甲状腺功能亢进时，BMR 将比正常值高出 25%～80%。其他如肾上腺皮质和垂体功能低下、病理性饥饿可出现 BMR 降低；红细胞增多症、糖尿病及白血病可出现 BMR 升高。此外，发热时 BMR 也会升高，体温每升高 1℃，BMR 将升高 13% 左右。因此，BMR 的测定是临床上常用的辅助诊断之一。

# 第 2 节 体温及其调节

## 一、人体正常体温及其生理变动

（一）体温的概念与正常值

**体温（body temperature）**是指机体核心部分的平均温度。体温保持正常是机体进行新陈代谢和正常生命活动的必要条件。

在各种环境温度下，人体各部位的温度并不完全一致。机体的外周组织，包括皮肤、皮下组织和肌肉等的温度称为**体表温度（shell temperature）**，也叫表层温度。体表温度易受环境温度或机体散热的影响而不稳定，各部位之间的差异也较大。一般情况下，四肢末梢皮肤温度最低，越近躯干、头部，皮肤温度越高。在炎热环境中，皮肤温度的部位差将变小；在寒冷环境中，随着气温下降，手、足的皮肤温降低最显著，但头部皮肤温度变动相对较小。机体核心部分，如心、肺、脑和腹腔内脏等处的温度称为**体核温度（core temperature）**，也叫深部温度。体核温度比体表温度高，且比较稳定，各部位之间的差异也较小。在不同环境中，体核温度和体表温度的分布会发生相对改变。在较寒冷的环境中，体核温度分布区域缩小，主要集中在头部与胸腹内脏，而且体表与体核之间存在明显的温度梯度。在炎热环境中，体核温度可扩展到四肢（图 7-5）。

由于体内各器官的代谢水平不同，其温度略有差别。安静时，肝代谢最活跃，温度最高，其次是心脏和消化腺。运动时的骨骼肌温度最高。临床上通常用口腔温度、直肠温度和腋窝温度来代表体温。**直肠温度（rectal temperature）**的正常值为 36.9～37.9℃，**口腔温度（oral temperature）**为

36.7～37.7 ℃，**腋窝温度**（**auxillary temperature**）为 36.0～37.4 ℃。测体温时需注意以下几点：①测定直肠温度时应将体温计插入直肠 6cm 以上；②测定口腔温度时应将温度计含于舌下，并避免经口呼吸及进食食物的温度等因素的影响；③测定腋窝温度时，要保持腋窝干燥，上臂紧贴胸廓，测定时间至少需要 10min。因测定腋窝温度不易发生交叉感染，故是测量体温最常用的方法。值得指出的是：在实验研究中，食管温度可以作为深部温度的一个指标。鼓膜温度大致与下丘脑温度一致，所以在体温调节生理实验中常常用鼓膜温度作为脑组织温度的指标。

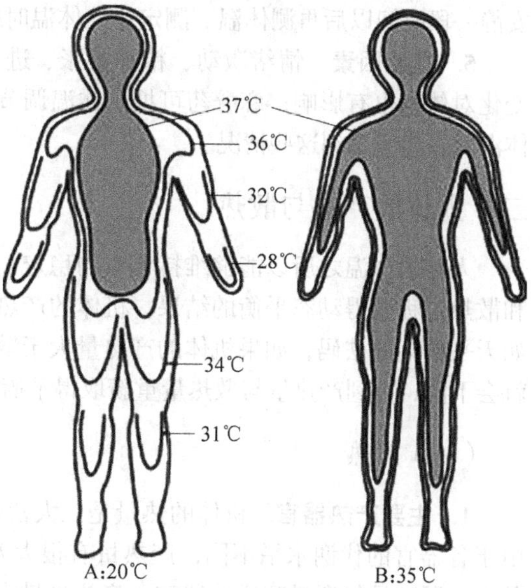


图 7-5 在不同环境温度下人体体温分布图

（二）体温的生理变动

人体的体温是相对稳定的，但在生理情况下，人体的体温可随昼夜、年龄、性别、环境温度、精神紧张和体力活动等因素的影响而发生变化，但波动幅度一般不超过 1℃。

**1. 昼夜波动** 人体体温在一昼夜之间呈周期性波动。表现为清晨 2～6 时体温最低，午后 1～6 时最高。体温的这种昼夜周期性波动称为昼夜节律或**日周期**（**circadian rhythm**）。体温的日周期与肌肉活动及耗氧量无关，而与下丘脑的生物钟功能有关，它属于一种内在的**生物节律**（**biorhythm**）。

**2. 性别** 成年女性的体温平均比男性高 0.3℃。这可能与女性皮下脂肪较多，散热较少有关。育龄女性的基础体温随月经周期而发生变动（图 7-6）。月经期和排卵前期体温较低，排卵日最低，在排卵后体温升高（0.3～0.6℃），这种体温升高一直持续至下次月经开始。因此，测定成年女性的基础体温有助于了解有无排卵和排卵的日期。排卵后的体温升高可能与黄体分泌的孕激素作用于下丘脑有关。

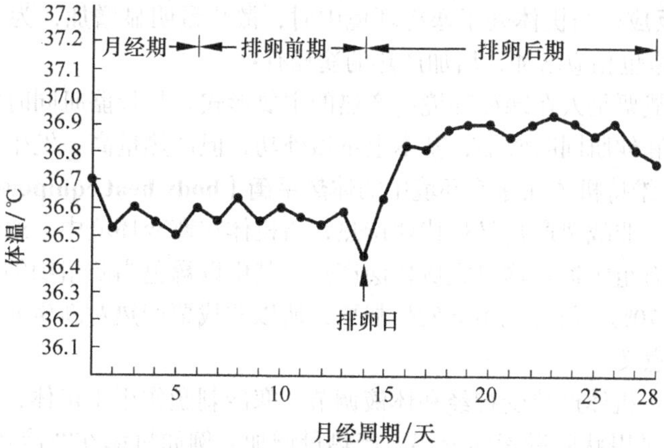


图 7-6 女性月经周期中基础体温的变化

**3. 年龄** 一般情况下，儿童、青少年的体温较高，随着年龄的增长，体温逐渐下降。老年人由于基础代谢率低，所以体温也偏低。新生儿，特别是早产儿，由于体温调节机制发育还不完善，体温调节能力差，所以他们的体温容易受环境温度的影响而波动。因此对新生儿应加强保温护理。

**4. 肌肉活动** 肌肉活动能使代谢加强，产热量增加，体温升高。所以，临床上应让受试者安静一段时间以后再测体温。测定小儿体温时应防止其哭闹。

**5. 其他因素** 情绪激动、精神紧张、进食等情况下，体温都会有一定的升高；环境温度的变化对体温也有影响；麻醉药可抑制体温调节中枢，尤其是扩张皮肤血管，增加散热。故在测定体温时，应考虑到这些情况。

## 二、人体的产热与散热

人体的体温之所以能够维持相对的稳定，是由于机体在体温调节机制的作用下，机体的产热和散热过程取得动态平衡的结果。机体的产热和散热过程受许多因素的影响而不断变化，两者犹如天平两端的砝码，如果机体的产热量大于散热量，体温就会升高；散热量大于产热量，则体温就会下降，直到产热量与散热量重新取得平衡时才会使体温稳定在新的水平。

（一）产热

**1. 主要产热器官** 机体的热量是三大营养物质在体内各组织器官中进行氧化分解所产生的。由于各器官的代谢水平不同，产热量有很大差异。在安静时，机体的主要产热器官是内脏和脑，其中，肝脏是代谢最旺盛的器官，产热量最大。运动和劳动时，骨骼肌是产热的主要器官，其产热量可占机体总产热量的90%（表7-5）。

**表7-5 几种组织器官的产热百分比**

| 组织器官 | 占体重百分比/% | 产热量占机体总产热量的百分率 | |
|---|---|---|---|
| | | 安静状态 | 劳动或运动 |
| 脑 | 2.5 | 16 | 1 |
| 内脏（主要是肝） | 34.0 | 56 | 8 |
| 骨骼肌 | 56.0 | 18 | 90 |
| 其他 | 7.5 | 10 | 1 |

**2. 产热的调节反应** 当机体处于寒冷环境中时，散热量明显增加，为了维持机体的体温平衡，此时机体的产热量也相应增加，增加产热的途径有：

（1）战栗产热：战栗是人在寒冷环境中产热的主要形式。是骨骼肌同时发生不随意的节律性收缩，其特点是屈肌和伸肌同时收缩，基本上不做外功，但产热量高。发生战栗时，代谢率可增加4～5倍，这有利于维持机体在寒冷环境中的**体热平衡（body heat equipoise）**。

（2）非战栗产热：非战栗产热又称代谢产热，指机体在寒冷环境中，通过升高代谢率而增加产热的现象。机体所有组织器官均可完成代谢产热，其中以褐色脂肪组织的产热量为最大，约占非战栗产热总热量的70%。新生儿不能发生战栗，所以非战栗产热对新生儿在寒冷环境中维持体温恒定有重要的生理意义。

（3）调节性产热：机体产热受神经和体液调节。寒冷刺激作用于机体，使腺垂体释放促甲状腺激素增多，进而促进甲状腺激素的分泌，产热量增加。例如机体在寒冷环境中度过几周以后，甲状腺激素的分泌量可增加2倍以上，代谢率增加20%～30%。此外，寒冷刺激还可兴奋交感-肾上腺髓质系统，使肾上腺素和去甲肾上腺素分泌增多，机体产热量增加。

（二）散热

新陈代谢产生的热量，随血液循环带到体表，通过皮肤散发至周围环境。因而人体的主要散热部位是皮肤。当环境温度低于体温时，大部分的体热通过皮肤的辐射、传导和对流散热。当环境温度高于体温时，则通过皮肤蒸发散热。另有一小部分热量通过呼吸、排尿和排粪而散失（表 7-6）。

表 7-6　在环境温度为 21℃时人体散热方式及其所占比例

| 散热方式 | 散热量 /kJ | 百分比 /% | 散热方式 | 散热量 /kJ | 百分比 /% |
|---|---|---|---|---|---|
| 辐射、传导、对流 | 8792 | 70.0 | 加热吸入气体 | 314 | 2.5 |
| 皮肤水分蒸发 | 1821 | 14.5 | 尿、粪 | 188 | 1.5 |
| 呼吸道水分蒸发 | 1005 | 8.0 | 合计 | 12560 | 100.0 |
| 呼气 | 440 | 3.5 | | | |

1. 散热方式

（1）辐射散热：是指机体以热射线的形式将热量传给外界较冷物体的散热方式，称为**辐射散热（thermal radiation）**。以此种方式散发的热量，在机体安静状态下所占比例较大，占总散热量的 60% 左右。辐射散热不需要导热介质，体热可以直接从人体辐射到外界较冷的物体，散热量与皮肤和环境间的温度差以及机体有效辐射面积等因素有关。当皮肤温度与环境温度差越大，或是机体有效辐射面积越大，辐射的散热量就越多。反之，当环境温度高于皮肤温度时，机体表面将吸收周围高热物体的辐射能而提高体温。

（2）传导散热：**传导散热（thermal conduction）**是机体的热量直接传给同它接触的较冷物体的一种散热方式。传导散热量取决于皮肤表面与接触物表面的温度差、接触面积和物体的导热性。温度差和接触面积与辐射散热原理相似。与皮肤接触的物体导热性越好，传导散热量越大。如接触金属制品则较接触木制品传导散热快得多。皮肤涂油脂类物质，也可以起减少散热的作用。水的导热性好，若皮肤接触比其温度更低的水，则机体散热较快。临床上利用冰袋、冰帽给高热病人降温就是这个道理。

（3）对流散热：对流是传导散热的一种特殊形式。**对流散热（thermal convection）**是指通过气体的流动来交换热量的一种散热方式。人体周围总是绕有一薄层同皮肤接触的空气，人体的热量传给这一层空气，热空气上升，使体热发散到空间。通过对流所散发的热量的多少受风速影响。风速越大，对流散热量也越多，反之，对流散热量就越少。例如，在暑天，有风时比无风时凉爽，而穿衣可减少机体对流散热，因而具有保温作用。

当环境温度等于或高于体温时，上述三种散热方式将停止。于是蒸发散热便成为机体散热的唯一方式。

（4）蒸发散热：**蒸发散热（thermal evaporation）**是水分在体表发生汽化时，吸收体热而将其散发的一种形式。据测定，体表每蒸发 1g 水分可使机体散失 2.43kJ 热量。人体蒸发散热有两种形式：即**不感蒸发（insensible perspiration）**和**发汗（sweating）**。

不感蒸发：是指机体中的水分直接渗透出皮肤和呼吸道黏膜表面，在没有形成明显水滴之前被蒸发的一种散热方式。其中皮肤的水分蒸发又称为不显汗。在室温 30℃以下时，不感蒸发的水分相当恒定，一般为 1000ml 左右，其中通过皮肤的为 600～1000ml，通过呼吸道黏膜的为 200～400ml。婴幼儿的不感蒸发的速率比成人大，因此，在缺水时婴幼儿更容易造成严重脱水。不感蒸发是一种很有成效的散热途径，临床上对高热患者采用酒精擦浴，通过酒精的蒸发达到降温的目的；有些动物如狗，不能分泌汗液，必须通过**热喘呼吸（panting）**由呼吸道来增强蒸发散热。

发汗：是指汗腺分泌汗液的活动。发汗是可以被机体感觉到的，因此汗液的蒸发又称为可感蒸发，也称为**显汗**（**sensible perspiration**）。人在安静状态下，当环境温度达30℃左右时便开始发汗；如果空气湿度大，且衣着较多时，气温达25℃便可发汗。人进行劳动或运动时，气温虽在20℃以下，也可发汗。

发汗速度受多种因素影响。环境温度越高，风速越大，则发汗速度越快，汗液易蒸发，容易散热。空气湿度越大，汗液不易被蒸发，体热越不易散发。因此，人在高温、高湿、通风差的环境中容易发生**中暑**（**heat stroke**）。劳动强度也影响发汗速度，劳动强度大，产热量越多，发汗量越多。

临床链接

### 中　　暑

中暑常发生在高温和湿度较大的环境中，是以体温调节中枢功能障碍、汗腺功能衰竭和水、电解质丢失过多为特征的疾病。根据发病机制和临床表现将中暑分为：①热痉挛。属轻度中暑，患者表现为痛性肌痉挛，但意识清楚，体温正常。②热衰竭。是热痉挛的继续和发展。主要表现为循环衰竭，发生虚脱和热晕厥。③热射病。是长时间热衰竭的结果，主要是产热过多或体温调节中枢障碍致散热异常所致，表现为过热、昏迷和多器官衰竭等。根据产热和散热异常将热射病分为劳力性和非劳力性。劳力性主要是高温环境下内源性产热过多；非劳力性主要是散热减少。

正常情况下，汗液中水分占99%，固体成分则不到1%。固体成分中，大部分为NaCl，也有少量KCl、尿素等。汗液中的NaCl浓度一般低于血浆，乳酸浓度高于血浆；蛋白质和葡萄糖的浓度几乎为零。高温作业大量出汗的人，汗液中可丧失较多的NaCl，因此应注意适量补充。刚从汗腺细胞分泌出来的汗液，与血浆是等渗的，但在流经汗腺导管时，由于部分$Na^+$和$Cl^-$被重吸收，故最后排出的汗液是低渗的。所以当机体因大量发汗而造成脱水时，可导致高渗性脱水。

**2. 散热的调节反应**

（1）发汗的调节：发汗是一种反射活动。调控发汗反射的发汗中枢分布在从脊髓到大脑皮层的中枢神经系统中，起主要作用的是下丘脑的发汗中枢。人体有大汗腺和小汗腺两种汗腺，大汗腺局限于腋窝和外阴部等处，其活动可能与性功能有关；小汗腺广泛分布于全身皮肤，其活动与体温调节有关。小汗腺主要接受交感胆碱能纤维支配，其节后纤维末梢释放的乙酰胆碱对小汗腺有促进分泌的作用。环境温度升高或剧烈运动时全身各部位的小汗腺分泌汗液增多称为**温热性发汗**（**thermal sweating**）。温热性发汗的生理意义在于增加蒸发散热，调节体温。由精神紧张或情绪激动而引起的发汗称为**精神性发汗**（**mental sweating**）。精神性发汗主要见于掌心、脚底、腋窝和前额等部位。精神性发汗的中枢可能在大脑皮质运动区，这种发汗与体温调节关系不大。

（2）皮肤血流量的调节：皮肤通过辐射、传导和对流方式的散热量取决于皮肤和环境之间的温度差，而皮肤温度的高低由皮肤血流量所控制。皮肤血管的特点是，分布到皮肤的动脉穿过隔热组织（脂肪组织等）在真皮乳头下层形成动脉网；皮下的毛细血管高度弯曲，其静脉端形成丰富的静脉丛；另外皮下还有大量的动-静脉吻合支，这些结构特点决定了皮肤的血流量可以在较大范围内变动。机体的体温调节机制通过交感神经系统控制皮肤血管的口径。在炎热环境中，交感神经紧张度降低，皮肤小动脉舒张，动-静脉吻合支开放，皮肤血流量因而大大增加。于是较多的体热从机体深部被带到体表层，散热量增加。在寒冷环境中，交感神经紧张度增强，皮肤血管收缩，皮肤血流量剧减，皮肤温度降低，散发的热量也随之减少，使体热维持平衡状态。

## 三、体温调节

人和其他恒温动物有完善的体温调节机制。在外界环境温度发生改变时，机体能通过调节产热和散热过程，维持体温相对稳定。体温调节是一个复杂的过程，涉及温度感受器感受体温的变化，通过神经传导通路把温度变化信息传达到体温调节中枢，经过中枢整合后，通过传出神经调节产热器官和散热器官等效应器的活动，从而使体温保持相对稳定。

### （一）温度感受器

能感受机体体温变化的神经元或神经纤维称为**温度感受器**（**temperature receptor**），根据其部位的不同，将温度感受器分为**外周温度感受器**（**peripheral temperature receptor**）和**中枢温度感受器**（**central temperature receptor**）。按其感受的刺激可分**冷觉感受器**（**cold receptor**）和**温觉感受器**（**warm receptor**）。

**1. 外周温度感受器** 分布于人体皮肤、黏膜和内脏中，它们都是游离神经末梢。当皮肤温度升高时，温觉感受器兴奋，而当皮肤温度下降时，则冷感受器兴奋。从动物实验记录温度感受器发放冲动观察到，冷觉感受器在 27℃时发放冲动频率最高，而温觉感受器则在 43℃时发放冲动频率最高。当皮肤温度偏离这两个温度时，两种感受器发放冲动的频率都逐渐下降。人类皮肤温度低于 30℃时产生冷觉，皮肤温度在 35℃左右则引起温觉。皮肤冷觉感受器数量较多，约为温觉感受器的 5～11 倍，提示皮肤温度感受器在体温调节中主要感受外界环境的冷刺激，防止体温下降。

**2. 中枢温度感受器** 是指分布在脊髓、延髓、脑干网状结构及下丘脑等处中对温度变化敏感的神经元。其中因温度升高而放电频率增加者称**热敏神经元**（**warm-sensitive neuron**），因温度下降而放电频率增加者称**冷敏神经元**（**cold-sensitive neuron**）。研究表明，在**视前区 - 下丘脑前部**（**preoptic-anterior hypothalamus，PO/AH**）中，热敏神经元居多，而在脑干网状结构和下丘脑的弓状核中以冷敏神经元居多。实验证明，局部脑组织温度变动 0.1℃，这两种温度敏感神经元的放电频率就会发生变化，而且不出现适应现象。此外，PO/AH 中某些对温度不敏感神经元能够对下丘脑以外的部位的温度变化产生反应，表明外周温度信息都会聚于这类神经元。另外，这类神经元还能直接对致热物质 5-HT、去甲肾上腺素以及多种多肽发生反应，并导致体温的改变。

### （二）体温调节中枢

根据分段切除多种恒温动物脑的实验，如果切除下丘脑以上脑组织，保持下丘脑及其以下的神经结构完整，动物仍具有维持恒定体温的能力。如进一步破坏下丘脑，则动物不再具有维持体温相对恒定的能力。这说明，调节体温的基本中枢在下丘脑。目前认为，PO/AH 是体温调节中枢的关键部位。其依据如下所述：①广泛破坏 PO/AH 区域，动物的体温不能维持稳定；②机体各部的温度传入信息都会聚于 PO/AH；③ PO/AH 含有较多的温度敏感神经元，它对上传的温度信息能进行分析整合，并作出相应的调节反应。

下丘脑感受到体内外环境温度变化刺激后，它发出的控制信号主要经过以下三条途径调节产热和散热装置的活动，以维持体温的稳定：①通过交感神经系统调节皮肤血管舒缩反应和汗腺分泌；②通过躯体神经改变骨骼肌的活动，如在寒冷环境时的寒战等；③通过甲状腺和肾上腺髓质激素的分泌活动的改变来调节机体的代谢水平（图 7-7）。

### （三）体温调节机制——调定点学说

体温调节机制，目前主要用调定点学说加以解释。该学说认为，体温的调节类似于恒温器

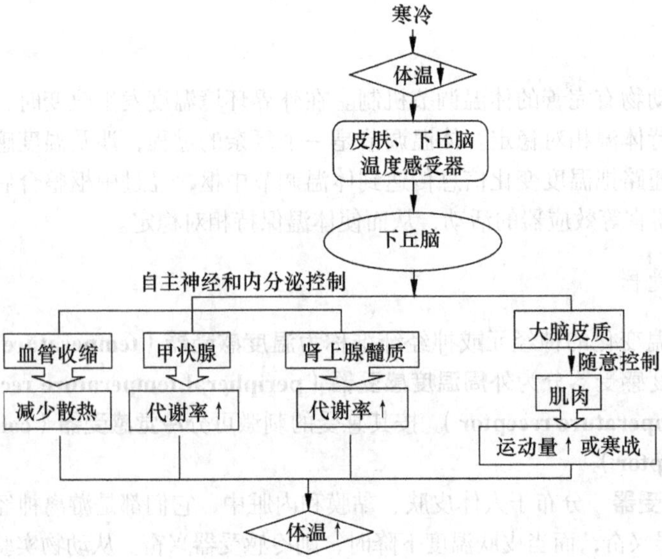


图 7-7　下丘脑对体温的调节

的调节，PO/AH 区中有一个控制体温的**调定点（set point）**，其结构基础是 PO/AH 区的温度敏感神经元。体温调定点是将体温设定在一个温度值，如 37℃，当机体处于这一温度值时，机体的产热和散热过程处于平衡状态，体温能维持在调定点设定的温度水平。如果偏离此设定数值，则由反馈系统将偏离信息输送到控制系统，然后对受控系统进行调整以维持体温的恒定。例如，该学说认为，由细菌所致的发热是由于热敏神经元的阈值因受到致热原的作用而升高，调定点上移（如 38.6℃）的结果。因此，发热反应开始先出现恶寒战栗等产热反应，直到体温升高到 38.6℃以上时才出现散热反应。如果致热原不消除，产热与散热两个过程就继续在此新的体温水平上保持着平衡。临床上应用退热药能阻断致热原的作用，使调定点回落到正常水平，体温恢复正常。

（四）体温调节的方式

体温调节的方式包括自主性体温调节和行为性体温调节。

**1. 自主性体温调节**　自主性体温调节由温度感受器、体温调节中枢、效应器等共同完成。自主性体温调节是体温调节的基础，是通过体内体温自控系统的活动来实现的。如图 7-8 所示，下丘脑是体温调节中枢，应属于控制系统，下丘脑发出的信息控制着产热器官（如肝脏、骨骼肌

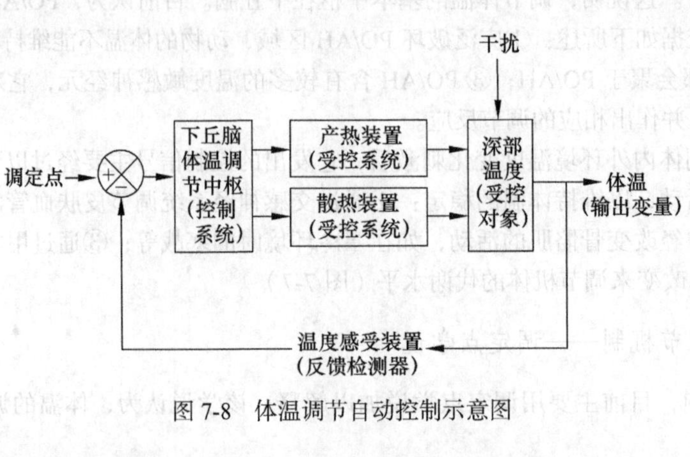


图 7-8　体温调节自动控制示意图

等）和散热器官（如皮肤血管、汗腺等）的活动，使受控对象机体深部的温度保持在一个稳定水平。而输出变量体温总是会受到内、外环境因素的干扰，如机体的运动或外环境气候因素的变化，如气温、湿度、风速等。此时则通过温度检测器——皮肤及深部温度感受器（包括中枢温度感受器）将干扰信息反馈到调定点，经过体温调节中枢的整合，再调整受控系统的活动，重建机体的体热平衡，使机体体温恢复至原来水平。

**2. 行为性体温调节** 行为性体温调节是指人有意识地通过一些特定的行为对体温进行调节。例如，人在不同温度环境中，为了保暖或降温而有意识地采取伸展肢体或紧缩一团、增减衣服、使用冷暖空调等特殊的姿势和行为，以保证其生理最适温度。行为性体温调节是自主性体温调节的补充。

（长治医学院 刘燕）

## 复习思考题

一、名词解释

1. 能量代谢 2. 食物的热价 3. 食物的氧热价 4. 呼吸 5. 基础代谢 6. 基础代谢率 7. 体温 8. 体温调定点

二、问答题

1. 试述影响能量代谢的因素。
2. 间接测热法的原理是什么？
3. 体温的生理变动表现在哪些方面？
4. 简述发热病人常伴有战栗的机制。
5. 试以体温调定点学说解释体温调节机制。
6. 人在剧烈运动时，如何维持体温平衡？

三、思考题

人体皮肤的散热方式有哪几种？根据散热原理，如何降低高热病人的体温？

# 第 8 章 尿的生成与排出

**重点内容**

肾血液循环的特点及其调节；肾小球的滤过功能；肾小管和集合管的重吸收功能（重吸收的特点，$Na^+$、水、葡萄糖的重吸收）；肾小管和集合管的分泌功能；尿生成的自身调节和体液调节（血管升压素、醛固酮）；渗透性利尿；球 - 管平衡。

生理学将体内物质代谢的终产物、进入体内的异物以及过剩的物质，经血液循环，由排泄器官排到体外的过程称为**排泄**（**excretion**）。机体的排泄器官主要有肾、肺、皮肤和消化道，其中肾是最重要的排泄器官。肾过滤血液，将血液中的代谢产物、体内的一些过剩物质、机体不需要的物质与水一同形成尿液并排出体外，同时起到调节水和电解质平衡、渗透压以及酸碱平衡的作用，维持机体内环境的稳定。肾生成尿的过程包括肾小球**滤过**（**filtration**）、肾小管和集合管**重吸收**（**reabsorption**）、肾小管和集合管**分泌**（**secretion**）三个过程，最终形成终尿经输尿管入膀胱，并从尿道排出体外。肾还有内分泌功能，可以分泌和释放**肾素**（**renin**）、**促红细胞生成素**（**erythropoietin**）、1α- 羟化酶、前列腺素等重要物质。本章重点讲述肾的尿生成与排出功能。

**临床链接**

**肾衰竭与血液透析**

肾功能衰竭或伴有肾功能衰竭的疾病的患者，由于其肾功能明显下降，不能及时清除体内的代谢产物、药物等，使这些物质在体内的半衰期明显增长，易发生内环境紊乱、药物中毒或不良反应。因此，在临床上，对急、慢性肾功能衰竭的患者，经常采取血液透析的方法治疗，即将血液引流至体外，经过一个透析器清除血液中的代谢产物及过多的水分等，维持血液电解质或酸碱平衡，再将净化后的血液回输到体内。

## 第 1 节 肾的结构与肾血液循环特点

肾是一对实质性器官，大小并不相等。肾可分为**皮质**（**cortex**）和**髓质**（**medulla**）两部分，皮质在外层，髓质在内层，二者分界明显。肾皮质主要由**肾小体**（**renal corpuscle**）和**肾小管**（**renal tubule**）构成；髓质位于皮质深部，有大量的**髓袢**（**loop of Henle**）、**集合管**（**collecting duct**）和 **U 形直小血管**（**vasa recta**）。在肾单位和集合管生成的尿液，经集合管在肾乳头处开口进入肾盏和肾盂，最后经输尿管进入膀胱。肾盏、肾盂和输尿管壁含有平滑肌，其收缩运动可将尿液驱向膀胱。

## 一、肾的结构

### （一）肾单位和集合管

**肾单位（nephron）**由肾小体和肾小管构成，是尿生成的基本结构和功能单位。人类每个肾约有 100 万个肾单位。肾小体由**肾小球（glomerulus）**和**肾小囊（Bowmn's capsule）**组成。肾小球是位于入球小动脉和出球小动脉之间的一团毛细血管网。肾小囊分为脏层和壁层，脏层和肾小球毛细血管共同构成滤过膜，壁层则延续至肾小管。肾小管包括近端小管、髓袢细段和远端小管，远端小管与集合管相连接（图 8-1）。从胚胎发生上看，集合管因与肾单位不是来源于同一个胚胎原基，故不属于肾单位的组成部分，但功能上与肾小管密切相关，特别是在尿液的浓缩过程中起重要作用。

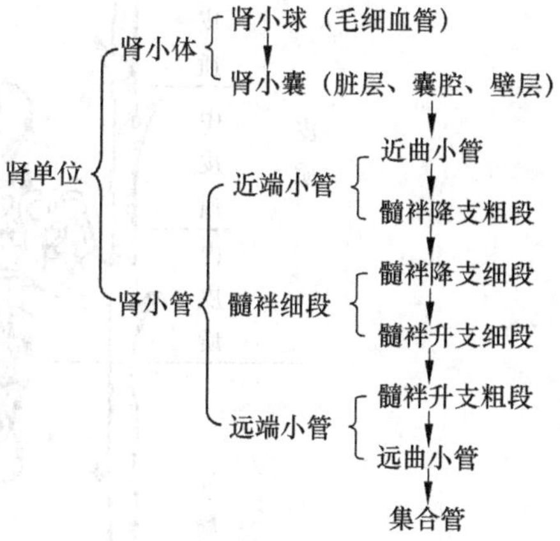


图 8-1 肾单位组成及尿生成途径
箭头示尿生成的过程

肾单位按其所在的部位分为皮质肾单位和近髓肾单位两类。皮质肾单位的肾小体位于外皮质层和中皮质层，约占肾单位总数的 85%～90%。皮质肾单位的特点为：①肾小球相对于髓质肾单位的肾小球较小；②髓袢较短，只达外髓质层，有的甚至不到髓质层；③入球小动脉口径比出球小动脉大，二者的比例约为 2∶1；④出球小动脉分支形成肾小管周围毛细血管网，包绕在肾小管的周围，有利于肾小管的重吸收。近髓肾单位的肾小体位于靠近髓质的内皮质层，其特点是：①肾小球较大；②髓袢长，可深入到内髓质层，有的可到达肾乳头部；③入球小动脉和出球小动脉口径无明显差异；④出球小动脉进一步分支形成两种小血管：一种为网状毛细血管，缠绕于邻近的近曲小管和远曲小管周围；另一种是细而长的 U 形直小血管（图 8-2）。网状毛细血管有利于肾小管的重吸收，直小血管对维持髓质高渗状态起重要作用。在人类，近髓肾单位仅占全部肾单位的 10%～15%。

### （二）肾小球旁器

肾小球旁器由球旁细胞、致密斑和球外系膜细胞组成（图 8-3），主要分布于皮质肾单位。球旁细胞又称颗粒细胞，主要由入球小动脉血管壁中平滑肌细胞特殊分化而成的上皮样细胞，呈立方形，细胞内含分泌颗粒，即肾素，可释放入血。致密斑是远端小管起始部靠近肾小球出、入球小动脉的上皮细胞特殊分化而来，呈高柱状，细胞内有斑纹，染色较浓。致密斑是 $Na^+$离子感受器，其与球旁细胞及球外系膜细胞相接触，可感受小管液中 NaCl 含量的变化。当小管液中 $Na^+$、$Cl^-$含量降低时，致密斑将信息传递给球旁细胞，促进球旁细胞分泌肾素。球外系膜细胞是位于入球小动脉、出球小动脉和致密斑之间的一群细胞，生理功能尚不明确。

### （三）肾的神经支配

肾交感神经节前神经元胞体位于脊髓胸 12 至腰 2 节段的中间外侧柱，其纤维进入腹腔神经节和位于主动脉、肾动脉部的神经节，更换神经元后，其节后纤维支配肾动脉以及入球小动脉、出球小动脉、直小血管、肾小管和球旁细胞。肾交感神经兴奋时释放去甲肾上腺素，引起肾血管收缩及肾素释放，进而调节肾血流量、肾小球滤过率、肾小管对 $Na^+$的重吸收。迄今尚未发现肾有副交感神经支配。

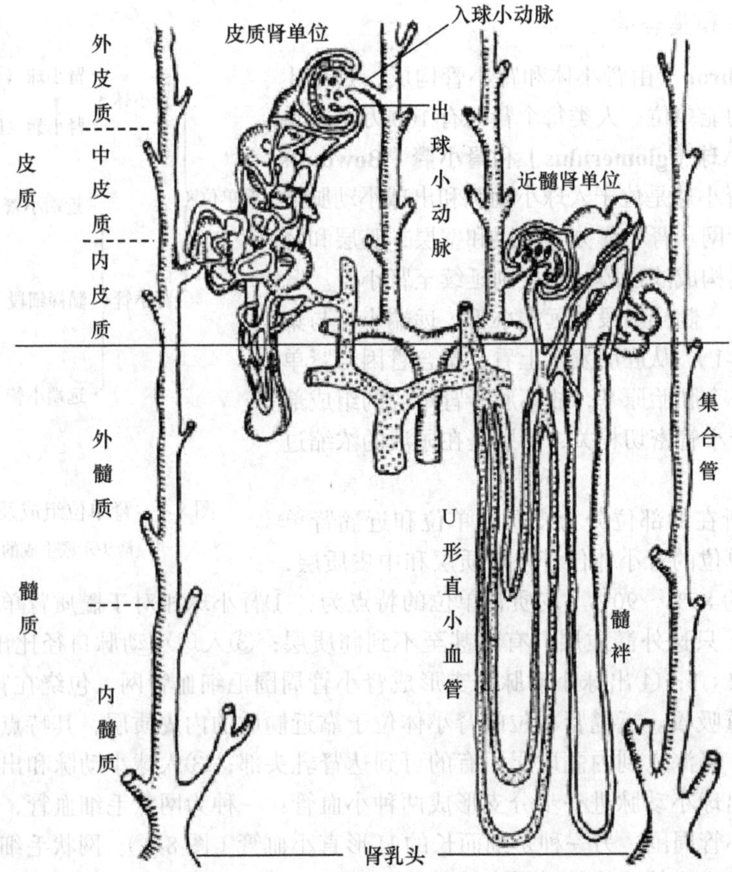


图 8-2　两类肾单位和肾血管的示意图

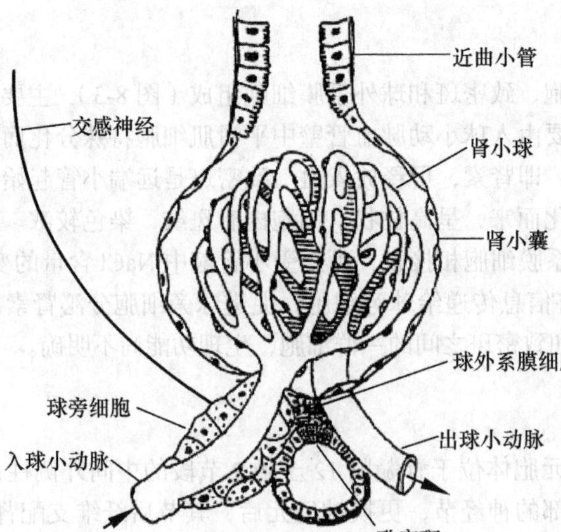


图 8-3　肾小球旁器示意图

## 二、肾血液循环特点

肾动脉由腹主动脉垂直分出，入肾后依次分支形成叶间动脉、弓状动脉、小叶间动脉、入球小动脉。入球小动脉分支相互吻合形成肾小球毛细血管网，然后再汇集形成出球小动脉。出球小动脉再次分支，在皮质肾单位肾小管周围形成毛细血管网；在近髓肾单位肾小管周围除形成毛细血管网外，还形成U形直小血管；毛细血管网及U形直小血管最后均汇入静脉。肾血液循环的特征：①血流量大：两肾约重300g，仅占全身体重的0.5%，而在安静状态下，健康成年人两肾的血流量约为1200ml/min，即肾血流量相当于心输出量的20%～25%。肾供血量中只有少部分用于肾的营养，绝大部分是用于肾完成对血液的滤过，即尿液的生成。②压力高，分布不均匀：肾动脉由腹主动脉垂直分出，从腹主动脉进入肾的途径短，因此肾小球毛细血管血压较高，为45～50mmHg（5.99～6.65kPa）[机体其他部位毛细血管动脉端只有30mmHg（3.99kPa）]，这有利于肾小球对血浆的过滤。另外，肾血管分布和供血不均匀，约90%的血流供应肾皮质，仅8%～10%的血流供应髓质。③形成两套毛细血管及U形直小血管：一套是肾小球毛细血管网，其中毛细血管血压较高，故有利于肾小球的滤过；另一套即由出球小动脉形成的肾小管周围毛细血管网（包括U形直小血管），由于出球小动脉口径小，阻力大，故血压较低，而血浆胶体渗透压较高，因此有利于肾小管对水的重吸收；近髓肾单位出球小动脉形成的U形直小血管在肾髓质渗透压梯度的维持中起重要作用。

## 三、肾血流量的调节

### （一）自身调节

在离体肾动脉灌注实验（此时肾没有神经支配，也不接受体液调节）中，当灌注压在80～180mmHg（10.64～23.94kPa）范围内波动时，肾血流量基本保持相对恒定；如灌注压低于80mmHg（10.64kPa）或高于180mmHg（23.94kPa）时，肾血流量则随动脉灌注压的升降而改变（图8-4）。因此，我们把肾不依赖神经、体液调节，而通过肾血管自身的适应性活动，使肾血流量在动脉血压较大范围波动时能保持恒定的现象，称为肾血流量的自身调节。这种自身调节由于使肾血流量在动脉血压较大范围波动时保持相对恒定，从而保持**肾小球滤过率（glomerular filtration rate, GFR）**相对稳定。肾血流量主要取决于肾血管阻力，包括入球小动脉、出球小动脉和叶间小动脉的阻力，其中最重要的是入球小动脉的阻力。关于肾血流量自身调节的机制有以下两种学说。

**1. 肌源学说** 这一学说认为，当肾血管的灌注压升高时，肾入球小动脉血管平滑肌受到的牵张刺激增强，使平滑肌的紧张性加强，血管口径相应缩小，血流阻力加大，致肾血流量无明显增加。反之，当动脉血压降低时，肾入球小动脉平滑肌受到的牵张刺激减弱，血管平滑肌舒张，血流阻力降低，致肾血流量无明显减少。但当动脉血压低于80mmHg（10.64kPa）或高于180mmHg（23.94kPa）时，血管平滑肌舒张、收缩达到极限，故肾血流量会随血压改变而变化。如用罂粟碱、水合氯醛或氰化钠等药物抑制血管平滑肌活动后，自身调节即减弱或消失，灌注压即使在80～180mmHg（10.64～23.94kPa）范围内波动时，肾血流量也会出现明显变化，表明自身调节与血管平滑

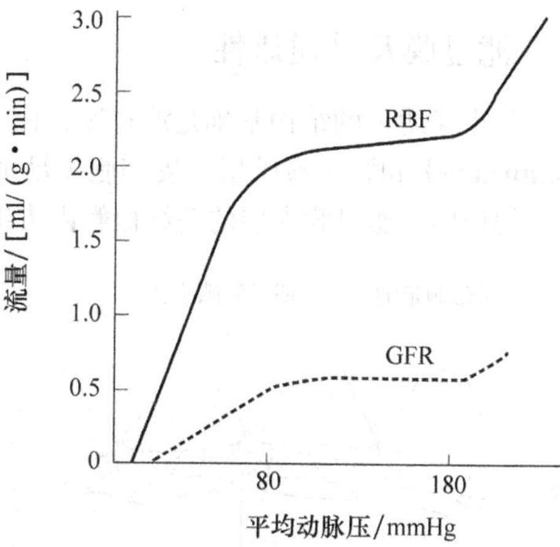


图8-4 肾血流量的自身调节

RBF：肾血流量；GFR：肾小球滤过率

肌的功能有关。

**2．管-球反馈** 当肾血流量和肾小球滤过率增加时，到达远曲小管致密斑的小管液流量增加，流经致密斑的$Na^+$、$K^+$、$Cl^-$也就增加，致密斑将信息反馈至肾小球，使入球小动脉和出球小动脉收缩，肾血流量和肾小球滤过率将减少至正常水平；反之，当肾血流量和肾小球滤过率减少时，流经致密斑的$Na^+$、$K^+$、$Cl^-$也减少，致密斑又将信息反馈至肾小球，使出球小动脉收缩，使肾小球滤过率增加至正常水平。这种因小管液流量变化而影响肾小球滤过率和肾血流量的现象称为**管-球反馈（tubuloglomerular feedback，TGF）**。

（二）神经和体液调节

入球小动脉和出球小动脉血管平滑肌的交感神经支配最为丰富。安静时，肾交感神经使血管平滑肌有一定程度的收缩。肾交感神经兴奋时，末梢释放去甲肾上腺素作用于血管平滑肌细胞膜的α受体，可使肾血管收缩，肾血流量减少。体液因素中，去甲肾上腺素、**肾上腺素（epinephrine）**、**血管升压素（vasopressin，VP）**、**血管紧张素（angiotensin）**等均可引起血管收缩，使肾血流量减少；肾组织中生成的**前列腺素$I_2$（$PGI_2$）**、**前列腺素$E_2$（$PGE_2$）**、一氧化氮和缓激肽等，可引起肾血管舒张，肾血流量增加。

总之，通常情况下，在一般的动脉血压变动范围内，肾依靠自身调节来保持肾血流量的相对稳定，以维持正常的尿生成功能。而在紧急情况下，则通过神经和体液调节使肾血流量与全身血液循环相匹配。如血容量减少时，通过神经和体液调节，肾血流量减少，使全身血液重新分配，以保证心、脑等重要器官的血液供应。

# 第2节 肾小球的滤过功能

尿的生成包括肾小球滤过、肾小管和集合管重吸收以及肾小管和集合管分泌三个基本过程。肾小球滤过是尿生成的第一步。当血液流经肾小球毛细血管时，血液中的水分和小分子溶质通过滤过膜滤入肾小囊的过程，称为肾小球的滤过。用微穿刺的方法获取肾小囊腔内的滤液并对它进行分析，滤液中除不含细胞成分及大分子蛋白质外，其他各种晶体物质的成分和浓度与血浆基本相同，因此将肾小囊内的滤液称为血浆超滤液，也称原尿。

## 一、滤过膜及其通透性

肾小球滤过的结构基础是滤过膜，由毛细血管**内皮细胞（endothelial cell）**、**基膜（basement membrane）**和肾小囊脏层上皮细胞（足细胞）三层构成（图8-5）。滤过膜具有机械屏障和电荷屏障的作用。滤过膜内层的毛细血管内皮细胞有许多直径为50～100nm的小孔，称为窗孔，小分子溶质以及小分子量蛋白质可自由通过，但血细胞不能通过，是机械屏障的一部分；基膜层为非细胞性结构，为水合凝胶构成的微纤维网，有直径为4～8nm的多角形网孔，是决定分子大小不同的溶质是否可以通过的重要屏障，也即机械屏障的重要部分；滤过膜的外层是肾小囊上皮细胞，即**足细胞（podocyte）**，它有很长的突起，称为**足突（foot process）**。足突相互交错对插，在突起之间形成滤过裂隙膜，膜上有直

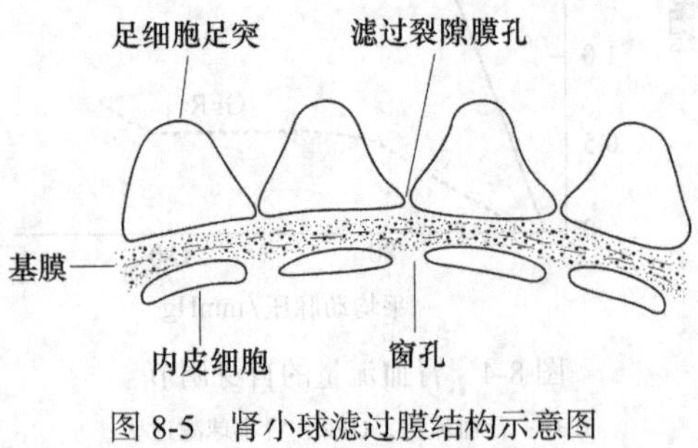

图8-5 肾小球滤过膜结构示意图

径 4～11nm 的小孔，是滤过膜的最后一道屏障；足细胞裂隙膜的主要蛋白成分是 nephrin，其作用是防止蛋白质的漏出。缺乏 nephrin，尿中将出现蛋白质。内皮细胞表面、基膜表面及足细胞表面均富含唾液酸蛋白等带负电荷的糖蛋白，可阻碍带负电荷的蛋白质通过，即电屏障作用。

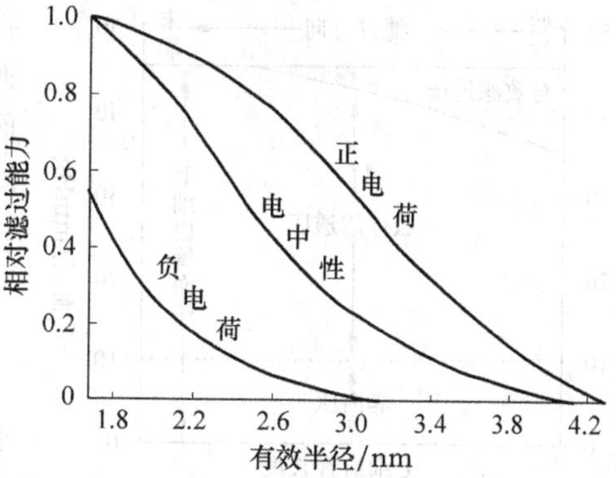


图 8-6 分子有效半径和带不同电荷对滤过的影响

滤过能力：1.0 表示能自由滤过，0 表示不能滤过

正常人两侧肾全部肾小球的总滤过面积达 $1.5m^2$ 左右。不同物质通过滤过膜的能力取决于被滤过物质分子的大小及其所带的电荷性质。一般来说，分子有效半径小于 2.0nm 的中性物质可自由滤过（如葡萄糖）；有效半径大于 4.2nm 的物质则不能滤过；有效半径为 2.0～4.2nm 的各种物质随有效半径的增加，其滤过量逐渐降低。而有效半径约为 3.6nm 的血浆白蛋白（相对分子质量为 69 000）却很难滤过，这是因为白蛋白带负电荷。用带不同电荷的右旋糖酐进行实验可观察到，即使有效半径相同，带负电荷的右旋糖酐也较难通过，而带正电荷的右旋糖酐则较易通过（图 8-6）。以上结果表明滤过膜的通透性不仅取决于滤过膜孔的大小，还取决于滤过膜所带的电荷性质。在病理情况下，滤过膜的面积和通透性均可发生变化，从而影响肾小球的滤过。

## 二、肾小球有效滤过压

肾小球滤过的动力是**有效滤过压（effective filtration pressure）**。有效滤过压是指促进滤出的力与对抗滤出的力之间的差值。促进滤出的力有肾小球毛细血管血压和肾小囊内滤液的胶体渗透压。对抗滤出的力有血浆胶体渗透压和肾小囊内的静水压。正常情况下，肾小球毛细血管血压入球端和出球端变化不大，约为 45mmHg（5.99kPa），肾小囊滤液中几乎不含血浆蛋白，其胶体渗透压接近于 0；肾小球毛细血管入球端血浆胶体渗透压约为 25mmHg（3.33kPa），出球端血浆胶体渗透压约为 35mmHg（4.66kPa），肾小囊内压较稳定，约为 10mmHg（1.33kPa）（图 8-7）。

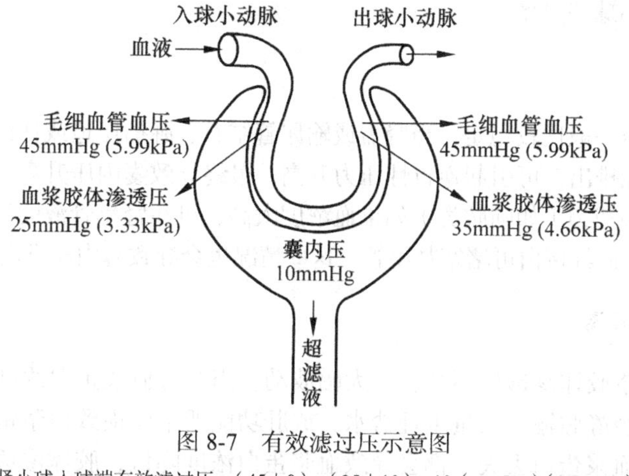


图 8-7 有效滤过压示意图

肾小球入球端有效滤过压＝（45＋0）－（25＋10）＝10（mmHg）（1.33kPa）

肾小球出球端有效滤过压＝（45＋0）－（35＋10）＝0（mmHg）

图中箭头的方向代表压力的方向

由此看来，肾小球毛细血管不同部位的有效滤过压是不相同的，越靠近入球端，有效滤过压越大。当毛细血管血液从入球小动脉端流向出球小动脉端时，由于不断生成超滤液，随着小分子

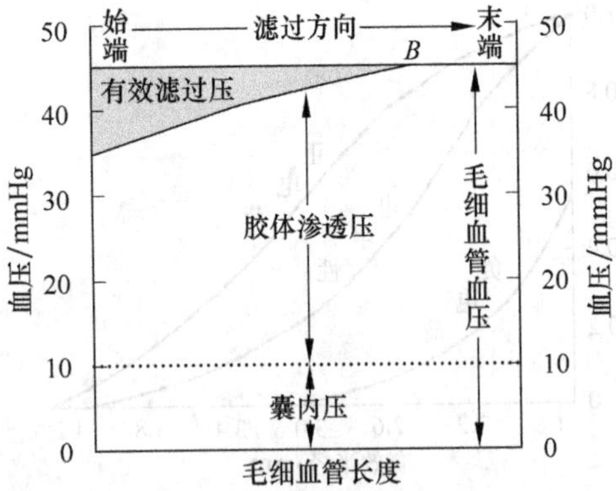


图 8-8 影响肾小球滤过压的因素

*B* 为滤过平衡点

物质和水的滤出，血浆中蛋白质浓度就会逐渐升高，血浆胶体渗透压随之升高，滤过的阻力逐渐增大，因而有效滤过压逐渐减小。有效滤过压降低到零时达到滤过平衡，滤过也就停止（图 8-8）。

## 三、肾小球滤过率与滤过分数

### （一）肾小球滤过率

单位时间内（每分钟）两肾生成原尿的量称为肾小球滤过率。因机体两肾的滤过率不同，故在叙述肾小球滤过率的概念时，必须将两肾都考虑在内。据测定，正常成年人的肾小球滤过率平均值为 125ml/min，故每天两肾的肾小球滤过液总量可达 180L。

### （二）滤过分数

肾小球滤过率与肾血浆流量的比值称为**滤过分数（filtration fraction, FF）**。若肾血浆流量为 660ml/min，肾小球滤过率为 125ml/min，则滤过分数为 18.94%，约为 19%。这表明当血液流经两肾时，约有 1/5 的血浆经滤过进入肾小囊腔，形成原尿。

## 四、影响肾小球滤过的因素

### （一）肾小球毛细血管血压

前已述及，正常情况下，当血压在 80～180mmHg（10.64～23.94kPa）范围内变动时，由于肾血流量的自身调节机制，肾小球毛细血管血压可保持相对稳定，故肾小球滤过率基本不变。如超出自身调节范围，肾小球毛细血管血压发生明显升高或降低，有效滤过压和肾小球滤过率就会发生相应的改变（图 8-4）。如在血容量减少、剧烈运动、强烈的伤害性刺激或情绪激动等情况下，可使交感神经活动加强，入球小动脉强烈收缩，导致肾血流量、肾小球毛细血管血量和毛细血管血压下降，会减少肾小球滤过率。

### （二）囊内压

正常情况下囊内压一般比较稳定。当肾盂或输尿管结石、肿瘤压迫或任何原因引起输尿管阻塞时，小管液或终尿不能排出，可引起逆行性压力升高，最终导致囊内压升高，从而降低有效滤过压和肾小球滤过率。有些药物（如磺胺类）如果血浓度太高，可在肾小管液的酸性环境中析出结晶；某些疾病发生溶血时，血红蛋白可堵塞肾小管。这些情况也会导致囊内压升高而影响肾小球滤过。

### （三）血浆胶体渗透压

正常情况下，血浆胶体渗透压不会发生大幅波动。当全身血浆蛋白浓度明显降低时，血浆胶体渗透压降低。例如经静脉输入大量生理盐水，或肝功能严重受损致血浆蛋白合成减少，或因毛细血管通透性增大致血浆蛋白丢失，都会导致血浆蛋白浓度降低，胶体渗透压下降，使有效滤过压和肾小球滤过率增加。

### （四）肾血浆流量

肾血浆流量对肾小球滤过率的影响并非通过改变有效滤过压，而是改变滤过平衡点（图 8-8 中

的 *B* 点）来调节的。当肾血浆流量增大时，肾小球毛细血管中血浆胶体渗透压升高速度减缓，滤过平衡点向出球小动脉端移动，甚至到出球动脉时仍未达到滤过平衡，故肾小球滤过率增加；反之，当肾血浆流量减少时，滤过平衡点则靠近入球小动脉端，故肾小球滤过率减少。当肾交感神经强烈兴奋引起入球小动脉阻力明显增加时，如剧烈运动、失血、缺氧和中毒性休克等情况下，肾血流量和肾血浆流量明显减少，肾小球滤过率也显著降低。

（五）滤过膜的面积和通透性

凡能影响滤过膜面积和通透性的因素都能影响肾小球滤过率。人体两肾全部肾小球毛细血管滤过面积及通透性，在正常情况下都较稳定，只有在病理情况下，如急性肾小球肾炎，才有所改变，具有滤过功能的肾小球数目减少，有效滤过面积减少，因而滤过率降低，出现少尿或无尿（临床上将24h尿量少于400ml称为少尿，24h尿量少于100ml称为无尿）。正常情况下，肾小球滤过膜对滤过的物质有一定的选择性，但病理情况下，如缺氧、中毒、炎症等，滤过膜通透性增大，出现蛋白尿甚至血尿。

## 第3节 肾小管、集合管的重吸收和分泌功能

肾小管和集合管的物质转运功能包括重吸收和分泌。重吸收是指肾小管上皮细胞将物质从肾小管液中转运至血液中；分泌则为肾小管上皮细胞将自身产生的物质或血液中的物质转运至小管液中。正常人两肾生成的原尿量每天达180L，而终尿量仅1.5L左右，说明原尿中的水约99%被肾小管和集合管重吸收。原尿中的其他物质被选择性重吸收，肾小管上皮细胞还会主动分泌某些物质进入肾小管。例如超滤液中的葡萄糖和氨基酸可全部被重吸收，$Na^+$、$Ca^{2+}$和尿素等则不同程度地被重吸收，而肌酐、$H^+$和$K^+$、氨等则可被分泌到小管液中而排出体外。

肾小管和集合管上皮细胞的顶端膜（管腔膜）与侧膜、基底膜（因这两部分细胞膜功能相似，故合称为基底侧膜）上分布的各种通道、转运体、离子泵不同，对物质的转运情况也各不相同。物质进入上皮细胞再移出上皮细胞的转运称为**跨细胞途径（transcellular pathway）**转运。另外，上皮细胞之间的连接部位（紧密连接）也对一些物质具有通透性，物质经此途径转运称为**细胞旁途径（paracellular pathway）**转运。

肾小管和集合管的重吸收方式分为被动转运和主动转运。被动转运包括单纯扩散、渗透和易化扩散，主动转运包括原发性主动转运和继发性主动转运。当水分子通过渗透被重吸收时，有些溶质可随水分子一起被转运，这一转运方式称为**溶剂拖曳（solvent drag）**。此外，肾小管上皮细胞还可通过入胞方式重吸收小管液中少量的小分子蛋白质。

由于肾小管和集合管各段的结构和功能（各种转运体的分布）不同，小管液的成分也不同，故肾小管各段对物质重吸收的方式、数量和机制亦不相同。下面讨论几种重要物质在肾小管和集合管的重吸收。

### 一、$Na^+$、$Cl^-$和水的重吸收

（一）近端小管

近端小管重吸收原尿中约70%的$Na^+$、$Cl^-$和水。在近端小管的前半段，$Na^+$进入上皮细胞的过程与$H^+$的分泌以及与葡萄糖、氨基酸的转运相耦联。由于上皮细胞基底侧膜上钠泵的作用，将细胞内的$Na^+$主动转运至细胞外，使细胞内$Na^+$浓度较低，小管液中的$Na^+$和细胞内的$H^+$由

管腔膜的 $Na^+$-$H^+$交换体进行逆向转运，$H^+$被分泌到小管液中，而小管液中的 $Na^+$则顺浓度梯度进入上皮细胞内。小管液中的 $Na^+$还可由管腔膜上的 $Na^+$- 葡萄糖同向转运体和 $Na^+$- 氨基酸同向转运体与葡萄糖、氨基酸共同转运，$Na^+$顺电化学梯度通过管腔膜进入细胞内，同时将葡萄糖或氨基酸转运入细胞内。进入细胞内的 $Na^+$被基底侧膜上的钠泵泵出细胞，进入组织间隙。进入细胞内的葡萄糖和氨基酸则以易化扩散的方式通过基底侧膜离开上皮细胞，进入血液循环。由于 $Na^+$、葡萄糖和氨基酸等进入细胞间隙，使细胞间隙中的渗透压升高，通过渗透作用，水便进入细胞间隙。由于上皮细胞间存在紧密连接，故细胞间隙内的静水压升高，可促使 $Na^+$和水进入毛细血管而被重吸收。

在近端小管前半段，因 $Na^+$-$H^+$交换使细胞内的 $H^+$进入小管液，$HCO_3^-$亦可被重吸收，而 $Cl^-$不被重吸收，其结果是小管液中 $Cl^-$的浓度高于管周组织间液中的浓度。在近端小管后半段，由于小管液的 $Cl^-$浓度比细胞间隙液中浓度约高 20%～40%，$Cl^-$顺浓度梯度经紧密连接进入细胞间隙被重吸收。小管液中正离子相对增多，造成管内外电位差，$Na^+$顺电位梯度通过细胞旁途径被动重吸收。因此在近端小管后半段，$Cl^-$、$Na^+$均为顺电位差被动扩散，经过上皮细胞间隙的紧密连接进入细胞间隙液。

近端小管对水的重吸收是通过渗透作用进行的。因为上皮细胞主动和被动重吸收 $Na^+$、$HCO_3^-$、$Cl^-$、葡萄糖和氨基酸进入细胞间隙后，细胞间隙液的渗透压升高，而小管液的渗透压降低。在该渗透压差的作用下，水通过跨上皮细胞和紧密连接两条途径进入细胞间隙，然后进入管周毛细血管而被吸收。因此，近端小管中物质的重吸收为等渗性重吸收，小管液为等渗液（图 8-9）。

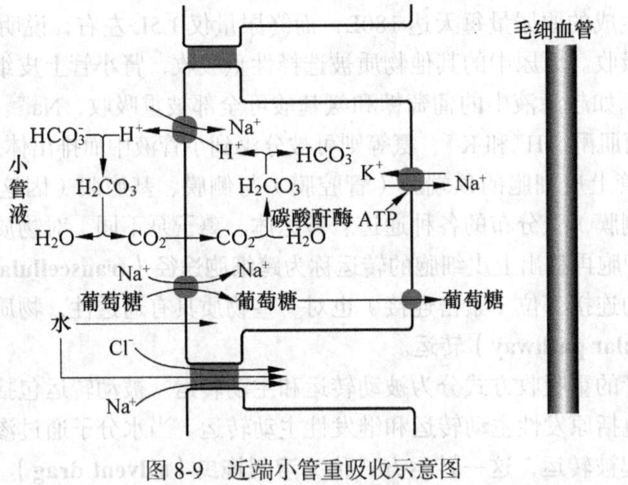


图 8-9　近端小管重吸收示意图

（二）髓袢细段

在髓袢，肾小球滤过的 NaCl 约有 20% 被重吸收，水约有 15% 被重吸收。①髓袢降支细段钠泵活性很低，对 $Na^+$也不易通透，但对水通透性较高，在组织液高渗作用下，水被重吸收，故小管液在流经髓袢降支细段时，渗透压会逐渐升高。②髓袢升支细段对水不通透，但对 $Na^+$和 $Cl^-$易通透，NaCl 依渗透压差扩散进入组织间液（肾间质），故小管液流经髓袢升支细段时，渗透压逐渐下降。

（三）远端小管和集合管

远曲小管和集合管可重吸收超滤液中约 12% 的 $Na^+$和 $Cl^-$，同时依机体内环境的需要，重吸收相应量的水。

**1. 髓袢升支粗段** 髓袢升支粗段有 $Na^+$-$K^+$-$2Cl^-$ 同向转运体，该转运体可使小管液中 1 个 $Na^+$、1 个 $K^+$ 和 2 个 $Cl^-$ 同向转运进入上皮细胞内，$Na^+$ 顺电化学梯度进入细胞，进入细胞内的 $Na^+$ 通过细胞基底侧膜的钠泵泵至组织间液，$Cl^-$ 顺浓度梯度经管周膜上的 $Cl^-$ 通道进入组织间液，而 $K^+$ 则顺浓度梯度经管腔膜返回小管液中，并使小管液呈正电位，小管液中的 $Na^+$、$K^+$、$Ca^{2+}$ 等离子在电位差的驱动下，经细胞间隙以细胞旁途径进入肾间质，属于被动转运。因此在髓袢升支粗段，$Na^+$ 经 $Na^+$-$K^+$-$2Cl^-$ 同向转运体以继发性主动转运方式重吸收。呋喃苯胺酸（呋塞米，速尿）可抑制 $Na^+$-$K^+$-$2Cl^-$ 同向转运，从而抑制 $Na^+$ 和 $Cl^-$ 的重吸收，产生很强的利尿作用（图 8-10）。由于髓袢升支粗段对水不通透而可重吸收 $Na^+$ 和 $Cl^-$，故小管液在流经髓袢升支粗段时，渗透压逐渐降低，但肾间质渗透压升高。

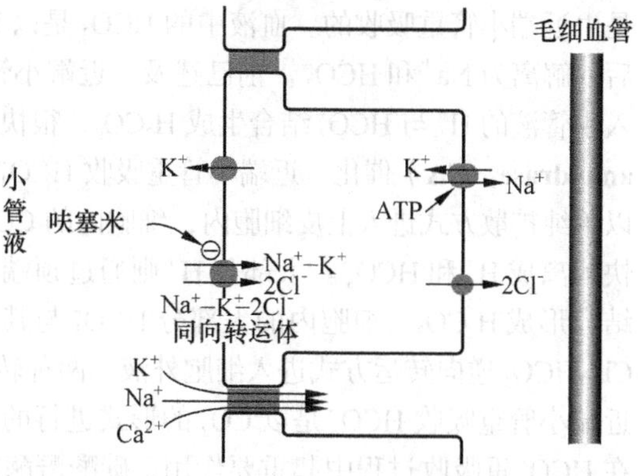


图 8-10 髓袢升支粗段继发性主动重吸收示意图

（-）表示抑制作用

**2. 远曲小管和集合管** 远曲小管和集合管对 $Na^+$、$Cl^-$、水的重吸收是根据机体的水、盐平衡状况进行调节的。$Na^+$ 的重吸收主要受醛固酮调节，水的重吸收则主要受血管升压素调节。①远曲小管始段：远曲小管始段上皮细胞对水不通透，但能主动重吸收 NaCl。$Na^+$ 在远曲小管和集合管的重吸收属于继发性主动转运，小管液中的 $Na^+$ 和 $Cl^-$ 经 $Na^+$-$Cl^-$ 同向转运体进入细胞内，细胞内的 $Na^+$ 由钠泵泵出。噻嗪类利尿剂可抑制此处的 $Na^+$-$Cl^-$ 同向转运体而产生利尿作用。②远曲小管后段和集合管：远曲小管后段和集合管的上皮细胞有两类，即主细胞和闰细胞。主细胞基底侧膜上的 $Na^+$ 泵起维持细胞内低 $Na^+$ 的作用，并成为小管液中 $Na^+$ 经顶端膜 $Na^+$ 通道进入细胞的动力。而 $Na^+$ 的重吸收又造成小管液呈负电位，可驱使小管液中的 $Cl^-$ 经细胞旁途径而被动重吸收，也成为 $K^+$ 从细胞内分泌入小管腔的动力。闰细胞的功能与 $H^+$ 的分泌有关（图 8-11）（见 $HCO_3^-$ 的重吸收与 $H^+$ 的分泌）。集合管对水的重吸收量取决于集合管主细胞对水的通透性，受血管升压素的调控（见本章第 5 节尿生成的调节）。

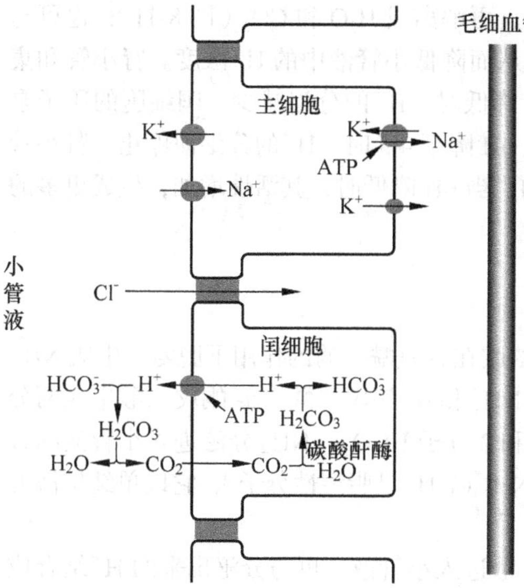


图 8-11 主细胞、闰细胞重吸收及分泌示意图

## 二、$HCO_3^-$ 的重吸收与 $H^+$ 的分泌

在一般膳食情况下，机体代谢过程中产生的酸性产物多于碱性产物。机体产生的挥发性酸（$CO_2$）主要由呼吸道排出。肾通过 $HCO_3^-$ 的重吸收与 $H^+$ 的分泌，以及分泌氨，回收 $HCO_3^-$，对机体酸碱平衡的维持起重要的调节作用。

### （一）近端小管

正常情况下，从肾小球滤过的 $HCO_3^-$ 几乎全部被肾小管和集合管重吸收，高达 80% 的 $HCO_3^-$

是由近端小管重吸收的。血液中的 $HCO_3^-$ 是以 $NaHCO_3$ 的形式存在，当 $NaHCO_3$ 被滤过进入肾小囊后，解离为 $Na^+$ 和 $HCO_3^-$。前已述及，近端小管上皮细胞通过 $Na^+$-$H^+$ 交换使 $H^+$ 进入小管液，而进入小管液的 $H^+$ 与 $HCO_3^-$ 结合生成 $H_2CO_3$，很快解离成 $CO_2$ 和 $H_2O$，这一反应由**碳酸酐酶（carbonic anhydrase，CA）**催化。近端小管重吸收 $HCO_3^-$ 的机制如图 8-9 所示。$CO_2$ 为高度脂溶性物质，很快以单纯扩散方式进入上皮细胞内，细胞内的 $CO_2$ 和 $H_2O$ 又在碳酸酐酶的催化下形成 $H_2CO_3$，后者很快解离成 $H^+$ 和 $HCO_3^-$。大部分 $H^+$ 则通过顶端膜上的 $Na^+$-$H^+$ 逆向转运进入小管液，再次与 $HCO_3^-$ 结合形成 $H_2CO_3$。细胞内的大部分 $HCO_3^-$ 与其他离子以联合转运方式进入细胞间隙；小部分通过 $Cl^-$-$HCO_3^-$ 逆向转运方式进入细胞外液。两种转运方式均需基底侧膜上的钠泵提供能量。由此可见，近端小管重吸收 $HCO_3^-$ 是以 $CO_2$ 的形式进行的，故 $HCO_3^-$ 的重吸收优先于 $Cl^-$ 的重吸收。碳酸酐酶在 $HCO_3^-$ 重吸收过程中起重要作用，碳酸酐酶抑制剂（如乙酰唑胺）可抑制 $H^+$ 的分泌。此外，小部分 $H^+$ 可由近端小管顶端膜上的质子泵（$H^+$-ATP 酶）主动分泌入管腔。

（二）髓袢

髓袢对 $HCO_3^-$ 的重吸收主要发生在升支粗段。其机制与近端小管相同。

（三）远端小管和集合管

远曲小管和集合管的闰细胞可主动分泌 $H^+$。一般认为，远曲小管和集合管的管腔膜上存在两种质子泵，一种是 $H^+$-ATP 酶，另一种为 $H^+$-$K^+$-ATP 酶，二者均可将细胞内的 $H^+$ 泵入小管液中。泵入小管液中的 $H^+$ 可与 $HCO_3^-$ 结合，形成 $H_2CO_3$，再解离成 $H_2O$ 和 $CO_2$（图 8-11）；也可与 $HPO_4^{2-}$ 反应生成 $H_2PO_4^-$；还可与 $NH_3$ 反应生成 $NH_4^+$，从而降低小管液中的 $H^+$ 浓度。肾小管和集合管 $H^+$ 的分泌量与小管液的酸碱度有关。小管液 pH 降低时，$H^+$ 的分泌减少。闰细胞的质子泵可逆 1000 倍左右的 $H^+$ 浓度差主动转运 $H^+$，当小管液 pH 降至 4.5 时，$H^+$ 的分泌便停止。肾小管和集合管上皮细胞的碳酸酐酶活性受细胞内 pH 的影响，当 pH 降低时，其活性增加，生成更多的 $H^+$，有利于肾排酸保碱。

## 三、$NH_3$ 的分泌与 $H^+$、$HCO_3^-$ 转运的关系

近端小管、髓袢升支粗段和远端小管上皮的谷氨酰胺在谷氨酰胺酶的作用下脱氨，生成 $NH_4^+$ 和谷氨酸根，谷氨酸根再在谷氨酸脱氢酶作用下生成 $NH_4^+$ 和 α- 酮戊二酸，α- 酮戊二酸生成两分子 $HCO_3^-$。因此，在这一反应中，共生成 2 分子 $NH_4^+$ 和 2 分子 $HCO_3^-$。$NH_4^+$ 分泌进入小管液的方式有两种：一是与 $Na^+$ 交换进入小管液；二是转换成 $NH_3$（$NH_3$ 是脂溶性分子），它以单纯扩散方式进入小管液。

集合管上皮细胞内生成的 $NH_4^+$ 主要以 $NH_3$ 方式扩散进入小管液，再与分泌出来的 $H^+$ 结合成 $NH_4^+$，进一步与 $Cl^-$ 结合，生成的 $NH_4Cl$ 随尿排出。$NH_3$ 的扩散方向和扩散量取决于膜两侧液体的 pH，$NH_3$ 更容易向 pH 较低的小管腔扩散。由于 $NH_3$ 与 $H^+$ 结合消耗了 $H^+$，肾小管上皮细胞内的 $HCO_3^-$ 被重吸收回血液。肾小管 $NH_3$ 的分泌不仅促进了的 $H^+$ 分泌和排出，而且也促进了 $HCO_3^-$ 的重吸收。因此，$NH_3$ 的分泌也是肾调节酸碱平衡的重要机制之一。

## 四、$K^+$ 的重吸收和分泌

肾对 $K^+$ 的排出量取决于肾小球滤过量、肾小管对 $K^+$ 的重吸收量和肾小管对 $K^+$ 的分泌量，但决定尿 $K^+$ 排出量最重要的因素是 $K^+$ 在远端小管和集合管的分泌量。小管液中的 $K^+$ 有 65%～70% 在近端小管被重吸收，25%～30%$K^+$ 在髓袢被重吸收，这些部位对 $K^+$ 的重吸收比

例比较固定。远端小管和皮质集合管既能重吸收$K^+$，也能分泌$K^+$，并受多种因素的调节，因而其重吸收和分泌的速率随机体的需要不断变化。远端小管和集合管上皮细胞基底侧膜上的钠泵将细胞内的$Na^+$泵出细胞，同时将细胞外液中的$K^+$泵入细胞，造成细胞内$K^+$浓度较高，而管腔顶端膜对$K^+$有通透性，故$K^+$可顺电化学梯度通过$K^+$通道进入小管液（$K^+$的分泌）。远端小管和集合管顶端膜有$Na^+$通道，小管液中的$Na^+$可顺电化学梯度扩散进入上皮细胞内，造成小管液呈负电位，细胞内、外这种电位梯度有助于$K^+$向小管液扩散。远端小管后半段和集合管约90%的上皮细胞是主细胞。刺激主细胞分泌$K^+$的因素包括细胞外液$K^+$浓度升高、醛固酮分泌增加和小管液流速加快；而内环境$H^+$浓度升高、$K^+$浓度降低和小管液流速降低时，$K^+$的分泌量减少。在临床上当给予患者利尿药物后，患者的尿量增加，$K^+$的分泌量也会增加，$K^+$的排出增多；当给机体补液，使细胞外液量增加时，肾的尿生成加强，$K^+$的分泌量同样会增加，也增加$K^+$的排出。

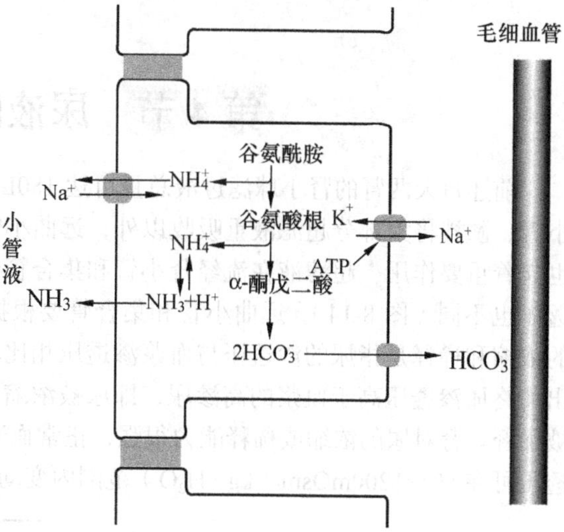


图 8-12 近端小管分泌氨示意图

## 五、葡萄糖和氨基酸的重吸收

肾小囊超滤液中的葡萄糖浓度与血糖浓度相等，但在正常情况下，尿中几乎不含葡萄糖，表明葡萄糖全部被重吸收。微穿刺实验证明，滤过的葡萄糖在近端小管，特别是在近曲小管全部被重吸收。其重吸收机制是与$Na^+$耦联的继发性主动转运。近端小管上皮细胞顶端膜通过$Na^+$-葡萄糖同向转运机制，使小管液中$Na^+$和葡萄糖与转运体结合后被移入细胞内，进入细胞内的葡萄糖则由基底侧膜上的葡萄糖转运体转运进入细胞间隙。近端小管对葡萄糖的重吸收是有一定限度的。当人体血糖浓度达180mg/100ml时，有一部分肾小管对葡萄糖的吸收已达极限，尿中开始出现葡萄糖，此时的血浆葡萄糖浓度称为**肾糖阈（renal threshold of glucose）**。每个肾单位的肾糖阈并不完全相同。当血糖浓度继续升高时，尿中葡萄糖浓度也随之增高，当血糖浓度升至300mg/100ml时，全部肾小管对葡萄糖的重吸收均已达到或超过近球小管对葡萄糖的**最大转运率（maximal rate of transport of glucose）**，此时每分钟葡萄糖的滤过量达到两肾葡萄糖重吸收的极限，尿糖排出率则随血糖浓度升高而平行增加。正常人两肾的葡萄糖重吸收的极限量，男性平均为375mg/min，女性平均为300mg/min（图8-13）。

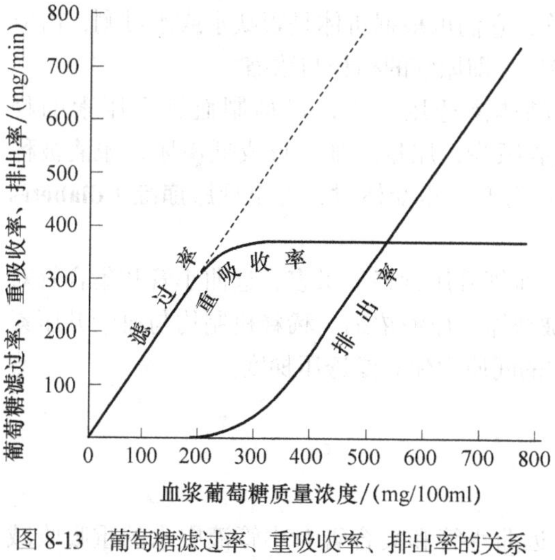


图 8-13 葡萄糖滤过率、重吸收率、排出率的关系

肾小球滤过的氨基酸和葡萄糖一样，主要在近端小管被重吸收，其吸收方式也是继发性主动转运，需$Na^+$的存在。近端小管有多种类型的氨基酸继发性主动转运体。

# 第4节 尿液的稀释和浓缩

前述每天两肾的肾小球滤过液总量可达 180L，但机体每天排出的尿量只约为 1.5L，除了近端小管、髓袢将大部分超滤液重吸收以外，远曲小管和集合管根据机体的需要，对小管液的重吸收也起着重要作用。超滤液在流经肾小管和集合管各段时，由于水及溶质重吸收的情况不同，其渗透压也不同（图 8-14）。远曲小管和集合管要根据机体内环境含水的情况对水进行重吸收。尿液的浓缩和稀释是指尿的渗透压与血浆渗透压相比较而言的，原尿的渗透压与血浆基本相同。如排出的终尿渗透压高于血浆的高渗尿，即尿被浓缩；如排出的终尿渗透压低于血浆的低渗尿，即尿被稀释。肾对尿的浓缩或稀释能力很强，正常血浆渗透压约为 300mOsm/（kg·$H_2O$），而终尿的渗透压可在 50～1200mOsm/（kg·$H_2O$）范围内变动。

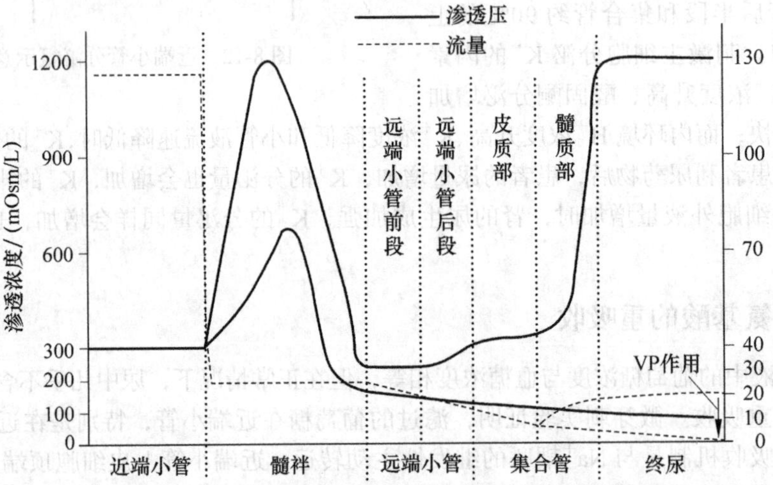


图 8-14 肾小管、集合管中小管液渗透压和流量示意图

VP：血管升压素

## 一、尿浓缩和稀释的过程

尿液的浓缩和稀释主要发生在远曲小管和集合管，它们可根据机体是否缺水或水过剩，由血管升压素调节水的重吸收量，从而排出低渗尿或高渗尿，即尿液的稀释与浓缩。

如果机体内水过多，如饮大量清水后，血浆晶体渗透压下降，可抑制血管升压素的释放，远曲小管和集合管对水的通透性降低，水重吸收减少，尿量增加，形成低渗尿，尿液被稀释。如血管升压素完全缺乏或肾小管和集合管缺乏血管升压素受体时，可出现**尿崩症**（**diabetes insipidus**），每天可排出 10L 或更多的低渗尿。

在失水、禁水等情况下，血浆晶体渗透压升高，血管升压素释放增多，远曲小管和集合管对水的通透性增加，水重吸收增多，尿量减少，尿液被浓缩。尿液浓缩与稀释机制均与血管升压素分泌量密切相关，另外，尿液的浓缩还需要在肾髓质的间质中建立渗透压梯度。

## 二、尿稀释和浓缩的机制

（一）尿的稀释

尿的稀释是在血管升压素释放减少的情况下，远曲小管和集合管对小管液中水的重吸收减少，故排出的尿液渗透压降低，尿量增多。

（二）尿的浓缩

对不同动物的观察发现，动物肾髓质越厚，内髓部的渗透浓度也越高，尿的浓缩能力也越强。如生活在沙漠中的沙鼠非常需要保存住体内的水，它的肾可产生20倍血浆渗透浓度的高渗尿，即将排出的尿液高度浓缩。而人类的肾最多能生成4～5倍血浆渗透浓度的高渗尿。可见，肾髓质的渗透浓度梯度是尿浓缩的前提条件。髓袢的形态和功能特性是形成肾髓质渗透浓度梯度的重要结构基础，而血管升压素分泌释放的量是尿浓缩稀释的重要调节因素。

用冰点降低法测定鼠肾组织的渗透浓度，发现肾皮质部的间质渗透浓度与血浆相等，而由髓质外层到乳头部，渗透浓度逐渐升高，内髓部的渗透浓度为血浆渗透浓度的4倍，约为1200mOsm/（kg·$H_2O$）（图8-15）。

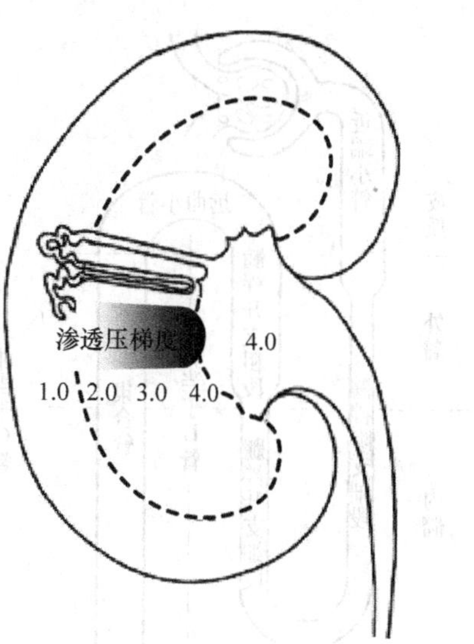


图8-15 肾髓质渗透压梯度示意图

图中数字为组织液渗透浓度与血浆渗透浓度的比值

**1. 肾髓质渗透浓度梯度的形成** 可以用逆流倍增现象和肾小管各段对水和溶质的通透性不同来解释肾髓质高渗的形成。

（1）逆流倍增现象："逆流"是指两个并列管道中液体流动方向相反。逆流倍增现象可用图8-16所示的模型来解释。有并列的*A*、*B*、*C*三个管，*A*管下端与*B*管相连。液体由*A*管流进，通过*A*、*B*管下端的连接部又折返经*B*管向上流出，构成逆流系统。如果*A*、*B*管之间的$M_1$膜能主动将*B*管中的NaCl不断泵入*A*管，而$M_1$膜对水又不通透，当含NaCl的水溶液在*A*管中向下流动时，$M_1$膜不断将*B*管中的NaCl泵入*A*管。由于刚入*B*管的溶液中NaCl含量高，将NaCl泵入*A*管的效率也高，故*A*管的底部泵入的NaCl量多；相反，当溶液流到*B*管上部时，溶液中的NaCl已有相当的部分被泵入*A*管，*B*管中NaCl浓度降低，此处泵入*A*管的NaCl相应减少。结果，*A*管液中的NaCl浓度自上而下越来越高，至*A*、*B*管下端连接的弯曲部NaCl浓度达到最大值。当液体折返从*B*管下部向上流动时，NaCl浓度却越来越低。可见，不论是*A*管还是*B*管，从上而下，溶液的浓度梯度逐渐升高而形成浓度梯度，即出现逆流倍增现象（图8-16）。

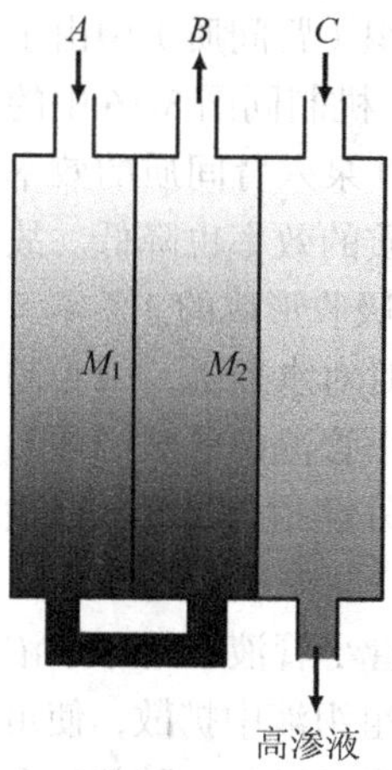


图8-16 逆流倍增模型

假设*C*管中液体的渗透浓度低于*B*管中的液体，而*C*管与*B*管之间的$M_2$膜只对水通透，当*C*管中的水溶液由上向下流动时，由于*C*管的渗透压低于*B*管，*C*管中的水可通过渗透作用不断进入*B*管，而其溶质不断地被浓缩，溶质浓度则从上至下逐渐增加（图8-16）。从*C*管流出的液体溶质浓度要比流入时高，其最大值取决于*B*管与*C*管中液体的渗透浓度差、$M_2$膜对水通透性的大小及*C*管中液体向下流动的速度。

超滤液从近端小管经髓袢降支向下流动，折返后经髓袢升支向相反方向流动，再经集合管向下流动，最后进入肾小盏。髓袢和集合管的结构排列与上述逆流倍增模型很相似，即髓袢与集合管之间的肾间质相当于*B*管（也有自上而下不断升高的渗透浓度），集合管和远曲小管相当于*C*管（图8-17）。U形直小血管也符合逆流系统的条件。

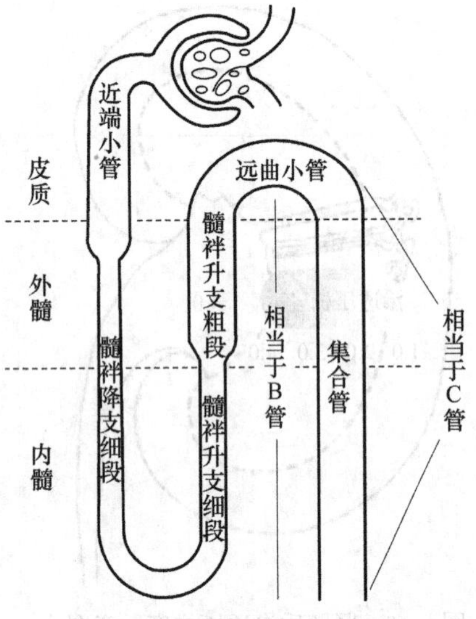


图 8-17　肾间质和集合管的逆流倍增效应示意图

（2）肾小管各段的通透性：肾小管各段对水和溶质的通透性和重吸收机制不同，对水和溶质重吸收量也不同（表 8-1）。

**表 8-1　肾小管不同部位对不同物质的通透性**

| 泌尿小管不同部位上皮细胞 | $Na^+$主动转运 | 被动转运 | | |
|---|---|---|---|---|
| | | 水 | $Na^+$ | 尿素 |
| 近端小管 | ＋＋ | ＋＋ | ＋ | ＋ |
| 髓袢降支细段 | 0 | ＋＋ | 0 | ＋ |
| 髓袢升支细段 | 0 | 0 | ＋ | ＋ |
| 髓袢升支粗段 | ＋＋ | 0 | 0 | 0 |
| 远曲小管 | ＋ | ＋（VP） | 0 | 0 |
| 皮质和外髓集合管 | ＋ | ＋（VP） | 0 | 0 |
| 内髓集合管 | ＋ | ＋（VP） | 0 | ＋＋ |

注：0：不易通透；＋：中度通透；＋＋：高度通透；（VP）：通透必须有 VP 分泌。

（3）肾髓质渗透梯度形成的过程及机制

1）髓袢升支粗段：肾髓质渗透梯度的形成过程的启动部位是髓袢升支粗段。小管液经髓袢升支粗段向皮质方向（由下向上）流动时，由于该段上皮细胞能主动重吸收 NaCl，而对水又不通透，结果是小管液在向皮质方向流动时渗透浓度逐渐降低，而小管周围组织（肾间质）中由于 NaCl 的堆积，渗透浓度升高，形成髓质高渗透浓度，而且浓度是上低下高。机制同图 8-16 中的 A 管渗透梯度的建立，当小管液刚流入髓袢升支粗段时，NaCl 浓度高，NaCl 泵入肾间质的效率也高；当小管液流至髓袢升支粗段上段时，NaCl 浓度降低，NaCl 泵入肾间质的效率也降低。故外髓部组织间隙液高渗透浓度是近皮质处低，近内髓处高，且是 NaCl 主动重吸收形成的。

2）远曲小管和外髓集合管：远曲小管和外髓集合管在血管升压素存在时对水通透，因为髓袢升支粗段对 NaCl 的主动重吸收已形成了外髓组织隙中的渗透梯度，因此小管液中的水可被大量重吸收。远曲小管和外髓集合管对尿素不通透，小管液在流经远曲小管和外髓集合管时，水被重吸收而尿素浓度会渐增高。

3）内髓集合管：内髓部集合管对尿素高度通透，远曲小管和外髓集合管小管液中的尿素浓度逐渐升高，到达内髓部集合管时，尿素就会依浓度梯度从小管液向内髓部组织液中扩散，使组织间液的尿素浓度升高，从而使内髓部组织间隙的渗透浓度增加。血管升压素可增加内髓部集合管对尿素的通透性，从而增高内髓部的渗透浓度。

4）髓袢降支细段：髓袢降支细段对水通透，而对 NaCl 和尿素相对不通透。由于外髓部和内髓部组织间隙中的渗透浓度均增高，髓袢降支细段中的水会依渗透梯度不断进入组织间隙，使小管液从上至下形成了一个逐渐升高的浓度梯度，至髓袢折返处，渗透浓度达到峰值。

5）髓袢升支细段：髓袢升支细段对水不通透，而对 NaCl 能通透，对尿素为中等通透。当小管液从内髓部向皮质方向（由下向上）流动时，因小管液中的 NaCl 浓度高于内髓部组织间隙，所以 NaCl 会不断向组织间液扩散，其结果是小管液的 NaCl 浓度越来越低，而小管外组织间液中的 NaCl 浓度升高，而且是越近乳头部越高，这就使内髓质中由尿素形成的高渗透浓度进一步加强。由于升支细段对尿素有一定通透性，且小管液中尿素浓度比管外组织液低，故髓质组织液中的尿素扩散进入升支细段小管液，并随小管液重新进入内髓集合管，再扩散进入内髓组织间液，形成了尿素的再循环。因此，内髓部组织高渗透梯度是由尿素和 NaCl 共同构成的（图 8-18）。

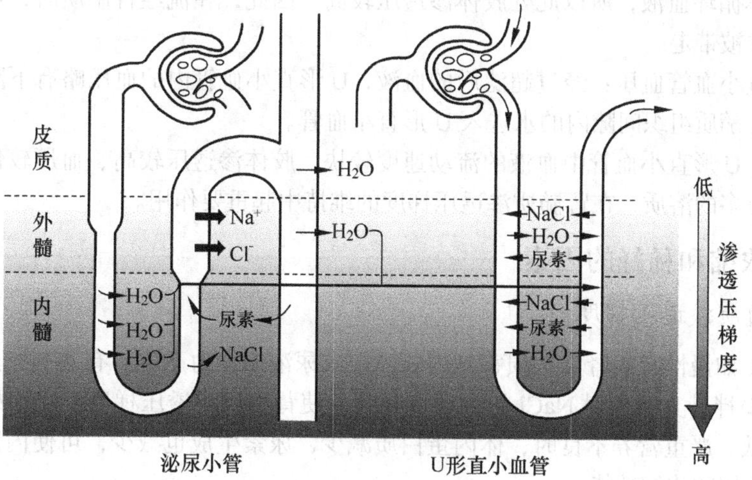


图 8-18 肾髓质渗透梯度形成机制示意图

综上所述，外髓部组织高渗透梯度是由髓袢升支粗段对 NaCl 主动重吸收形成的，内髓部组织高渗透梯度是由尿素在内髓集合管和髓袢升支细段间的再循环、髓袢升支细段中的 NaCl 向外扩散共同构成的。

**2. U 形直小血管在维持肾髓质高渗中的作用** 肾髓质高渗的建立主要是由于 NaCl 和尿素在小管外组织间液中高浓度存在。NaCl 和尿素能持续存在于肾髓质中而不被循环血液带走，或被重吸收的水稀释，从而维持肾髓质的高渗环境，与 U 形直小血管所起的作用密切相关。U 形直小血管的降支和升支是平行的血管，与髓袢相伴而行。U 形直小血管同毛细血管一样，对水和溶质都有高度通透性。在 U 形直小血管的降支中，血浆的渗透浓度低于髓质，故血管中的水不断地向外流动，而组织间隙中的溶质会不断地向血管内移动，使 U 形直小血管内血浆渗透浓度与组织液趋向平衡。U 形直小血管的升支与降支的情况相反，由于越靠近皮质，组织间隙中的渗透浓度越低，故在血浆向上流动的过程中，水会不断地进入血管，溶质会不断地移出血管。在血液流经 U 形直小血管的过程中，以下三种机制使肾髓质中更多的水被带走，而留下更多的溶质，以维持肾髓质组织间隙中的渗透梯度。

（1）U 形直小血管血流速度：在 U 形直小血管降支进入髓质处，血浆的渗透压约为 300mOsm/（kg·$H_2O$），当血液经 U 形直小血管降支向髓质深部流动时，由于其血流速度快于 U 形直小血管内外建立渗透平衡的速度，故在任一平面的组织间液渗透浓度均高于 U 形直小血管内血浆的渗透浓度，即达不到血管内外的渗透平衡。在 U 形直小血管袢的折返处，其渗透浓度达最高值［约 1200mOsm/（kg·$H_2O$）］。血浆在 U 形直小血管升支中向上流动时，与降支中的情况相同，即也不能达到血管内外的渗透平衡，只是与血管降支情况相反，U 形直小血管血浆的渗透浓度高于血管外的髓质。由此可见，同样达不到渗透平衡，在直小血管降支时，血浆中的水向血管外流动少，血管外溶质进入血管也少；在直小血管升支，血管外的水会不断地进入血管并被带走，血管内的溶质会不断地进入肾组织间隙以维持渗透梯度（图 8-19）。

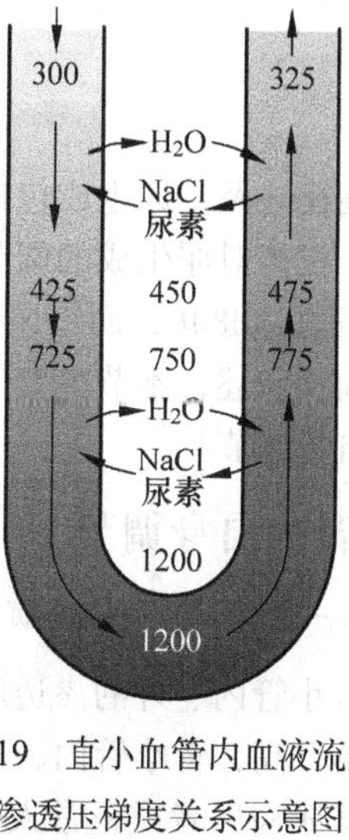


图 8-19 直小血管内血液流速与渗透压梯度关系示意图

图中的数字为渗透压值［mOsm/kg·$H_2O$］

（2）U形直小血管血浆渗透压：U形直小血管内的血液是经过肾小球超滤后的血液，其中蛋白质含量高于体循环血液，所以此处胶体渗透压较高。因此，在流经肾髓质时，可以使更多的水进入直小血管并被带走。

（3）U形直小血管血压：经过超滤后的血液，U形直小血管内的血压略有下降，这种低血压状态也有助于肾髓质组织间隙内的水进入U形直小血管。

综上所述，U形直小血管中血液的流动速度较快、胶体渗透压较高、血压较低可以带走更多的水，而留下更多的溶质，在肾髓质渗透压梯度的维持中起重要作用。

## 三、影响尿浓缩和稀释的因素

### （一）肾髓质渗透压梯度

当肾疾病（如慢性肾盂肾炎）损害到内髓质层，尿浓缩能力下降。有些利尿药（如速尿或利尿酸）抑制了髓袢升支粗段对NaCl的主动重吸收，使肾髓质渗透压梯度不能很好地建立，因而尿浓缩能力降低。严重营养不良时，体内蛋白质减少，尿素生成也减少，可使内髓部高渗的程度降低，从而减弱尿的浓缩功能。

### （二）U形直小血管血流速度

U形直小血管的逆流交换作用与血流量有关。U形直小血管中的血流加快时，逆流交换作用会减弱，可从肾髓质带走较多的溶质，髓质部的高渗梯度也就不能很好地维持。当直小血管血流明显减慢时，可导致组织的供氧不足，使肾小管转运功能下降，特别是髓袢升支粗段主动重吸收$Na^+$和$Cl^-$的功能受损，从而影响对髓质高渗的维持。所以，这两种情况均使尿浓缩能力下降。

### （三）远曲小管和集合管对水的通透性

尿崩症患者，由于血管升压素分泌不足，使远曲小管和集合管对水不易通透，可排出大量稀释尿。肾淀粉样变性患者的集合管可能被淀粉样物质环绕，影响集合管对水的重吸收，因而尿浓缩能力降低。

# 第5节 尿生成的调节

前已述及，尿生成包括肾小球滤过、肾小管和集合管的重吸收、肾小管和集合管的分泌三个过程。机体对尿生成的调节就是通过影响尿生成的这三个基本过程而实现的。两肾每天生成的超滤液量可达180L，而终尿量仅1.5L，表明约99%以上的水被重吸收。有关肾小球滤过量的调节已在前文叙述，本节主要叙述影响肾小管和集合管重吸收和分泌的因素，包括神经调节、体液调节和自身调节。

## 一、肾内自身调节

### （一）小管液中溶质的浓度

肾小管内、外的渗透压梯度是水重吸收的动力，如果小管液中溶质浓度升高，小管液的渗透压就会升高，肾小管内、外的渗透压差减小，会妨碍肾小管对水的重吸收，结果使尿量增多。例如，糖尿病患者或正常人进食大量葡萄糖后，血糖浓度明显升高，肾小球滤过的葡萄糖量增多，超过肾糖阈，滤过的葡萄糖不能被全部重吸收，造成小管液渗透压升高，结果肾小管对水的重吸收减少，尿量增多，并且出现尿糖。这种由小管液中溶质浓度升高引起的尿量增多的现象称为**渗透性利尿（osmotic diuresis）**。**甘露醇（mannitol）**是一种临床上常用的利尿药物，用于降低颅内压（治疗脑水肿）、眼内压（治疗青光眼）和治疗肾疾病。给患者静脉注入甘露醇后，甘露醇可通过肾小球自由滤过，但不被肾小管重吸收，这样就增加了肾小管腔内的溶质浓度，从而产生渗透性利尿效应，达到利尿消肿的目的。

（二）球-管平衡

近端小管对溶质（特别是$Na^+$）和水的重吸收可随肾小球滤过率的变化而改变，即当肾小球滤过率增大时，近端小管对$Na^+$和水的重吸收率也增大；反之，肾小球滤过率减少时，近端小管对$Na^+$和水的重吸收也减少。这种现象称为**球-管平衡（glomerulotubular balance）**。实验证明，近端小管中$Na^+$和水的重吸收率总是占肾小球滤过率的65%～70%，称为**定比重吸收（constant fraction reabsorption）**。定比重吸收的形成机制主要与肾小管周围毛细血管的血浆胶体渗透压变化有关。如果肾血流量不变而肾小球滤过率增加（如出球小动脉阻力增加而入球小动脉阻力不变），则进入近端小管旁毛细血管网的血流量就会减少，毛细血管血压下降，而血浆胶体渗透压升高，这些改变都有利于近端小管$Na^+$和水的重吸收；当肾小球滤过率减少时，近端小管旁毛细血管网的血压和血浆胶体渗透压将发生相反的变化，即血压升高、血浆胶体渗透压降低，故$Na^+$和水的重吸收量减少。在上述两种肾小球滤过率变化的情况下，由于球-管平衡机制的作用，近端小管对$Na^+$和水重吸收的百分率仍保持在65%～70%。

球-管平衡的生理意义在于使尿中排出的$Na^+$和水不会随肾小球滤过率的增减而出现大幅的变化，从而保持尿量和尿中排出钠量的相对稳定。球-管平衡在某些情况下可以被打破，例如在发生渗透性利尿时，尽管肾小球的滤过率不变，但近端小管重吸收量减少，尿量和尿$Na^+$排出量会明显增多。

## 二、神经和体液调节

（一）肾交感神经的作用

实验证明，肾交感神经不仅支配肾血管，还支配肾小管上皮细胞和肾小球旁器，对肾小管的支配以近端小管、髓袢升支粗段和远端小管为主。肾交感神经兴奋时，神经末梢释放的去甲肾上腺素，可通过下列方式影响肾的功能：①通过激动肾血管平滑肌的α受体，引起肾血管收缩而减少肾血流量。由于入球小动脉比出球小动脉收缩更明显，使肾小球毛细血管血浆流量减少，毛细血管血压下降，肾小球滤过率下降；②通过激活β受体，使肾小球旁器的球旁细胞释放肾素，导致血液循环中血管紧张素Ⅱ和醛固酮浓度增加，血管紧张素Ⅱ可直接促进近端小管重吸收$Na^+$，醛固酮可使髓袢升支粗段、远端小管和集合管重吸收$Na^+$，并促进$K^+$的分泌；③可直接刺激近端小管和髓袢（主要是近端小管），增加对$Na^+$、$Cl^-$和水的重吸收。

肾交感神经活动受许多因素的影响，如血容量改变（通过心肺感受器反射）和血压改变（通过压力感受器反射）等均可引起肾交感神经活动改变，从而调节肾的功能。

（二）血管升压素

**血管升压素（vasopressin，VP）**，也称**抗利尿激素（antidiuretic hormone，ADH）**，是一种九肽激素。在下丘脑视上核和室旁核神经元胞体内合成，沿下丘脑-垂体束的轴突被运输到神经垂体，在运输过程中，血管升压素与运载蛋白分离并储存在囊泡颗粒中，直至释放入血。

**1. 血管升压素的作用** 生理剂量的血管升压素主要发挥抗利尿作用，在大剂量时可同时发

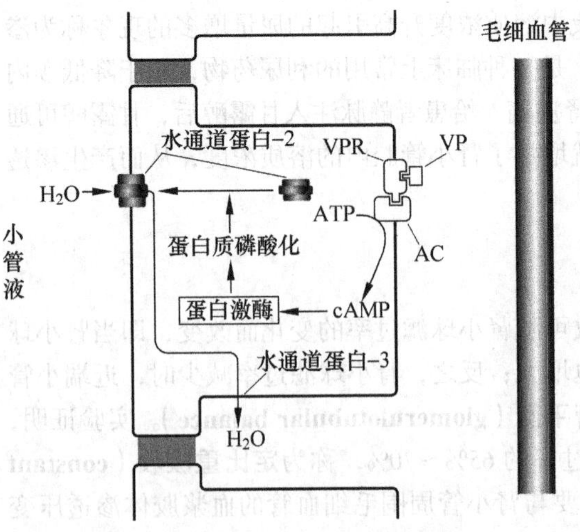


图 8-20 血管升压素作用机制示意图
AC：腺苷酸环化酶；VPR：血管升压素受体

挥抗利尿和缩血管作用。血管升压素有 $V_1$ 和 $V_2$ 两种受体。$V_1$ 受体分布于血管平滑肌，激动后可引起平滑肌收缩，血管阻力增加，血压升高；$V_2$ 受体主要分布在肾远端小管后段和集合管上皮细胞，激动后通过兴奋性 G 蛋白激活腺苷酸环化酶，使细胞内 cAMP 增加，cAMP 再激活蛋白激酶 A，使上皮细胞内含水孔蛋白 AQP-2 的小泡镶嵌在上皮细胞的管腔膜上，形成水通道，从而增加管腔膜对水的通透性，增加肾小管对水的重吸收（图 8-20）。

此外，血管升压素还能增强内髓集合管对尿素的通透性，促进肾内尿素的再循环，并增强髓袢升支粗段 $Na^+$ 和 $Cl^-$ 的主动重吸收，从而促进肾髓质渗透压梯度的形成，增强集合管对水的重吸收与尿浓缩。

**2. 血管升压素分泌的影响因素** 血管升压素的分泌和释放受多种因素的调节和影响，其中最重要的是血浆晶体渗透压和血容量。

（1）血浆晶体渗透压：这是调节血管升压素分泌释放的最重要因素。有研究资料证明，在下丘脑视上核附近存在渗透压感受器。渗透压感受器对血浆晶体渗透压的变化很敏感，血浆晶体渗透压 1%～2% 的变动，即可改变血管升压素分泌和释放情况。例如，大量出汗、严重呕吐或腹泻等情况引起机体失水时，血浆晶体渗透压升高，可引起血管升压素的分泌释放增多，肾小管和集合管对水的重吸收增加，使尿量减少，尿液浓缩；相反，大量饮用清水后，血浆晶体渗透压降低，使血管升压素分泌释放减少，肾小管和集合管对水的重吸收减少，尿量增加，尿液稀释。由饮用大量清水引起尿量增多的现象，称为**水利尿（water diuresis）**。而饮用等量生理盐水，则不引起明显的尿量增多（图 8-21）。

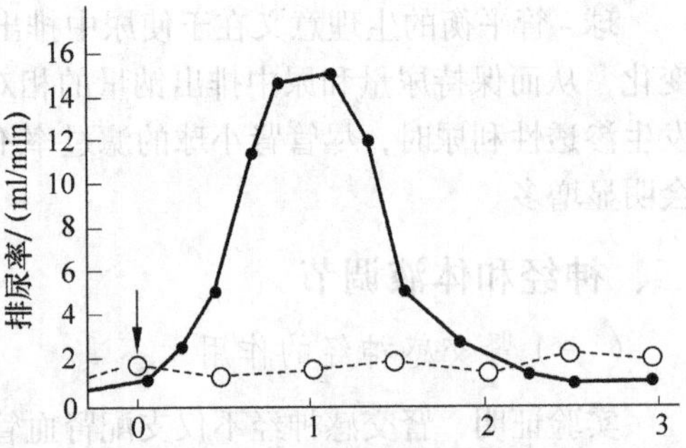


图 8-21 饮清水和饮生理盐水对排尿率的影响
实线：一次饮 1L 清水；虚线：一次饮 1L 生理盐水；箭头：饮用时间

（2）血容量：血容量通过心肺容量感受器发挥作用。当循环血量增多时，回心血量也会增加，这时可刺激心肺感受器，信息经迷走神经传入延髓后再上传至下丘脑，抑制血管升压素的分泌释放，肾小管和集合管对水的重吸收减少，尿量增加，使循环血量恢复至正常。如临床大量输液使循环血量增多，可通过该途径的调节使尿量明显增多；反之，当血容量减少，如大失血时，对心肺感受器的刺激减弱，血管升压素分泌释放增加，肾小管和集合管增加对水的重吸收，尿量减少。心肺容量感受器调节血管升压素的敏感性低于渗透压感受器，一般需要血容量或动脉血压降低 5%～10% 时才起作用。

（3）其他因素：动脉血压的改变也可通过压力感受器对血管升压素的释放进行调节。当动脉血压升高时，反射性抑制血管升压素的释放；疼痛、应激刺激、Ang Ⅱ和低血糖可刺激血管升压素分泌；乙醇可抑制血管升压素分泌，故饮酒后尿量可增加，有利于机体排除外来化学物质。

当下丘脑或下丘脑-垂体束发生某些病变时，可引起血管升压素分泌释放障碍，则肾远端小管后段和集合管上皮细胞对水的通透性下降或不通透，尿量明显增加，每天可达10L甚至更多，即尿崩症。

（三）醛固酮

**1. 醛固酮的作用** 醛固酮（aldosterone）是肾上腺皮质球状带分泌的一种盐皮质激素。它主要作用于远曲小管和集合管的上皮细胞，促进$Na^+$、水的重吸收和$K^+$的排泄，即保$Na^+$、保水、排$K^+$，进而维持和稳定细胞外液。醛固酮具有脂溶性，进入远曲小管和集合管上皮细胞后，与胞质内受体结合，形成激素-受体复合体，再通过核膜，与核中DNA特异性结合位点相互作用，调节特异性mRNA转录，最终指导合成多种醛固酮诱导蛋白。醛固酮诱导蛋白的作用包括增加管腔膜上$Na^+$通道，进而使管腔膜对$Na^+$的通透性增大；使线粒体内ATP合成增加，并使基底侧膜上钠泵的活动增加，从而导致对$Na^+$的重吸收增强，对水的重吸收也相应增加，同时增加$K^+$的排出量（图8-22）。

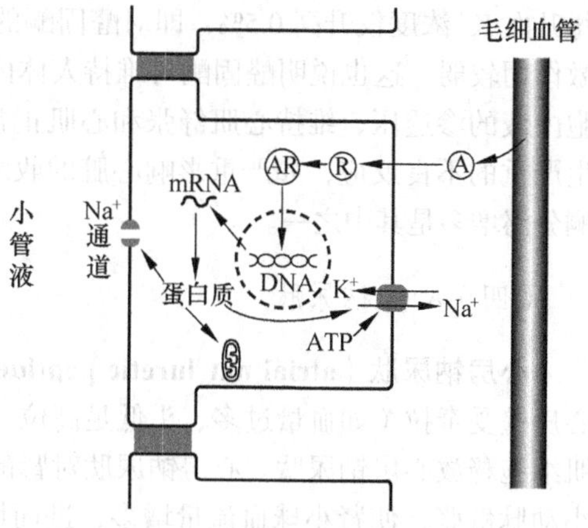


图8-22 醛固酮作用机制示意图

A：醛固酮；R：醛固酮受体；AR：醛固酮与其受体结合

**2. 醛固酮分泌的影响因素**

（1）肾素-血管紧张素-醛固酮系统：肾素由肾球旁器的球旁细胞分泌，是一种酸性蛋白酶。肾素作用于肝合成的血管紧张素原（属α球蛋白），生成十肽血管紧张素Ⅰ（AngⅠ），AngI在肺毛细血管内皮细胞合成并释放的**血管紧张素转换酶（angiotensin converting enzyme, ACE）**的作用下，生成八肽血管紧张素Ⅱ（AngⅡ），血管紧张素Ⅱ可在氨基肽酶和中性内肽酶（NEP）的作用下，生成七肽血管紧张素Ⅲ（AngⅢ）。在血管紧张素家族中，血管紧张素Ⅱ的生物活性最强。

血管紧张素Ⅱ对尿生成的调节包括直接作用于肾小管影响其重吸收功能、改变肾小球滤过率和间接通过血管升压素和醛固酮而影响尿的生成。血管紧张素Ⅱ可促进近端小管对$Na^+$的重吸收。在血管紧张素Ⅱ浓度较低时，它主要引起出球小动脉收缩。如当肾血流量非严重减少时，血管紧张素Ⅱ以低浓度释放，由于主要引起出球小动脉收缩，尽管此时肾血流量减少，但肾小球毛细血管血压不会明显降低，因此，肾小球滤过率变化不大。在血管紧张素Ⅱ浓度较高时，会引起入球小动脉的强烈收缩，则肾小球滤过率减小。如当肾血流量严重不足时，即机体循环血量严重不足时，为了维持脑等重要器官的供血，血管紧张素Ⅱ会大量释放，明显降低肾小球滤过率，以减少尿的生成，起到维持血容量的作用。肾素的分泌受多方面因素的调节：①入球小动脉的牵张感受器。当肾动脉灌注压降低时，入球小动脉壁受牵拉的程度减小，可刺激肾素释放；反之，当灌注压升高时则肾素释放减少。②致密斑能感受流经该处小管液中$Na^+$含量。当肾小球滤过率减少或其他因素导致流经致密斑的小管液中$Na^+$量减少时，肾素释放增加；反之，通过致密斑$Na^+$量增加时，肾素释放减少。③肾交感神经兴奋时释放去甲肾上腺素，作用于球旁细胞，可直接刺激肾素释放。如急性失血，血容量减少，血压下降，可反射性兴奋肾交感神经，从而使肾素释放增加。④血液循环中的儿茶酚胺（肾上腺素和去甲肾上腺素）可刺激球旁细胞释放肾素，血管紧张素Ⅱ、血管升压素、心房钠尿肽、内皮素和NO则可抑制肾素的释放。

（2）血$K^+$与血$Na^+$浓度：血$K^+$浓度升高与血$Na^+$浓度降低均可直接刺激肾上腺皮质球状带，使醛固酮分泌增多，醛固酮促进肾对$Na^+$的重吸收和对$K^+$的分泌，从而使血$K^+$与血$Na^+$浓度趋于正常；反之，则相反。肾上腺皮质球状带分泌醛固酮的功能对血$K^+$浓度的升高十分敏感，

每升血 $K^+$ 浓度仅升高 0.5%，即对醛固酮的分泌有刺激作用。而 $Na^+$ 浓度降低对醛固酮分泌的刺激作用较弱。这也说明醛固酮对维持人体内环境中 $K^+$ 平衡起着重要的作用。$K^+$ 具有维持人体细胞内液的渗透压、维持心肌舒张和心肌正常兴奋性等重要作用。但内环境中 $K^+$ 浓度升高也会产生严重的不良反应，如严重影响心脏的收缩。机体有多种方式应对内环境中 $K^+$ 浓度升高，醛固酮分泌增多是其中之一。

（四）心房钠尿肽

**心房钠尿肽（atrial natriuretic peptide，ANP）**是由心房肌细胞合成并释放的肽类激素。当心房壁受牵拉（如血量过多、头低足高位、中心静脉压升高和身体浸入水中等）时，可刺激心房肌细胞释放心房钠尿肽。心房钠尿肽对肾的作用主要有以下几个方面：①心房钠尿肽能使出入球小动脉舒张，使肾小球血流量增多，进而增加肾小球滤过率；②直接抑制集合管对 NaCl 的重吸收，因而水的重吸收也减少；③心房钠尿肽还可抑制肾素、醛固酮的分泌，从而抑制肾小管对 $Na^+$ 的重吸收。

**知识链接**

**饮食、内分泌、肾与高血压病**

目前，我国有2亿多人患高血压。我国居民饮食摄盐量是欧洲国家的2倍，而且高 $Na^+$ 低 $K^+$ 较明显。长期高 $Na^+$ 饮食可增加心和肾的负担，肾排 $Na^+$ 的能力存在明显的个体差异。当肾不能将体内过多的 $Na^+$ 排出体外时，$Na^+$ 在体内的堆积就会引发机体的损害。$K^+$ 可降低高血压，还可保护组织器官。

长期高钠饮食可使心血管系统中的血管紧张素Ⅱ增多，致心肌纤维化、血管平滑肌增生，引起心、血管损害及高血压。长期高钠饮食还可使血容量明显增多，体内产生一种被称为钠泵抑制因子的类固醇化合物，会影响平滑肌细胞膜上钠泵的功能，至细胞内 $Na^+$ 堆积，引发高血压。减少 $Na^+$ 的摄入，可同时降低收缩压和舒张压。慢性肾病患者血压会升高，与肾的排 $Na^+$ 能力降低致细胞外液增多密切相关，而限 $Na^+$ 饮食可明显降低慢性肾病患者的收缩压和舒张压。

为预防高血压和心脑血管损伤，世界卫生组织（World Health Organization, WHO）和美国饮食指南推荐，成人钠和钾的日摄入量分别为 5g 和 4.7g，即 Na/K 比值约为 1。

# 第6节 血浆清除率

## 一、血浆清除率的测定方法

（一）血浆清除率的概念

**血浆清除率（plasma clearance）**是评价肾对某物质排除功能的一项重要指标。肾对某物质的清除能力，不能只看单位时间内肾对该物质的排除量，还应将血浆中该物质的浓度考虑在内。因为如果该物质在血浆中的浓度很高，而肾对其清除能力较差，但单位时间内也能排除相当的量；相反，如果该物质在血浆中的浓度很低，即使肾对其清除能力很强，单位时间内肾的排除量也并不高。血浆清除率是指两肾在 1min 内能将多少毫升血浆中所含的某种物质完全清除出去，这个被完全清除的物质占血浆的毫升数，即血浆清除率相当于在单位时间内肾能将多少毫升血浆中所含的某物质完全清除出体外，或指单位时间内肾排出某一物质的总量与血浆中该物质浓度的比值。

（二）血浆清除率的测定

由于肾对各种物质的排出是通过肾小球滤过、肾小管与集合管重吸收和肾小管与集合管分泌完成的，而各种物质的重吸收量和分泌量也不尽相同，故不同物质的清除率是不同的。因为尿中的物质全部来源于血浆，即肾小球滤过和肾小管分泌，该物质如果可经肾完全排出，则可列出如下关系式：

该物质在尿中的量＝该物质在血浆中的量

计算该物质在尿中的量，需要测定该物质在尿中的浓度和单位时间的尿量；计算该物质在血浆中的量，需要测定该物质在血浆中的浓度和该物质占血浆的毫升数，后者就是该物质的血浆清除率。因此，计算某种物质的清除率（$C$，ml/min），需要测定三个数值：①尿中该物质的浓度（$U$，mg/100ml）；②每分钟尿量（$V$，ml/min）；③血浆中该物质的浓度（$P$，mg/100ml）。因为尿中的物质均来自血浆，所以

$$U\times V=C\times P$$

$$C=\frac{U\times V}{P}$$

## 二、测定血浆清除率的意义

（一）测定肾小球滤过率

肾小球滤过率是评价肾功能的重要指标之一。测定肾小球滤过率时，应选择一种可以从肾小球自由滤出，但肾小管对该物质既不重吸收也不分泌，那么该物质经尿排出的量全部来源于肾小球滤过，即该物质在单位时间内滤过的量正好相当于肾小球滤过的血浆容积。菊粉即符合这种条件，故菊粉清除率即相当于肾小球滤过率。给被测者静脉滴注一定量菊粉，保持菊粉在血浆中的浓度恒定。如测得血浆中菊粉浓度（$P$）为 1mg/100ml，尿量（$V$）为 1ml/min，尿中菊粉浓度（$U$）125mg/100ml，将三个数值代入上式可算出菊粉清除率（$C$）为：

$$C=\frac{U\times V}{P}=\frac{125\text{mg/100ml}\times 1\text{ml/min}}{1\text{mg/100ml}}=125\text{ml/min}$$

所以肾小球滤过率为 125ml/min。

（二）测定肾血流量

如果血浆在流经肾后，肾静脉血中某种物质的浓度接近于零，则表示血浆中该物质经肾小球滤过、肾小管和集合管重吸收及分泌后，从血浆中全部被清除，因此该物质在尿中的排出量应等于每分钟肾血浆中的含量。这种物质的血浆清除率应与肾血浆流量基本相等。碘锐特或对氨基马尿酸即符合这种条件。因此，碘锐特或对氨基马尿酸的血浆清除率可用来代表每分钟肾血浆流量。经测算约为 660ml/min。根据肾血浆流量和血细胞比容，还可计算出肾血流量约为 1200ml/min。

（三）推测肾小管的功能

通过对各种物质血浆清除率的测定，可推测哪些物质能被肾小管净重吸收，哪些物质能被肾小管净分泌，从而推论肾小管对不同物质的转运功能。例如，在正常血糖浓度情况下，葡萄糖可自由通过肾小球滤过，但其清除率接近于零，表明葡萄糖可全部被肾小管重吸收。尿素清除率小

于肾小球滤过率，表明它被滤过之后，又部分被肾小管和集合管重吸收。假如某一物质的清除率小于肾小球滤过率，该物质一定在肾小管被重吸收，但不能排除该物质也被肾小管分泌的可能性，因为当重吸收量大于分泌量时，其清除率仍可小于肾小球滤过率；如果某种物质的清除率大于肾小球滤过率，则表明肾小管必定能分泌该物质，但不能排除该物质也被肾小管重吸收的可能性，因为当其分泌量大于重吸收量时，清除率仍可高于肾小球滤过率（图 8-23）。

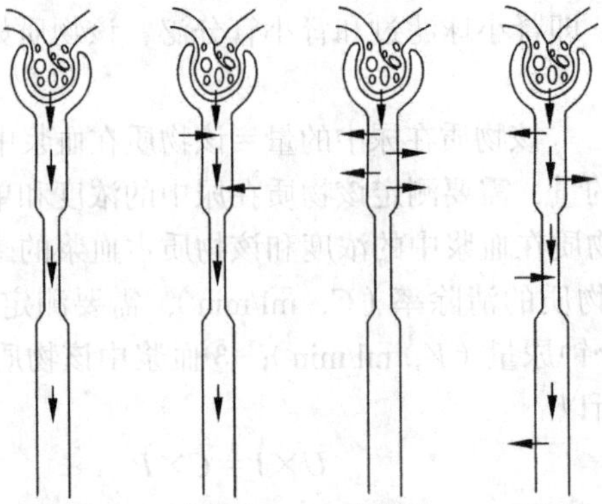


图 8-23 肾对不同物质清除情况及其血浆清除率示意图

# 第 7 节 尿的排放

尿液是连续不断地由肾小球滤过、经肾小管和集合管重吸收及分泌，由集合管进入肾盏、肾盂，经输尿管进入膀胱。尿液在膀胱内储存达一定量时，即可引起反射性**排尿（micturition）**，尿液遂经尿道排出体外。

正常人尿量一般为 1000～2000ml/d，平均 1500ml/d。如长期保持在 2500ml/d 以上称为多尿；每天在 100～500ml/d，称为少尿；少于 100ml/d 称为无尿。肾的排泄物溶解于尿液中并随尿排出体外，如每天尿量不足 500ml，排泄物无法全部排出体外而在体内积聚，将使机体正常功能受到严重影响。

新鲜尿液呈淡黄色，其深浅程度与尿量呈反比关系。尿的颜色常受药物影响。在某些病理情况下，如尿中含有一定数量的红细胞或血红蛋白时，尿液呈红色，称为血尿或血红蛋白尿。尿中有大量淋巴液或大量白细胞时，尿液呈乳白色。

尿液的主要成分是水，占 95%～97%，其余是溶解于其中的固体物质，固体物以电解质和非蛋白性含氮物质为主。正常尿相对密度亦与尿量成反比关系，一般在 1.015～1.025 之间，随机体缺水的程度和尿量的多少，尿相对密度可有很大的变动。正常尿液一般呈弱酸性，pH 在 5.7～7.0 之间，最大变动范围在 4.5～8.0 之间。尿的酸碱度主要取决于食物的成分，荤素杂食者，由于蛋白质分解产生的硫酸盐、磷酸盐等酸性物质经肾排出，故尿呈酸性。素食者由于植物所含有机酸均可在体内氧化，产生的酸性物质较少，而排出的碱基较多，故尿呈弱碱性。

## 一、膀胱与尿道的神经支配

终尿经肾盂、输尿管被运送到膀胱储存，当膀胱内尿液充盈到一定程度，才会引起排尿。因此排尿是间歇性的。

**膀胱逼尿肌（detrusor muscle）**和**内括约肌（internal sphincter）**受副交感神经和交感神经的双重支配（图 8-24）。副交感神经节前神经元的胞体位于脊髓第 2～4 骶段，节前纤维行走于**盆神经（pelvic nerve）**中，节后纤维分布于膀胱逼尿肌和内括约肌，盆神经兴奋可使逼尿肌收缩，尿道内括约肌松弛，促进排尿。支配膀胱的交感神经起自腰段脊髓，经腹下神经到达膀胱。刺激交感神经可使膀胱逼尿肌松弛，内括约肌收缩，抑制排尿。阴部神经支配尿道外括约肌，属于躯体运动神经，故可受意识控制。阴部神经兴奋时，外括约肌收缩；反之，外括约肌舒张。

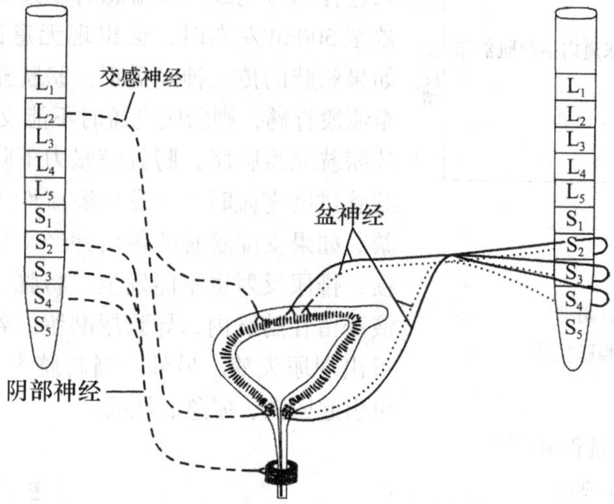


图 8-24 膀胱和尿道的神经支配

## 二、排尿反射

排尿是一个反射过程，称为**排尿反射（micturition reflex）**。排尿反射是一种脊髓反射，但脑的高级中枢可抑制或加强其反射过程，故正常机体的排尿过程受意识控制。当膀胱内无尿时，膀胱内压为零，当膀胱内尿液在 300～400ml 时，膀胱内压明显升高，在此基础上，尿量稍有增加就会引起膀胱内压迅速升高（图 8-25）。

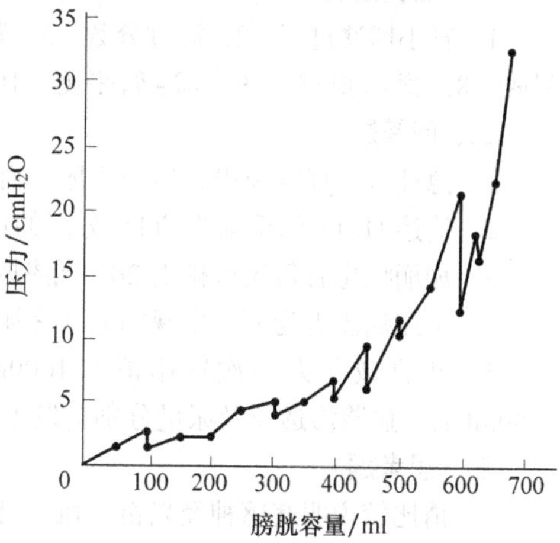


图 8-25 人膀胱容量与压力的关系

当膀胱内尿量达到一定充盈度（400～500ml）时，膀胱壁上，特别是后尿道的感受器受牵张刺激而兴奋，冲动沿盆神经传入纤维传至脊髓骶段的排尿反射初级中枢，同时，冲动也上传到脑干和大脑皮质的排尿反射高位中枢，并产生尿意。高位中枢可发出强烈抑制或兴奋冲动控制骶髓初级排尿中枢。

在发生排尿反射时，骶段脊髓排尿中枢的传出信号经盆神经传出，引起逼尿肌收缩，尿道内括约肌舒张，于是尿液被压向后尿道。进入后尿道的尿液又刺激尿道的感受器，冲动沿传入神经再次传至骶段脊髓排尿中枢，进一步加强其活动，这是一个正反馈过程，使逼尿肌收缩更强，尿道外括约肌开放，于是尿液被强大的膀胱内压（可高达 150$cmH_2O$（14.7kPa））驱出。这一正反馈过程可反复进行，直至膀胱内的尿液被排完为止。若膀胱充盈后引起尿意，而条件不许可排尿时，人可有意识地通过高级中枢的活动来抑制排尿。随

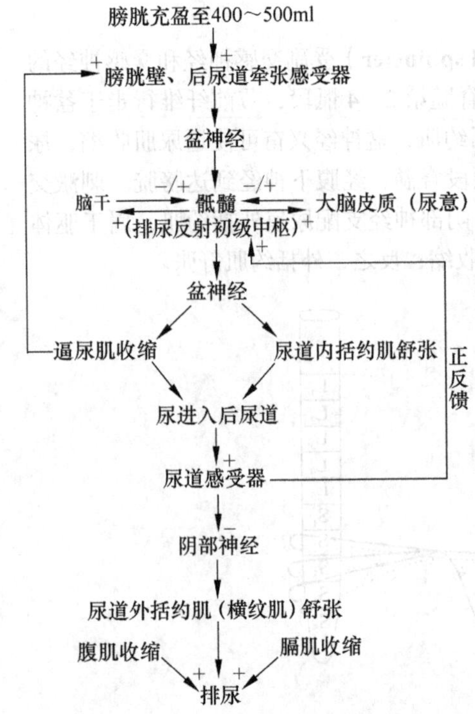


图 8-26　排尿反射过程示意图

+：兴奋；－：抑制

着膀胱的进一步充盈，引起排尿的上传入信号越来越强烈，尿意也越来越强烈（图 8-26）。

如前所述，排尿是一个反射过程，但受高位中枢的随意控制。如果排尿反射弧的任何一个部位受损，或骶段脊髓排尿中枢与高位中枢失去联系，都将导致排尿异常。例如截瘫患者因脊髓损伤，膀胱及尿道的压力感受信号不能上传至高级中枢，但排尿反射弧仍然存在，排尿过程仍可完成。截瘫患者度过脊休克期后，当膀胱充盈至 500ml 左右时，会出现无意识排尿，称为尿失禁。如果膀胱的传入神经受损，膀胱充盈的传入信号不能传至骶段脊髓，则膀胱充盈时不能反射性地引起张力增加，故膀胱充盈膨胀，膀胱壁张力下降，称无张力膀胱。当膀胱过度充盈时，可发生溢流性滴流，称为溢流性尿失禁。如果支配膀胱的传出神经（盆神经）或骶段脊髓受损，排尿反射也不能发生，膀胱变得松弛扩张，大量尿液滞留在膀胱内，导致尿潴留。若高位脊髓受损，此时可出现尿失禁。另外，当膀胱炎症或受到机械刺激时，可引起尿频、尿急、尿痛。

（包头医学院　陈晓东）

## 复习思考题

一、名词解释

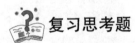

1．肾小球滤过率　2．滤过分数　3．肾糖阈　4．尿浓缩　5．尿稀释　6．渗透性利尿　7．水利尿　8．管-球反馈　9．球-管平衡　10．血浆清除率

二、问答题

1．急性肾小球肾炎患者出现少尿、血尿、蛋白尿和浮肿，请分析其发生机制。

2．简述 $HCO_3^-$ 的重吸收和 $H^+$ 分泌的过程及其生理意义。

3．尿崩症患者每天可排出 20L 低渗尿，请分析其机制。

4．糖尿病患者为何会出现糖尿和多尿？

5．正常成年人一次饮用清水 1000ml、饮用生理盐水 1000ml 或快速静脉输入生理盐水 1000ml 后，血浆渗透压及尿量分别会发生什么变化？为什么？

三、思考题

1．请比较说明交感神经兴奋、血管升压素、醛固酮对肾尿生成影响的机制及意义。

2．因呕吐、腹泻、大量出汗引起体液大量丢失时，对尿量有何影响？为什么？

# 第 9 章　神经系统

**重点内容**

神经纤维兴奋传导的特征；化学性突触传递过程；外周神经递质及其受体；反射中枢内兴奋传递的特征；中枢抑制；丘脑感觉投射系统；内脏痛与牵涉痛；脊休克；牵张反射；去大脑僵直；小脑的功能；运动传导通路；交感神经和副交感神经的主要功能；自主神经功能活动的特点；脊髓、脑干对内脏活动的调节；正常脑电图基本波型及其生理意义；觉醒与睡眠；睡眠的时相。

神经系统由**中枢神经系统**（**central nervous system**）和**周围神经系统**（**peripheral nervous system**）组成，前者包括脑和脊髓，后者则是与脑和脊髓相连的传入神经和传出神经。神经系统是人体内起主导作用的调节系统。通过神经系统的活动，使机体各器官、系统的功能活动互相联系、相互协调，并能对内、外环境的变化做出迅速而完善的调节，使机体适应内外环境的变化。神经系统除形成感觉、产生随意运动与自主神经活动外，还具有觉醒与睡眠、学习与记忆以及思维、语言等高级神经活动。

## 第 1 节　神经系统的基本组成与功能

神经系统主要由**神经元**（**neuron**）和**神经胶质细胞**（**glial cell**）组成。神经元即神经细胞，是神经系统的基本结构与功能单位，在神经反射形成中具有重要作用。神经胶质细胞数量巨大，种类较多，功能也复杂多样。

### 一、神经元与神经纤维

#### （一）神经元的基本结构与功能

人类中枢神经系统中约含 $10^{11}$ 个神经元，神经元的基本结构与一般细胞相似，细胞浆中除含有线粒体、高尔基体等多种细胞器外，还含有特有的**尼氏体**（**Nissl bodies**）和神经原纤维。不同类别的神经元形态与功能多种多样，但结构上大致都包括胞体和突起两部分，突起又分**树突**（**dendrite**）和**轴突**（**axon**）。树突较短且有多个；轴突较长，但一般只有一个（图 9-1）。轴突由胞体发出的部位称为**轴丘**（**axon hillock**），其起始部位称为**始段**（**initial segment**），离开胞体若干距离后便获得髓鞘，成为**神经纤维**（**nerve fiber**）。神经纤维分为有髓纤维与无髓纤维两种。中枢神经系统内髓鞘由少突胶质细胞形

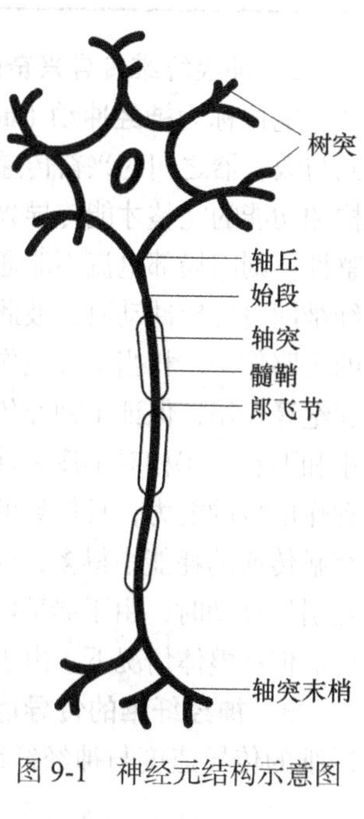

图 9-1　神经元结构示意图

成，在周围神经系统内髓鞘则由施万细胞形成。轴突末端常分成小支并膨大呈球状，称**突触小体**（**synaptic knob**）。

神经元的主要功能是接受、整合和传递信息。通常是分布在神经元胞体和树突膜上的受体接受来自机体内、外环境变化的刺激，经过胞体对接受的信息进行分析、整合，轴突始段是产生动作电位的部位，再经过神经纤维传导兴奋到神经末梢，通过突触释放神经递质并将信息传递给另一个神经元或效应细胞，对机体组织、器官的生理活动产生调节和控制效应。另外，有些神经元还能分泌激素，通过神经体液调节机制影响组织、器官活动。

（二）神经纤维及其兴奋传导

**1. 神经纤维的分类** 根据髓鞘的分布可分为有髓神经纤维和无髓神经纤维；根据兴奋传导方向可分为传入纤维和传出纤维；根据神经末梢释放的神经递质可分为胆碱能纤维、肾上腺素能纤维等。神经纤维既分布于中枢，又分布于外周。周围神经纤维根据其兴奋传导速度的差异常被分为A、B、C三类，根据纤维的直径和来源的不同又可分为Ⅰ（包括$Ⅰ_a$和$Ⅰ_b$）、Ⅱ、Ⅲ、Ⅳ四类。前一种分类法多用于传出纤维，后一种分类法则常用于传入纤维（表9-1）。

**表9-1 神经纤维的分类**

| 按电生理特性分类 | 功能 | 纤维直径/μm | 传导速度/（m/s） | 按直径和来源分类 |
|---|---|---|---|---|
| A（有髓） | | | | |
| α | 本体感觉、躯体运动 | 13～22 | 70～120 | $Ⅰ_a$、$Ⅰ_b$ |
| β | 触-压觉 | 8～13 | 30～70 | Ⅱ |
| γ | 支配梭内肌 | 4～8 | 15～30 | |
| δ | 痛、温、触-压觉 | 1～4 | 12～30 | Ⅲ |
| B（有髓） | 自主神经节前纤维 | 1～3 | 3～15 | |
| C（无髓） | | | | |
| 后根 | 痛、温、触-压觉 | 0.4～1.2 | 0.6～2.0 | Ⅳ |
| 交感 | 交感神经节后纤维 | 0.3～1.3 | 0.7～2.3 | |

**2. 神经纤维传导兴奋的特征** 神经纤维的主要功能是传导兴奋。在神经纤维上传导的兴奋或动作电位称为**神经冲动**（**nerve impulse**）。神经纤维通过神经冲动的传导，完成神经元之间及神经元与效应器之间的兴奋传递。神经纤维传导兴奋具有以下特征：①完整性。神经纤维必须保证其结构和功能的完整才能传导兴奋，如果神经纤维被切断或局部受麻醉药、低温等因素作用而丧失了完整性，则因局部电流不能通过断口或麻醉区而发生传导阻滞。②绝缘性。一条神经干中的多条神经纤维同时传导冲动时，彼此基本上互不干扰，表现为传导的绝缘性。这主要是由于细胞外液对电流的短路作用，相当于接地作用，因而局部电流在一条纤维上构成回路，加上各纤维上都有一层髓鞘起绝缘作用，保证了神经传导的绝缘性。③不衰减性。神经纤维传导的动作电位可保持其原来的大小和形状。④相对不疲劳性。神经纤维在连续被电刺激数小时至十几小时情况下，仍能保持其传导动作电位的能力，且传导的动作电位可保持其原来的大小和形状。由于神经冲动传导耗能极少，比突触传递的耗能小得多，因此神经传导具有相对不疲劳性。⑤双向性。人工刺激神经纤维的任何一点引发冲动时，由于局部电流可在刺激点的两端发生，因此冲动可向两端传导，表现为传导的双向性。但在整体情况下，由于神经冲动往往由树突或胞体向轴突方向传导，常表现为单方向的传导。

**3. 神经纤维的传导速度** 应用电生理方法可以精确地测定各种神经纤维的传导速度。神经纤维的传导速度与神经纤维的直径大小、有无髓鞘、温度等因素有关。神经纤维的直径越大，局部电流越大，传导速度也越快。有髓纤维的传导速度与直径的关系为：传导速度（m/s）≈6× 直径（μm）。有髓纤维的直径是指包括轴索与髓鞘在一起的总直径。神经冲动在有髓纤维上的传导为跳跃式传导，其传导速度比无髓纤维快。直径相同的恒温动物与变温动物的有髓纤维其传导速度也不相同，如猫的 A 类纤维的传导速度为 100m/s，而蛙的 A 类纤维只有 40m/s。神经纤维的传导速度与温度有关，温度降低则传导速度减慢。当周围神经发生病变时传导速度减慢，如多发性硬化，可出现髓鞘脱失，神经传导速度减慢甚至出现传导阻滞。因此，测定传导速度有助于诊断神经纤维疾患和评估神经损伤后的恢复情况。

### （三）神经元的轴浆运输

实验发现，用放射性核素标记的氨基酸注射到蛛网膜下腔中，可以见到注射物质首先被神经元的胞体摄取并在胞体内出现，然后依次出现在轴突近端和远端轴浆内。此现象表明神经元内轴浆可以流动。轴突内轴浆运输物质的过程称为**轴浆运输**（**axoplasmic transport**）。轴浆流动是双向的，轴浆由胞体流向轴突末梢，称为**顺向轴浆运输**（**anterograde axoplasmic transport**）；相反，轴浆由轴突末梢反向流向胞体，称为**逆向轴浆运输**（**retrograde axoplasmic transport**）。

**1. 顺向轴浆运输** 顺向轴浆运输将胞体内合成的蛋白质如神经递质、受体等物质运输至轴突末梢。根据轴浆运输速度的快慢可分两类：一类是快速轴浆运输，是指具有膜的细胞器如线粒体、递质囊泡、分泌颗粒等的运输，在猴、猫等动物的坐骨神经内，其运输速度为 410mm/d。其机制是通过一种被称为**驱动蛋白**（**kinesin**）的运动而实现的。驱动蛋白类似于**肌球蛋白**（**myosin**），由两个头部和一个尾部构成。头部含有 ATP 酶活性，并能与微管上的**微管结合蛋白**（**microtubul-associated proteins**）相结合；尾部可与被运输的细胞器相结合。微管的结构与肌动蛋白相似，含有与驱动蛋白的结合位点。当驱动蛋白的一个头部与微管形成横桥时，ATP 酶可分解 ATP，释放的能量使横桥摆动；另一个头部可结合微管的下一个结合位点，如此反复，推动囊泡等有膜细胞器沿着微管向前推移。另一类为慢速轴浆运输，是指由胞体合成的蛋白质所构成的微管和微丝等结构不断向前延伸，其他轴浆的可溶性成分也随之向前运输，其速度为 1～12mm/d。

**2. 逆向轴浆运输** 逆向轴浆运输速度约为 205mm/d，它可能是通过另一种蛋白分子**胞浆动力蛋白**（**cytoplasmic dynein**）运动实现的。逆向轴浆运输，一方面可将神经末梢摄取的物质，如神经生长因子等运输至胞体，调节胞体活动；另一方面可能起着反馈控制胞体合成蛋白质的作用。破伤风毒素、狂犬病病毒可利用逆向轴浆流动由外周向中枢神经系统转运。运用辣根过氧化物酶（HRP）显色方法进行脑的形态学研究，其原理也是因为 HRP 能被轴突末梢摄取，并通过逆向轴浆流动转运到神经元的胞体。

**知识链接**

#### 狂犬病

狂犬病又称恐水症，是由狂犬病病毒感染人引起的人狂犬病，表现为急性、进行性、几乎不可逆转的脑脊髓炎，临床出现为特有的恐水、怕风、兴奋、咽肌痉挛、流涎、进行性瘫痪，最后因呼吸、循环衰竭而死亡。狂犬病是迄今为止人类病死率最高的急性传染病，一旦发病，病死率高达 100%。全球有 87 个国家和地区有狂犬病发生，但主要分布在亚洲、非洲和拉丁美洲等发展中国家。野生动物是狂犬病病毒的主要宿主。患狂犬病的犬是人感染狂犬病的主要传染源，其次是猫，野生动物中的狼、狐狸等也能传播本病。人狂犬病基本上是因为被唾液中含病毒的狂犬病动物咬伤而感染。

### （四）神经元的营养性作用

神经对其所支配的组织，一方面是通过末梢突触前膜释放神经递质，作用于突触后膜受体，改变所支配组织的功能活动，发挥功能性的调节作用；另一方面，神经还能通过末梢经常性释放神经营养因子，持续影响所支配组织的形态结构、生理和生化等代谢活动，发挥神经的营养性作用。例如，实验中若切断运动神经后，肌肉内糖原合成减慢、蛋白质分解加速，肌肉逐渐萎缩；受损神经缝合、再生后，肌肉内糖原合成加速、蛋白质分解减慢而合成加快，肌肉逐渐恢复。脊髓灰质炎患者的脊髓前角运动神经元因病变而丧失功能，其所支配的肌肉便发生萎缩。神经的营养性作用与神经冲动无关。因为用局部麻醉药阻断神经冲动的传导，并不能使所支配的肌肉发生内在代谢变化。目前认为，营养性作用是由于末梢经常释放某些营养性因子，作用于所支配的组织而完成的。营养性因子可借轴浆流动由神经元细胞体流向末梢，而后由末梢释放到所支配的组织中。

神经元可通过营养性作用维持所支配组织的正常代谢和功能，反过来，组织也可产生**神经营养因子（neurotrophic factor）**作用于神经元，以维持神经的正常功能。神经营养因子主要是由星形胶质细胞和神经所支配的组织产生。目前已发现多种神经营养因子，主要有神经生长因子、脑源性神经营养因子、神经营养因子等。这些因子通过神经末梢摄取，经逆向轴浆运输至胞体，促进胞体合成相关的蛋白质，对神经元的功能起调节作用。神经营养因子还参与神经系统的发育过程，对防止神经细胞凋亡、促进损伤后神经元的再生具有积极作用，有可能成为治疗帕金森病、阿尔茨海默病等神经退行性疾病的药物。

## 二、神经胶质细胞

神经胶质细胞简称**胶质细胞（glial cell）**，广泛分布于中枢和周围神经系统，其数量为 $(1\sim5)\times10^{12}$，是神经元数量的10～50倍。胶质细胞分为中枢神经系统胶质细胞和周围神经系统胶质细胞。中枢神经系统胶质细胞主要有星形胶质细胞、少突胶质细胞、小胶质细胞、室管膜细胞和脉络丛上皮细胞等，周围神经系统的胶质细胞主要有施万细胞和神经节内的卫星细胞等。

### （一）神经胶质细胞的一般特征

神经胶质细胞具有突起，但突起没有树突和轴突之分，也没有传导神经冲动的功能。胶质细胞膜内外存在电位差，但不能产生动作电位。另外，细胞之间普遍存在缝隙连接，但不形成化学性突触。胶质细胞能产生多种神经活性物质，如神经递质、血管紧张素原及多种神经营养因子等，胶质细胞膜上也存在多种神经递质受体。

### （二）神经胶质细胞的功能

传统的观念认为，神经胶质细胞只是神经组织的间质成分，现在大量的研究证明，神经胶质细胞具有多方面的重要功能。

**1. 支持、绝缘和屏障作用** 大量星形胶质细胞以其突起填充在神经元胞体及突起之间，对神经元起支持作用。少突胶质细胞可形成神经纤维髓鞘，起一定的绝缘作用。另外，星形胶质细胞突起末端形成血管周足，参与构成血-脑屏障。

**2. 对神经元的营养性作用** 星形胶质细胞通过血管周足和突起连接毛细血管与神经元，起运输营养物质和排除代谢产物的作用。另外，星形胶质细胞还能产生大量神经营养因子，以维持神经元的生长、发育和功能的完整性。

**3. 维持细胞外的 $K^+$浓度稳态作用** 星形胶质细胞能维持神经元周围环境 $K^+$浓度的稳定性。当神经元兴奋，胞外间隙 $K^+$增加时，星形胶质细胞膜上的钠 - 钾泵活动可将细胞外过多的 $K^+$泵入胞内，并通过缝隙连接将其分散到其他神经胶质细胞，以维持细胞外适宜的 $K^+$浓度，保证神经元的电生理活动的正常进行。

**4. 参与神经递质的代谢作用** 星形胶质细胞能摄取神经元释放的谷氨酸和γ- 氨基丁酸，再转变为谷氨酰胺而转运到神经元内，从而消除氨基酸递质对神经元的持续作用，同时也为神经元合成氨基酸类递质提供前体物质。它还能摄取某些神经递质（如γ- 氨基丁酸等），调节细胞间隙中神经递质的浓度，有利于神经元的活动。

**5. 免疫应答作用** 星形胶质细胞可作为中枢神经系统内的抗原提呈细胞，其细胞膜上存在特异性的主要组织相容性复合物Ⅱ类蛋白分子，后者能与处理过的外来抗原结合，将其提呈给 T 淋巴细胞。

**6. 对神经发育和再生的作用** 在神经系统发育时期，星形胶质细胞具有引导神经元迁移的作用，使神经元到达预定区域并与其他细胞建立突触连接。脑和脊髓受伤时，星形胶质细胞则能依靠增生来充填缺损。少突胶质细胞髓鞘中则存在抑制神经生长的物质，如髓磷脂相关糖蛋白等，干扰这些抑制物质的产生可促进神经再生。中枢神经系统损伤时，小胶质细胞可转变为巨噬细胞，吞噬细胞碎屑及退化变性的髓鞘。

## 第 2 节 神经元间的信息传递

传递信息是神经元的最基本功能。神经元借助于神经递质、受体或局部电流，完成信息在神经元与神经元之间，以及神经元与效应器之间的传递，以此完成各种反射活动。**突触**（**synapse**）是指神经元之间相互接触的部位。神经元与效应器之间的连接部位也称为**接头**（**junction**）。

### 一、突触的结构与分类

根据信息传递介质不同，可将突触分为**化学性突触**（**chemical synapse**）和**电突触**（**electrical synapse**）。化学性突触是以化学物质（神经递质）为信息传递媒介，电突触是以离子电流为信息传递媒介。化学性突触一般由突触前膜、突触间隙和突触后膜三部分组成。根据突触前、后成分之间有无紧密的解剖学关系，化学性突触又可分为**定向突触**（**directed synapse**）和**非定向突触**（**non-directed synapse**）。前者末梢释放的递质仅作用于范围极为局限的突触后成分，如经典的突触和神经 - 骨骼肌接头；后者末梢释放的递质则扩散至距离较远的突触后成分，如神经 - 心肌接头或神经 - 平滑肌接头。

#### （一）定向突触

定向突触就是通常所说的突触或经典的化学性突触，是神经元之间最普遍的信息传递方式。在显微镜下可观察到，一个神经元的轴突末梢分成许多小支，每个小支末端膨大形成突触小体。突触小体与另一个神经元的胞体或突起的表面相接，构成突触。因此，突触是指神经元之间紧密接触并进行信息传递的部位。

经典的突触由突触前膜、突触后膜和突触间隙三部分组成（图 9-2）。轴突末梢的轴突膜称为**突触前膜**（**presynaptic membrane**），与突触前膜相对的胞体膜或树突膜则称为**突触后膜**（**postsynaptic membrane**），两膜之间为**突触间隙**（**synaptic cleft**）。突触前膜和后膜较一般的神经元膜稍增厚，约 75nm。突触间隙约 20nm，其间有黏多糖和糖蛋白。在突触前膜的轴浆内，含有大量的线粒体和突触小泡。小泡的直径为 20～80nm，内含神经递质。不同突触内含的突触小泡大小和形状不完全相同，所含的神经递质也不相同。突触后膜上含有相应的受体，递质可与特异性受体结合，引起突触后神经元活动兴奋或抑制。突触主要有四种类型，即轴突 - 胞体突触、轴突 - 树突突触、轴突 - 轴突突触和树突 - 树突突触（图 9-3）。

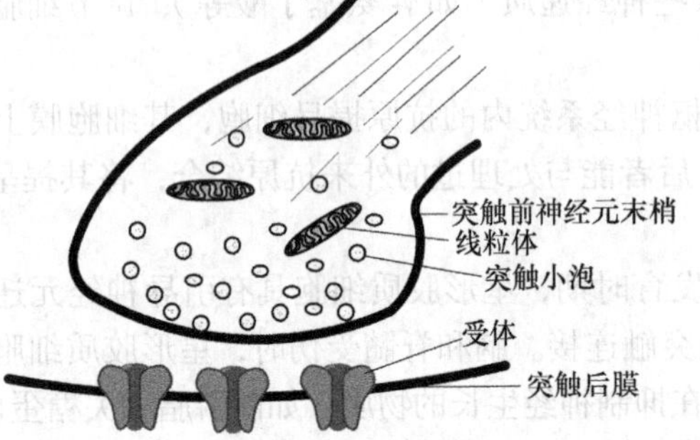

图 9-2　经典的化学性突触结构示意图

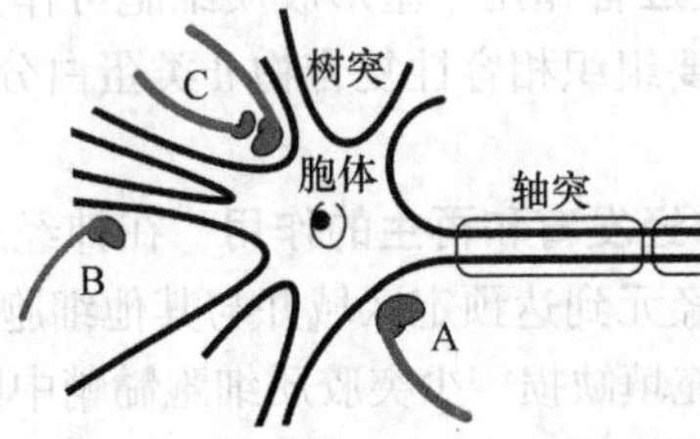

图 9-3　经典的化学性突触类型示意图

A：轴突 - 胞体突触；B：轴突 - 树突突触；C：轴突 - 轴突突触

（二）非定向突触

**曲张体（varicosity）**是非定向突触化学传递的结构基础。研究显示，交感神经肾上腺素能神经元所支配的平滑肌形成神经 - 平滑肌接头，神经元的轴突末梢有许多分支，在分支上形成串珠状膨大结构，该结构即为曲张体（图 9-4）。曲张体内含有大量的小泡，小泡内含有去甲肾上腺素。当神经冲动抵达曲张体时，递质从曲张体释放出来，通过弥散作用到达周围的效应器细胞，并与效应器细胞膜上的受体结合，从而产生生理效应。由于非定向突触的突触前膜和后膜之间没有紧密的解剖学关系，这种化学传递不同于经典的突触化学传递，因此也称为**非突触性化学传递（non-synaptic chemical transmission）**。

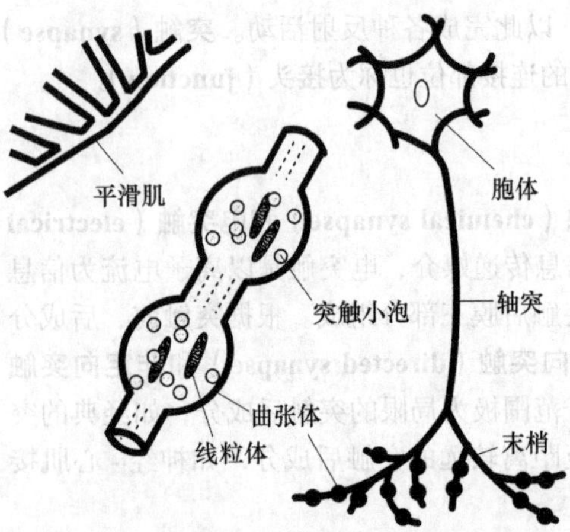

图 9-4　非定向突触传递示意图

非定向突触多见于自主神经与支配的心肌、平滑肌上。中枢神经系统内也存在此种传递方式。例如，大脑皮质内有直径很细的无髓去甲肾上腺素能纤维，其纤维分支上有许多曲张体。在黑质中，多巴胺能纤维末梢也有许多曲张体，并且绝大多数也进行非定向突触性化学传递。此外，中枢内 5- 羟色胺能纤维也能进行非定向突触性化学传递。由此看来，单胺类神经纤维都能进行非定向突触性化学传递。此外，非定向突触性化学传递也可发生在轴突末梢以外的部位，如轴突、树突膜等也可释放神经递质。

非定向突触性化学传递有以下特点：①不存在前膜与后膜一一对应的关系，一个曲张体释放的递质可影响较多的靶细胞；②曲张体与靶细胞之间有一定的距离，至少在 20nm 以上，递质弥散的距离远近不等，传递的时间较长且不相等；③递质能否发生传递效应取决于靶细胞上有无相应的受体。

（三）电突触

电突触是指通过电流完成神经元间的信息传递的特殊结构。这种连接部位的信息传递是一种电传递，与化学递质传递完全不同。电突触主要存在于无脊椎动物，在哺乳动物主要分布于脑内某些部位，主要发生在同类神经元之间，具有促进同步化活动的功能。

电突触的结构基础是**缝隙连接（gap junction）**。缝隙连接处相邻近的两细胞膜间的间隔为2～4nm，胞膜没有增厚，其胞质内无突触小泡存在（图9-5）。缝隙连接部位存在沟通两细胞胞浆的**连接蛋白（connexin）**，蛋白中心形成一个直径约为2nm的亲水性孔道。两细胞胞质内带电离子可通过这些通道而传递电信号。

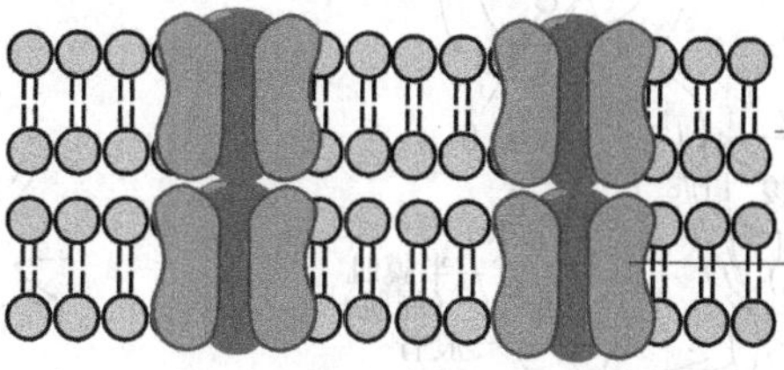

图9-5 细胞间缝隙连接示意图

电突触没有前膜和后膜之分，电信息可双向传导；电突触通道电阻低，传递速度快，几乎没有潜伏期。这些特点使电突触在神经元同步化活动中发挥重要作用。

## 二、经典化学性突触传递

（一）突触传递的一般过程

当突触前神经元的动作电位传到神经末梢时，突触前膜发生去极化，去极化到一定水平时，引起前膜上的电压门控$Ca^{2+}$通道开放，$Ca^{2+}$内流。$Ca^{2+}$的内流使突触前膜内含有递质的突触小泡前移，与突触前膜接触、融合，并以**出胞（exocytosis）**的方式将递质释放至突触间隙中；递质经过突触间隙的扩散与突触后膜上特异性受体或化学门控通道结合，引起突触后膜对某些离子的跨膜运动，使后膜发生一定程度的去极化或超极化，产生**突触后电位（postsynaptic potential, PSP）**，并引起突触后神经元活动的改变，完成化学性突触信号的传递。

在突触传递过程中，突触前膜的$Ca^{2+}$内流与神经递质释放有密切联系，如果减少细胞外$Ca^{2+}$浓度，递质释放受到抑制；增加细胞外$Ca^{2+}$的浓度则递质释放增加。一般认为，$Ca^{2+}$可降低轴浆的黏度，消除突触前膜内的负电位，有利于小泡的移动，以及小泡与突触前膜接触而发生融合。突触前膜上$Na^+$-$Ca^{2+}$交换体可以把流入轴浆内的$Ca^{2+}$重新转运到细胞外，从而恢复突触前末梢内$Ca^{2+}$浓度，使突触传递受到动作电位的精确控制。

（二）兴奋性和抑制性突触传递

突触后电位的变化决定突触传递是兴奋性突触传递还是抑制性突触传递。突触后电位分为兴奋性突触后电位和抑制性突触后电位。

**1. 兴奋性突触后电位** 突触前膜释放兴奋性递质，与突触后膜上受体结合，提高了突触后膜对$Na^+$和$K^+$的通透性，特别是$Na^+$的通透性，引起$Na^+$内流，使突触后膜发生局部去极化，这种局部去极化称为**兴奋性突触后电位（excitatory postsynaptic potential，EPSP）**。如图9-6所示，脊髓前角运动神经元接受肌梭的传入神经（$I_a$）投射而形成突触联系。将a记录微电极刺入运动神经元（伸肌）的胞体内，当电刺激肌梭传入纤维时，可观察到该运动神经元经过短暂的潜伏期后，在静息电位的基础上发生了去极化。EPSP经1～1.5ms达到高峰，然后逐渐衰减。EPSP使突触后神经元的兴奋性提高。EPSP的大小决定于突触前膜释放的兴奋性递质的数量，当突触前神经元传来神经冲动数量增加或参与活动的突触数目增多时，EPSP可发生时间总和（或）空间总和，当 EPSP 增大到阈电位水平时，便可在突触后神经元的轴丘处诱发动作电位，引起突触后神经元兴奋，继而把信息传递下去。

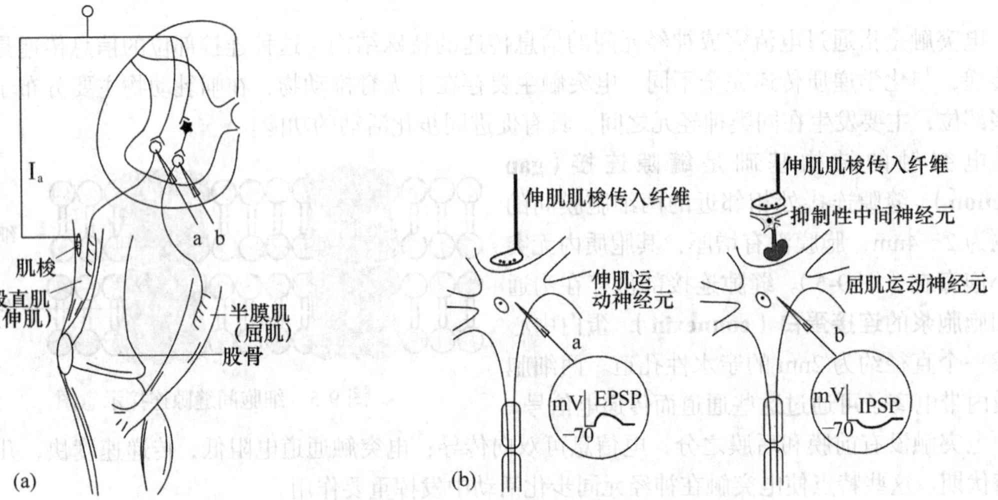


图 9-6　兴奋性突触后电位和抑制性突触后电位产生示意图

（a）图示股直肌（伸肌）、半膜肌（屈肌）与传入、传出神经的关系；

（b）EPSP 与 IPSP 的产生：EPSP 表示兴奋性突触后电位；IPSP 表示抑制性突触后电位

**2. 抑制性突触后电位**　突触前膜释放抑制性递质，与突触后膜受体结合后，可提高突触后膜对 $Cl^-$ 和 $K^+$ 通透性，尤其是 $Cl^-$，$Cl^-$ 的内流使突触后膜发生局部超极化，产生**抑制性突触后电位（inhibitory postsynaptic potential, IPSP）**。如图 9-6 所示，将 b 记录微电极刺入运动神经元（屈肌）的胞体内，电刺激肌梭传入纤维（$I_a$），在屈肌运动神经元可记录到神经元膜电位出现超极化，即 IPSP。这是因为来自肌梭的兴奋在兴奋伸肌运动神经元的同时，通过抑制性中间神经元抑制脊髓屈肌运动神经元。IPSP 的幅度随刺激强度增大而增大。产生 IPSP 的潜伏期较长，说明 $I_a$ 传入不能直接引起 IPSP，必须经过一个或几个中间神经元传递。IPSP 与 EPSP 在时程上相似，但使突触后神经元膜电位距离阈电位更远，因而更难发生动作电位，使突触后神经元兴奋性下降。

在中枢神经系统中，一个神经元常与其他多个神经元发生突触联系，可能同时有很多冲动集中于该神经元，在兴奋性突触处产生 EPSP，在抑制性突触处产生 IPSP，这个细胞的兴奋性变化最终决定于这些局部电位的总和。

### （三）影响突触传递的因素

突触传递的基本环节包括递质释放、与受体结合、递质清除等环节，因此，影响上述环节的因素都可以影响突触的传递。

**1. 影响递质释放的因素**　递质的释放量主要决定于进入神经末梢的 $Ca^{2+}$ 量，细胞外 $Ca^{2+}$ 浓度升高可使递质释放增多。到达末梢的动作电位的频率或幅度增加，也可使进入末梢的 $Ca^{2+}$ 量增加。此外，突触前膜上存在突触前受体（见后），可以调节前膜递质的释放量。破伤风毒素可阻碍递质释放，引起痉挛性麻痹。

**2. 影响递质清除的因素**　递质与受体结合产生生理效应后需要及时地清除。通常递质被突触前膜重新摄取或被酶降解清除。因此，凡能影响递质重新摄取和酶解代谢的因素也能影响突触传递。如前介绍，有机磷农药、新斯的明可抑制胆碱酯酶的活性，从而影响相应的突触传递。

**3. 影响受体的因素**　递质与受体的结合是突触信息传递的基础。因此，受体数量以及与递质亲和力的变化均可影响突触传递，干预递质与受体的结合也是临床上许多药物作用的机制。

（四）突触传递的可塑性

**可塑性（plasticity）**是指突触传递的功能可发生较长时间的增强和减弱。在中枢神经系统中，突触传递的可塑性是脑学习与记忆等高级活动的基础。突触的可塑性主要有以下几种形式。

**1. 强直后增强** 突触前末梢接受强直刺激后，突触后电位发生明显增强的现象称为**强直后增强（posttetanic potentiation, PTP）**。强直后增强的持续时间可长达60s，其机制是强直性刺激使突触前末梢内$Ca^{2+}$浓度持续升高，突触前膜释放的神经递质增多，导致突触后电位增强。

**2. 习惯化和敏感化** 当反复给予较温和的刺激时，突触对刺激的反应逐渐减弱甚至消失，这种可塑性称为**习惯化（habituation）**。习惯化是由于重复刺激使前膜$Ca^{2+}$通道逐渐失活，$Ca^{2+}$内流减少，导致神经递质释放减少。**敏感化（sensitization）**则是重复出现较强的刺激，尤其是伤害性刺激，通过激活腺苷酸环化酶，cAMP产生增多，使细胞内$Ca^{2+}$浓度升高，递质释放增多，导致突触对刺激的反应性增强。通常习惯化和敏感化都是短时程的，但有时也可持续长时程反应，可能由于有新蛋白的合成和突触结构的改变。

**3. 长时程增强和长时程抑制** **长时程增强（long-term potentiation，LTP）**是突触前神经元受到短时间的快速重复刺激后，在突触后神经元形成的持续时间较长的突触后电位的增强。实验发现，在海马的单突触传入通路上给予一短串强直刺激后，突触后电位幅度出现长达数天乃至数周的增强。LTP与PTP相类似，但又有所不同，LTP持续的时间比PTP长，是由突触后神经元（非突触前神经元）$Ca^{2+}$的大量内流、增加所引起的。**长时程抑制（long-term depression，LTD）**与LTP相反，是指突触传递效率的长时程降低。LTP和LTD被认为是突触可塑性的重要形式，并且与学习记忆存在着密切的关系。

**知识链接**

### 长时程增强的产生机制

1973年，Bliss和Lomo首先在麻醉兔海马结构的谷氨酸能突触上，描述了长时程增强。LTP现象可在中枢神经系统多个部位产生，但主要的研究工作多集中在海马等与学习记忆有关的脑区，因此LTP被认为是学习和记忆的细胞学基础。海马CA3区锥体细胞的Schaffer侧支与CA1区锥体细胞树突形成突触，突触前末梢释放谷氨酸递质，突触后神经元膜上存在谷氨酸的两种离子通道型受体，即NMDA和AMPA受体。当低频刺激Schaffer侧支，突触前末梢释放一定量谷氨酸递质，与CA1区神经元树突膜（突触后膜）中的AMPA受体结合，使$Na^+$内流，引发恒定的EPSP；但此时NMDA受体耦联的通道被$Mg^{2+}$阻塞而不能开放；当重复高频（100Hz）刺激时，谷氨酸大量释放，导致后膜去极化达到一定程度时，阻塞NMDA受体耦联通道的$Mg^{2+}$移出，此时谷氨酸与NMDA受体结合，使通道开放，$Ca^{2+}$和$Na^+$进入神经元，进入细胞的$Ca^{2+}$可激活$Ca^{2+}$-CaM依赖的蛋白激酶Ⅱ，进而使AMPA受体通道磷酸化而增加其电导，也可将存在于胞质中的AMPA受体转移到突触后膜上而增加其密度，使突触后电位增强，诱导LTP；另外还可能存在从突触后产生的逆行信使（可能是花生四烯酸和一氧化氮）作用于突触前神经元的反馈调节途径，导致谷氨酸的长时程量子释放，从而诱导LTP。

## 三、神经递质与受体

化学性突触传递是通过神经递质和特异性受体完成信息传递的。因此，神经递质和受体是化学性突触传递最重要的物质基础。

### （一）神经递质

**神经递质（neurotransmitter）**是指由突触前神经元合成并在末梢处释放，经突触间隙扩散，特异性地作用于突触后神经元或效应器细胞上的受体，从而完成信息传递功能的化学物质。

**1. 神经递质的鉴定标准** 神经细胞内活性物质很多，但并不都是神经递质。作为神经递质，应符合以下条件：①在突触前神经元内具有合成递质的前体物质和酶系统，能够合成该递质。②递质储存于突触小泡内，当兴奋冲动抵达神经末梢时，小泡内递质能释放入突触间隙。③递质通过突触间隙作用于突触后膜上的特异性受体并发挥生理作用。人工方法给予递质可引起相同的生理效应。④突触间隙或突触后存在使递质失活的酶或其他失活方式（重新摄取回收）。⑤用受体激动剂或受体阻断剂能加强或阻断递质的突触传递效应。

除上述神经递质外，神经系统内还存在一类物质如部分神经肽、细胞因子等，具有增强或减弱神经递质的功能，对神经信息传递具有调节作用，这类物质统称为**神经调质（neuromodulator）**。神经调质是神经元或神经胶质细胞产生的，其调制作用的持续时间较长、作用范围较大。由于递质在有些情况下可起调质的作用，调质也可起递质的作用，因此两者之间无明确界限。

**2. 递质的共存** 一个神经元内可存在两种或两种以上递质（包括调质），这种现象称为递质共存。例如，支配唾液腺的副交感神经末梢内含有乙酰胆碱和血管活性肠肽，前者刺激唾液的分泌，后者舒张血管，增加唾液腺的血液供应，两者共同作用的结果使唾液腺分泌的量大为增加。在高等动物的交感神经节发育过程中，去甲肾上腺素和乙酰胆碱可以共存。肽类递质可能都是与其他递质共存的。递质共存的生理意义在于协调某些生理过程。

**3. 递质的代谢** 递质的代谢是指递质的合成、储存、释放、失活、再摄取等过程。例如，ACh 是由胆碱和乙酰辅酶 A 在胞浆内经胆碱乙酰化酶的催化下合成，并在突触小泡内储存。当神经冲动抵达末梢，$Ca^{2+}$由膜外进入膜内，突触小泡出胞释放 ACh，进入突触间隙，与突触后膜特异性受体结合并发挥生理作用，随后被胆碱酯酶水解成胆碱和乙酸，这一过程称为失活。其中胆碱被重吸收回末梢，用于重新合成乙酰胆碱。去甲肾上腺素、多巴胺、5-羟色胺的合成都是在相关合成酶的作用下合成并储存于小泡内。待进入突触间隙并发挥生理作用后，大部分可被突触前膜再摄取加以重新利用，小部分可通过酶解失活。氨基酸类递质在发挥作用后，能被神经元和神经胶质细胞摄取而失活。肽类递质的失活主要是依靠酶的降解而失活。

**4. 递质的分类** 根据神经递质的化学性质，可将递质分为胆碱类、单胺类等，分类及主要递质见表 9-2。

**表 9-2 神经递质的分类及主要递质**

| 分类 | 主要递质 |
|---|---|
| 胆碱类 | 乙酰胆碱 |
| 胺类 | 肾上腺素、去甲肾上腺素、多巴胺、5-羟色胺 |
| 氨基酸类 | 谷氨酸、天冬氨酸、γ-氨基丁酸、甘氨酸 |
| 肽类 | 下丘脑调节性多肽、阿片肽、脑肠肽、血管紧张素Ⅱ、降钙素基因相关肽、神经肽 Y 等 |
| 嘌呤类 | 腺苷、ATP |
| 气体类 | 一氧化氮、一氧化碳 |
| 脂类 | 前列腺素、神经类固醇 |

（二）受体

**1. 受体的概念** 受体（**receptor**）是指细胞膜或细胞内能与某些化学物质（如递质、调质、激素等）发生特异性结合并引发生物学效应的蛋白质。神经递质通过与受体相结合发挥生理作用。递质与受体的结合是一种分子识别过程，分子空间结构的互补性是特异结合的主要因素。与神经递质结构类似的化学物质也可以与受体结合，能与受体结合并产生与递质相似生理效应的化学物质称为受体的**激动剂**（**agonist**）；反之，能与受体结合但不产生生物学效应，使递质不能发挥作用的化学物质称为受体的**拮抗剂**（**antagonist**），二者统称为**配体**（**ligand**）。受体与配体的结合具有结构特异性、饱和性和可逆性。

**2. 受体的分类** 受体通常是以相结合的配体进行分类与命名，如以ACh为配体的受体称胆碱能受体，以肾上腺素、去甲肾上腺素为配体的受体称肾上腺素能受体。同一配体可能有两种或两种以上的不同受体，例如ACh有烟碱型（N）和毒蕈碱型（M）两类受体；去甲肾上腺素有$\alpha$受体和$\beta$受体。有些受体还有不同的受体亚型（见后文）。同一配体与不同类型受体结合可产生不同的生物学效应。如ACh可以使骨骼肌兴奋，但对心肌则是抑制的。肾上腺素作用于皮肤黏膜血管上的$\alpha$受体使血管平滑肌收缩，作用于支气管平滑肌等$\beta_2$受体使其舒张。

根据受体后信号转导机制，突触后膜受体可分为**促离子型受体**（**ionotropic receptor**）和**促代谢型受体**（**metabotropic receptor**）两类。促离子型受体又称离子通道型受体，蛋白本身含有离子通道，当它们被相应的配体激活后，受体蛋白变构，导致离子通道的开放，离子跨膜流动而使膜电位发生变化。其作用迅速，在几毫秒之内即可完成。如烟碱受体和部分氨基酸受体。促代谢型受体又称G蛋白耦联受体，受体被激活后，须经G蛋白介导，通过激活细胞内腺苷酸环化酶或磷脂酶C，产生第二信使，激活相应蛋白激酶及蛋白磷酸化。如毒蕈碱受体、肾上腺素能受体等。

**3. 突触前受体** 受体通常存在于突触后膜，但也可存在于突触前膜。存在于突触前膜的受体称为**突触前受体**（**presynaptic receptor**）。突触前受体的主要作用是反馈调节神经末梢的递质释放。例如，肾上腺素能纤维末梢的突触前膜上存在$\alpha_2$型受体。当末梢释放的去甲肾上腺素在突触前膜处超过一定量时，即能与突触前膜$\alpha_2$受体结合，从而反馈抑制末梢释放去甲肾上腺素。临床上使用$\alpha_2$受体激动剂可乐定，可使神经末梢释放的去甲肾上腺素减少，从而达到治疗高血压的目的。

**4. 受体的调节** 突触后膜上的受体数量以及与配体结合的亲和力可随递质分泌发生变化。当递质分泌不足时，受体的数量将逐渐增加，亲和力也将逐渐升高，称为受体的**上调**（**up regulation**）。当递质分泌过多时，受体的数量将逐渐减少，亲和力也将逐渐降低，称为受体的**下调**（**down regulation**）。临床上增加药物剂量或停药时应考虑到受体的调节作用。

（三）主要的递质、受体系统

**1. 乙酰胆碱及其受体** 乙酰胆碱是最重要的神经递质之一。以ACh作为递质的神经元称为**胆碱能神经元**（**cholinergic neuron**）。胆碱能神经元在中枢分布极为广泛。如支配骨骼肌的脊髓前角运动神经元为胆碱能神经元；丘脑后部腹侧的特异感觉投射神经元为胆碱能神经元，它们和相应的皮质感觉区神经元形成的突触是以ACh为递质的；脑干网状结构上行激动系统的各个环节、纹状体、边缘系统的梨状区、杏仁核、海马等部位都含有ACh。以ACh作为递质的神经纤维，称为**胆碱能纤维**（**cholinergic fiber**）。在外周，胆碱能纤维包括所有自主神经节前纤维、大多数副交感节后纤维（少数释放肽类递质的纤维除外）、少数交感节后纤维（支配汗腺的交感神经和支配骨骼肌血管的交感舒血管神经），以及支配骨骼肌的运动神经纤维。

以 ACh 为配体的受体称为**胆碱能受体（cholinergic receptor）**。胆碱能受体包括**毒蕈碱型受体（muscarinic receptor, M 受体）**和**烟碱型受体（nicotinic receptor, N 受体）**两类，ACh 与不同类型的受体结合，产生不同的生物学效应。

M 受体广泛分布于副交感神经节后纤维支配的效应细胞、汗腺和骨骼肌血管平滑肌细胞膜上。当 ACh 与 M 受体结合后就产生一系列自主神经效应，包括心脏活动的抑制，支气管平滑肌、胃肠平滑肌、膀胱逼尿肌、虹膜环形肌的收缩，消化腺、汗腺分泌的增加，骨骼肌血管舒张等。从伞菌科植物中提取出的**毒蕈碱（muscarine）**可与此类受体结合，产生相似的效应，因此这类受体称为毒蕈碱型受体（M 受体），而 ACh 与 M 受体结合所产生的效应称为毒蕈碱样作用（M 样作用）。**阿托品（atropine）**是 M 型受体拮抗剂，可阻断 ACh 的 M 样作用。通过运用不同受体阻断剂研究，现已证明 M 型包括 $M_1$～$M_5$ 五种亚型，均为促代谢型受体。当 M 受体激活时，通过细胞内 cAMP、$IP_3$ 和 DG 等第二信使变化，引起 ACh 的 M 样作用。

N 受体存在于交感和副交感神经节神经元的突触后膜和神经肌肉接头的终板膜上。N 型受体是促离子型受体，当 ACh 与 N 受体结合后就产生兴奋性突触后电位和终板电位，导致节后神经元和骨骼肌的兴奋。从烟草叶中提取出的**烟碱（nicotine）**可与此类受体结合，产生相似的效应，因此这类受体称为烟碱型受体（N 受体），而 ACh 与之结合所产生的效应称为烟碱样作用（N 样作用）。烟碱样作用不能被阿托品阻断，但能被**筒箭毒碱（tubocurarine）**阻断。N 型受体可分出 $N_1$ 和 $N_2$ 两种亚型。神经节神经元突触后膜上的受体为 $N_1$ 受体，其特异性拮抗剂是六烃季铵；骨骼肌终板膜上的受体为 $N_2$ 受体，其特异性拮抗剂是十烃季铵。

**2. 单胺类递质及其受体** 单胺类递质包括去甲肾上腺素、肾上腺素、多巴胺、5-羟色胺和组胺。

（1）去甲肾上腺素和肾上腺素及其受体：去甲肾上腺素和肾上腺素都属于**儿茶酚胺（catecholamine）**。在中枢内，以肾上腺素为递质的神经元称为肾上腺素能神经元，其胞体主要分布在延髓。以去甲肾上腺素为递质的神经元称为去甲肾上腺素能神经元，其胞体主要位于低位脑干，尤其是中脑网状结构、脑桥的蓝斑及延髓网状结构的腹外侧部。按其纤维投射途径的不同，可分为三部分：上行部分、下行部分和支配低位脑干部分。上行部分的纤维投射到大脑皮质、边缘前脑和下丘脑；下行部分的纤维投射到脊髓背角的胶质区、侧角和前角；支配低位脑干部分的纤维，分布在低位脑干内部。大多数交感神经节后纤维释放的递质是去甲肾腺上素，称为**肾上腺素能纤维（adrenergic fiber）**。支配汗腺的交感神经和支配骨骼肌的交感舒血管纤维释放 ACh，因此属于胆碱能纤维。在外周，目前尚未发现以肾上腺素为递质的神经纤维。

肾上腺素能纤维其对效应器的作用既有兴奋性的，也有抑制性的。效应不同的机制是由于效应器细胞上的受体不同所导致。能与肾上腺素和去甲肾上腺素结合的受体称为**肾上腺素能受体（adrenergic receptor）**。肾上腺素能受体包括 α 型肾上腺素能受体（α 受体）和 β 型肾上腺素能受体（β 受体）。α 受体分为 $\alpha_1$ 和 $\alpha_2$ 两个亚型；β 受体又可分为 $\beta_1$、$\beta_2$ 和 $\beta_3$ 受体。肾上腺素能受体属于促代谢型受体。

在外周交感神经节后纤维支配的效应器上，肾上腺素能受体的分布不同，有的效应器仅有 α 受体，有的仅有 β 受体，有的 α 和 β 受体均有。例如，心肌主要存在 $\beta_1$ 受体；血管平滑肌有 α 和 $\beta_2$ 两种受体，但在皮肤、肾脏、胃肠等部位血管平滑肌主要是 α 受体，在骨骼肌、肝脏等部位血管平滑肌则以 β 受体为主。去甲肾上腺素对 α 受体的作用强，对 β 受体的作用较弱；肾上腺素对 α 和 β 受体的作用都很强；异丙肾上腺素主要对 β 受体有作用。去甲肾上腺素与 $\alpha_1$ 受体结合产生的平滑肌效应主要是兴奋性的，包括血管、子宫、虹膜辐射状肌收缩等；但也有抑制性的，如小肠舒张。去甲肾上腺素与 $\beta_2$ 受体结合后产生的平滑肌效应是抑制性的，包括血管、子宫、小肠、支气管舒张等；但与心肌 $\beta_1$ 受体结合的效应却是兴奋性的。$\beta_3$ 受体主要分布于脂肪组织，与脂肪分解有关。血液中存在的儿茶酚胺（由肾上腺髓质分泌）也可作用于 α 和 β 受体。

酚妥拉明对 $\alpha_1$ 和 $\alpha_2$ 受体均有阻断作用，但对 $\alpha_1$ 受体的作用比对 $\alpha_2$ 受体的作用大 3～5 倍。哌唑嗪可选择性阻断 $\alpha_1$ 受体，而育亨宾可选择性阻断 $\alpha_2$ 受体。$\alpha_2$ 受体主要存在于突触前膜上，临床上可用 $\alpha_2$ 受体激动剂可乐定，抑制交感神经末梢释放去甲肾上腺素以达到治疗高血压的目的。普萘洛尔可阻断 β 受体，包括 $\beta_1$ 和 $\beta_2$ 受体。阿替洛尔、心得宁等主要阻断心肌的 $\beta_1$ 受体，心得乐则可阻断支气管平滑肌 $\beta_2$ 受体。因此，临床伴有呼吸系统疾病的高血压患者，应使用阿替洛尔，以免发生支气管痉挛。

（2）多巴胺及其受体：**多巴胺（dopamine，DA）**递质系统主要存在于中枢神经系统，包括黑质 - 纹状体、中脑 - 边缘系统和结节 - 漏斗三部分。脑内的多巴胺主要由黑质产生，沿黑质 - 纹状体投射系统分布，在纹状体储存，其中以尾核含量最多。中脑 - 边缘系统的多巴胺能神经元位于中脑脚间核头端的背侧部位，其神经纤维投射到边缘前脑。结节 - 漏斗部分的多巴胺能神经元位于下丘脑弓状核，其神经纤维投射到正中隆起。多巴胺受体包括 $D_1$～$D_5$ 亚型，均为 G 蛋白耦联受体。多巴胺递质系统主要参与躯体运动、精神活动、垂体内分泌功能，以及心血管活动的调节。例如，帕金森病主要是黑质 DA 能神经元退变的结果；精神分裂症与脑内 DA 能系统功能增强有关。哌咪清能阻断多巴胺受体。

（3）5- 羟色胺及其受体：**5- 羟色胺（5-hydroxytryptamine，5-HT）**能神经元主要位于低位脑干中缝核内。其投射纤维包括上行部分、下行部分和支配低位脑干部分。上行部分的神经元位于中缝核上部，是脑内 5- 羟色胺主要部分，其神经纤维投射到纹状体、丘脑、下丘脑、边缘前脑和大脑皮质。下行部分的神经元位于中缝核下部，其神经纤维下达脊髓背角的胶质区、侧角和前角。支配低位脑干部分的纤维，分布在低位脑干内部。目前已知 5- 羟色胺有 $5\text{-HT}_1$～$5\text{-HT}_7$ 七种受体，$5\text{-HT}_1$、$5\text{-HT}_2$、$5\text{-HT}_5$ 等又有多种亚型。它们绝大多数是 G 蛋白耦联受体。5- 羟色胺及其受体主要参与精神、情绪活动。肉桂硫胺能阻断 5- 羟色胺受体。

（4）组胺及其受体：**组胺（histamine）**能神经元主要分布在下丘脑后部的结节乳头核，其纤维几乎到达中枢的所有部位，包括大脑皮质和脊髓。组胺有 $H_1$、$H_2$、$H_3$ 三种受体，广泛分布于中枢和外周神经系统内。多数 $H_3$ 受体为突触前受体，通过 G 蛋白介导，抑制组胺或其他递质的释放。组胺与 $H_1$ 受体结合后能激活磷脂酶 C，而与 $H_2$ 受体结合后则能提高细胞内 cAMP 浓度。组胺系统可能与觉醒、性行为、腺垂体激素的分泌、血压、痛觉等调节有关。

**3. 氨基酸类递质及其受体** 氨基酸类递质主要有**谷氨酸（glutamate）**、**甘氨酸（glycine）**和 **γ- 氨基丁酸（γ-aminobutyric acid, GABA）**。前者为兴奋性递质，后两者为抑制性递质。

谷氨酸在中枢分布广泛，在大脑皮质和脊髓背侧部分含量较高。谷氨酸受体包括促离子型受体和促代谢型受体。促离子型受体可以与多种配体结合。根据配体的不同，又可分为**红藻氨酸（kainate）**受体、**α- 氨基 -3- 羟基 -5- 甲基 -4- 异噁唑丙酸（α-amino-3-hydroxy-5-methyl-4-isoxazole propionate, AMPA）**受体和 **N- 甲基 -D- 门冬氨酸（N-methyl-D-aspartic acid, NMDA）**受体。前两者又称为非 NMDA 受体，受体激活时可引起 $Na^+$ 内流和 $K^+$ 外流；NMDA 受体激活时还可引起 $Ca^{2+}$ 内流。促代谢型受体包括多种不同的亚型，激活时可引起细胞内 cAMP、$IP_3$ 和 DG 水平的变化。

γ- 氨基丁酸在大脑皮质的浅层和小脑皮质的浦肯野细胞层含量较高，也存在于纹状体 - 黑质纤维中。GABA 受体包括促离子型受体（$GABA_A$ 受体）和促代谢型受体（$GABA_B$ 受体）两类。前者为 $Cl^-$ 通道，激活时增加 $Cl^-$ 内流，后者则通过升高 $IP_3$ 和 DG 水平增加 $K^+$ 电导。两者都可引起突触后膜超极化而产生抑制作用。荷包牡丹碱能阻断 $GABA_A$ 受体。

甘氨酸主要分布于脊髓和脑干中。脊髓闰绍细胞轴突末梢释放的递质为甘氨酸，对运动神经元起回返性抑制作用（图 9-7）。甘氨酸受体激活时 $Cl^-$ 通透性升高，造成超极化，出现抑制性突触后电位的反应。甘氨酸受体的拮抗剂是士的宁。

**4. 肽类递质及其受体** 中枢神经系统和外周神经系统中存在许多肽类物质，又称为**神经肽**（**neuropeptide**）。神经肽以递质、调质或激素等形式发挥作用。神经肽主要包括下丘脑调节肽、阿片肽、脑肠肽等几类。

（1）下丘脑调节肽和神经垂体肽：下丘脑内肽能神经元能分泌多种调节腺垂体活动的多肽，统称为**下丘脑调节肽**（**hypothalamic regulatory peptides，HRP**），如**促甲状腺激素释放激素**（**TRH**）、**促性腺激素释放激素**（**GnRH**）、生长抑素等。由于这些肽类物质是由神经细胞（也称神经内分泌细胞）分泌，因此称为**神经激素**（**neurohormone**）。这些肽类物质可在许多脑区发挥神经递质作用，参与感觉、运动和智能等活动。神经垂体肽包括视上核和室旁核神经元分泌的血管升压素和缩宫素，此外，视上核和室旁核神经元发出的轴突向脑干和脊髓投射，具有调节交感和副交感神经活动的作用，并能抑制痛觉。

（2）阿片肽：**阿片肽**（**opioid peptide**）是脑内具有吗啡样活性的多肽，包括**β-内啡肽**（**β-endorphin**）、**脑啡肽**（**enkephalin**）和**强啡肽**（**dynorphin**）三类。β-内啡肽主要分布于下丘脑、丘脑、脑干和腺垂体等处，主要起抑制性调节作用。脑啡肽包括甲硫氨酸脑啡肽（M-ENK）和亮氨酸脑啡肽（L-ENK）两种。脑啡肽在脑内和外周神经系统均有分布，在脊髓背角胶质区浓度很高，它可能是调节痛觉纤维传入活动的神经递质。强啡肽在中脑中央灰质、延髓头端腹侧和脊髓后角胶质区浓度较高。已确定的阿片肽受体有μ、κ和δ三种，均为G蛋白耦联受体，可降低cAMP水平。纳洛酮是μ受体的阻断剂。

（3）脑肠肽：**脑肠肽**（**brain-gut peptide**）是指在胃肠道和脑内双重分布的肽类递质，主要有**胆囊收缩素**（**CCK**）、**血管活性肠肽**（**VIP**）、胃泌素、P物质、神经降压素等。脑内CCK有四肽和八肽两种，其受体为$CCK_A$、$CCK_B$。CCK有抑制摄食行为的作用。许多胆碱能神经元中含有血管活性肠肽，它可能加强乙酰胆碱的作用。胃的容受性舒张可能也是由于迷走神经节后纤维释放血管活性肠肽递质而实现的。P物质可能是第一级感觉神经元释放的兴奋性递质，与痛觉传入活动有关。神经降压素在边缘系统中存在。

其他神经肽类还有血管紧张素Ⅱ、降钙素基因相关肽、神经肽Y等，参与中枢神经系统的活动。

**5. 嘌呤类及其受体** 嘌呤类递质主要有**腺苷**（**adenosine**）和ATP。腺苷是中枢神经系统内的一种抑制性递质，它有四种受体，分别是$A_1$、$A_{2A}$、$A_{2B}$、$A_3$，均为G蛋白耦联受体，$A_1$、$A_3$受体能降低cAMP水平，$A_{2A}$、$A_{2B}$受体可增加cAMP水平。ATP在体内也具有广泛的作用。与ATP结合的受体有P2Y、P2U、P2X和P2Z受体。前两者为G蛋白耦联受体，后两者为促离子型受体。

**6. 其他神经递质** 一氧化氮（NO）和一氧化碳（CO）都是小分子气态分子，都具有许多神经递质的特征。NO作用于鸟苷酸环化酶并提高其活力，从而引起生理作用。NO广泛参与多种神经功能活动，如学习记忆、感觉和运动功能调节等。CO作用与NO相似，也可激活鸟苷酸环化酶。近来发现$H_2S$也可作为神经递质参与神经功能活动。

# 第3节 反射中枢活动的一般规律

## 一、反射与反射中枢

### （一）反射

反射是指在中枢神经系统的参与下，机体对内外环境刺激的规律性应答，是神经调节的基本方式。反射弧是反射的结构基础，由感受器、传入神经、反射中枢、传出神经和效应器组成。反射分为非条件反射和条件反射，与非条件反射相比，条件反射使机体对各种环境具有更加完善的适应性。

（二）反射中枢

**反射中枢（reflex center）**是反射活动的中心环节，是指在中枢神经系统内，可调节某一特定生理功能的神经元群。反射中枢可接受来自感受器的传入冲动，并对传入信息进行整合处理，再通过传出神经将兴奋或抑制信息传出至效应器，以调节效应器的功能活动。

简单的反射中枢在中枢神经系统内空间范围较窄，例如膝跳反射的中枢在脊髓腰段，角膜反射的中枢在脑桥。对于某些复杂的生命活动，其反射中枢在中枢神经系统内范围较广，如调节呼吸运动的呼吸中枢分散在延髓、脑桥、下丘脑以及大脑皮质等部位。在整体情况下，反射活动发生时，感觉冲动传入脊髓或脑干反射中枢外，还有上行冲动传导至更高级中枢，进一步通过高级中枢的整合，再发出下行冲动来调整反射的传出冲动，使反射活动更具有适应性。因此，在反射发生时，既有初级水平的整合活动，也有较高级水平的整合活动。通过多级水平的整合，使反射活动具有更大的复杂性和适应性。

## 二、中枢神经元的联系方式

为了能够对机体功能和行为做出精确、复杂的调节，神经系统内神经元均呈现一定的空间排列。它们的联系方式多种多样，主要有以下几种。

**1. 单线式联系** 单线式联系（**single line connection**）是指一个神经元仅与一个神经元发生突触联系［图9-7（a）］。如视网膜中央凹处视锥细胞、双极细胞、神经节细胞之间为单线式联系，这种连接方式保证了信息传递的精确性。

**2. 辐散式联系** 辐散式联系（**divergent connection**）是指一个神经元通过轴突分支与多个神经元建立突触联系［图9-7（b）］。例如，脊髓的传入神经纤维进入中枢后，通过分支与本节段的中间神经元及传出神经元发生联系，还通过上升和下降的分支与其他脊髓节段的中间神经元发生突触联系。这种联系的意义是使一个神经元的兴奋可同时引起多个神经元的兴奋或抑制。此种联系方式在传入通路中较多见。

**3. 聚合式联系** 聚合式联系（**convergent connection**）是指多个神经元通过轴突末梢与同一个神经元发生突触联系［图9-7（c）］。例如，脊髓前角运动神经元可以同时接受来自后根的传入纤维、脊髓的中间神经元和高位中枢下行纤维的影响。这种联系的意义是使来自许多神经元的兴奋在某一神经元上汇总，也使来自许多不同神经元的兴奋和抑制在同一神经元上发生整合。这种联系方式在传出通路中较为多见。

**4. 链锁式联系** 链锁式联系（**chain connection**）是指一个神经元轴突的侧支兴奋另一神经元，后者再通过轴突侧支与其他神经元发生突触联系［图9-7（d）］。这种联系的意义是使传递的信息在空间上扩大了作用范围。

**5. 环路式联系** 环路式联系（**recurrent connection**）是指一个神经元通过轴突侧支与中间神经元联系，中间神经元返回来直接或间接再作用于该神经元的联系方式［图9-7（e）］。如果中间神经元是兴奋性神经元，则兴奋通过环路得以加强和延续，这称为正反馈。反射活动在刺激停止后仍然持续一段时间，这种现象称为**后发放（after discharge）**或后放电。如果环路中存在抑制性中间神经元，则通过回返性抑制使原神经元活动减弱或及时终止。例如，脊髓前角的闰绍细胞可通过环式联系抑制α运动神经元活动。环式联系一方面可通过兴奋反馈，在时间上加强作用的持久性；另一方面可通过抑制反馈，使活性及时终止。

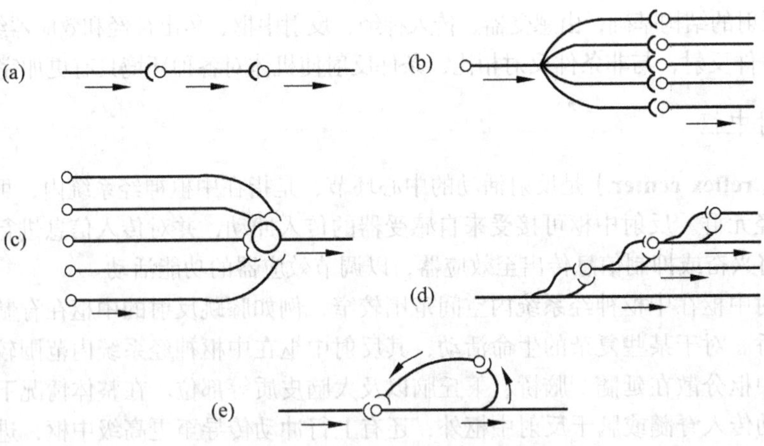

图 9-7　中枢神经元的联系方式示意图

## 三、反射中枢内兴奋传递的特征

反射中枢内兴奋传递的基础是突触传递，尤其是在多突触反射中，兴奋的传播需要经过多次的突触接替。化学性突触传递不同于神经纤维上的动作电位的传导，其特征主要表现为以下六个方面。

**1．单向传递**　在中枢内，兴奋通过化学性突触传递只能是**单向传递（one-way conduction）**，即兴奋由突触前末梢向突触后神经元传递，而不能逆向传递。这是因为突触前膜释放神经递质，作用与突触后膜上的受体的缘故。电突触传递不同于化学性突触传递，可以是双向的。

**2．中枢延搁**　突触兴奋传递是电 - 化学 - 电信号过程，因此，兴奋通过中枢部分速度比较缓慢，耗时相对较多，此称为**中枢延搁（central delay）**或突触延搁。据测定，兴奋通过一个突触所需时间为 0.3～0.5ms。这主要是因为中枢兴奋传递过程如递质释放、与受体结合并发挥作用等环节需要一定的时间。因此，反射通过的突触数越多，中枢延搁所耗时间就越长。

**3．总和**　单一神经纤维传入的冲动往往只引起突触后神经元的局部兴奋，产生较小的 EPSP，而不发生扩布性兴奋（与骨骼肌不同）。如果同时有多个传入纤维兴奋，则各自产生的 EPSP 可发生叠加，使突触后神经元膜电位去极化并达到阈电位，从而爆发扩布性的动作电位，产生反射的传出效应，这称为兴奋的**总和（summation）**。总和包括时间总和和空间总和。即使突触后神经元总和后未出现兴奋，但膜电位更接近于阈电位，可提高神经元的兴奋性，这一现象称为**易化（facilitation）**。

**4．兴奋节律的改变**　在反射活动中，传出纤维上的冲动频率与传入纤维不同的现象，表现为兴奋节律的改变。因为传出神经的兴奋节律来自传出神经元，而传出神经元常与多个其他神经元发生突触联系，其传出的兴奋节律不但取决于多个传入神经的兴奋节律的总和，还取决于中间神经元和传出神经元的功能状态。

**5．后发放**　后发放是在反射活动中，刺激停止后，传出神经仍可在一定时间内继续发放冲动。后放也称后发放或后放电。中间神经元的环状联系是产生后放的原因之一。此外，在反射过程中，效应器本身的感受装置（如骨骼肌肌梭）可将兴奋冲动传入中枢，这些反馈信息的传入也是产生后发放的原因。

**6．对内环境的变化敏感和易疲劳**　因为突触间隙与细胞外液相通，在反射活动中，突触部位容易受内环境变化的影响，也是反射弧中最易疲劳的部位。缺氧、$CO_2$ 过多、麻醉剂等因素均可影响突触兴奋的传递，从而改变突触部位的传递活动；如果使用连续的高频电脉冲刺激突触前神经元，导致突触后神经元的放电频率降低，因此突触传递较易发生疲劳，可能与递质的耗竭有关。

## 四、中枢抑制

在任何反射活动中，神经中枢内既有兴奋活动，也有抑制活动，只有这样，反射活动才能协调进行。神经中枢内的抑制活动称为中枢抑制，表现在突触传递过程中也称为突触抑制。根据中枢抑制产生机制的不同，可分为突触后抑制和突触前抑制两类。

### （一）突触后抑制

**突触后抑制（postsynaptic inhibition）**是由抑制性中间神经元的轴突末梢释放抑制性的递质，在突触后膜上产生 IPSP（超极化），使与其发生突触联系的其他神经元活动受到抑制。因此，突触后抑制又称为超极化抑制。根据抑制性神经元的功能和联系方式的不同，突触后抑制有传入侧支性抑制和回返性抑制两种形式。

**1. 传入侧支性抑制** 传入神经兴奋某一中枢神经元的同时，其轴突发出侧支兴奋另一抑制性中间神经元，然后通过该抑制性神经元的活动转而抑制另一中枢神经元，这种现象称为**传入侧支性抑制（afferent collateral inhibition）**。例如，伸肌的肌梭传入纤维进入中枢后，直接兴奋脊髓伸肌的 α 运动神经元，同时发出侧支兴奋一个抑制性神经元，转而抑制屈肌的 α 运动神经元，导致伸肌收缩而屈肌舒张（图 9-6）。这种抑制也被称为**交互抑制（reciprocal inhibition）**，其意义在于使不同中枢之间的活动协调起来。

**2. 回返性抑制** 中枢神经元兴奋时，其传出冲动沿轴突外传的同时，又经轴突侧支兴奋另一抑制性中间神经元；该抑制性神经元兴奋后，反过来抑制原先发动兴奋的神经元及同一中枢的其他神经元，称为**回返性抑制（recurrent inhibition）**。例如，脊髓前角运动神经元支配骨骼肌，同时轴突发出侧支兴奋闰绍细胞，闰绍细胞是抑制性神经元，其通过短轴突回返抑制作用于原先发动兴奋的该运动神经元和其他同类的神经元（图 9-8）。这种形式的抑制在海马和丘脑内也存在。回返性抑制使神经元的活动及时终止，也促使同一中枢内许多神经元之间的活动能步调一致。

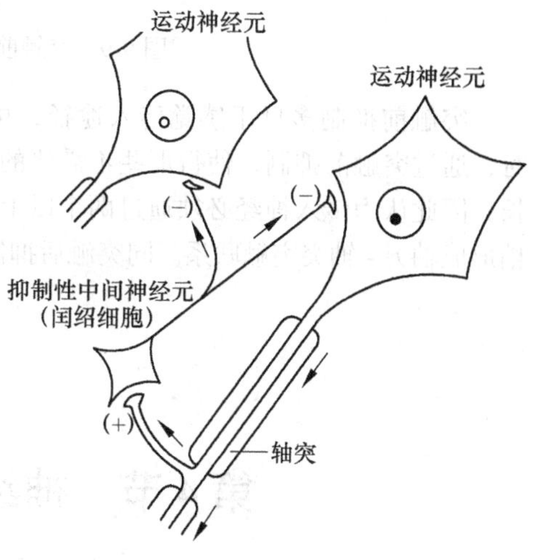


图 9-8 回返性抑制示意图

（+）：兴奋；（−）：抑制

### （二）突触前抑制

**突触前抑制（presynaptic inhibition）**不同于突触后抑制，它不是通过抑制性中间神经元释放抑制性递质，突触后膜也不产生 IPSP，而是使突触前膜释放的兴奋性递质减少，从而导致突触后膜上的 EPSP 下降所致。突触前抑制在中枢神经系统内广泛存在，其结构基础是轴突 - 轴突突触。如图 9-9 所示，A 纤维末梢与运动神经元构成轴突 - 胞体突触，可兴奋该运动神经元；B 纤维末梢与 A 纤维末梢构成轴突 - 轴突突触，但不能直接影响该运动神经元活动。若仅 A 纤维兴奋传入冲动抵达末梢时，可引起运动神经元出现 EPSP。若仅 B 纤维兴奋冲动传入，则不会对运动神经元有兴奋作用。如果 B 纤维首先兴奋，一定时间后再使 A 纤维兴奋，则 A 纤维兴奋所引起的 EPSP

明显减小，说明B纤维的活动能抑制A纤维的兴奋作用，导致运动神经元活动受到抑制。目前认为可能的机制是：B纤维传入兴奋抵达末梢并释放γ-氨基丁酸，作用于A纤维末梢$GABA_A$受体，引起A纤维末梢$Cl^-$外流，A纤维末梢膜去极化，从而使传导A纤维的动作电位幅度变小，时程缩短，结果使进入A纤维末梢的$Ca^{2+}$减少，进而引起递质释放减少，导致运动神经元的EPSP减小，不能产生兴奋效应。由于这种抑制是改变了突触前膜的活动而实现的，因此称为突触前抑制。

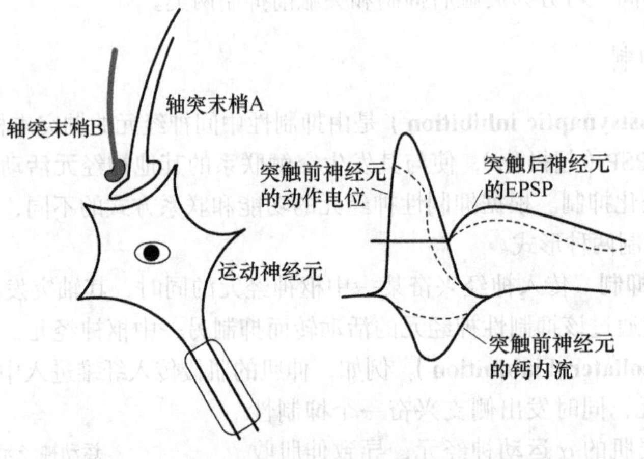


图 9-9　突触前抑制神经元联系及机制示意图

突触前抑制多见于感觉传入途径，可调节外周感觉信息的传入。例如，当人在集中注意力时，通过突触前抑制，使得那些不需要的信息的传入受到抑制。由于突触前抑制产生的潜伏期较长，因此认为传入神经必须通过两个以上中间神经元的多突触接替，才能与其他感觉传入神经末梢形成轴突-轴突突触联系。同突触后抑制相比，突触前抑制持续时间较长，可达100～200ms。

（上海中医药大学　徐颖）

## 第4节　神经系统的感觉分析功能

机体内外环境的刺激由一定的感受器感受后，信息转换为神经冲动，通过各自的神经传入通路传向各级神经中枢，最终到达大脑皮质相应区域进行分析处理，从而产生各种特定的**感觉**（**sensation**）。

### 一、脊髓的感觉传导功能

**躯体感觉**（**somatic sensation**）包括浅感觉和深感觉两大类，浅感觉主要包括触-压觉、温度觉和痛觉；深感觉又称**本体感觉**（**proprioception**），包括位置觉和运动觉。躯体感觉的传入通路一般有三级神经元接替，初级传入神经元胞体位于后根神经节或相应脑神经节内，第二级神经元胞体位于脊髓后角或脑干相关神经核内，第三级神经元胞体位于丘脑的特异感觉接替核内。来自各种感受器的神经冲动进入脊髓和脑干后，一部分在不同水平直接或间接通过中间神经元与运动神经元连接构成反射弧完成各种反射，大部分经过多次更换神经元（简称换元）后向大脑皮质投射形成感觉传入通路，产生不同的特定感觉。

外周感受器的传入冲动除了头面部通过脑神经传入中枢外，其余大部分沿脊神经后根进入脊髓，其中浅感觉和深感觉的传入通路分别称为前外侧索传入系统和后索 - 内侧丘系传入系统。前外侧索传入系统通路为：浅感觉传入纤维在脊髓后角换元后在白质前连合交叉到对侧，在脊髓前外侧部上行抵达丘脑。其中，脊髓丘脑侧束由传导痛觉和温度觉的纤维形成；脊髓丘脑前束由传导粗略触 - 压觉的纤维形成。后索 - 内侧丘系传入系统通路为：深感觉传入纤维进入脊髓后，沿同侧后索（薄束与楔束）上行，在延髓薄束核与楔束核内换元后，发出纤维交叉至对侧形成内侧丘系，之后抵达丘脑特异感觉接替核。由于浅感觉传导通路先交叉后上行，而深感觉传导通路则是先上行后交叉，所以当脊髓半离断时，在离断水平面以下的对侧躯体（健侧）出现浅感觉障碍，而在离断的同侧（患侧）发生深感觉障碍（图 9-10），此外，还有同侧的运动麻痹等症状，临床上称为“脊髓半切综合征”。

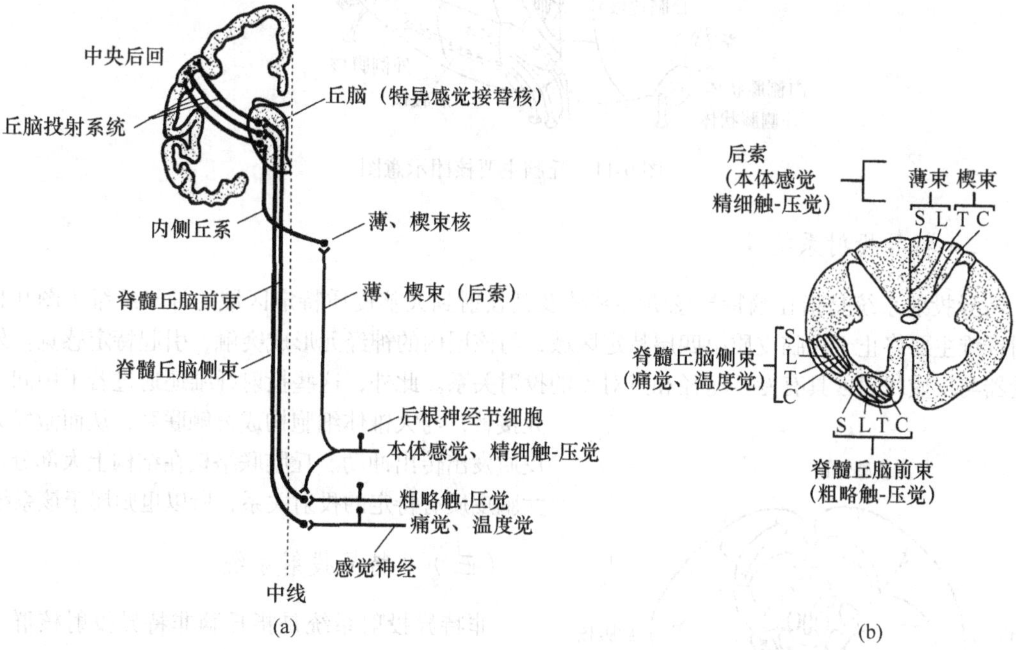


图 9-10 四肢和躯干的体表感觉传导通路及脊髓横断面示意图

（a）四肢和躯干的体表感觉传导通路；（b）脊髓横断面观

S：骶；L：腰；T：胸；C：颈

## 二、丘脑及其感觉投射系统

从感受器发出的神经冲动，经传入神经通路投射到大脑皮质的传导系统，称为**感觉投射系统（sensory projection system）**。躯体感觉经第一级和第二级神经元传导抵达丘脑换元后，由丘脑发出神经纤维构成**特异投射系统（specific projection system）**和**非特异投射系统（nonspecific projection system）**，最终分别投射到大脑皮质感觉区。

### （一）丘脑的核团

丘脑是除嗅觉外的各种感觉传入通路的重要中继站。按其功能特性可分为三类：

**1. 特异感觉接替核** 是特异性感觉投射系统的换元部位，主要接受第二级感觉投射纤维，换元后投射到大脑皮质的特异感觉区。

**2. 联络核** 不直接接受感觉纤维的投射，只接受特异感觉接替核和其他皮质下中枢投射来的纤维，换元后投射到皮质某些特定感觉区。主要参与各种感觉的联系、内脏活动的调节和运动调节。

**3. 非特异投射核** 属于非特异投射系统各级神经纤维的换元部位，换元后呈弥散性投射到整个大脑皮质，具有维持和改变大脑皮质兴奋状态的功能。丘脑的神经核团不但是感觉接替部位，同时能对感觉传入信息进行粗略分析与综合（图 9-11）。

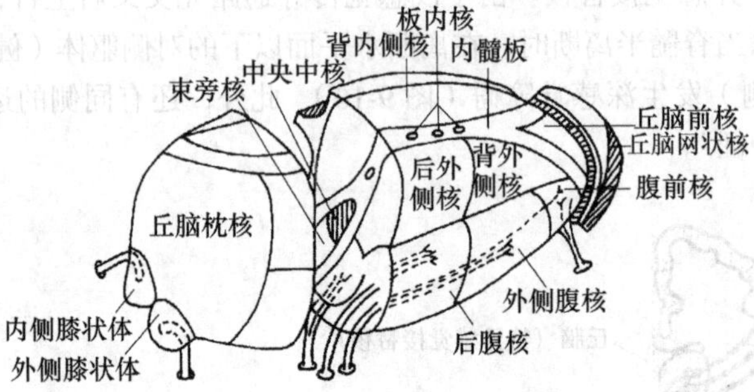


图 9-11 丘脑主要核团示意图

（二）特异投射系统

特异投射系统是指丘脑特异感觉接替核及其投射到大脑皮质特定区域的神经纤维（图 9-12）。投射纤维主要终止于大脑皮质第四层特定区域，与该层内的神经元形成突触，引起特定感觉。外周感受器与皮质代表区具有专一途径和点对点的投射关系。此外，这些投射纤维还通过若干中间神经元接替，与大锥体细胞构成突触联系，从而激发大脑皮质发出传出冲动。丘脑联络核在结构上大部分也与大脑皮质有特定的投射关系，所以也归属于该系统。

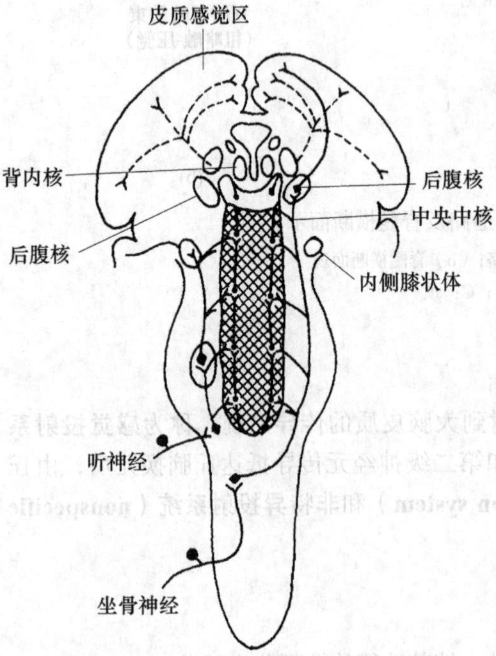


图 9-12 感觉投射系统示意图

阴影区代表脑干网状结构；实线代表特异投射系统；虚线代表非特异投射系统

（三）非特异投射系统

非特异投射系统是指丘脑非特异投射核群及投射到大脑皮质广泛区域的神经纤维（图 9-12）。该投射传导通路是由感觉投射神经元多次换元，特别在通过脑干网状结构时，间接反复地接受来自感觉传导至第二级神经元侧支的纤维投射，最终以弥散的方式投射到大脑皮质广泛区域。由于在传入途中多次换元，投射纤维与皮质不具有专一途径和点对点的投射关系，没有专一的感觉传导功能，因而不能引起各种特定感觉。该投射系统纤维进入皮质后，多以游离末梢形式与神经元的树突构成突触，主要功能是维持和改善大脑皮质的兴奋状态。动物实验表明，在中脑头端切断网状结构，保留上传的特异感觉传导通路，动物即进入昏睡状态；若在中脑水平切断特异感觉通路而不损害内侧网状结构，则动物仍处于清醒状态。由此可见，脑干网状结构内存在具有上行唤醒作用的功能系统，将此系统称为**网状结构上行激动系统**（**ascending reticular activating system，ARAS**）。由于这一系统是一个多突触接替的上行系统，所以容易受药物的影响。如巴比妥类催眠药的作用，可能是阻断ARAS的传导，从而使大脑皮质进入抑制状态。

## 三、大脑皮质的感觉分析功能

各种感觉传入冲动经特异投射系统最终投射到大脑皮质的特定感觉代表区，而代表区在感觉功能上具有不同的分工，称为大脑皮质的感觉功能定位。

### （一）体表感觉区

体表感觉区主要分为第一和第二两个感觉区，其中第一感觉区更为重要。

**1. 第一感觉区** 位于中央后回，相当于Brodmann分区的3-1-2区。该皮质感觉区产生的感觉定位明确、性质清晰。其感觉投射规律如下：①躯干、四肢部分的感觉为交叉性投射，即一侧的体表感觉投射到对侧皮质，但头面部感觉的投射是双侧性的；②感觉区域的空间总体呈倒置人型，即下肢代表区在中央后回的顶部，膝以下的代表区在半球内侧面，上肢代表区在中央后回的中间部，头面部则在中央后回的底部，但头面部代表区内部的安排是正立的；③感觉区的大小与体表感觉的分辨精细程度有关，如感觉分辨度高的拇指、示指的代表区面积较大，相反躯干部代表区则较小（图9-13）。

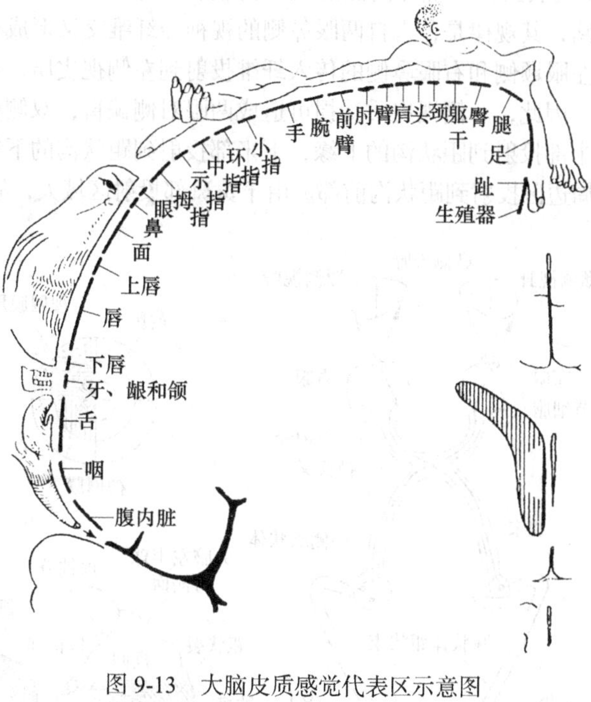


图9-13 大脑皮质感觉代表区示意图

中央后回皮质细胞呈纵向柱状排列，构成**感觉柱**（**sensory column**），是感觉皮质最基本的功能单位。一个感觉柱神经元只对同一个感觉野的同类刺激发生反应，是一个传入-传出信息的整合单位。感觉皮质具有可塑性，一旦外周某个感受器官缺失，如截去猴的一个手指，该手指的皮质代表区很快被邻近的代表区所占据；同样，如某手指的皮质代表区被破坏，则其感觉投射将移向周围其他代表区。由于全身各个器官在皮质均有相应的代表区，所以某个器官活动频繁时，其相应的皮质代表区的代谢活动也明显加快。

**2. 第二感觉区** 第二感觉区位于大脑外侧沟的上壁，由中央后回底部到脑岛，其面积较小。投射是双侧性的，空间安排呈正立位。其感觉分析功能相对粗糙，定位不明确，性质不清晰。人脑第二感觉区受损并不会产生显著的感觉障碍。此外，该区还接受痛觉传入的投射。

（二）本体感觉区

本体感觉是对躯体空间位置和运动状态的感觉。目前认为，中央前回（4区）既是运动区，也是本体感觉代表区。这两者相互重叠的部位，称为**感觉运动区（sensorimotor area）**。实验发现，刺激人脑的中央前回，可引起受试者试图发动肢体运动的主观感觉；切除动物的运动区，由本体感受器刺激作为条件刺激建立起来的条件反射则发生障碍。

（三）内脏感觉

内脏感觉主要表现为痛觉（详见内脏痛）。内脏感觉投射的范围较弥散，并与体表感觉区有一定的重叠。第一感觉区的躯干与下肢部位有内脏感觉代表区；人脑的第二感觉区和**运动辅助区（supplementary motor area）**均与内脏感觉有关；边缘系统皮质也是内脏感觉的投射区。

（四）特殊感觉

**1. 视觉** 视觉皮质代表区位于枕叶内侧的距状沟上、下缘（17区）。由视网膜神经节细胞发出的纤维形成视觉传导路，其规律是，来自两眼鼻侧的视神经纤维交叉形成视交叉，而来自颞侧神经纤维则不交叉。来自左眼颞侧和右眼鼻侧的传入纤维投射到左侧视皮质；右眼颞侧和左眼鼻侧的纤维投射到右侧视皮质。因此，一侧视皮质受损可造成两眼对侧偏盲，双侧视皮质损伤时可导致全盲。此外，视网膜的上半部投射到距状沟的上缘，下半部投射到距状沟的下缘，视网膜中央凹黄斑区投射到距状沟后部，周边区投射到距状沟前部。由于黄斑部投射区域大，故视敏度高（图9-14）。

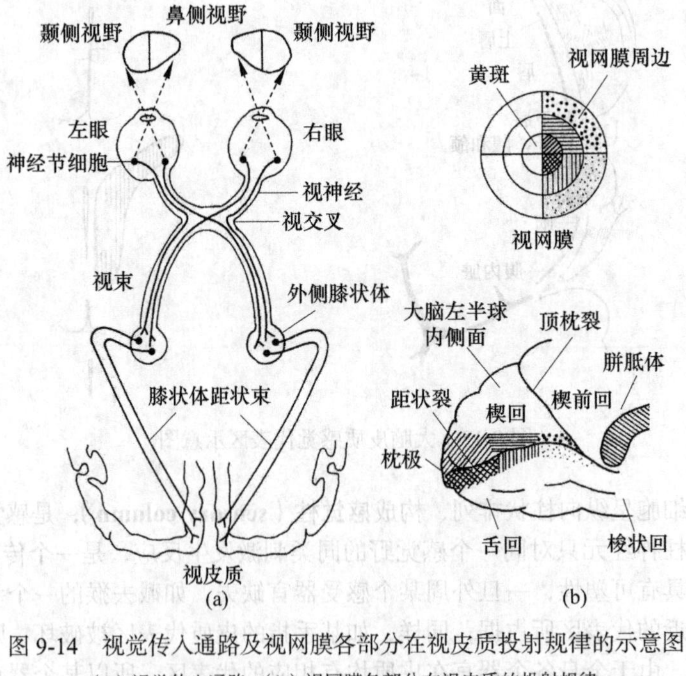


图9-14 视觉传入通路及视网膜各部分在视皮质投射规律的示意图

（a）视觉传入通路；（b）视网膜各部分在视皮质的投射规律

**2. 听觉** 人的听觉皮质代表区位于颞横回与颞上回（41 区与 42 区）。41 区是接受来自内侧膝状体听投射纤维的主要代表区，42 区也接受少量投射纤维，并与 41 区有纤维联系。听觉投射是双侧性的，即一侧皮质代表区接受来自双侧耳蜗感受器的传入投射，故一侧通路受损不会引起全聋。

**3. 嗅觉与味觉** 嗅觉的皮质代表区位于边缘叶前底部，包括梨状区皮质的前部及部分杏仁。嗅觉信号可在两侧嗅皮质之间传输，但并不对称。另外，嗅觉记忆和情绪活动通过杏仁和海马的纤维联系而引起。味觉代表区在中央后回底部（43 区），其神经元有的仅对单一味觉刺激发生反应，有的神经元还同时对冷热和机械刺激敏感，表现为一定程度的信息整合。

## 四、痛觉

**痛觉（pain）**是机体受到各种真实或潜在的**伤害性刺激（noxious stimulus）**时所产生的不愉快感觉和情绪经历，常伴有自主神经系统反应，属于生理心理活动关联现象。痛觉是机体内部的一种警戒系统，对机体具有保护作用。痛觉根据伤害性刺激发生的部位分为躯体痛和内脏痛，躯体痛又分为体表痛和深部痛。

### （一）躯体痛

**1. 痛觉的产生与致痛物质** 痛觉感受器又称**伤害性感受器（nociceptor）**，是脊髓背根神经节和三叉神经节中初级感觉神经元的游离神经末梢，广泛地分布于皮肤、肌肉、关节和内脏器官。痛觉感受器最显著的特点是：①缺乏适宜刺激，任何形式和性质（电、化学、机械、温度）的刺激只要达到伤害程度即可兴奋。②不易出现适应现象，反复刺激，其敏感性不发生减退或消失，故不会因适应伤害性刺激而失去报警意义。

致痛物质是引起痛觉的化学性物质。目前认为，痛觉感受器是一种化学感受器。在外伤、炎症、缺血、缺氧等伤害性刺激的作用下，损伤组织局部合成、释放致痛物质，如 $H^+$、$K^+$、5-HT、组胺、缓激肽、P 物质、前列腺素、白三烯、血栓素与血小板激活因子等。当致痛物质达到一定浓度时，或使痛觉感受器致敏而引起疼痛过敏；或引发痛觉感受器兴奋而产生痛觉传入冲动，到达大脑皮质，引起痛觉。

**2. 体表痛** 发生在体表某处的疼痛感觉称为体表痛。伤害性刺激作用于皮肤时，可先后出现**快痛（fast pain）**和**慢痛（slow pain）**。快痛特点是：①产生与消失迅速；②定位明确；③性质多为尖锐的刺痛；④常伴有反射性屈肌收缩。慢痛特点是：①产生与消失缓慢，有长时间的后作用；②定位不明确；③性质多为烧灼样痛；④常伴有情绪反应和心血管、呼吸变化。外伤时，上述两种痛觉相继出现，不易明确区分。皮肤炎症所致疼痛，常以慢痛为主。此外，深部组织（骨膜、韧带和肌肉等）和内脏的痛觉，一般也表现为慢痛。

体表痛觉在传导上存在着不同传导速度的两类神经纤维。通常快痛由较粗的、传导速度较快的 $A_\delta$ 纤维传导，其兴奋阈较低；慢痛由无髓鞘、传导速度较慢的 C 纤维传导，其兴奋阈较高。快痛主要经特异投射系统传至大脑皮质的第一和第二感觉区；慢痛主要经非特异投射系统传至扣带回。此外，很多痛觉纤维经非特异投射系统广泛地投射至大脑皮质各区域。

在上述的痛觉传导通路中，脊髓后角与丘脑髓板内核群是传递痛觉信息的两个关键部位。前者是痛觉信号传递的第一级中枢；后者则是痛觉信息传向大脑皮质的主要中继站，也是最重要的痛觉整合中枢。因此，抑制上述两部位的活动，可以阻滞痛觉信息的传递，进而达到镇痛的目的。

**3. 深部痛** 发生在躯体深部组织，如骨、关节、骨膜、韧带和肌肉等部位的痛觉称为深部痛。深部痛多为慢痛，其特点是：①定位不明确；②常伴有恶心、出汗和血压变化等自主神经系统反应。局部组织炎症、痉挛、缺血等常导致该部位释放某些致痛物质，而这些化学物质持续刺激相应的痛觉感受器引发了痛觉。疼痛又进一步加剧了损伤组织的病理变化，于是形成恶性循环。

（二）内脏痛与牵涉痛

**1. 内脏痛** 内脏痛是伤害性刺激作用于内脏器官引起的疼痛。内脏无本体感受器，温度觉与触 - 压觉感受器也很少，所以内脏感觉主要是痛觉。由于感受器数量分布明显少于躯体，决定了内脏痛定位不明确。其传入神经行走于自主神经内，沿着躯体感觉的同一通路（脊髓丘脑束和感觉投射系统）上行至大脑皮质第一感觉区、第二感觉区和运动辅助区。此外，皮质边缘系统也与内脏痛密切相关。

内脏痛具有以下特征：①定位不明确，对刺激的分辨能力差；②对切割、烧灼等刺激不敏感，而对机械性牵拉、痉挛、缺血和炎症等刺激非常敏感；③疼痛发生比较缓慢而持久，主要表现为慢痛，有时可迅速转为剧烈疼痛；④不愉快的情绪反应强烈，常伴有自主神经系统反应，有时甚于疾病本身。

内脏疾患除可引起患病器官本身的疼痛外，也经常引发邻近体腔壁疼痛。由于体腔壁层浆膜（如胸膜、腹膜和心包膜）受到炎症、压力、摩擦或牵拉等刺激产生的疼痛，称为**体腔壁痛**（**parietal pain**）。体腔壁痛与躯体痛类似，也是由躯体神经（如膈神经、肋间神经和腰上部脊神经）传入所致，故其疼痛定位明确。

**2. 牵涉痛** 某些内脏疾病引起体表的特定部位产生痛觉或痛觉过敏的现象，称为**牵涉痛**（**referred pain**）。不同内脏疾病有其特定的牵涉痛区域，如心肌缺血时，可出现左肩、左臂内侧和心前区疼痛；胆囊炎、胆结石时，可出现右肩胛部疼痛；阑尾炎初期，常有上腹部或脐周疼痛；肾结石则可引起腹股沟区疼痛。牵涉痛并非内脏痛所特有的现象，深部躯体痛、牙痛等也可发生牵涉痛。由于牵涉痛的体表放射部位比较固定，因此在临床上常用于辅助诊断某些疾病。牵涉痛的发生多遵循**皮节法则**（**dermatomal rule**），即牵涉痛多发生在与患病脏器具有相同胚胎节段和皮节来源的体表部位。牵涉痛的发生机制可用**会聚 - 投射理论**（**convergence-projection theory**）进行解释。该理论认为，来自于体表和内脏的痛觉纤维会聚到同一个脊髓后角感觉传入的第二级神经元。体表痛的传入冲动通常并不激活脊髓后角的第二级神经元，但当内脏痛觉传入冲动持续存在时，则可对相应区域的体表传入冲动产生易化作用，激活脊髓后角第二级神经元。由于大脑皮质习惯于识别来自体表的刺激，因而常将内脏痛误判为体表痛，从而产生牵涉痛（图 9-15）。

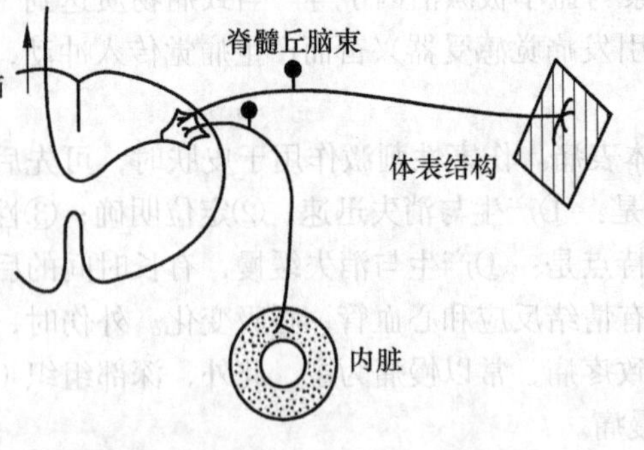


图 9-15 牵涉痛产生机制示意图

**临床链接**

**幻 肢 痛**

“幻肢痛”是由心理因素引起的疼痛，是心因性疼痛的一种。幻肢痛多出现于截肢后的 1 个月内，以第 1 周为最。多数截肢患者在截除术后不久就感觉切除的肢体依然存在。近 75% 的截肢患者术后伴有断肢的远端疼痛，其中 5% 的患者感到极度疼痛。据临床报告，患者的截肢平面越高，幻肢痛发生率越高；上肢截肢幻肢痛的发生率比下肢截肢高；而 6 岁前的儿童截肢后则很少出现幻肢痛。1551年有文献报道幻肢痛。1871年法国军医 Silas Weir Mitchell 发现并详尽描述了该症状，并将这一症状命名为“幻肢痛”。尽管人们发现幻肢痛症状已有400多年，但现有的生理学知识还不能解释其确切的发病机制，目前临床上也缺乏缓解幻肢痛的有效手段。

# 第5节 神经系统对躯体运动的调节

躯体运动的发生均以骨骼肌张力和姿势变化为基础，而骨骼肌张力及肌群之间相互协调，以及姿势变化则有赖于各级中枢神经系统的调控。骨骼肌一旦失去了神经系统的支配，就会出现相应的运动障碍。人的中枢运动调控系统有三级水平，具有如下神经结构和功能：①最高水平：大脑皮质联络区、基底神经节和皮质小脑，负责运动的总体策划；②中间水平：运动皮质和脊髓小脑，负责运动的协调、组织和实施；③最低水平：脑干和脊髓，负责运动的执行。总之，躯体运动的完成是各中枢之间高度协同、整合的结果。

## 一、脊髓对躯体运动的调节

在脊髓灰质前角内存在大量的运动神经元，其中α运动神经元接受来自各方面的传入和传出信息，是直接调控效应器完成各种反射活动的最后环节，因此被称为躯体运动反射的**最后公路**(**final common path**)。来自高位中枢和外周的各种神经冲动在最后公路会聚整合，最终发出传出冲动到达效应器，从而调节姿势，并为各种运动提供必要的基础，引发随意运动和协调不同肌群的活动。

### （一）脊髓前角运动神经元与运动单位

在脊髓灰质前角存在α、β和γ三类运动神经元，主要接受来自各级高位中枢的下传信息以及来自躯干、四肢皮肤、肌肉和关节等处的外周传入信息。

**1. α运动神经元与运动单位** α运动神经元的胞体大小不一，数量较多，其轴突末梢在肌肉内有许多分支，每一分支可支配一根肌纤维。因此，一个神经元兴奋时，可引起它所支配的许多肌纤维收缩。由一个α运动神经元及其所支配的全部肌纤维所组成的功能单位，称为**运动单位**(**motor unit**)。运动单位有大小差别，通常参与粗大运动的肌肉，其运动单位的肌纤维数目多；而参与肌肉精巧运动的运动单位所包含的肌纤维较少。同一运动单位的肌纤维，可与其他运动单位的肌纤维交叉分布，以维持肌肉收缩的均衡和协调。

**2. γ运动神经元** γ运动神经元的胞体分散在α运动神经元之间，胞体较小，纤维较细。发出的纤维支配肌梭感受器两端的梭内肌。当γ运动神经元兴奋时，梭内肌纤维向两端收缩，从而使肌梭感受器处于高度敏感状态。正常情况下即使α运动神经元无放电活动，一些γ运动神经元也可持续放电，以便维持肌梭对牵拉刺激的敏感性。γ运动神经元的活动主要接受高位中枢的调控。

此外，β运动神经元发出的传出纤维，可支配梭内肌和梭外肌，但其功能尚不十分清楚。

### （二）脊髓对躯体运动的调节功能

脊髓是中枢神经系统的低级部位，也是最基本的反射中枢。脊髓一方面是传导感觉信息和运动指令的通路，另一方面可完成某些简单的躯体和内脏反射。由于脊髓在整体内处于高位中枢的控制下，所以其调节功能不易表现出来。当脊髓与脑离断后，其反射调节功能便显露出来。

**1. 脊髓休克** 与脑断离的脊髓暂时丧失一切反射活动能力而进入无反应状态的现象，称为**脊髓休克（spinal shock）**，简称脊休克。为观察脊髓独立的功能及其与高位中枢的关系，常在动物脊髓第 5 颈段水平以下横断脊髓，此时动物的呼吸功能仍可维持。这种脊髓与脑完全离断的动物称为**脊动物（spinal animal）**。

脊休克的主要表现为在横断面以下脊髓所支配的反射均丧失，如骨骼肌紧张降低甚至消失，外周血管扩张，动脉血压下降，发汗反射消失，粪、尿潴留等。经过一段时间后，已经丧失的脊髓功能可以逐渐恢复。其恢复的速度与动物进化程度有关。低等动物恢复较快，如蛙，在数分钟内即恢复；狗可在数日后恢复；人类因外伤引起的脊休克，可长达数周乃至数月以上才能恢复。各种反射的恢复也有前后，如屈肌反射、腱反射等一些比较简单、原始的反射恢复较早；而对侧伸肌反射、搔爬反射等比较复杂的反射则恢复较晚。在此之后，部分内脏反射活动也随之恢复，如血压逐渐恢复上升，并出现一定的排便、排尿反射。脊髓横断后，由于脊髓内上行与下行的神经束均被中断，因此断面以下的各种感觉和随意运动将永远丧失，临床上称为截瘫。

脊休克产生的原因并非是由横断脊髓的直接损伤所引起，因为给予脊休克恢复后的动物在原切面之下行第二次脊髓离断术，并不能使脊休克再出现。目前认为，脊休克产生的原因是由于离断的脊髓突然失去了高位中枢的调节，特别是失去了大脑皮质、脑干网状结构和前庭核的下行易化作用。脊休克动物恢复后，通常是屈肌反射增强，而伸肌反射减弱，这说明高位中枢对脊髓屈肌反射中枢有抑制作用，而对脊髓伸肌反射中枢有易化作用。所以，低位脊髓横贯性损伤患者，常因屈肌反射占优势而导致瘫痪肢体难以伸直。

**2. 脊髓对肌紧张与姿势的调节** **姿势（posture）**是指人或动物身体各部分之间以及身体与四周空间之间的相对位置关系。中枢神经系统通过反射调节骨骼肌的张力或产生相应的运动，以保持或改变躯体的姿势以免发生倾倒，这种反射称为**姿势反射（postural reflex）**。脊髓能够完成的姿势反射主要有牵张反射、对侧伸肌反射和节间反射。

（1）牵张反射：**牵张反射（stretch reflex）**是指有完整神经支配的骨骼肌受牵拉时，引起被牵拉的同一肌肉产生收缩的反射。牵张反射分为腱反射与肌紧张两种类型。

**腱反射（tendon reflex）**是指快速牵拉肌腱时发生的牵张反射。例如，叩击髌骨下方股四头肌肌腱，股四头肌发生的膝反射；叩击跟腱引起小腿腓肠肌收缩发生的跟腱反射等。由于腱反射常伴有肢体的移位，所以又称位相性牵张反射。腱反射的传入纤维直径较粗，传导速度较快；反射的潜伏期很短，中枢延搁时间只相当于一次突触传递的时间（约 0.7ms），故认为腱反射是单突触反射。

**肌紧张（muscle tonus）**是指缓慢持续牵拉肌腱时发生的牵张反射。被牵拉的肌肉发生轻度、持续地收缩，但不表现出明显的动作，故又称为紧张性牵张反射。肌紧张是维持躯体姿势最基本的反射活动，是随意运动的基础。肌紧张属于多突触反射，表现为同一肌肉内的不同运动单位进行交替收缩，所以能持久进行而不易疲劳，也不表现出明显的动作。

不论是伸肌和屈肌均有牵张反射，在人类尤以伸肌（抗重力肌）明显。当身体直立时，由于重力的影响，支持体重的关节趋向于屈曲，而关节的屈曲势必使伸肌肌腱受到牵拉，从而产生牵张反射，使伸肌的肌紧张增强，以对抗关节的屈曲来维持站立姿势。在整体内，牵张反射受高位中枢的调节，牵张反射的减弱或消失，常提示反射弧的传入、传出通路或脊髓中枢的损害；而牵张反射的亢进，则提示高位中枢可能有病变。因此，临床上可通过对腱反射、肌紧张（肌张力）的检查以了解神经系统的功能状态。

**肌梭（muscle spindle）**是腱反射与肌紧张的感受器［图 9-16（a）］。其外层为一梭形结缔组织囊，囊内含有 6～12 条肌梭纤维，称为**梭内肌纤维（intrafusal fiber）**；而囊外为骨骼肌纤维，称为**梭外肌纤维（extrafusal fiber）**。梭内肌纤维与梭外肌纤维平行排列，呈并联关系。梭内肌纤维的收缩成分位于纤维两端，中间部是肌梭的感受装置（非收缩成分），两者呈串联关系。因此，当梭外肌收缩时，梭内肌感受装置所受牵拉刺激减少；当梭外肌被拉长或梭内肌收缩时，均可使肌梭感受器因牵拉刺激而兴奋。梭内肌纤维根据其形态可分为**核袋纤维（nuclear bag fiber）**与**核链纤维（nuclear chain fiber）**两类。肌梭的传入神经有两类，分别为 $\mathrm{I_a}$ 类和Ⅱ类纤维，前者直径较粗，末梢呈螺旋形环绕于核袋纤维和核链纤维的感受器部位；后者直径较细，其末梢呈花枝状，通常分布于核链纤维的感受器上［图 9-16（b）］。两类传入纤维均与α运动神经元形成突触关系。α运动神经元发出α传出纤维至梭外肌纤维，而γ运动神经元发出的γ传出纤维支配梭内肌纤维，其末梢有板状末梢（支配核袋纤维）和蔓状末梢（支配核链纤维）两种。核袋纤维上的感受器可能与快速牵拉的感受有关，在腱反射中具有重要意义；核链纤维上的感受器与缓慢、持续地牵拉感受有关，对肌紧张具有重要意义。$\mathrm{I_a}$ 和Ⅱ类纤维的传入冲动进入脊髓后，除产生牵张反射外，还通过侧支和中间神经元接替上传到小脑与大脑皮质感觉区。

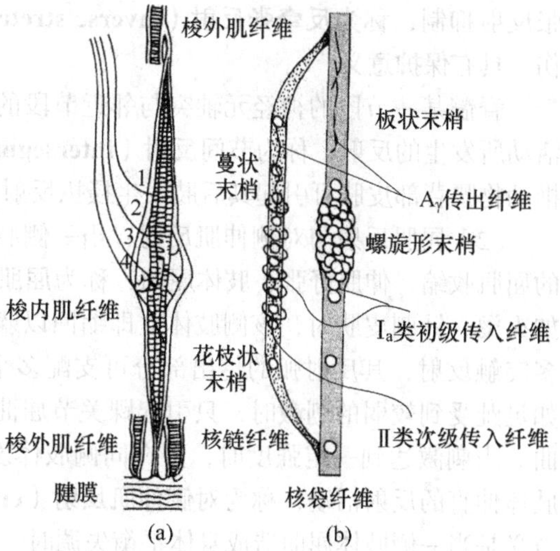


图 9-16　肌梭与神经联系示意图

（a）显示传出和传入神经支配（1、4：传出纤维；2：Ⅰa 类传入纤维；3：Ⅱ类传入纤维）；（b）显示核袋纤维与核链纤维示意图

肌梭是一种长度感受器。当肌肉受到外力牵拉时，梭内肌感受装置被动拉长而变形，导致 $\mathrm{I_a}$ 类纤维传入冲动增加，冲动的频率与肌梭被牵张的程度成正比。肌梭的传入冲动引起支配同一肌肉的α运动神经元兴奋，引起梭外肌收缩，从而完成一次牵张反射。而当γ运动神经元兴奋时，并不能直接引起肌肉的收缩，但可牵拉肌梭内感受装置并引起兴奋，通过 $\mathrm{I_a}$ 类纤维的传入改变α运动神经元的兴奋状态，从而调节肌肉的收缩。这种由γ运动神经元→梭内肌→感受器→ $\mathrm{I_a}$ 类传入纤维→α运动神经元→梭外肌所形成的环路联系，称为**γ环路（γ loop）**。由此可见，γ运动神经元的传出活动对调节肌梭感受装置的敏感性与反应性，进而调节牵张反射具有十分重要的作用（图 9-17）。在正常情况下，高级中枢可通过γ环路调节牵张反射，如脑干网状结构对肌紧张的调节可能是通过兴奋或抑制γ环路而实现的。

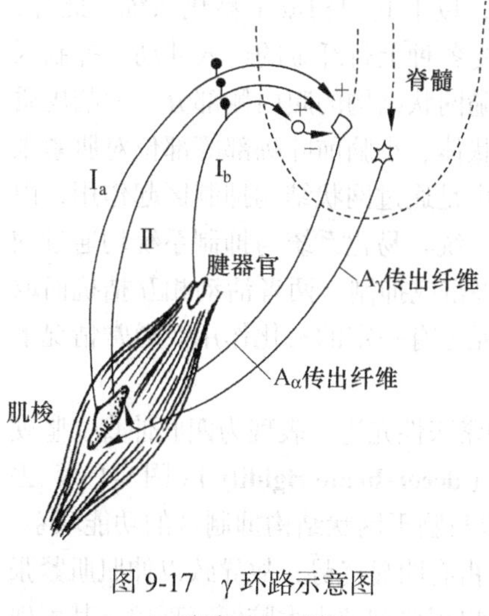


图 9-17　γ环路示意图

+：兴奋；−：抑制

除肌梭外，在肌腱胶原纤维之间还有一种牵张感受装置，称为**腱器官（tendon organ）**。它与梭外肌呈串联关系，传入纤维是直径较细的 $\mathrm{I_b}$ 类纤维，其传入冲动通过抑制性中间神经元来抑制同一肌肉α运动神经元的活动。腱器官是一种张力感受器，对肌肉主动收缩所产生的牵拉异常敏感。在牵张反射活动中，肌肉的牵拉首先兴奋肌梭，使被牵拉的肌肉收缩以对抗牵拉；当肌肉被进一步牵拉延长时，使肌肉收缩达到一定强度时，腱器官发生兴奋，通过 $\mathrm{I_b}$ 类传入纤维抑制同一肌肉收缩。这种由腱器官兴奋引起的牵

张反射抑制，称为**反牵张反射**（**inverse stretch reflex**）。该反射可以防止过度收缩引起的肌肉损伤，具有保护意义。

脊髓某一节段的神经元轴突与邻近节段的神经元发生联系，通过上、下节段间的神经元协同活动所发生的反射，称为**节间反射**（**intersegmental reflex**）。例如，脊髓离断的恢复后期，刺激脊椎动物腰背部皮肤可引起其后肢发生搔扒反射。

（2）屈肌反射与对侧伸肌反射：当一侧肢体皮肤受到伤害刺激时，通常引起受刺激同侧肢体的屈肌收缩，伸肌舒张，肢体屈曲，称为**屈肌反射**（**flexor reflex**）。屈肌反射是一种防御性反射，如火烫、针刺皮肤时，该侧肢体立即缩回以躲避伤害刺激，对机体有保护意义。屈肌反射是一种多突触反射，其反射弧的传出部分可支配多个关节的肌肉活动。该反射的强弱与刺激强度有关。如足趾受到较弱的刺激时，只引起踝关节屈曲；随着刺激的增强，膝关节和髋关节也可以发生屈曲。当刺激达到一定强度时，可在同侧肢体发生屈肌反射的基础上，出现对侧肢体的伸肌收缩、肢体伸直的反射活动，称为**对侧伸肌反射**（**crossed extensor reflex**）。该反射是一种姿势反射，其意义是当一侧肢体屈曲造成身体平衡失调时，对侧肢体伸直以维持身体的平衡。

## 二、脑干对肌紧张和姿势的调节

高级中枢对肌紧张和姿势的调节主要是通过脊髓前角α和γ运动神经元来完成的。在运动调控系统中脑干位于高级中枢和脊髓间的中间水平，在功能上起“上下沟通”的作用。脑干以调控γ神经元为主，发挥对肌紧张和姿势的调节作用。

### （一）脑干对肌紧张调节

实验证实，在脑干网状结构中存在加强或抑制肌紧张及肌运动的区域，分别称为**易化区**（**facilitatory area**）和**抑制区**（**inhibitory area**）。易化区分布范围较抑制区广，包括广大的脑干中央区域（包括延髓网状结构的背外侧、脑桥的被盖、中脑的中央灰质及被盖），以及下丘脑和丘脑中线核群等部位（图 9-18）。延髓前庭核、小脑前叶两侧部等部位的易化功能也是通过脑干易化区完成的，以上共同构成了易化系统。此外，易化区还接受各种上行纤维的传入冲动。抑制区主要位于延髓网状结构的腹内侧部分。大脑皮质运动区、纹状体、小脑前叶蚓部等部位对肌紧张的抑制作用也是通过网状结构抑制区起作用，由此构成抑制系统。易化系统与抑制系统均通过脑干网状结构的易化区与抑制区，分别通过对γ运动神经元的兴奋或抑制，两者活动相互拮抗而取得相对平衡，以维持正常肌紧张。其中易化区对α运动神经元也有一定的易化作用。通常情况下在肌紧张平衡调节中，易化区的活动略占优势。

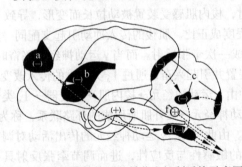


图 9-18　脑干网状结构下行易化和抑制系统示意图

+：下行易化作用；－：下行抑制作用

a：运动皮质；b：基底神经节；c：小脑；

d：网状结构抑制区；e：网状结构易化区；f：前庭神经核

在动物的中脑上、下丘之间横断脑干后，立即出现伸肌的紧张性亢进，表现为四肢伸直、坚硬如柱、头尾昂起、脊柱挺硬等角弓反张现象，称为**去大脑僵直**（**decerebrate rigidity**）（图 9-19）。去大脑僵直的产生是因为切断了大脑皮质运动区和纹状体等部位与脑干网状结构抑制区的功能联系，抑制区失去了高位中枢的激活作用，而易化区的活动较抑制区占有明显优势，故导致以伸肌肌紧张加强为主的去大脑僵直现象。临床上，肿瘤压迫中脑的患者可出现典型的去大脑僵直现象，其表现为头后仰，上下肢均僵直，臂内旋，手指屈曲。一旦患者出现该症状，往往表明病变已严重侵犯脑干，预后不良。而当脑损伤、脑出血等病变发生时，皮质与皮质下结构失去联系，患者有时也可出现类似去大脑僵直的表现，称为**去皮质僵直**（**decorticate rigidity**）。（图 9-19）

从牵张反射的产生机制，可以将去大脑僵直分为α僵直与γ僵直两种类型。α僵直主要是高位中枢的下行作用，直接或间接通过脊髓中间神经元增强α运动神经元的活动所致；γ僵直是由于高位中枢的下行作用，首先增强γ运动神经元的活动，通过γ环路以增强α运动神经元的兴奋，导致肌紧张增强而出现僵直。如局部注射肌肉麻醉剂或切断相应的脊髓后根以消除肌梭传入冲动，去大脑僵直现象则基本消失，由此认为经典的去大脑僵直属于γ僵直。进一步的研究发现，若在已经切断后根的去大脑僵直动物身上，继续切除小脑前叶以消除前叶蚓部对前庭核的抑制作用，僵直又可重新出现。由于此时动物已不能产生γ僵直，显然只能是α运动神经元的活动增强所致，因此该僵直属于α僵直。如在此基础上再破坏前庭核或切除第Ⅷ对脑神经，以消除内耳前庭传至前庭核的冲动，则α僵直也消失，说明α僵直是通过前庭核脊髓束实现的。

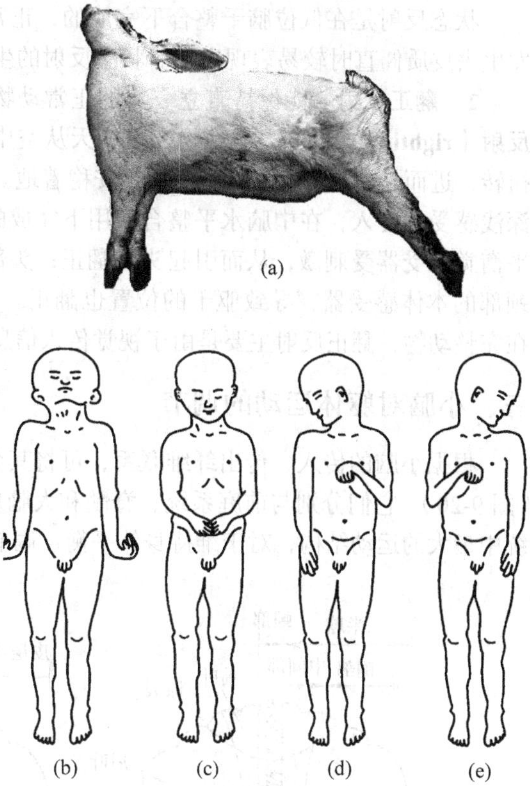


图 9-19　去大脑僵直及去皮质僵直示意图

（a）家兔去大脑僵直；（b）人类去大脑僵直；
（c）、（d）、（e）人类去皮质僵直；
（c）仰卧，头部姿势正常时，上肢半屈；
（d）和（e）转动头部时的上肢姿势

（二）脑干对姿势的调节

由中枢神经系统整合各种感受器的传入冲动，反射性地调节肌紧张或引起相应的运动，称为姿势反射。不同的姿势反射与不同的中枢水平相关联，由脑干整合而完成的姿势反射有状态反射、翻正反射以及直线与旋转加速度反射等。

**1．状态反射　状态反射（attitudinal reflex）**是指头部与躯干的相对位置改变或者头部在空间的位置改变时，引起躯体肌肉紧张性改变的反射活动。前者称为**颈紧张反射（tonic neck reflex）**，后者称为**迷路紧张反射（tonic labyrinthine reflex）**。

颈紧张反射是由于颈部扭曲刺激了颈椎关节韧带或肌肉本体感受器后，对四肢伸肌紧张性的反射性调节，其反射中枢位于颈部脊髓。例如将去大脑动物的头向一侧扭转时，其下颌所指侧的伸肌紧张性增强；头后仰时，则前肢伸肌紧张性增强，后肢伸肌紧张性减弱；相反，若头前俯时，后肢伸肌紧张性增强，前肢伸肌紧张性减弱。人类在去皮质僵直的基础上，也可发生颈紧张反射。当颈部扭曲时，下颌所指侧的上肢伸直，对侧上肢则处于更屈曲状态（图 9-19）。迷路紧张反射是由于内耳迷路椭圆囊、球囊的传入冲动对躯体伸肌紧张性的反射性调节。该反射是由于头在空间位置改变时，位砂膜受不同的重力影响，使囊斑中毛细胞顶部纤毛受到不同的刺激所致，其反射中枢主要是前庭核。如动物仰卧时，位砂膜受刺激最大，四肢伸肌紧张性最高；俯卧时，受到的刺激最弱，则伸肌紧张性最低。

状态反射是在低位脑干整合下完成的，正常人由于高位中枢抑制，其反射不易表现出来；当发生去皮质僵直时较易表现出来。状态反射的生理意义是维持一定的姿势状态。

**2. 翻正反射** 能保持直立姿势的正常动物，被推倒后可迅速翻正过来，这种反射称为**翻正反射**（**righting reflex**）。当动物四足朝天从空中降落时，可观察到在整个坠落过程中首先是头颈扭转，进而是前肢和躯干，最后四足安稳着地。翻正反射是由迷路感受器以及体轴（主要是颈项）深浅感受器传入，在中脑水平整合作用下完成的。最初是由于头在空间的位置不正常，使视觉与平衡觉感受器受刺激，从而引起头部翻正；头部翻正后又引起头和躯干的相对位置不正常，刺激颈部的本体感受器，导致躯干的位置也翻正。翻正反射中，视觉器官和前庭器官起着重要作用。在完整动物，翻正反射主要是由于视觉传入信息引起的。在人类由视觉引起的翻正反射尤为重要。

## 三、小脑对躯体运动的调节

根据小脑的传入、传出纤维联系，可将其分为前庭小脑、脊髓小脑与皮质小脑三个功能部分（图 9-20）。它们分别与前庭系统、脊髓和大脑皮质形成三个闭合的神经回路。小脑是中枢神经系统中最大的运动结构，对于维持身体平衡、调节肌紧张、协调与形成随意运动均有重要作用。

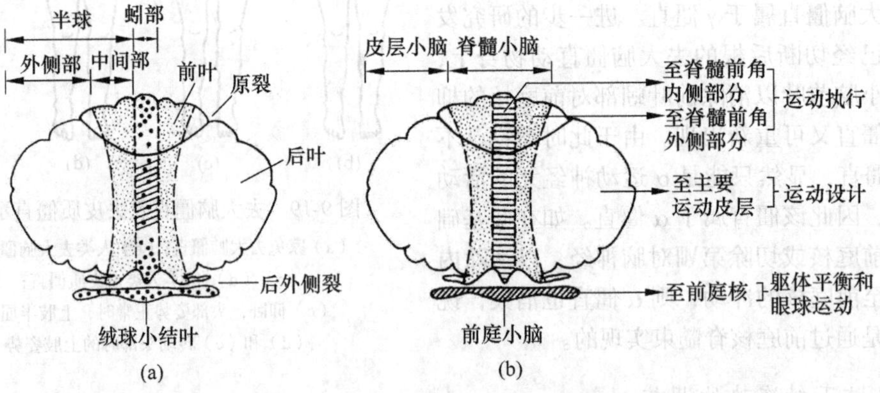


图 9-20 小脑的分区与传入、传出纤维联系示意图

（a）小脑的分区与传入纤维的联系；（b）小脑的功能分区及其不同的传出投射

### （一）维持身体平衡

**前庭小脑**（**vestibulocerebellum**）的主要功能是维持身体姿势平衡；主要由绒球小结叶构成，与之相邻的小部分蚓垂也可归入此区。前庭小脑与前庭核间由双向纤维联系，构成的反射途径为：前庭器官→前庭核→绒球小结叶→前庭核→脊髓前角运动神经元→骨骼肌。从而通过脊髓运动神经元调节肌肉的活动，以维持躯体运动的平衡。例如，切除绒球小结叶的猴，不能保持身体的平衡，躯干、头摇晃不稳、步履蹒跚，但随意运动仍能协调；当肿瘤压迫绒球小结叶时，患者则出现站立不稳，步态蹒跚和容易跌倒等症状，但随意运动的协调不受影响，表明绒球小结叶对前庭核的活动有重要调节作用。如切除狗的前庭小脑后，动物不再出现晕船、晕车等运动病。

此外，前庭小脑还接受来自外侧膝状体、上丘和视觉传入信息，并且通过眼外肌调节眼球的运动，以协调头部运动时眼的凝视运动。动物实验表明，在切除猫前庭小脑后可出现**位置性眼震颤**（**positional nystagmus**），即当其凝视某一场景（头部固定于某一特定位置）时出现的眼震颤，这一功能与保持身体平衡的调节时密切配合。

（二）协调随意运动与调节肌紧张

**脊髓小脑（spinocerebellum）**的主要功能是协调随意运动与调节肌紧张；由蚓部和半球中间部构成。脊髓小脑主要接受来自脊髓和三叉神经传入信息，也接受视觉和听觉的外周感觉信息。其传出纤维经前庭核和脑干网状结构下行，经脊髓γ运动神经元的活动调节肌紧张；同时也经丘脑外腹侧核上行至运动皮质代表区，协助大脑皮质对随意运动进行适时的调节。当运动皮质向脊髓发出运动指令时，该指令通过皮质脊髓束的侧支向脊髓小脑传递；同时，运动过程中来自关节、肌肉等处的本体感觉传入及视觉、听觉传入等也到达脊髓小脑。脊髓小脑通过比较来自高位中枢的运动指令和外周的反馈信息，察觉运动偏差，通过上行纤维向高位中枢发出矫正信号，修正运动皮质的活动，使之符合当时的运动实际情况；同时又通过脑干-脊髓下行通路调控肌肉活动，使运动按照预定目标和轨道准确进行。当脊髓、小脑损伤时，由于不能有效地利用来自大脑皮质和外周感觉的反馈信息以协调运动，可出现随意运动笨拙、不准确，力量、方向及限度发生紊乱。如患者不能完成精巧动作，在动作进程中因肌肉抖动而把握不住方向，特别是在精细动作终末出现震颤，称为**意向性震颤（intention tremor）**；行走时跨步过大而躯干落后以致易倾倒，或走路摇晃呈酩酊蹒跚状，沿直线行走更加漂浮不稳；不能进行诸如上臂不断交替内旋与外旋等动作，且动作越迅速协调障碍越明显，静止时则无肌肉运动异常的明显表现。以上这些动作协调障碍统称为**小脑性共济失调（cerebellar ataxia）**。

脊髓小脑束对肌紧张的调节具有抑制和易化的双重作用。小脑前叶蚓部具有抑制肌紧张的功能，其空间分布是与大脑皮质相类似的倒置安排；相反，损伤该部则出现伸肌肌紧张亢进。小脑前叶两侧部和后叶中间部则具有易化肌紧张的功能，例如，刺激猴的两侧中间部可使肌紧张明显增强，其功能定位表现也是倒置的。在进化过程中，前叶对肌紧张的抑制作用逐渐减弱，而易化作用逐渐占优势。此外，小脑后叶中间带也有易化肌紧张的功能，它对双侧肌紧张均有加强作用。脊髓小脑损伤后，常出现肌张力减退或肌无力现象。

（三）参与随意运动设计

**皮质小脑（corticocerebellum）**的主要功能是参与随意运动的运动设计和运动程序的编制。该部位是指小脑的外侧部，不接受外周感觉传入，但与大脑皮质感觉区、运动区和联络区构成回路联系。皮质小脑与大脑皮质上述广大区域之间存在着联合活动，这些活动与运动的设计和运动编程有关。例如，在体操、跳水、杂技等学习的初始阶段，往往动作是不协调的，在学习过程中大脑与小脑之间不断地进行联合活动，同时根据感觉传入信息不断地纠正运动的偏差，使运动逐渐地协调起来。在该活动过程中，皮质小脑参与了运动计划的形成和运动编程，并将最终程序储存于其中。当大脑皮质发动精细运动时，首先通过大脑-小脑回路从皮质小脑提取程序回输到大脑运动皮质，再通过皮质脊髓束发动完成，从而形成快速、熟练、精巧的运动。但切除狗和猴的小脑半球外侧部后，并未观察到动物出现明显的运动缺陷；而人类的小脑同一部位损伤后出现明显临床症状。因此，皮质小脑调节运动的机制还有待进一步探索研究。

## 四、基底神经节对躯体运动的调节

（一）基底神经节的组成与神经联系

**基底神经节（basal ganglia）**是大脑皮质下一些神经核团总称。主要包括纹状体、丘脑底核、黑质与红核等部分。其中与躯体运动调控有关的主要是纹状体，分为尾核、壳核和苍白球三个部分。尾核与壳核进化较新，称新纹状体；而苍白球则是发生上较古老的部分，称旧纹状体。鸟类基底神经节是调节躯体运动的最高级中枢，但是人和哺乳动物的基底神经节是皮质下与大脑皮质构成环路联系的重要脑区之一；参与运动的设计和运动程序的编制。

基底神经节对躯体运动功能的控制可以分为直接和间接两条环路（图 9-21）。**直接通路（direct pathway）**是新纹状体直接向苍白球内侧部的投射通路，从大脑皮质（新皮质）发出→新纹状体→苍白球内侧部→丘脑（腹前核 / 腹外侧核，VA/VL）→返回大脑皮质运动区与运动前区。该环路为反馈抑制性系统，其中大脑皮质发出的纤维对新纹状体是兴奋性的，释放递质为谷氨酸；但从新纹状体到苍白球，以及由苍白球到丘脑则为抑制性纤维，释放的神经递质为γ-氨基丁酸（GABA）。所以当新纹状体兴奋时由于加强了对苍白球的抑制，可使丘脑的活动加强，此现象称为**去抑制（disinhibition）**。**间接通路（indirect pathway）**也由大脑皮质（新皮质）发出→新纹状体→苍白球外侧部→丘脑底核→苍白球内侧部→丘脑（VA/VL）→返回大脑皮质运动区与运动前区，其功能也是抑制性的。由此可见从新纹状体发出到苍白球的纤维均为抑制性，不同的是间接通路中由丘脑底核投向苍白球内侧部纤维为兴奋性。因此，当新纹状体活动增强时由于苍白球活动受抑制而丘脑底核活动则增强，进而通过促进苍白球内侧抑制功能使丘脑腹前核、腹外侧核以及大脑皮质活动减少，以消除由直接通路对丘脑及大脑皮质的兴奋性影响。正常情况下，两条通路相互拮抗，并保持平衡，直接通路的活动占优势。两条通路中的某一环节或某种神经递质异常可引起相应运动障碍。

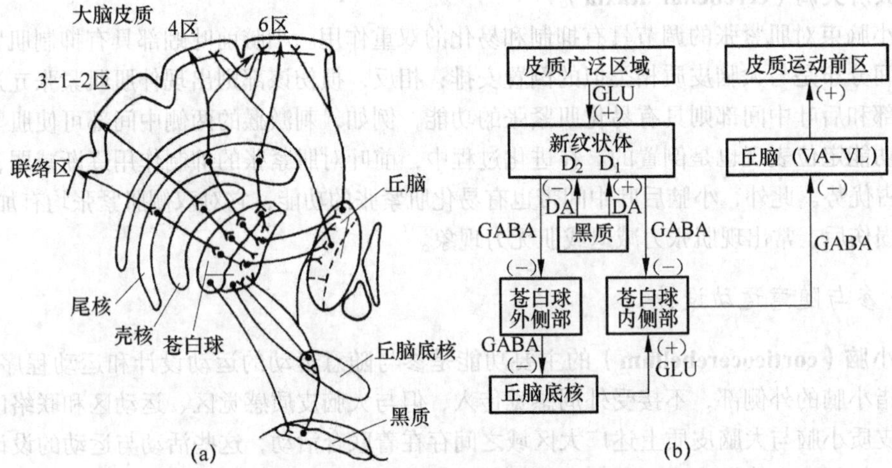


图 9-21　基底神经节与大脑皮质之间回路联系示意图

（a）小脑的分区与传入纤维的联系；

（b）小脑的功能分区及其不同的传出投射；

+：兴奋；−：抑制

新纹状体内存在一类释放 GABA 递质的投射神经元，称为**中型多棘神经元（medium spiny neuron, MSN）**。其在新纹状体内的功能主要是进行信息整合。该神经元接受来自中脑黑质致密部的多巴胺能纤维投射，构成黑质 - 纹状体投射系统；此外，也接受大脑皮质发出的谷氨酸能纤维、新纹状体内 GABA 能和胆碱能抑制性中间神经元的纤维投射。中型多棘神经元分为两种类型，其中细胞膜内含有 $D_1$ 受体的神经元纤维投射到苍白球内侧部，而含有 $D_2$ 受体的纤维投射到苍白球外侧部，继而组成新纹状体 - 苍白球内侧部之间的直接通路和间接通路。黑质 - 纹状体多巴胺能纤维末梢释放的多巴胺，则分别通过激活 $D_1$ 受体和抑制 $D_2$ 受体的活动，增强直接通路和抑制间接通路的作用。尽管两种受体介导的突触传递效应不同，但最终都增强了丘脑 - 皮质投射系统的活动，易化大脑皮质的活动，使运动增多。

### （二）基底神经节的功能与损伤时病变

基底神经节的主要功能是调节运动，与随意运动的产生和稳定、肌紧张的调节及本体感受器的传入信息的处理均有密切关系。临床上基底神经节损害的主要表现为两类运动障碍性疾病：①肌紧张过强而运动过少的综合征，如震颤麻痹等；②肌紧张低下而运动过多的综合征，如舞蹈病和手足徐动症等。

**1. 震颤麻痹** 震颤麻痹（paralysis agitans），又称**帕金森病**（**Parkinson disease**），是常见的中老年神经系统变性疾病之一，其症状主要包括全身肌紧张增强、肌肉强直、随意运动减少、动作迟缓、面部表情呆板，患者常伴有**静止性震颤**（**static tremor**）。运动症状多发生在动作准备阶段，一旦动作发起，则可继续进行。研究表明，震颤麻痹其病变部位在双侧黑质，病因可能是多巴胺能神经元变形受损。由于黑质是脑内多巴胺能神经元胞体集中处，黑质多巴胺能神经纤维上行抵达纹状体，抑制纹状体中胆碱能神经元的活动，正常时这两个系统保持平衡，从而维持正常的肌紧张和运动的协调性（图 9-22）。当黑质病变时，黑质和纹状体中多巴胺含量明显减少，多巴胺递质系统功能减退，即 $D_1$ 受体介导的直接通路活动减弱而 $D_2$ 受体介导的间接通路活动增强，使得皮质对运动的发动受到了抑制。同时，多巴胺递质系统对胆碱能神经元的抑制作用也减弱，导致乙酰胆碱递质系统功能亢进，从而产生如震颤麻痹等一系列症状。临床上给予患者多巴胺的前体左旋多巴或 M 受体阻断剂东莨菪碱能够改善肌肉强直和动作缓慢等症状；而破坏丘脑外侧腹核可以明显改善患者的静止性震颤。

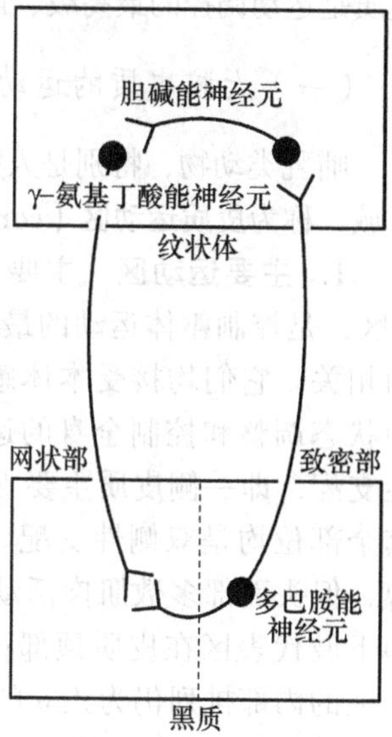

图 9-22 黑质纹状体环路示意图

**2. 舞蹈病** 舞蹈病（chorea）又称**亨廷顿病**（**Huntington disease**），是一种以神经变性为病理改变的遗传性疾病。患者的主要临床表现为不自主的上肢和头部的舞蹈样动作，并伴有肌张力降低等症状。损伤部位主要在双侧新纹状体，而黑质 - 纹状体通路完好，脑内多巴胺含量也正常，给予这类患者左旋多巴反而加剧症状，应用利舍平耗竭多巴胺可缓解症状。因此，舞蹈病的发病原因主要是新纹状体内 GABA 能中间神经元变性或遗传性缺损，导致胆碱能神经元功能减退，而黑质 - 多巴胺能神经元功能相对亢进所致。

迄今为止，基底神经节的功能仍不清楚。损毁动物的基底神经节几乎不见动物出现任何症状；而记录基底神经节神经元放电活动的实验发现，其神经元的放电活动发生在运动开始之前；新纹状体内的中型多棘神经元几乎没有自发放电，仅在大脑皮质冲动传来时才开始活动。目前认为，基底神经节可能参与了小脑、大脑的运动设计和程序的编制；与随意运动的产生和稳定协调、肌紧张的调节、本体感受信息的处理等有关；与自主神经活动的调节、感觉的传入、学习和记忆等活动有着密切的关系。

综上所述，小脑和基底神经节都参与了运动的设计和编程，运动协调、肌紧张的调节，以及本体感觉传入信息的处理等活动。但二者的作用不完全相同。小脑主要在运动进程中起作用，而基底神经节主要在运动准备和发动阶段发挥作用。小脑同时参与运动的设计以及运动的执行，基底神经节可能主要参与运动的设计。

## 五、大脑皮质对躯体运动的调节

随意运动的指令起源于皮质联络核，其发生包括运动设计和运动执行两个过程。可以说大脑皮质是运动调控的最高级、最复杂的中枢部位。

(一)大脑皮质的运动区

哺乳类动物，特别是人类的躯体运动受大脑皮质的控制；与躯体运动有密切关系的大脑皮质区域，称为**皮质运动区(cortical motor area)**。

**1. 主要运动区** 主要运动区包括中央前回和运动前区，相当于Brodmann分区的4区与6区，是控制躯体运动的最重要区域，前者主要与肢体远端运动有关，后者主要与肢体近端运动相关。它们均接受本体感觉投射，感受躯体各部空间位置、姿势及运动状态，并且根据各种状态调整和控制全身的运动。主要运动区具有下列功能特征：①对躯体运动的调控为交叉性支配，即一侧皮质主要支配对侧躯体的运动，但头面部，除下部面肌和舌肌受对侧支配外，其余部位均是双侧性支配。例如临床上内囊受损的面瘫患者，表现为对侧下部面肌、舌肌麻痹，但头面部多数肌肉活动仍基本正常。②其功能定位安排总体呈倒置分布，与感觉区类似。即下肢代表区在皮质顶部；上肢代表区在中间部；头面部肌肉代表区则在底部，但头面部代表区的内部排列仍为正立的。③皮质代表区的大小与躯体运动的精细、复杂程度有关。运动越精细、复杂，其相应肌肉的代表区面积越大。如拇指所占皮质面积几乎是大腿所占面积的10倍(图9-23)。

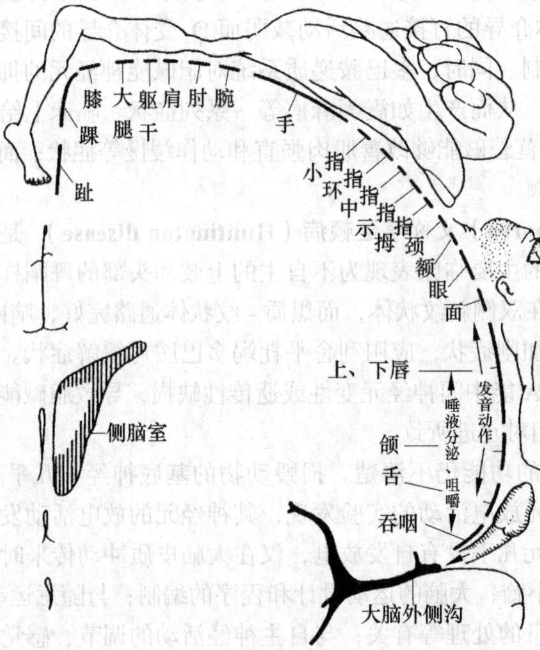


图9-23 大脑皮质的运动区示意图

**2. 其他运动区** 人和猴的运动辅助区位于两半球内侧面、扣带回以上，4区之前。该区一般为双侧性支配，电刺激该区可引起肢体运动反应，而破坏该区可导致双手协调性动作难以完成，复杂运动变得笨拙。此外，第一感觉区和后顶叶皮质都与运动有关。

在大脑皮质运动区也有类似于感觉区的纵向柱状排列，称**运动柱(motor column)**。运动柱是组成运动皮质的基本功能单位，一个运动柱可控制同一关节几块肌肉的活动，而一块肌肉又可接受几个运动柱的控制。

（二）运动传导通路

**皮质脊髓束（corticospinal tract）**是由皮质发出，经内囊、脑干下行至脊髓前角的运动神经元的传导束；**皮质脑干束（corticobulbar tract）**是经皮质、内囊后到达脑干内各脑神经运动神经元的传导束。两者共同构成了大脑皮质运动区对躯体运动调节的主要传导系统。皮质脊髓束发出的纤维约有100万根，根据其在脊髓内下行过程中的走行，又分为皮质脊髓侧束（约占80%）和皮质脊髓前束（约占20%）。前者走行纤维于延髓锥体处交叉到对侧，沿着脊髓外侧索下行，并贯穿脊髓的全长；后者的下行纤维沿脊髓同侧前索下行到胸段，换元后终止于双侧脊髓前角内侧部的运动神经元（图9-24）。人类的皮质脊髓侧束在种系发生上较新，主要控制四肢远端肌群，与精细运动、技巧性运动关系密切。皮质脊髓前束发生较古老，多经过中间神经元接替后与前角和中间带内侧部分运动神经元形成突触联系，主要功能是控制躯干与四肢近端肌群，特别是屈肌的活动，与姿势的维持、粗略运动有关。上述通路在下行过程中发出的侧支，以及直接源于运动皮质的纤维一起，经脑干某些核团接替后构成顶盖脊髓束、网状脊髓束以及前庭脊髓束，主要参与躯体近端肌肉粗略运动、维持姿势的平衡调控；而红核脊髓束的下行纤维与脊髓前角运动神经元形成突触后，主要参与四肢远端肌群精细运动的调节。

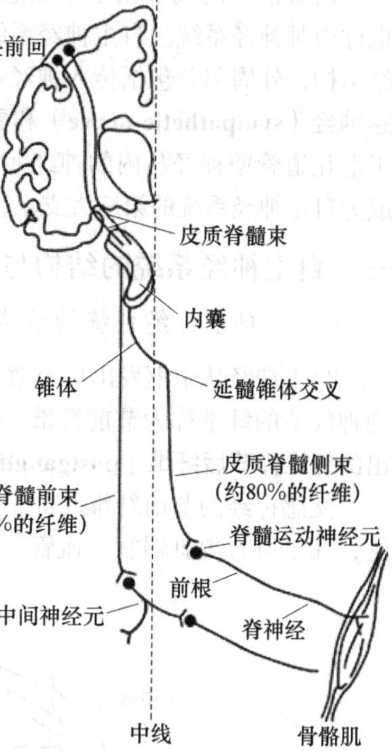


图9-24 皮质脊髓束示意图

（三）运动传导通路功能损伤

运动传导通路损伤后，临床通常表现为两种不同的随意运动功能丧失，即痉挛性麻痹（硬瘫）和柔软性麻痹（软瘫）。前者常见于脑内高位中枢损伤，如内囊出血引起的中风等，临床上又称为上运动神经元（尤其是皮质脊髓束神经元）损伤；后者常见于脊髓运动神经元损伤性病变，如脊髓灰质炎，临床上又称为下运动神经元（主要是脊髓运动神经元）损伤。硬瘫时常伴有牵张反射亢进，肌肉萎缩不显著；软瘫则伴有牵张反射减退或消失，肌肉松弛并逐渐萎缩。研究表明，硬瘫的发生常见于皮质脊髓束和皮质脑干束合并损伤时；而单纯损伤其中某一类传导束时大多仅表现为软瘫。究其原因，可能与皮质脊髓束和皮质脑干束在皮质的起源上互相重叠，以及两者在脑内下行途径中存在广泛联系有关。由此看来，临床上所分的上、下神经元损伤的概念是缺乏严谨性的。

皮质脊髓束损伤患者，常出现**巴宾斯基征（Babinski sign）**阳性，即以钝物划足跖外侧时出现的拇趾背屈和其他四趾外展呈扇形散开的体征。这是一种病理性的屈肌反射，通常情况下被高位中枢抑制而不出现。而当大脑皮质损伤，或在成人深睡及麻醉状态下均可能出现巴宾斯基征阳性体征。此外，由于婴儿皮质脊髓束发育不完全，也可以引出该体征。神经科常用此征来检查皮质脊髓束功能。

（锦州医科大学　刘双月）

# 第6节 神经系统对内脏活动的调节

内脏活动的调节由于不受意识的控制，故称为**自主神经系统**（**autonomic nervous system**），也称内脏神经系统。自主神经系统分为中枢和外周两部分，中枢部分包括从脊髓到大脑的有关神经结构，外周部分包括传入神经和传出神经，但习惯上自主神经仅指其传出神经，并将其分为**交感神经**（**sympathetic nerve**）和**副交感神经**（**parasympathetic nerve**）两部分。研究表明，分布于消化道管壁神经丛内的神经元，具有自主的反射功能，它们构成一种相对独立的肠神经系统，成为自主神经系统的第三大支系，从而将自主神经系统分为交感、副交感与肠神经系统三个部分。

## 一、自主神经系统的结构与功能特点

### （一）自主神经系统的结构特点

自主神经从中枢发出后至效应器之前都要在自主神经节内更换一次神经元。由脑和脊髓发出到神经节的纤维称为**节前纤维**（**preganglionic fiber**），为有髓鞘的B类纤维；由自主神经节内发出的纤维称**节后纤维**（**postganglionic fiber**），属无髓鞘的C类纤维。

交感神经的节前纤维起源于胸、腰段脊髓（$T_1 \sim L_3$）灰质侧角细胞，其节后纤维分布极为广泛，几乎所有内脏器官、血管、汗腺等都受其支配（图9-25）。但肾上腺髓质直接接受节前纤维

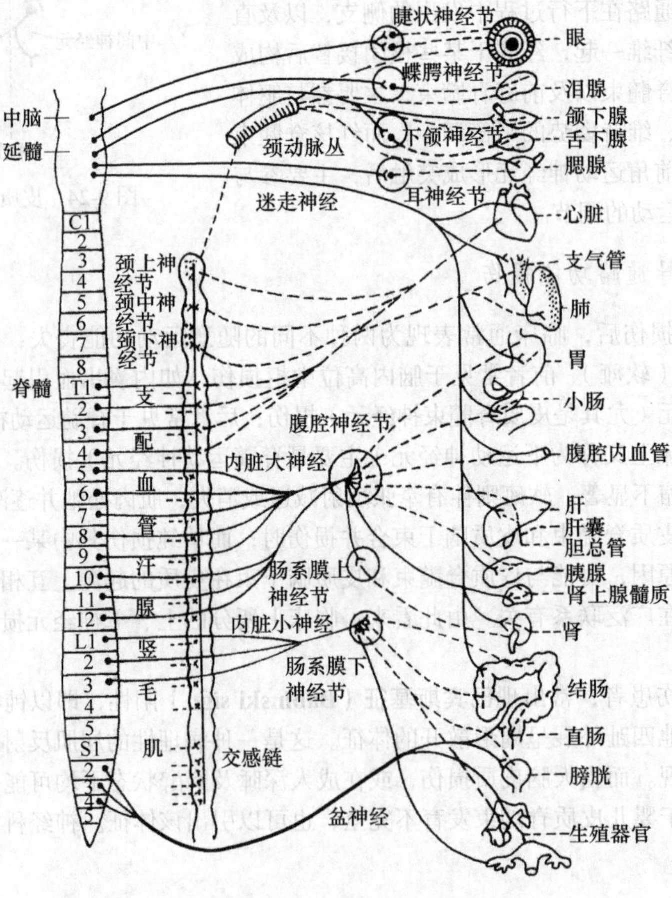


图9-25 自主神经分布示意图

细线：交感神经；粗线：副交感神经；实线：节前纤维；虚线：节后纤维

的支配，因而，肾上腺髓质相当于一个交感神经节。交感神经的节前纤维较短而节后纤维相对较长，一根节前纤维和许多节后纤维发生突触联系。例如，猫颈上交感神经节中的节前与节后纤维之比为1：（11～17），而睫状神经节内的副交感节前与节后纤维之比则为1：2。因此，交感神经兴奋时所影响的范围相对比较广泛。

副交感神经发源于脑干的第Ⅲ、Ⅶ、Ⅸ、Ⅹ对脑神经核和骶段脊髓（$S_2$～$S_4$）灰质相当于侧角的部位。与交感神经相比较，副交感神经的分布局限，诸如皮肤和肌肉的血管、汗腺、竖毛肌、肾上腺髓质和肾等没有副交感神经分布；副交感纤维约有75%在迷走神经内下行，支配胸腔和腹腔内的内脏器官。发源于骶段脊髓的副交感神经主要分布于盆腔内的一些器官和血管。副交感神经的节前纤维较长而节后纤维较短，一根节前纤维只与少数节后纤维形成突触，所以副交感神经兴奋时，影响范围较为狭窄。

### （二）自主神经系统功能及特点

自主神经系统的功能主要在于调节心肌、平滑肌和腺体的活动，以维持内环境的相对稳定，并支持躯体行为方面的活动。自主神经系统对各器官的调节功能在前面各章节已经论及，在此将自主神经系统胆碱能和肾上腺素能受体的分布及其功能进行归纳（表9-3）。

**表9-3　自主神经系统胆碱能和肾上腺素能受体的分布及其生理功能**

| 效应器 | 胆碱能系统 | | 肾上腺素能系统 | |
|---|---|---|---|---|
| | 受体 | 效应 | 受体 | 效应 |
| 自主神经节 | $N_1$ | 节前-节后兴奋传递 | | |
| 眼 | | | | |
| 虹膜环行肌 | M | 收缩（缩瞳） | | |
| 虹膜辐射状肌 | | | $\alpha_1$ | 收缩（扩瞳） |
| 睫状体肌 | M | 收缩（视近物） | $\beta_2$ | 舒张（视远物） |
| 心 | | | | |
| 窦房结 | M | 心率减慢 | $\beta_1$ | 心率加快 |
| 房室传导系统 | M | 传导减慢 | $\beta_1$ | 传导加快 |
| 心肌 | M | 收缩力减弱 | $\beta_1$ | 收缩力增强 |
| 血管 | | | | |
| 冠状血管 | M | 舒张 | $\alpha_1$ | 收缩 |
| | | | $\beta_2$ | 舒张（为主） |
| 皮肤黏膜血管 | M | 舒张 | $\alpha_1$ | 收缩 |
| 骨骼肌血管 | M | 舒张[1] | $\alpha_1$ | 收缩 |
| | | | $\beta_2$ | 舒张（为主） |
| 脑血管 | M | 舒张 | $\alpha_1$ | 收缩 |
| 腹腔内脏血管 | | | $\alpha_1$ | 收缩（为主） |
| | | | $\beta_2$ | 舒张 |
| 唾液腺血管 | M | 舒张 | $\alpha_1$ | 收缩 |
| 支气管 | | | | |
| 平滑肌 | M | 收缩 | $\beta_2$ | 舒张 |

续表

| 效应器 | 胆碱能系统 | | 肾上腺素能系统 | |
|---|---|---|---|---|
| | 受体 | 效应 | 受体 | 效应 |
| 腺体 | M | 促进分泌 | $\alpha_1$ | 抑制分泌 |
| | | | $\beta_2$ | 促进分泌 |
| 胃肠 | | | | |
| 胃平滑肌 | M | 收缩 | $\beta_2$ | 舒张 |
| 小肠平滑肌 | M | 收缩 | $\alpha_2$ | 舒张[2] |
| | | | $\beta_2$ | 舒张 |
| 括约肌 | M | 舒张 | $\alpha_1$ | 收缩 |
| 腺体 | M | 促进分泌 | $\alpha_2$ | 抑制分泌 |
| 胆囊和胆道 | | | | |
| 胆囊 | M | 收缩 | $\beta_2$ | 舒张 |
| 胆道 | M | 收缩 | $\beta_2$ | 舒张 |
| 盆腔 | | | | |
| 膀胱逼尿肌 | M | 收缩 | $\beta_2$ | 舒张 |
| 三角区和括约肌 | M | 舒张 | $\alpha_1$ | 收缩 |
| 输尿管平滑肌 | M | 收缩[2] | $\alpha_1$ | 收缩 |
| 子宫平滑肌 | M | 可变[3] | $\alpha_1$ | 收缩（有孕） |
| | | | $\beta_2$ | 舒张（无孕） |
| 皮肤 | | | | |
| 汗腺 | M | 促进温热性发汗[1] | $\alpha_1$ | 促进温热性发汗 |
| 竖毛肌 | | | $\alpha_1$ | 收缩 |
| 唾液腺 | M | 分泌大量稀薄唾液 | $\alpha_1$ | 分泌少量黏稠唾液 |
| 代谢 | | | | |
| 糖酵解 | | | $\beta_2$ | 加强 |
| 脂肪分解 | | | $\beta_3$ | 加强 |

注：（1）为交感节后胆碱能纤维支配；

（2）可能是胆碱能纤维的突触前受体调制乙酰胆碱的释放所致；

（3）因月经周期、循环血中雌激素、孕激素水平、妊娠以及其他因素而发生变动。

自主神经系统的功能有如下特征：

**1. 双重支配** 除少数器官外，体内大多数组织器官都同时接受交感和副交感神经的双重支配，而且两者对内脏活动的调节作用多数是相互拮抗的。例如，对于心脏，交感神经具有促进作用，而迷走神经则相反；迷走神经对消化道功能以促进为主，而交感神经却主要起抑制效应。但是在某些效应器上，交感和副交感神经也表现为协同作用。例如，支配唾液腺的交感和副交感神经对唾液分泌均有促进作用，仅在唾液性质方面有所差异，前者使唾液腺分泌少量黏稠的唾液，而后者引起分泌大量稀薄的唾液。

**2. 紧张性作用** 自主性神经对效应器官的支配一般表现为持久的紧张性作用，即在安静状态下自主性神经中枢仍不断地向效应器发放低频率神经冲动的现象。例如交感神经的紧张性活动，正常时几乎使全身血管收缩到接近最大直径的一半，当交感紧张性活动增强时可使血管进一步收缩；相反，若交感紧张性降低时，血管则扩张。与交感神经相似，副交感神经也有紧张性活动，其中尤以迷走神经的活动最为明显，形成所谓迷走紧张性。例如，切断心迷走神经后，心率则加快，说明正常情况下迷走神经对心脏产生抑制性效应。

**3. 效应器所处功能状态对自主神经作用的影响** 自主神经的外周性作用还与效应器本身所处的功能状态有关。例如，刺激交感神经可使动物未孕子宫的运动受到抑制，而对有孕子宫却可加强其运动；又如副交感神经兴奋一般是加强小肠运动，但如果小肠平滑肌原来处于收缩状态，则刺激副交感神经可使之舒张。

**4. 对整体生理功能调节的意义** 交感神经系统的活动通常多以整个系统参与各种反应。当机体遇到各种紧急情况时能够动员全身潜在的功能以适应环境急剧的变化。如在剧烈运动、失血、紧张、窒息、恐惧、寒冷等状态下，交感神经系统的活动明显增强，同时肾上腺髓质分泌也增加，表现为一系列的交感-肾上腺髓质系统活动亢进的现象。例如心率增快，心收缩力增强，动脉血压升高等；同时，骨骼肌血管舒张，皮肤与腹腔内脏血管收缩，使血液重新分配。此外，还可出现瞳孔扩大、支气管扩张、胃肠道活动抑制、肝糖原分解加速、血糖浓度升高等反应。其主要作用是发动体内许多器官的潜在功能，以提高机体适应环境急变的能力。

相比之下副交感神经系统活动的范围比较局限，往往在安静时活动较强。它的活动常伴有胰岛素的分泌，故称为迷走-胰岛素系统。该系统的主要作用是保护机体、促进消化、积聚能量，以及加强排泄和生殖等方面的功能。因此从某种意义上讲，副交感神经的活动是促进合成及能量储存，而交感神经的活动是分解、耗能的过程。

## 二、内脏活动的中枢调节

### （一）脊髓对内脏活动的调节

脊髓是交感神经和部分副交感神经的初级中枢，通过脊髓能完成血管张力反射、发汗反射、排尿反射、排便反射以及勃起反射等初级水平调节，其特点是调节能力差，不能很好地适应正常生理功能的需要。例如，脊髓高位横断的患者基本的排尿反射虽能进行，但往往不能排空，并且不受意识控制。由此可见，在整体内，脊髓的自主性神经功能是在上位脑高级中枢调节下完成的。

### （二）低位脑干对内脏活动的调节

低位脑干是很多内脏活动的基本中枢部位。在延髓网状结构中存在许多与心血管、呼吸和消化系统等内脏活动有关的神经元，其下行纤维调节着脊髓的自主神经功能。脑桥有角膜反射中枢、呼吸调整中枢，中脑存在瞳孔对光反射中枢等。许多基本生命活动的反射性调节如心血管反射、呼吸节律的产生等，在延髓内基本完成，一旦延髓受损，可立即致死，因此延髓有“生命中枢”之称。

### （三）下丘脑对内脏活动的调节

下丘脑大致可分为前区、内侧区、外侧区与后区四个区域。前区包括视前核、视上核、视交叉上核、室旁核和下丘脑前核等；内侧区又称结节区，包括腹内侧核、背内侧核、结节核和灰白结节，还有弓状核与结节乳头核；外侧区包括有分散的下丘脑外侧核；后区主要有下丘脑后核和乳头体核群。下丘脑与其他中枢部位之间有着密切的联系，还可通过垂体门脉系统和下丘脑垂体束调节垂体的活动。

下丘脑是皮质下最高级的内脏活动调节中枢，又是调节内分泌的高级中枢，所以将其视为内脏自主性、躯体性和内分泌性功能活动的重要整合中枢，调节着体温、营养摄取、水平衡、内分泌、情绪反应、生物节律等重要生理过程。有关体温、垂体内分泌的调节已在有关章节论及，下面仅对摄食、水平衡、内脏、生物节律、情绪行为反应等方面的调节加以简单介绍。

**1. 摄食行为的调节** 食欲及摄食行为主要是由下丘脑调节。用埋藏电极法刺激清醒动物下丘脑外侧区，可引发动物食欲亢进；而刺激下丘脑腹内侧核，则动物拒食。故认为，下丘脑外侧区为**摄食中枢**（**feeding center**），腹内侧核区为**饱中枢**（**satiety center**）。前者发动摄食活动，后者则决定停止摄食活动。两中枢间存在着交互抑制的关系。摄食中枢和饱中枢对摄食活动的调节机制尚不清楚。目前认为血糖水平与该中枢对糖的利用率是影响摄食中枢和饱中枢活动的主要因素。糖尿病患者由于缺乏胰岛素，对糖的利用率降低，使饱中枢的神经元活动降低，则致使摄食行为增强。此外，饱中枢的活动还与体内脂肪储存量和环境等也有关。

**2. 对水平衡的调节** 水平衡包括机体对水的摄入与排出两个方面，机体因为渴感而饮水，由肾脏的活动而排水。临床上可见下丘脑损伤患者出现烦渴、多饮、多尿的症状，说明下丘脑对水的摄入与排出均有重要调节作用。下丘脑存在的渗透压感受器，既调节血管升压素的分泌，以控制肾脏排水；同时又控制渴感和饮水行为，以调节水的摄入。下丘脑控制摄水的区域和控制血管升压素分泌的核团两者在功能上的协调，是调节水平衡的基础。

**3. 内脏活动的调节** 研究表明，下丘脑存在着重要的心血管整合中枢，它可通过脑干心血管中枢间接影响心血管活动。如下丘脑前区 - 视前区参与压力感受性反射，是该反射的整合中枢；下丘脑的内侧区分别参与心血管的压力与化学感受性反射；下丘脑背内核还接受容量感受器的传入信息，通过调节血管升压素的合成与释放来调节血量与血压。

**4. 控制生物节律** 机体的各种生命活动现象常按一定时间顺序发生变化，称为**生物节律**（**biorhythm**）。生物节律根据周期可以分为日间、月间、年间节律以及更长时间周期的节律，其中尤以昼夜节律最为突出。例如体温和促肾上腺皮质激素分泌等在一天内均有一个波动周期。就日间节律而言，体内不同的细胞均有各自的昼夜节律，但在机体内却表现出统一的昼夜节律，这表明体内有一个总的控制昼夜节律的中心，它能使各种不同位相的昼夜节律统一起来，趋于同步化。研究发现，下丘脑视交叉上核可能是机体昼夜节律活动的重要中枢结构和控制中心。它通过与视觉感受装置发生联系，感受外界环境昼夜光照信号的变化，使机体的昼夜节律与外环境的昼夜节律同步起来。如果人为地改变日照与黑暗的时间，可以使其昼夜节律的时间位相发生相应的移位。

**5. 调节情绪变化和行为** 情绪是一种心理活动，如喜、怒、哀、乐、忧、恐等，情绪除了主观体验外，常伴随着一系列的自主性、躯体运动和内分泌等客观的生理变化，称为**情绪**（**emotion**）反应。动物实验表明，若在间脑以上水平切除大脑，仅保留下丘脑以下结构的动物，给予轻微刺激即可引起**“假怒”**（**sham rage**），表现为甩尾、竖毛、扩瞳、张牙舞爪、呼吸加快和血压升高等现象。其中除交感系统兴奋亢进的变化外，还有运动行为的改变。若损毁整个下丘脑，则“假怒”反应不再出现。在正常情况下，下丘脑的情绪活动受大脑皮层的抑制而不易表现出来，切除大脑皮层后由于抑制被解除，所以轻微刺激就能引发“假怒”反应。下丘脑近中线两旁的腹内侧区存在着**防御反应区**（**defence zone**），电刺激清醒动物的防御反应区可出现防御性行为，而电刺激下丘脑外侧区可引致动物出现攻击行为，电刺激下丘脑背侧区则出现逃避行为。慢性刺激防御反应区可引起血压持续升高，因此有人认为该区的持久兴奋与原发性高血压发生有关。这些事实均可说明下丘脑参与情绪行为活动的调节。

在人类情绪变化最明显的表现之一是愉快与痛苦，其变化与丘脑有着密切的关系。愉快是能够满足机体需要的刺激所引发的一种积极的情绪；而痛苦则是由伤害性刺激所引起的一种消极的情绪。电刺激大鼠下丘脑至中脑被盖近中线部，则表现出异常的驯服和温顺的状态，故将此部位称为**奖赏系统**（**reward system**）。该区域多属于多巴胺神经元通路，所以给予动物多巴胺能受体激动剂可以增强动物的快感状态，而给予受体拮抗剂则相反；电刺激下丘脑后部外侧部，动物则表现出焦躁、攻击、逃避等行为，故称为**惩罚系统**（**punishment system**）。在大鼠脑区内奖赏系统区域明显大于惩罚系统区域。

情绪与行为是紧密相关的活动，行为通常是在一定的欲望驱使下的具体反应，如饮水、饮食、性行为均是由渴觉、食欲觉和性欲觉所引发。而脑内的奖赏、惩罚系统在激发和抑制行为与动机方面具有重要的意义。一定的行为常常是因为通过抑制不愉快情绪而激励奖赏系统活动激发的。例如，通过奖赏形式以刺激动物学习走迷宫的积极性等。

（四）大脑皮质对内脏活动的调节

人类的大脑皮质可分为新皮质、旧皮质和古皮质。新皮质是指大脑半球外侧面结构，具有分化程度高、进化较新的特点；旧皮质和古皮质则是指大脑内侧面结构，其中围绕着脑干最内侧的海马、穹隆等环形结构为古皮质，较外圈的环形结构包括扣带回、海马旁回等为旧皮质。古皮质和旧皮质又称为边缘叶，由于它在结构和功能上与大脑皮质的岛叶、颞极、眶回，以及皮质下杏仁核、隔区、下丘脑、丘脑前核等密切相关，故将边缘叶连同上述结构称为**边缘系统**（**limbic system**）。此外，中脑的中央灰质、被盖等也与边缘系统有着密切的纤维联系，因此将该部分结构也归入边缘系统之中（图 9-26）。

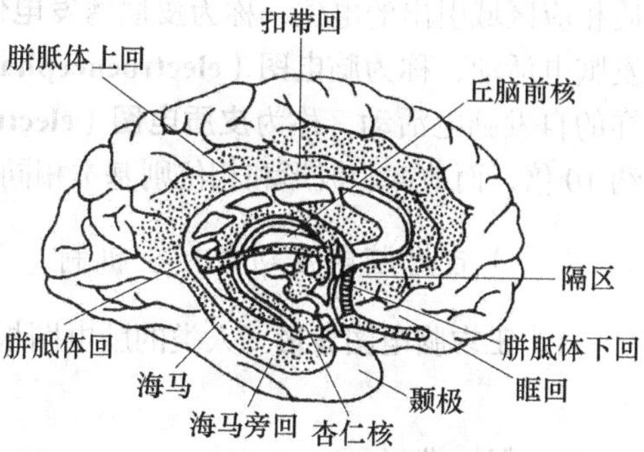

图 9-26　大脑内侧面边缘系统各部分示意图

**1. 新皮质**　电刺激动物的新皮质，除了引起躯体运动反应外，常伴随着内脏活动的变化。例如，刺激皮质 4 区内侧面，能引起直肠与膀胱运动的变化；刺激 4 区外侧面，可产生呼吸与血管运动的变化；刺激 4 区底部，会出现消化道运动和唾液分泌的变化；电刺激人类大脑皮质也能见到类似结果。如果切除动物新皮质，除有感觉、运动丧失外，很多自主性功能如血压、排尿、体温等调节均发生异常。这些现象表明，新皮质与内脏活动密切相关，而且有区域分布特征。新皮质是自主性功能活动的高级整合部位。

**2. 边缘系统**　边缘系统对内脏活动有广泛的影响，故有“内脏脑”之称。刺激边缘系统的不同部位，可引起复杂的内脏活动反应。例如，电刺激扣带回前部，可引起呼吸、心跳变慢或加快、血压上升或下降、瞳孔扩大或缩小等变化；刺激杏仁核可出现心率加快或减慢、血压上升或下降、胃蠕动加强等；刺激隔区引起呼吸暂停或加强、血压升高或降低等。实验结果可见边缘系统的功能与低位初级中枢不同，刺激初级中枢可以获得比较明确一致的反应，而刺激边缘系统的结果就变化很大。这可能是因为初级中枢的功能比较局限，活动比较单纯，而边缘系统则是许多初级中枢活动的调节者，它能通过促进或抑制各初级中枢的活动，来调制机体的复杂生理活动。

边缘系统对机体的本能性的行为与情绪反应也有明显的影响。它可能参与调控与个体生存和种族延续有关的功能，如进食、饮水与性行为等。它对情绪反应的影响，目前认为与杏仁核的活动密切相关。近年来研究发现，由杏仁核→下丘脑→隔区→额前叶腹内侧部形成一个脑回路，对情绪反应具有重要影响，这个回路上任何一个结构的损伤都会导致情绪异常。

# 第7节 脑的高级功能

大脑皮质是人类各种生理功能活动的最高级调节中枢。它除了具有感觉和对躯体、内脏活动的调节功能外，还有更为复杂的整合功能，如觉醒与睡眠、学习与记忆，以及语言与思维等。当大脑皮质进行功能活动时，均伴有生物电的变化，这些电的变化是目前研究皮质功能活动的重要客观指标之一。

## 一、大脑皮质的生物电活动

大脑皮质电活动有两种形式，一种是在安静时所记录到的具有持续节律性的电位，称为**自发脑电活动（spontaneous electric activity）**，另一种是刺激特定感受器或感觉传入系统时，在大脑皮质相应区域引出的电位，称为**皮质诱发电位（evoked cortical potential）**。在头皮表面记录到的自发脑电活动，称为**脑电图（electroencephalogram, EEG）**或脑电波。在大脑皮质表面能记录到同样的自发脑电活动，称为**皮质电图（electrocorticogram, ECoG）**。皮质电图的振幅要比脑电图高约10倍，而节律、波形和相位则基本相同。

### （一）自发脑电活动与产生机制

**1. 正常脑电图波形** 人类的脑电图根据其频率和振幅的不同，可分为α、β、θ、δ四种基本波形（图9-27），通常频率较慢的波其波幅常较高，而频率较快的波其波幅较低，各种波在皮质各部位均可记录到，但有区域的特异性。在不同条件下脑电图的波形也有明显差异。

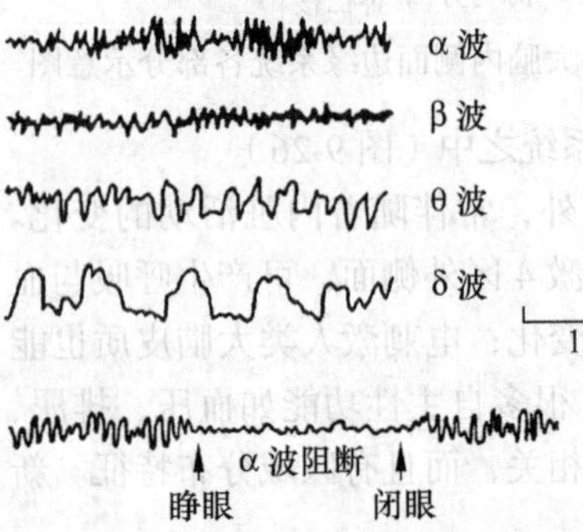


图9-27 脑电图基本波形与α波阻断波形

（1）α波：频率为8～13Hz，振幅为20～100μV。健康人在清醒、闭目、安静时出现，以枕叶最明显。α波波幅常出现由小变大、再由大变小的周期性变化，形成所谓的α节律的梭形波群。当受试者睁开眼睛或接受其他刺激时，α波立即消失转为快波，这一现象称为**α波阻断（α-blocking）**。如果受试者再安静闭目，α波又重新出现。因此一般认为，α波是大脑皮质在安静状态时电活动的主要波形。

（2）β波：频率为14～30Hz，振幅为5～20μV。在睁眼视物、思考问题或接受其他刺激时出现，在额叶区与顶叶区较显著。一般认为，β波是新皮质处于紧张状态时的主要脑电活动的波形。

（3）θ波：频率为4～7Hz，振幅为20～150μV。该波在枕叶和顶叶较明显，健康成人在困倦时出现。幼儿时期，脑电频率较成人慢，常可见到θ波，到10岁开始出现α波。

（4）δ波：频率为0.5～3Hz，振幅为20～200μV。健康成人在清醒时几乎没有δ波，只有在睡眠时才出现。此外，在深度麻醉、智力发育不成熟的人，也可出现δ波。在婴儿时期，脑电频率较幼儿更慢，常可见到δ波。一般认为δ波或θ波可能是大脑皮质处于抑制状态时脑电活动的主要波形。

脑电图的波形随大脑皮质活动状态的不同而变化，当大脑皮质许多神经元的电活动趋于步调一致时，就出现高幅慢波（如α波），此现象称为同步化；相反，当皮质神经元的电活动不一致时，则出现低幅快波（如β波），称为去同步化。一般认为，脑电活动由同步化转变为去同步化时，表示皮质的兴奋活动增强；相反，由去同步化转变为同步化时，则表示皮质抑制过程的加强。

临床上癫痫患者常出现异常的高频高幅的脑电波，或者在高频高幅波后紧跟随出现一个慢综合波；颅内占位性病变患者，即使在清醒状态下，也可引出δ波或θ波等。因此脑电图对上述疾病诊断具有一定的临床价值。

**2. 脑电波形成的机制** 一般认为，脑电波主要是由突触后电位总和所形成。一方面，皮质锥体细胞在结构上排列整齐，其顶部树突相互平行并垂直于皮质表面，所以电活动容易同步总和，形成较强的电场而改变皮质电位变化；另一方面，脑电波节律的形成有赖于皮质下结构尤其是丘脑的活动。

正常情况下，由丘脑上传的非特异投射的节律性兴奋抵达大脑皮质，可引起皮质细胞自发脑电活动。在丘脑与皮质之间存在着环路联系，该丘脑皮质环路可能是脑电同步活动的结构基础。实验表明，脑电的α节律来自丘脑非特异性投射系统的一些神经核，这些神经核的同步节律性活动参与了自发脑电形成的同步机制，能够促进皮质电活动的同步化。而β节律是由于脑干网状结构上行激动系统的冲动，扰乱了安静状态时丘脑非特异投射系统与皮质之间的同步活动，出现去同步化的结果。δ与θ波反映脑干网状结构上行激动系统的活动降低，大脑皮质处于抑制状态，致使脑电活动进一步同步化。

（二）皮质诱发电位

**皮质诱发电位（evoked cortical potential）**是在刺激感觉传入系统时在大脑皮质相应区域引出电位变化，广义上讲，凡是外加一种特定的刺激所引起的皮质电位变化，均可称为皮质诱发电位。皮质诱发电位波形主要是由主反应和后发放两部分构成（图9-28），主反应一般表现为先正后负的电位变化，后发放则是在主反应之后出现的一系列正向周期性电位波动。其中主反应可能是皮质接受特异性传入冲动后，大锥体细胞电活动的综合反应；后发放则可能由于皮质与丘脑感觉接替间环路重复激活的结果。皮质诱发电位与脑电图比较有以下不同：①有一定的潜伏期。潜伏期的长短取决于刺激点与记录点的距离、神经冲动传导速度及中间经过的突触数目等因素。②具有局限性的空间分布。这些分布与特异性感觉投射系统在皮质特定代表区相吻合。③不同种类或性质的刺激引起的皮质诱发电位呈现出不同的反应形式，并且可以重复出现。

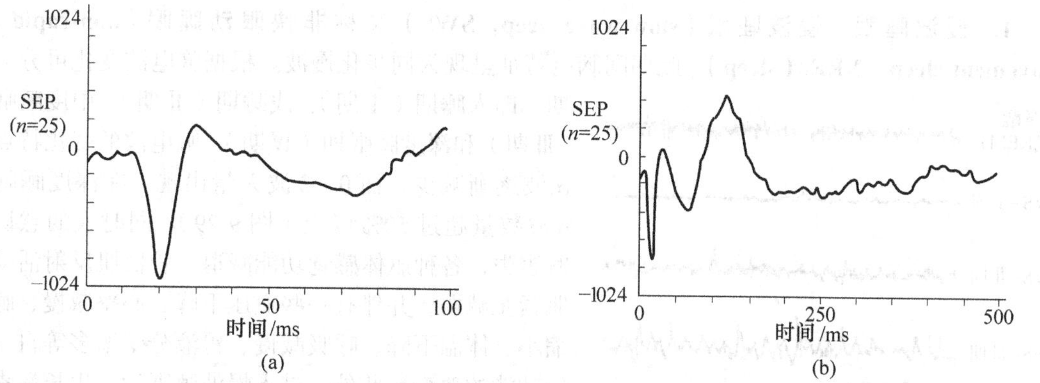


图 9-28 刺激家兔腓总神经引起的躯体感觉诱发电位（SEP）

（a）刺激后 0～100ms 内的 SEP 描记；（b）刺激后 0～500ms 内的 SEP 描记

波形：向下为正，向上为负

皮质诱发电位是在自发脑电活动的背景上产生的，其波形夹杂在自发脑电波之中，很难分辨。因此，目前采用计算机平均叠加技术处理，使诱发电位的记录纯化清晰，用此方法显示出的皮质诱发电位称为平均诱发电位。它为研究人类的感觉功能、行为和心理活动、诊断神经系统的某些疾病提供了一种无创伤定位性的电生理学检查方法。目前临床常用的诱发电位有躯体感觉诱发电位、脑干诱发电位和视网膜诱发电位等。

## 二、觉醒和睡眠

**觉醒（wakefulness）**与**睡眠（sleep）**是人和动物正常的生理活动，随昼夜节律而发生周期性转换。机体在觉醒状态时，能以适当的行动来应答环境的各种变化，从事各种体力与脑力活动；进入睡眠状态后，机体对于环境的刺激反应明显下降，代谢率减低，聚集能量，促进精神和体力的恢复，并且睡眠后得以保持良好的觉醒状态。如果觉醒和睡眠的周期性转换发生障碍，或者睡眠发生异常，则中枢神经系统的功能和内脏活动功能将出现紊乱。健康成人一般每天需睡眠7~9h，儿童需要睡眠的时间较成人长，新生儿需要18～20h，而老年人需要的睡眠时间则较短。

### （一）觉醒状态的维持

如前所述，脑干网状结构上行激动系统的活动对大脑皮质具有唤醒的作用。因此认为，觉醒状态主要依赖脑干网状结构上行激动系统的活动，通过非特异性投射系统到达大脑皮质来激发和维持。巴比妥类药物可以阻断上行激动系统的作用，因此具有催眠的作用。此外，前脑也与觉醒状态有关，它不需要脑干的存在就能够将动物激醒。觉醒状态包括脑电觉醒与行为觉醒两种状态。脑电觉醒指脑电波形由同步化慢波转变为去同步化快波，而行为上不一定出现觉醒状态时的表现；而行为觉醒是指觉醒时的各种行为表现。这两种觉醒状态的维持是由不同的中枢递质所介导的。目前认为，脑电觉醒的维持可能与网状结构上行激动系统的ACh递质系统功能以及蓝斑上部去甲肾上腺素递质系统的功能有关。前者在脑电觉醒中起短暂的时相性作用，调制NE递质系统的脑电觉醒功能；而后者则起持续的紧张性作用。行为觉醒的维持，可能是中脑多巴胺递质系统的功能。

### （二）睡眠的时相

在人类睡眠过程中，根据其脑电图的变化特点和生理功能表现，将睡眠分为慢波睡眠与快波睡眠两个时相。

**1. 慢波睡眠** **慢波睡眠（slow wave sleep，SWS）**又称**非快眼动睡眠（non-rapid eye movement sleep，NREM sleep）**。此期间脑电特征呈现为同步化慢波。根据脑电波变化可分4个期，即入睡期（Ⅰ期）、浅睡期（Ⅱ期）、中度睡眠期（Ⅲ期）和深度睡眠期（Ⅳ期）。脑电波的变化特点是α波逐渐减少，而θ、δ波大量出现，在深度睡眠期δ波数量超过50%以上（图9-29）。同时人的意识暂时丧失，各种躯体感觉功能减退，骨骼肌反射活动和肌紧张减弱，并伴有一些血压下降、心率减慢、瞳孔缩小、体温下降、呼吸减慢、胃液分泌增多等自主神经功能的改变。此外，进入慢波睡眠后，生长激素的分泌较觉醒状态明显增多，因此，慢波睡眠对促进生长、消除疲劳、促进体力恢复有重要意义。

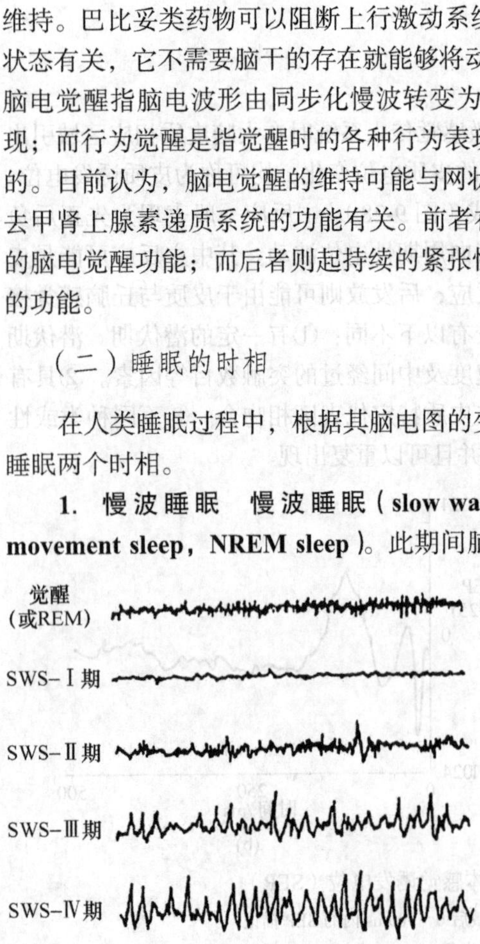

图9-29 正常成年人慢波睡眠各期的脑电波图

**2. 快波睡眠** **快波睡眠（fast wave sleep, FWS）**也称**去同步睡眠（desynchronized sleep）**或**异相睡

眠（paradoxical sleep PS）。在此期间，脑电波呈现出高频低幅，β波不规则出现，与觉醒时脑电波很难区别。但实际上，各种感觉功能进一步减退，以致唤醒阈提高、骨骼肌反射活动和肌紧张进一步减弱等。此外，在快波睡眠期间还可出现快速的眼球转动，所以又称为**快速眼球运动睡眠（rapid eye movement sleep, REM sleep）**。快波睡眠常伴有部分躯体抽动、心率加快、血压上升、呼吸加快等不规则变化，这可能是促使心绞痛、脑出血、哮喘等疾病突然发作的原因。做梦也是此间睡眠的特征之一。

慢波与快波睡眠都是人体生理必需的，并且是两个相互转化的过程。成年人睡眠开始，首先进入慢波睡眠，持续90～120min便转入快波睡眠，持续20～30min后又转入慢波睡眠。在一夜睡眠中可以如此反复4～5次（图9-30）。在正常情况下，慢波睡眠与快波睡眠均可直接转入觉醒状态，但觉醒状态不能直接进入快波睡眠，而只能转入慢波睡眠。从行为上来看，快波睡眠比慢波睡眠更深入。长时间的觉醒状态称为睡眠剥夺，睡眠剥夺后往往出现睡眠补偿现象，即睡眠时间延长。特别是异相睡眠补偿尤为重要，因为在异相睡眠过程中脑的血流及耗氧量增加，脑组织的蛋白质合成率增高，但生长激素分泌则减少。因此认为，快波睡眠与幼儿神经系统的发育、成熟，以及对成人建立新的突触联系、促进学习记忆、恢复精力等方面具有重要意义。

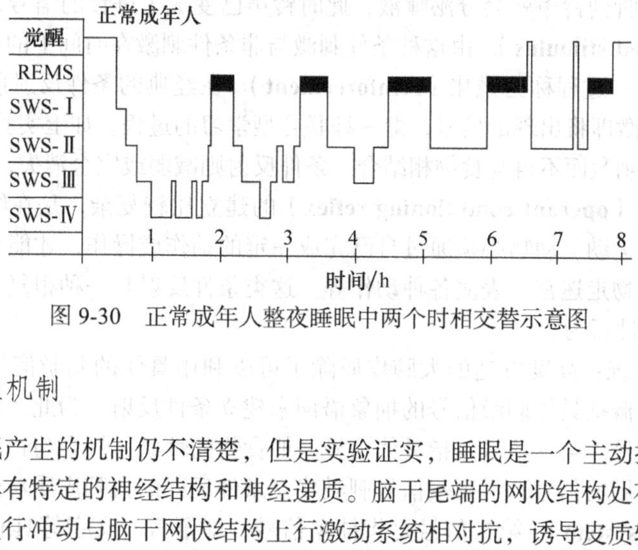


图9-30　正常成年人整夜睡眠中两个时相交替示意图

（三）睡眠发生机制

目前虽然对睡眠产生的机制仍不清楚，但是实验证实，睡眠是一个主动抑制过程。实验观察到，睡眠在中枢内具有特定的神经结构和神经递质。脑干尾端的网状结构处存在着与睡眠相关的部位，由此发出的上行冲动与脑干网状结构上行激动系统相对抗，诱导皮质转向睡眠过程，称为**上行抑制系统（ascending inhibitory system）**。进一步的研究表明，脑干的睡眠诱导区主要位于脑桥中央水平与延髓尾侧之间的若干脑区，包括中缝核、孤束核、蓝斑及网状结构背内侧的一些神经元。下丘脑后部、丘脑髓板内核区域等与睡眠关系也比较密切，但是诱导慢波睡眠与快波睡眠的发生可能不是同一个部位。

睡眠的产生与中枢内某些递质有密切关系，实验表明，慢波睡眠主要与脑干5-HT递质系统活动有关；快波睡眠主要与脑干内去甲肾上腺素、5-HT及ACh递质系统的功能有关。此外，近年来在体内还发现若干肽类的内源性睡眠因子，也与睡眠的发生有关。

## 三、学习与记忆

学习和记忆是两个相互联系的神经活动过程。**学习（learning）**是指人和动物依赖于经验来改变自身行为以适应环境的神经活动过程；**记忆（memory）**则是指习得行为的储存与读出，即经验在大脑中的再现过程。

（一）学习和记忆的形式

**1. 学习的形式** 学习的形式分为**联合型学习（associative learning）**和**非联合型学习（nonassociative learning）**两种类型，前者是有关或无关的两个事件在时间上很靠近并重复发生，最后在脑内逐渐形成了联系；后者则不需要在刺激和反应之间形成任何明确的联系。学习和记忆均以中枢神经活动为基础，与条件反射的建立有着密切的关系。

（1）反射的类型与条件反射的建立：根据反射形成过程将其分为**非条件反射（unconditioned reflex）**和**条件反射（conditioned reflex）**。非条件反射是与生俱来、反射弧固定、数目有限而永不消退为特点的低级神经活动。其意义在于种族繁衍、本能性生存活动的需要；条件反射是个体在后天生活中建立在非条件反射基础上的一种高级神经活动，其反射弧不固定、数量无限，但是随着机体需要可建立也可消退。其意义是为了进一步扩展对环境变化的适应能力，提高机体活动的精确性和预见性。由于刺激的形式不同，所获得的条件反射类型有异。常见的条件反射有经典条件反射、操作式条件反射等。

经典的条件反射建立，最常用的是铃声对唾液分泌的刺激实验。进餐引起狗的唾液分泌，是非条件反射，而铃声则不引起唾液分泌，故称铃声为无关刺激。若在铃声之后马上给予食物，并结合多次后，狗每当听到铃声就会分泌唾液，此时铃声已变成了进食的信号，由无关刺激变成了**条件刺激（conditioned stimulus）**，由这种条件刺激与非条件刺激在时间上的结合，则形成了经典的条件反射，并将这一过程称为**强化（reinforcement）**。在经典的条件反射形成过程中，一种刺激成为预示另一种刺激即将出现的信号，即一种联合型学习的过程。如上实验，条件反射建立后，如果反复只给予铃声刺激而不再与食物相结合，条件反射则减弱或完全消失，称为条件反射消退。

**操作式条件反射（operant conditioning reflex）**的建立比较复杂，是在给予动物刺激后，要求其完成一定的躯体运动。动物必须通过自己完成一定的动作或操作，才能获得某种条件反射并得以强化。如训练动物走迷宫，表演各种动作等。这类条件反射是一种很复杂的行为，更能代表动物日常生活的习得性行为。

（2）两种信号系统：高度发达的大脑皮质除了可以利用具体的刺激信号形成各种条件反射外，而且还可以利用概括具体刺激信号的抽象语词来建立条件反射。为此，将对机体刺激信号分为第一信号、第二信号。第一信号是指具体信号，如食物的性状、灯光与铃声等都是以本身的理化性质来发挥刺激作用的信号；对第一信号刺激建立条件反射的大脑皮质功能系统，称为**第一信号系统（first signal system）**。第二信号是指抽象信号，即语言、文字等具有代表某种含义而发挥刺激作用的信号；对第二信号刺激所形成条件反射的大脑皮质功能系统，称为**第二信号系统（second signal system）**。人类同时具有两个信号系统，而动物仅有第一信号系统，这是人类区别于动物的主要所在。人类由于有第二信号系统活动，就能借助于语言与文字对一切事物进行抽象概括，表达思维活动，形成概念并进行推理，不断扩大、提高人类的认识能力。

**2. 记忆的形式** 外界环境通过感觉器官进入大脑的信息约有1%能够被比较长时间地储存记忆，其他都被遗忘。记忆的形式通常根据储存和回放的形式分为**陈述性记忆（declarative memory）**和**非陈述性记忆（nondeclarative memory）**；根据记忆保留的时间长短可分为**短时记忆（short term memory）**和**长时记忆（long term memory）**。陈述性记忆与意识相关，其信息可滞留于脑内特定的部位；非陈述性记忆则与意识无关，没有脑内滞留现象。这两种记忆形式可以互相转化。例如，学游泳过程中需对当时情景有陈述性记忆，但是学成后则变为一种反射性动作，由陈述性记忆转变为非陈述性记忆。短时记忆又分为感觉性记忆、第一级记忆；长时记忆分为第二级记忆和第三级记忆。感觉性记忆是感觉系统获得信息后首先在大脑感觉区储存的阶段，储存时间不超过 1s。如果未经处理则很快消失；若经过分析处理，将那些性质粗糙、先后到达且不连续的信息整合成新的连续印象，即可转入第一级记忆。信息在第一级记忆中储存的时间也只有几秒钟，大多仅有即时应用的意义。如果反复学习运用，信息可在第一级记忆中循环，延长了信息在第一级记忆中停留的时间，从而转入第二级记忆之中，记忆持续时间可达数分钟乃至数年不等。第二级记忆是一个持久而庞大的储存系统，并有记忆的痕迹。第三级记忆是一种牢固的记忆，常可保持终身。如自己的姓名和每天都在进行的手艺操作等，由于长年累月应用，多不容易遗忘，这类记忆则转入第三级记忆中（图 9-31）。

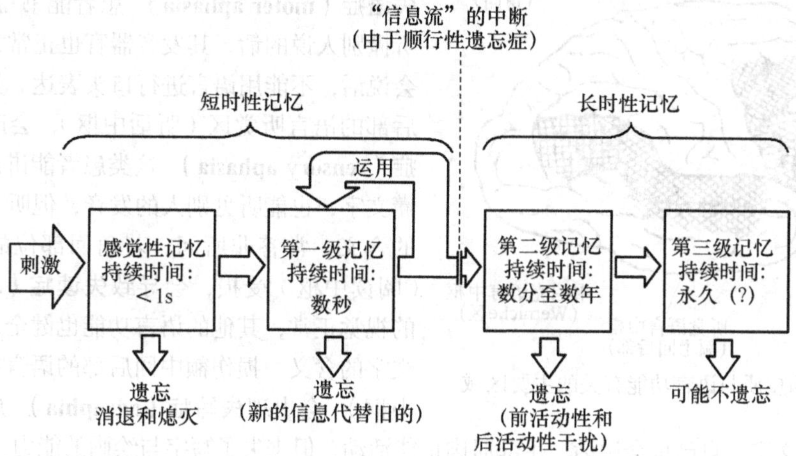


图 9-31 从感觉性记忆至第三级记忆过程中信息的储存示意图

**3. 学习和记忆的机制** 研究表明，学习和记忆不但有其功能定位，而且与神经突触部位的生理、生化乃至组织学改变关系非常密切。

学习和记忆的功能定位主要有**海马回路（hippocampal circuit）**，即海马→穹隆→下丘脑乳头体→丘脑前核→扣带回→海马所构成的回路，大脑皮质联络区、丘脑、杏仁核，以及皮质感觉和运动区以外的新皮质区域等。这些部位如有损伤，均不同程度地影响学习和记忆功能。近年来的研究资料还表明，短期记忆可能有前额皮质参与，中期记忆可能有海马及其相关间脑结构参与，大脑联络区可能是长期记忆的功能区。还有很多中枢神经区域也涉及人类的学习和记忆活动。

在学习和记忆的神经生理学机制中，突触的可塑性近年来最受关注并得到认同。有发现，记忆力比较强的大鼠，海马的长时程增强反应明显，而记忆能力低下的大鼠反应较差。另外，神经系统中广泛的环路联系使神经元产生的后作用，也是记忆的形式之一。如海马环路受到损坏时，第一级记忆转入第二级记忆能力将丧失。

学习和记忆的功能与神经生物化学关系也非常密切，实验表明，长时记忆有赖于脑内蛋白质的合成；从短时记忆开始到长时记忆的建立过程中，蛋白质的合成与基因的激活极其活跃。在人类的逆行性遗忘症中，可能是由于脑内蛋白质代谢障碍所致。中枢递质和神经肽也参与学习和记忆活动过程。研究表明，记忆突触属于胆碱能突触，其功能主要与短期记忆有关，促进第一级记忆保持以及向第二级记忆转移；而去甲肾上腺素能促进环境信息传入和信息的储存，所以增强学习和记忆的保持过程。神经肽类中的促肾上腺皮质激素、血管升压素可增强短时记忆的保持，临床上用其治疗遗忘症收到比较满意的效果。而缩宫素、脑啡肽与 β- 内啡肽则损害记忆的保持，使记忆能力减退。

从神经解剖学角度看，持久性记忆可能与新的突触联系的建立有关。实验表明，生活在复杂环境中的大鼠，其大脑皮质发达，突触联系多；而生活在简单环境里的大鼠皮质厚度较薄。

## 四、语言中枢和大脑皮质功能的一侧优势

### （一）大脑皮质的语言中枢

人类大脑皮质的一定区域受到损伤时，可导致特有的语言功能障碍。由此可见，大脑皮质存在着语言中枢。语言中枢分布在皮质的不同区域（图 9-32）。

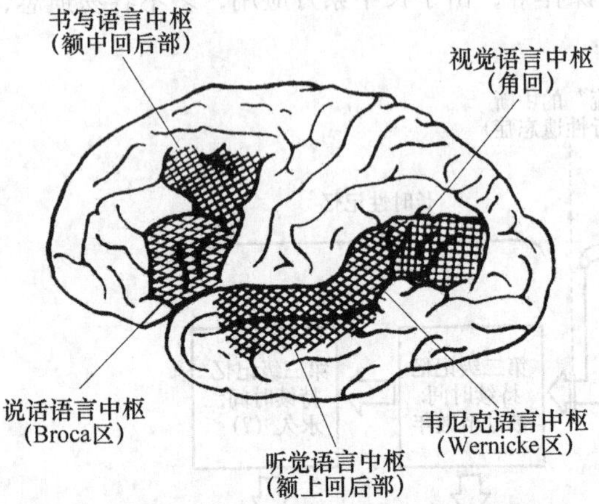


图 9-32　大脑皮质与语言功能有关的主要区域

临床发现，损伤位于中央前回底部前方的 44 区处的语言运动区（说话中枢）时，会引起**运动失语症（moter aphasia）**。患者能书写和看懂文字，听懂别人说的话，其发音器官也正常，但自己却不会说话，不能用语言进行口头表达。如损伤颞上回后部的语言听觉区（听话中枢），会产生**感觉失语症（sensory aphasia）**。这类患者能讲话、书写、看懂文字，也能听见别人的发音，但听不懂别人说话的含义，常答非所问。若角回部位的语言视觉区（阅读中枢）受损，会导致**失读症（alexia）**。患者的视觉正常，其他的语言功能也健全，但无法看懂文字的含义。损伤额中回后部的语言视觉区（书写中枢），会出现**失写症（agraphia）**。患者能听懂别人说话、看懂文字、自己也会说话、手部肌肉也能活动，但丧失了写字与绘画的能力。

如上所述，大脑皮质语言功能具有一定的区域性，但各区的活动紧密相关，语言功能的完整性有赖于广大皮质区域的共同活动。因此，当大脑皮质的语言中枢受损时，常出现某几种失语症合并存在，严重时可出现上述四种语言功能同时障碍。例如，角回损伤时，除导致失读症外，还可伴有失写症。

### （二）大脑皮质功能的一侧优势

两侧大脑的功能并不是均等的，大多是以一侧皮质占优势。习惯用右手的成年人，其语言活动功能主要位于左侧，与右侧无明显关系。如左大脑皮质损伤往往伴随失语症，而右侧损伤则很少出现。说明语言活动功能在左侧大脑半球占优势，称为**优势半球（dominant cerebral hemisphere）**。这种**一侧优势（laterality cerebral dominance）**的现象仅在人类中具有。语言活动功能的左侧优势虽然与遗传因素有关，但主要还是在后天生活实践中形成的，这与人类习惯用右手劳动有密切关系。儿童至 10～12 岁，左侧优势正处于建立之中，此时若损伤左侧半球，尚可能在右侧大脑皮质再建立语言活动中枢。成年后左侧优势已经形成，此时若发生左侧大脑皮质损害，就很难再建立起语言活动中枢。在主要使用左手的人中，则左右两侧的皮质相关区域都可能成为语言活动中枢。

### （三）两侧大脑皮质功能的相关性

人类大脑在形态学虽然分为左右两半球，但是两侧大脑皮质既有各自的专门功能，同时又能够互相传送信息，使没有经过学习的一侧皮质，从已经学习过的一侧获得认知能力。这种关联主要靠两侧半球之间的联合纤维来实现，联合纤维主要将两侧皮质相对应的部位联系起来。胼胝体是最大的联合纤维，进化越高的动物，其胼胝体越发达。联合纤维在完成双侧半球的运动、一般感觉和视觉的协调活动中具有重要作用。在哺乳动物实验中，事先切断猫视交叉的交叉部纤维，使一侧视网膜传入冲动仅向同侧皮质投射，然后将该动物的左眼蒙蔽，用右眼学习对图案的鉴别

能力，待其学会后将右眼蒙蔽，测定左眼对图案的鉴别能力，可见到左眼也具有这种鉴别能力。如果事先将该动物的胼胝体切断，则这种鉴别能力消失。人类也是如此，当一侧手学会某种技巧后，另一侧即使没有训练，但是在一定程度上也可以完成该种技巧动作。在临床上，为了防止顽固性癫痫发作由半球的一侧向对侧扩散，常常将其胼胝体联合纤维切断。

（北京中医药大学　朱庆文）

## 复习思考题

一、名词解释

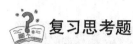

1．神经冲动　2．轴浆运输　3．突触　4．兴奋性突触后电位　5．抑制性突触后电位　6．神经递质　7．受体　8．胆碱能纤维　9．肾上腺素能纤维　10．反射　11．反射中枢　12．中枢延搁　13．突触后抑制　14．突触前抑制　15．特异性投射系统　16．牵涉痛　17．运动单位　18．肌紧张　19．牵张反射　20．脊休克　21．去大脑僵直　22．脑电图　23．第一信号系统

二、问答题

1．简述神经纤维传导兴奋的特征。

2．简述轴浆运输的类型及其功能，并举例说明。

3．简述神经营养性作用的产生机制。

4．简述神经胶质细胞的功能。

5．简述化学性突触传递的过程，并说明 $Ca^{2+}$在递质释放过程中的作用。

6．简述兴奋性突触后电位和抑制性突触后电位的产生机制。

7．简述外周胆碱能纤维和肾上腺素能纤维的分布特征。

8．简述胆碱能受体和肾上腺素能受体的分类、分布及其阻断剂。

9．简述肾上腺素能受体的分类、分布及其阻断剂。

10．简述中枢内神经元的联系方式。

11．简述反射中枢内兴奋传递的特征。

12．简述中枢抑制的类型、产生机制和生理意义。

13．试比较特异和非特异投射系统的功能及特点。

14．简述内脏痛的特征。

15．简述牵涉痛的产生机制。

16．心肌梗死的患者发病时常感到心前区或左臂内侧表发生疼痛，试简要分析其原因及产生机制。

17．试述脊休克的主要表现、产生机制、恢复的特点，以及脊休克的产生与恢复的意义。

18．简述下丘脑的主要功能。

19．正常脑电图的波形及生理意义。

20．简述睡眠的过程及生理意义。

三、思考题

1．为什么神经元数量占神经系统细胞总数的比例很小，但却是神经系统结构和功能的基本单位？

2．请简述随意运动过程中神经系统各级运动中枢的活动。

3．请简述交感和副交感神经系统的特征和功能。

# 第10章 感觉器官

**重点内容**

感受器的概念及一般生理特性；眼的调节；折光异常；视网膜的感光功能；视力，视野；中耳的传音功能；声音传导途径；耳蜗微音器电位；前庭器官的功能。

**感觉（sensation）**是客观物质世界在人脑中的主观反映，是机体适应内、外环境不断变化的一种基本功能活动。机体内、外环境变化的信息通过不同的感受器或感觉器官转换为生物电信号，并以神经冲动的形式沿一定的感觉传入通路到达大脑皮质的特定部位产生相应的感觉。由此可见，各种感觉都是通过特定的感受器或感觉器官、传入神经和大脑皮质的共同活动而产生的。本章重点讨论眼、耳、前庭等感觉器官的功能。

## 第1节 概 述

### 一、感受器与感觉器官

**感受器（receptor）**是指分布于体表或组织内部的一些专门感受机体内、外环境变化的结构或装置。感受器的组成形式多样，但功能各异。最简单的感受器是与痛觉有关的感觉神经末梢；也有一些感受器由神经末梢和包绕在其周围的结缔组织被膜构成，如环层小体和肌梭等；还有一些结构和功能上都高度分化的感受细胞，如视网膜中的视杆、视锥细胞和耳蜗中的毛细胞等，这些感受细胞连同它们的非神经性附属结构就构成了不同的**感觉器官（sense organ）**，人和高等动物最主要的感觉器官有眼、耳（含耳蜗和前庭）、鼻、舌等，这些感觉器官都分布在头部，常称为特殊感觉器官。

感受器的种类很多，其分类方法也多种多样。根据感受器所接受的刺激性质的不同，把感受器分为光感受器、机械感受器、温度感受器、化学感受器和伤害性感受器等。根据感受器分布部位的不同，可将感受器分为内感受器和外感受器。内感受器位于体内，感受机体内部的环境变化，内感受器也可再分为本体感受器和内脏感受器，前者有肌梭等，后者则存在于内脏器官中。而外感受器位于体表和头部，感受外界的环境变化。外感受器又可进一步分为远距离感受器（如视觉、听觉、嗅觉感受器）和接触感受器（如触觉、压觉、味觉、温度觉感受器）。

感受器的传入冲动通常都能引起特定感觉，但也有一些感受器并不产生主观感觉，它们只是向中枢提供内、外环境变化的信息，引起各种调节性反应，如颈动脉窦的压力感受器、下丘脑的渗透压感受器等。

## 二、感受器的一般生理特性

### （一）感受器的适宜刺激

感受器对不同形式刺激的敏感性差异很大。一种感受器通常只对某一种特定形式的刺激最敏感，这种特定形式的刺激称为该感受器的**适宜刺激（adequate stimulus）**。各种感受器都有自己的适宜刺激，如一定波长的电磁波是视网膜感光细胞的适宜刺激，一定频率的机械振动是耳蜗毛细胞的适宜刺激等。适宜刺激作用于感受器使其兴奋必须达到一定的强度并持续一定的作用时间。引起感受器兴奋所需的最小刺激强度称为强度阈值；而所需的最短作用时间称为时间阈值。另外，有些感受器（如皮肤的触觉感受器）在当刺激强度一定时，刺激作用还要达到一定的面积，称为面积阈值。当刺激较弱时，面积阈值就较大；而刺激较强时，面积阈值则较小。感受器对适宜刺激非常敏感，只需很小的刺激强度就能引起兴奋，而对于非适宜刺激则很不敏感，有时虽可产生反应，但所需的刺激强度通常要比适宜刺激大得多，如用力压迫眼球也会产生光感。

### （二）感受器的换能作用

感受器接受刺激后，可将不同形式的刺激能量转换为传入神经的动作电位，这种能量转换称为感受器的**换能作用（transducer function）**。在换能过程中，感受器并非直接把刺激能量转变为神经冲动，而是先在感受器细胞或传入神经末梢产生一种过渡性的电位变化，在感受器细胞产生的膜电位变化，称为**感受器电位（receptor potential）**，在传入神经末梢产生的膜电位变化，称为**发生器电位（generator potential）**。感受器电位的产生是由于不同的外界刺激信号作用于细胞膜上的通道蛋白或膜的特异受体-G蛋白-第二信使系统，通过跨膜的信号转导，转换成生物电信号的结果。

感受器电位或发生器电位与终板电位一样，是一种过渡性慢电位，具有局部兴奋的性质，可以发生时间和空间总和，并以电紧张的形式沿所在的细胞膜作短距离扩布，从而引起传入神经纤维去极并产生动作电位。因此，可以把感受器看成是生物换能器。

### （三）感受器的编码功能

感受器在感受刺激的过程中，将刺激所包含的环境变化的信息转移到动作电位的序列中，称为感受器的**编码（coding）**作用。感受器如何把不同性质和数量的外界刺激在神经电信号中进行编码，其详细机制目前尚未完全阐明。但目前已知，在同一感觉系统或感觉类型的范围内，不同强度的刺激是通过每条神经纤维发放冲动频率的高低和参与信息传输的神经纤维数量的多少来编码的。因此，刺激强度不同所引起的感觉程度就不同。刺激性质的编码除决定于被刺激的感受器外，还取决于专用线路和传入冲动到达的高级中枢部位。例如，电刺激视神经或枕叶皮质会引起光亮的感觉；当肿瘤或炎症等刺激听神经时，患者会产生耳鸣的症状。

### （四）感受器的适应现象

当以某一强度的刺激连续作用于感受器时，随着刺激时间的延长，传入神经纤维上动作电位产生的频率会逐渐下降，这种现象称为感受器的**适应（adaptation）**。不同感受器适应的速度各不相同，有的适应较快，称快适应感受器，如触觉感受器，在连续接受恒定刺激后的很短时间内，其传入冲动的频率很快下降甚至消失。快适应有利于机体再接受新的刺激，探索新异的物体或障碍物。有的感受器适应速度较慢，称慢适应感受器，如肌梭、颈动脉窦压力感受器，这些感受器一般仅在刺激开始后不久出现冲动频率的轻微降低，以后可在较长时间内维持于这一水平。这种慢适应过程有利于机体对某些生理功能进行经常性的监测，并根据其变化随时调整机体的活动，从而维持内环境的稳态。

感受器发生适应的机制目前还不十分清楚，它可发生在感觉产生的不同阶段，如感受器的换能过程、信息传入路线以及中枢的突触传递等过程。适应并非疲劳，因为对某一强度的刺激产生适应之后，如果再增加该刺激的强度，又可引起传入冲动的增加。

## 第2节 视觉器官

研究表明，在人脑所获得的外界信息中，至少有70%以上的外界信息由视觉系统感受、处理和感知的。**视觉（vision）**是由视觉器官、视神经和视觉中枢三部分共同活动完成的。通过视觉，人和动物可以感知外界物体的大小、形态、色彩、明暗等，获得对机体生存具有重要意义的各种信息。视觉的外周感觉器官是眼，它由含有感光细胞的视网膜和作为附属结构的折光系统组成（图10-1）。人眼的适宜刺激是波长为380～760nm的电磁波。来自外界物体的光线通过眼的折光系统折射后，在视网膜上形成清晰的物像，然后再通过视网膜感光细胞的换能编码作用，将外界光刺激所包含的视觉信息转变成电信号，最后以动作电位的形式由视神经传入到大脑皮质的视觉中枢产生视觉。因此，研究眼的视觉功能，首先要研究眼的折光系统是如何将外界的物体清晰地成像于视网膜上；其次，要阐明视网膜是怎样把物像转换成生物电信号的。

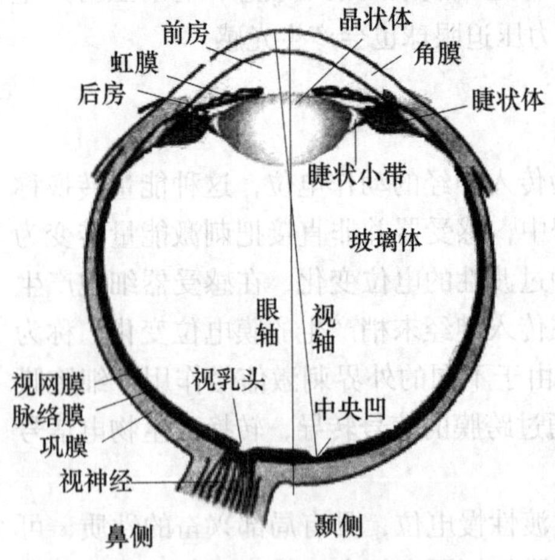

图10-1　右眼水平切面示意图

### 一、眼的折光功能

（一）眼的折光系统的组成及光学特性

按照光学原理，当光线遇到两个折射率不同的透明介质的界面时将发生折射，其折射特性由界面的曲率半径和两种介质的折射率所决定。眼球并非一个薄透镜或单球面折光体，而是由一系列折光率和曲率半径都不相同的折光体所组成的折光系统，该系统是一个复杂的光学系统，包括角膜、房水、晶状体和玻璃体。来自外界物体的光线射入眼内，需依次通过四种折射率不同的介质及曲率半径不同的折射面（角膜的前表面、后表面和晶状体的前、后表面、玻璃体），最后成像在视网膜上。在眼的折光系统中，由于空气与角膜折射率之差最大，因此进入眼内的光线在角膜处产生的折射效果最强。依据几何光学原理进行较复杂的计算表明，正常成年人的眼在安静而不进行调节时，它的折光系统后主焦点的位置恰好是视网膜所在的位置。对于人眼和一般光学系统来说，来自6m以外的物体所发出的光线或反射的光线接近于平行光线，经过正常眼的折光系统都可在视网膜上形成清晰的物像。当然，人眼并不能看清任何远处的物体，这是由于过远的物体光线过弱，或在视网膜上成像太小，因而不能被感觉。

光线通过眼内折光系统的成像原理基本上与照相机、凸透镜成像原理相似，但要复杂得多，因为眼的折光系统不是一个简单的凸透镜，用一般几何光学原理准确表达光线在眼内的折射情况是十分困难的。因此，为了研究和实际应用的方便，有人根据眼的实际光学特性设计出与正常眼的折光效果基本相同但更为简单的等效光学系统或模型，称为**简化眼**（**reduced eye**）。简化眼是一种假想的人工模型，即假定眼球是一个前后径为20mm的单球面折光体，折光率为1.333，外界光线进入眼时，仅在角膜前表面折射一次，此球面的曲率半径为5mm，即节点距角膜前表面为5mm，节点距视网膜15mm。该模型和正常安静时人眼一样，恰好能使远处物体的平行光线聚焦在视网膜上，形成清晰、倒置的物像（图10-2）。

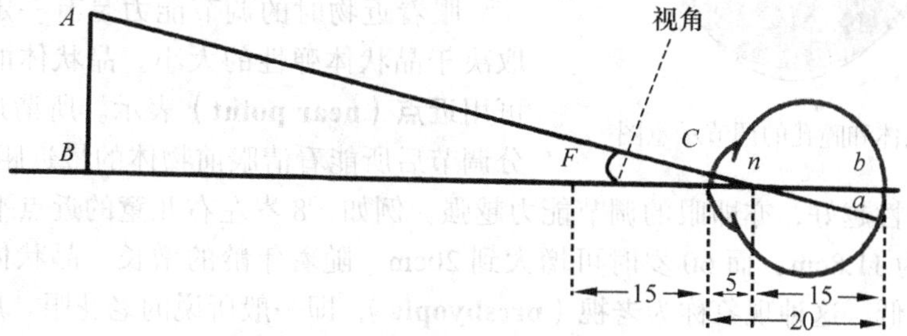


图10-2　简化眼成像示意图（单位：mm）

*AB*为物体；*ab*为物像；*C*为角膜前表面；*n*为节点

由于外界物体的光线在简化眼折射过程中形成两个相似三角形，所以利用简化眼可大致计算出远近不同的物体在视网膜上成像的大小，如图10-2所示，*AnB*和*anb*是具有对顶角的两个相似三角形，其计算公式为

$$\frac{AB\text{（物体的大小）}}{Bn\text{（物体至节点距离）}}=\frac{ab\text{（物像的大小）}}{nb\text{（节点至视网膜距离）}}$$

*nb*为15mm，固定不变，若已知物体的大小及物体距眼的距离，就可以算出视网膜上物像的大小。实际上，在光线良好的情况下，正常人眼所能看清楚的最小视网膜像的大小不能小于5μm，大致相当于视网膜中央凹处一个视锥细胞的平均直径。

（二）眼的调节

正常眼在静息状态下观看远处物体（6m以外）时，由于物体发出的光线射入眼内近似平行光线，经折射后正好聚焦在视网膜上，形成清晰的物像，所以能看清远物。通常将人眼不作任何调节时所能看清的物体的最远距离称为**远点**（**far point**）。当眼看近物（6m以内）时，从物体上发出的进入眼内的光线呈不同程度的辐射状，光线通过眼的折光系统后将成像在视网膜之后，因而视物模糊不清。但是，正常眼在看近物时也非常清楚，这是因为眼在看近物时主要通过晶状体的调节，使眼的折光能力增强，光线仍能聚焦在视网膜上，形成清晰的物像，人从而看清近物。另外，瞳孔的调节及双眼会聚对于在视网膜上形成清晰的物像也起重要的作用。

**1. 晶状体的调节**　晶状体为一透明体，呈双凸透镜形，富有弹性，由悬韧带将其与睫状体相连。睫状体内有睫状肌，受动眼神经中副交感纤维支配。当眼看远物时，睫状肌松弛，这时悬韧带被拉紧，晶状体被牵拉而形状相对扁平，使远物发出的平行光线都能在视网膜上形成清晰的物像。所以，正常眼视远物时不需要调节便可看清物体；当看近物时，其辐射光线使物像落在视网膜的后方，视物模糊，必须通过调节才能看清物体，其调节过程是：当模糊的视觉图像到达视觉皮质后，下行冲动经锥体束中的皮质-中脑束到达中脑的正中核，继而由正中核传到动眼神经缩瞳核，再经动眼神经中副交感纤维支配睫状肌，使其收缩，从而使悬韧带松弛，晶状体由于其自身的弹性而向前方和后方凸出，尤以前凸更为明显，使其前表面的曲率增加，折光能力增强，从而使物像前移而成像于视网膜上形成清晰的视觉（图10-3）。物体距眼睛越近，入眼光线的辐散程度越大，因而需要晶状体作更大程度的变凸，才能使物像成像于视网膜

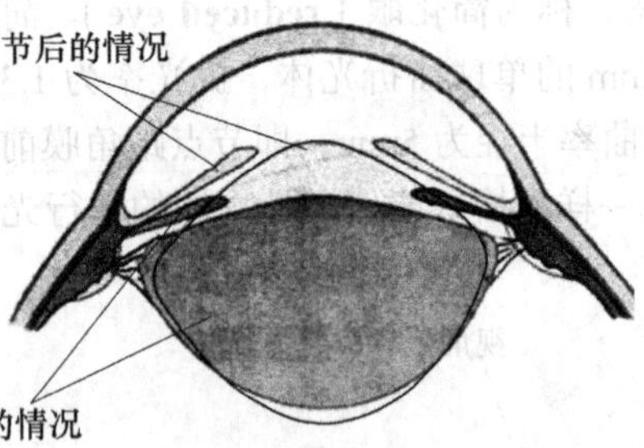

图 10-3　晶状体和瞳孔的调节示意图

上。临床上作某些眼科检查时，常用扩瞳药阿托品点眼，由于睫状肌与虹膜环形肌都受到副交感神经支配，阿托品在阻断虹膜环形肌的同时也阻断了睫状肌收缩，因而可影响晶状体变凸而导致视网膜成像变得模糊。

眼看近物时的调节能力是有一定限度的，主要取决于晶状体弹性的大小。晶状体的最大调节能力可用**近点**（**near point**）表示。所谓近点是指眼做充分调节后所能看清眼前物体的最近距离。近点越近，表明晶状体的弹性越好，亦即眼的调节能力越强。例如，8 岁左右儿童的近点平均约为 8.6cm，20 岁左右时约为 11.8cm，而 60 岁时可增大到 20cm。随着年龄的增长，晶状体的弹性逐渐减弱，调节能力降低，这种现象称为**老视**（**presbyopia**），即一般所说的老花眼。所以，老人看近物时，要戴上适度的凸透镜，增加眼的折光能力，才能看清近物。

**2. 瞳孔的调节**　瞳孔是指虹膜中间的圆孔。正常人眼瞳孔的直径可变动于 1.5～8.0mm 之间，瞳孔的大小可随视物距离和光线强弱而改变。瞳孔的调节包括两种反射，一种是视近物时，在晶状体凸度增加的同时可反射性地引起双侧瞳孔缩小，称为**瞳孔近反射**（**near reflex of the pupil**）或**瞳孔调节反射**（**pupillary accommodation reflex**），其调节的意义在于视近物时，通过瞳孔缩小减少折光系统引起的球面像差和色像差，使视网膜成像更为清晰，这种变化也是上述调节晶状体反射活动所引起的；另一种是指瞳孔在强光照射下时缩小而在光线变弱时散大，这种随光线强弱而出现瞳孔大小的改变，称为**瞳孔对光反射**（**pupillary light reflex**）。瞳孔对光反射具有双侧效应，即光照一侧瞳孔可引起双侧瞳孔缩小，这种现象称为**互感性对光反射**（**consensual light reflex**）。瞳孔对光反射的生理意义在于通过改变瞳孔的大小来调节进入眼内的光量，使视网膜不会因光线过强而受到损害，又不会因光线过弱而影响视觉。其调节过程为：强光照射视网膜时产生的冲动经视神经传到中脑的顶盖前区更换神经元，然后到达双侧的动眼神经缩瞳核，经动眼神经中的副交感纤维支配瞳孔括约肌收缩使瞳孔缩小。由于瞳孔对光反射的中枢在中脑，因此在临床上常通过检查该反射是否完好来判断麻醉的深度和病情的危重程度。

**3. 双眼会聚**　当看近物时，可反射性地发生两眼球同时向鼻侧会聚的现象，称为双眼会聚，也称为**辐辏反射**（**convergence reflex**），其反射途径是在上述晶状体调节中传出冲动到达正中核后，再经动眼神经核与动眼神经支配双眼内直肌收缩，使双眼球发生会聚；其生理意义是使双眼看近物时所形成的物像位于两眼视网膜的对称点上，产生单一清晰的视觉，避免复视。

### （三）眼的折光能力异常

正常人眼在看远物时，折光系统不需要进行调节就可以使来自远处的平行光线聚焦在视网膜上，因而可看清远处的物体；看近物时，只要物体离眼的距离不小于近点，经过调节后物像也能聚焦在视网膜上而形成清晰的视觉，称为**正视眼**（**emmetropia**）；如果由于眼的折光能力异常，或眼球的形态异常，安静时平行光线不能聚焦于视网膜上，则称为**非正视眼**（**ametropia**），也称屈光不正，包括近视眼、远视眼和散光眼（图 10-4）。

**1. 近视**　近视（**myopia**）的发生是由于眼球前后径过长或折光系统的折光能力过强所致，如先天遗传或后天用眼不当造成的角膜或晶状体的球面弯曲度过大等。近视眼看远物时，由远物发出的平行光线聚焦在视网膜的前方，因而视物模糊不清；而当看近物时，由于近物发出的是辐散光线，故不需调节或只需作较小程度的调节就能使物像落在视网膜上，从而看清近物。因此，近视眼的近点和远点都移近。近视眼可佩戴适度的凹透镜，使入眼的平行光线适当辐射而在视网膜上聚焦。

**2. 远视** 远视（**hyperopia**）的发生是由于眼球的前后径过短或折光系统的折光能力过弱所致，如先天遗传因素造成的眼球发育不良。远视眼看远物时，来自物体的平行光线聚焦在视网膜的后方，因而不能清晰地成像于视网膜上，需要经过眼的调节增加折光力，才能使物像聚焦在视网膜上。可见，远视眼在看远物时就需要眼的调节；当看近物时，则需作更大程度的调节才能看清物体。因此，远视眼容易发生视物疲劳，可配戴凸透镜予以矫正。

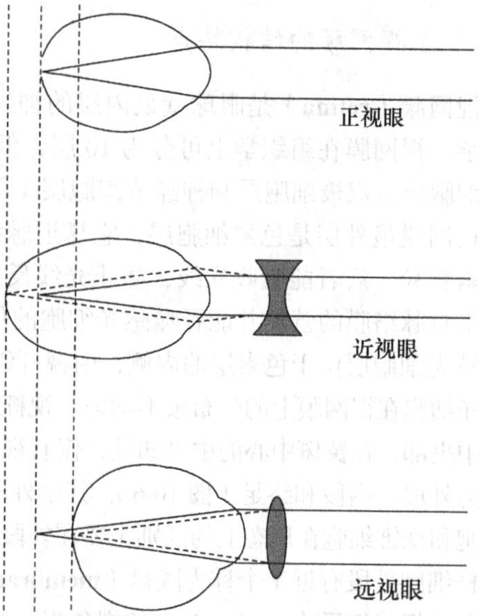

图 10-4 正视眼及近视眼、远视眼及其矫正的示意图
实线为矫正前折射情况；虚线为矫正后折射情况

**3. 散光** 正常人眼的角膜表面呈正球面，球面各经线上的曲率都相等，因此到达角膜表面的各个点上的平行光经折射后能聚焦于视网膜上。**散光**（**astigmatism**）是由于折光面的不同方位上曲率半径不同，所以折光率不同，平行光线进入眼内不能在视网膜上聚焦成一点，造成物像变形和视物不清。这种情况常发生在角膜上，由先天遗传或后天角膜疾病而致。正常人眼的角膜不仅光滑透明，而且呈完整的半球形，球面上每个方位的曲率半径都相等，折光率相同，所以通过角膜射入眼内的平行光线经折射后均能聚焦于视网膜上。而发生散光时，角膜表面不同方向上的折光率不一致，平行光线经角膜表面各个方向入眼后不能在视网膜上形成清晰的物像。除角膜外，晶状体表面曲率异常也可引起散光。纠正散光可佩戴合适的柱面镜，使角膜某一方位的曲率异常情况得到纠正。

### （四）房水和眼压

**房水**（**aqueoushumor**）指充盈于眼球内前房和后房的透明液体，其主要成分为水。房水来源于血浆，二者的化学成分基本相似，但不完全相同。血浆中蛋白质含量较高，而房水中蛋白质含量却很少。另外，房水中抗坏血酸（维生素 C）含量较高。房水由睫状体的睫状突上皮产生，生成后由后房经瞳孔进入前房，然后流过房角的小梁网，经**许氏管**（**Schlemm**）进入静脉。房水不断产生及回流并保持动态平衡的过程称为房水循环。

房水可以保持眼球内正常压力使眼内压相对稳定，维持眼球内无血管组织（主要是晶状体和部分角膜）的营养，对维持正常角膜的光学性能也很重要。房水循环发生障碍时（如房水回流受阻）会导致眼内液体增加而出现眼压增高，称为**青光眼**（**glaucoma**），轻者会出现眼的折光能力异常及头痛、恶心等全身症状，严重时可导致角膜混浊、视力丧失。

## 二、视网膜的感光换能功能

视网膜构成眼的感光系统。来自外界物体的光线通过眼的折光系统在视网膜上形成清晰的物像，这只是一种物理学现象，它和照相机成像原理很相似，而物像必须通过感光系统换能，变成神经电信号传入视觉中枢，经中枢分析处理后才能形成主观意识上的感觉。

（一）视网膜的结构特点

**视网膜（retina）**是眼球壁最内层的神经组织膜，总厚度仅为0.1～0.5mm，但结构却非常十分复杂。视网膜在组织学上可分为10层，但按主要的细胞层次从外向内依次为色素上皮细胞层、感光细胞层、双极细胞层和神经节细胞层（图10-5）。

视网膜最外层是色素细胞层，它靠近脉络膜，其血液供应来自脉络膜。色素上皮细胞内含有黑色素颗粒，后者能吸收光线，防止光线反射而影响视觉。此外，色素上皮还为相邻的感光细胞传递来自脉络膜的营养并能吞噬感光细胞的代谢产物。

感光细胞层位于色素层的内侧，由视杆细胞和视锥细胞两种特殊分化的神经上皮细胞组成。两种感光细胞在视网膜上的分布很不均匀。视杆细胞主要分布在视网膜周边部，视锥细胞则集中在视网膜的中央部，在黄斑中心的中央凹处，仅有视锥细胞。两种细胞在形态上均可分为三部分，由外向内依次为外段、内段和终足（图10-6），其中外段是视色素集中的部位，在感光换能中起重要作用。视杆细胞和视锥细胞在形态上的区别主要在外段，视杆细胞外段呈长杆状，视锥细胞外段呈圆锥状。每个视杆细胞外段有近千个称为**膜盘（membranous disk）**的圆盘状结构。膜盘膜上镶嵌的蛋白质是一种被称为**视紫红质（rhodopsin）**的视色素，在光的作用下可发生光化学反应，是产生视觉的物质基础。每个膜盘所含的视紫红质分子约100万个。视锥细胞也有类似的膜盘结构，也含有特殊的视色素，只是人和绝大多数哺乳动物都具有三种不同的视锥色素，分别存在于三种不同的视锥细胞中。

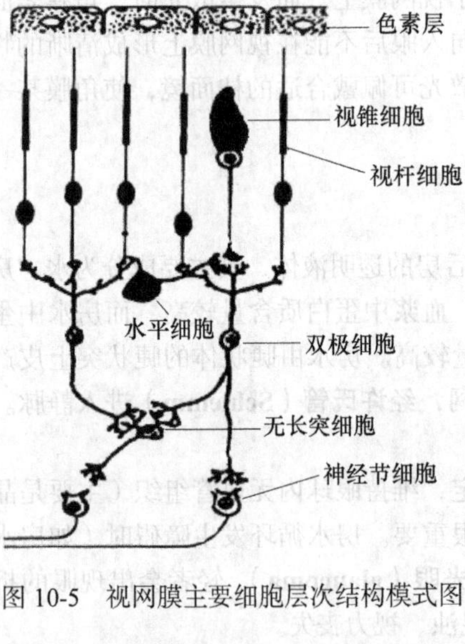


图10-5 视网膜主要细胞层次结构模式图

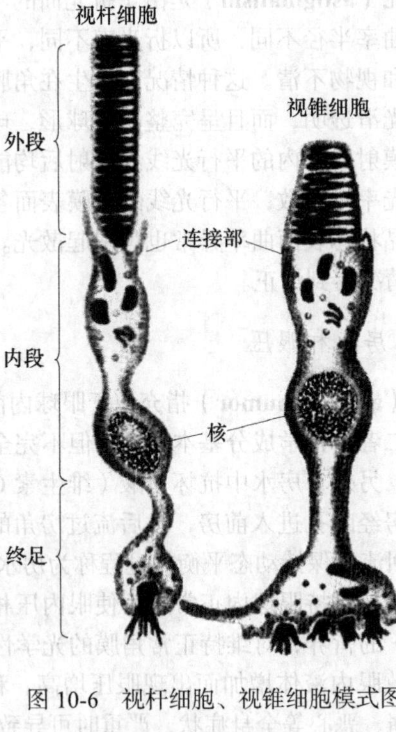


图10-6 视杆细胞、视锥细胞模式图

两种感光细胞都通过终足与双极细胞发生突触联系，双极细胞再与神经节细胞联系，神经节细胞发出的轴突在视网膜表面聚合成束构成视神经，在中央凹鼻侧约3mm处穿透眼球壁，并在视网膜表面形成视神经乳头，视神经乳头处无感光细胞分布，所以无光感受作用，此区域在视野中形成**生理盲点（blind spot）**。如果物像落在此处，人将看不到该物体。但人正常时都用双眼视物，一侧眼视野中的盲点可被对侧眼的视野所补偿，所以平时人们并不会感觉到视野中有盲点存在。

## （二）视网膜的感光换能系统

人和大多数哺乳动物的视网膜中存在两种功能不同的感光换能系统，即视杆系统和视锥系统。

视杆系统又称**暗视觉（scotopic vision）**或晚光觉系统，由视杆细胞、双极细胞以及神经节细胞等组成。一般多个视杆细胞与一个双极细胞联系，再由多个双极细胞与一个神经节细胞联系，形成会聚式传导路线，其功能特点是对光的敏感性较高，能在昏暗环境中感受弱光刺激，但视物无色觉而只能辨别明暗，产生的视觉只有较粗略的轮廓，分辨率低。在自然界，一些以夜间活动为主的动物，如猫头鹰、蝙蝠等，其视网膜上主要是视杆细胞。

视锥系统又称**明视觉（photopic vision）**或昼光觉系统，由视锥细胞、双极细胞以及神经节细胞等组成。相比之下，视锥系统会聚程度较低，特别是在中央凹处的视锥细胞与双极细胞、神经节细胞的数量之比为1∶1∶1，即三级细胞之间形成一对一的单线式突触联系。其功能特点是对光的敏感性较差，只在强光刺激下才能产生兴奋，但视物时可辨别颜色，且对物体的细节及轮廓都能看清，有高分辨能力。在自然界，某些只在白昼活动的动物，如鸡、鸽、松鼠等，其视网膜上的感光细胞几乎全是视锥细胞。

## （三）感光细胞的换能机制

物像落在视网膜上首先引起光化学反应。目前已从视网膜上提取出感光物质。这些物质在暗处呈紫红色，受到光照时则迅速褪色而转变为白色。如将蛙或兔放在暗室中，使动物眼朝向明亮的窗子一定时间，然后遮光立即摘出眼球、剔出视网膜，用适当化学物质如明矾处理视网膜，则可发现动物视网膜留有窗子的图像，窗子的透光部分呈白色，窗框部分呈暗红色。这些都说明视网膜上感光物质在光线作用下所出现的光化学反应。在对感光细胞的大量研究中，对视杆细胞研究得比较清楚。

**1. 视杆细胞的光化学反应及换能机制** 视紫红质是视杆细胞中所含的感光色素，是将光能转换为电信号的物质基础。视紫红质是一种结合蛋白质，由**视蛋白（opsin）**和生色基团**视黄醛（retinene）**组成，对波长为500nm的蓝绿色光线吸收能力最强。在暗处呈紫红色，其中的视黄醛分子构型为卷曲状的11-顺型。在光照时视紫红质迅速分解为视蛋白和视黄醛，视黄醛的颜色由红色变为黄色，最后变为白色，视蛋白和视黄醛分离，视黄醛的分子构型变成一种较直形状的全反型。这种视黄醛分子构型的变化又会引起视蛋白分子构型的变化，经过较复杂的信息传递系统的活动，诱发视杆细胞产生感受器电位。

视杆细胞的感受器电位是一种超极化型慢电位。视杆细胞的静息电位只有−30～−40mV，比一般细胞小得多。这是因为在静息（非光照）状态时，视杆细胞外段膜上就有相当数量的钠通道处于开放状态，形成持续性的$Na^+$内流；而内段膜上的钠泵则不断将细胞内的$Na^+$移出胞外，从而维持膜内外$Na^+$的平衡。当视杆细胞受到光照时，细胞膜上的部分$Na^+$通道关闭，$Na^+$内流减少或消失，而内段膜上的钠泵仍继续活动，于是就出现超极化型感受器电位。视杆细胞没有产生动作电位的能力，但外段膜上的超极化型感受器电位能以电紧张的形式扩布到细胞的终足部分，影响终足处递质释放。

在生理情况下，视紫红质既有分解过程又有合成过程，是一个可逆的光化学反应（图10-7）。光照时迅速分解为全反型视黄醛和视蛋白，在暗处重新合成时可以先由全反型视黄醛转变成11-顺型视黄醛，再与视蛋白重新结合成视紫红质，其反应的平衡点决定于光照的强度。人在暗处视物时，实际是既有视紫红质的分解，又有它的合成，此时的合成过程超过分解过程，

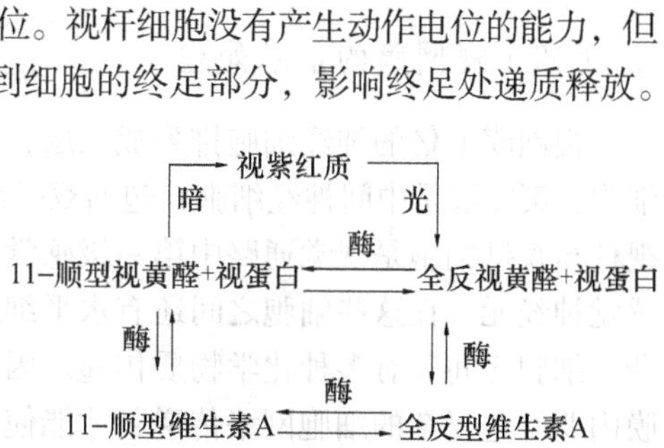


图10-7 视紫红质的光化学反应

视杆细胞中的视紫红质数量就较多，从而对光线的敏感性增强，能感受弱光刺激，有利于视物；相反，人在亮处时，视紫红质的分解大于合成，视杆细胞中的视紫红质含量极少，使视杆细胞几乎失去感受光刺激的能力。维生素A经代谢可转变为视黄醛，而在视紫红质分解和再合成的过程中，有一部分视黄醛被消耗。

**2. 视锥系统的感光原理和色觉** 视锥细胞的感光原理类似于视杆细胞。视锥细胞外段具有与视杆细胞相类似的膜盘结构，也含有特殊的感光物质。当光线作用于视锥细胞外段时，在细胞膜两侧同样产生与视杆细胞类似的超极化型感受器电位，作为光电转换的第一步，最终在相应的神经节细胞上产生动作电位。研究结果表明，人和哺乳动物的视网膜上有三种不同的视锥细胞，分别含有三种不同的感光色素。它们也是由视黄醛和视蛋白所组成，视黄醛与视杆细胞一样，只是视蛋白的分子结构略有不同。视蛋白分子结构中的这种微小差别，决定了这三种感光色素对不同波长的光线最为敏感，即分别对红、绿、蓝三种颜色的光线最敏感。辨别颜色是视锥细胞的功能之一。对不同颜色的识别，主要是由于不同波长的光线作用于视网膜后在人脑引起不同的主观印象。正常人眼视网膜可分辨波长380～760nm之间的150种左右不同的颜色，但主要是红、橙、黄、绿、青、蓝、紫7种颜色。通常波长只要相差3～5nm，就可被视觉系统分辨为不同的色觉。

色觉是一种复杂的物理、心理现象。关于色觉形成的详细机制，目前仍沿用Helmholtz和Young提出的**三原色学说（trichromatic theory）**来解释。三原色学说认为，红、绿、蓝是三种基本色光，而这三种色光作适当混合即可引起光谱上任何颜色的感觉。视网膜中存在着三种视锥细胞，分别含有三种视色素（感红色素、感绿色素、感蓝色素），它们分别对波长为560nm、530nm、430nm的红、绿、蓝三种光最为敏感。当不同波长的光线作用于视网膜时，会使三种视锥细胞以不同的比例兴奋，这样的信息传至中枢，就产生不同颜色的感觉。例如，当红、绿、蓝三种视锥细胞以4∶1∶0比例兴奋时，产生红色的感觉；当以2∶8∶1比例兴奋时，产生绿色的感觉；当以1∶1∶1比例兴奋时，则产生白色的感觉。

**知识链接**

**色觉障碍**

常见的色觉障碍是一种性连锁隐性遗传的先天性疾病，色觉障碍按其轻重分为色盲和色弱两种类型。色弱是由于某种视锥细胞的反应能力减弱，从而对某种颜色的分辨能力较正常人稍差，常由后天因素引起。色盲是指对全部颜色或某些颜色缺乏分辨能力，可分为全色盲和部分色盲。全色盲极少见，表现为只能分辨光线的明暗。部分色盲又分为红色盲、绿色盲和蓝色盲三种，常见的是红、绿色盲。色盲病人除极少数是由于视网膜病变引起外，绝大多数由遗传因素决定，男性居多。色觉障碍者不能从事运输、化学、美术、医药等职业。

（四）视网膜的信息处理

视网膜上亿的神经细胞排列成三层，通过突触组成一个处理信息的复杂网络。第一层是感光细胞，第二层是中间神经细胞，包括双极细胞、水平细胞和无长突细胞等，第三层是神经节细胞。视杆与视锥细胞是视觉通路中第一级感觉神经元，双极细胞和神经节细胞则分别为第二和第三级感觉神经元。在这些细胞之间还有水平细胞和无长突细胞等，各种细胞之间的排列和联系非常复杂，细胞之间还有多种化学物质传递。因此，由视杆细胞和视锥细胞所产生的感受器电位在视网膜内要经过复杂的细胞网络传递，才能使神经节细胞产生动作电位。关于视网膜如何进行信息处理的过程还不很清楚。目前已知，感光细胞产生的超极化型感受器电位以电紧张形式传递到终足时，使终足部递质释放减少，并依次影响下一级细胞的电位变化，最后引起神经节细胞产生动作电位，并作为视网膜的最后输出信号由视神经传向中枢，经视中枢的分析处理，最终产生主观意识上的视觉。

双极细胞、水平细胞不产生动作电位，它们在前一级细胞的影响下只产生超极化型慢电位或除极型慢电位。此外，视网膜各种细胞之间还存在着大量的电突触，可以进行细胞间电信号的直接双向传递。

## 三、与视觉有关的几种生理现象

视觉功能由视觉器官的折光系统和感光系统共同来完成，视觉有多方面的表现形式，这里只介绍几种常见的生理现象。

### （一）视力

视力又称**视敏度（visual acuity）**或视锐度，是指眼对物体细小结构的分辨能力，也就是眼能分辨物体两点间最小距离的能力。**视角（visual angle）**是指物体上两点的光线投射入眼内时，通过节点相交时所形成的夹角。视角大小直接关系视网膜像的大小。受试者能分辨的视角越小，表明视力越好。正常人眼能分辨的最小视角为1分角，1分角在视网膜上所形成的物像两点间距离为5μm（这个距离大致相当于视网膜中央凹处一个视锥细胞的平均直径），可分别刺激相邻的两个视锥细胞，兴奋传入视觉中枢即可分辨出两点（图10-8）。因此，视角为1分角的视力为正常视力，按照国际标准视力表表示为1.0，按对数视力表表示为5.0。中央凹视锥细胞密集而且直径最小（仅1.5～2.0μm），又与双极细胞和神经节细胞形成单线联系，因而该处视力最好。

视力检查常用的视标有两种：一种是Snellen图，这是一组大小不等、方向不同的字母E，共有12行，行数越往下，字母E越小，检查视力时，通常令受试者辨认视力表上字母E的开口方向；另一种是Landolt环，其图标是一个带缺口的环，将测试图放置于眼前5m处，如测定结果为1分角时，则视力为1.0（1/1′），如视角为5分角时，则视力为0.2（1/5′），依此类推。

### （二）视野

用单眼固定地注视前方一点不动时，该眼所能看到的空间范围称为**视野（visual field）**。视野的大小可用视野计来检查，将检查结果绘制在图纸上，称为视野图。在同一光照条件下，用不同颜色的视标物测得的视野大小不同，以白色最大，其次为黄蓝色，再次为红色，绿色视野最小（图10-9）。视野的大小可能与各类感光细胞在视网膜中的分布范围有关。另外，由

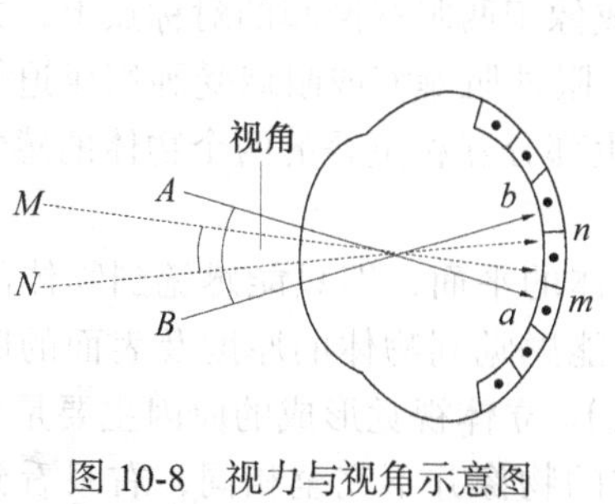


图10-8 视力与视角示意图

1分视角（AB两点光线的夹角）时的物像（ab）可兴奋两个不相邻的视锥细胞，人眼能分辨为两点；而视角变小（MN两点光线的夹角）后的物像（mn）只兴奋同一个视锥细胞，人眼不能分辨两点

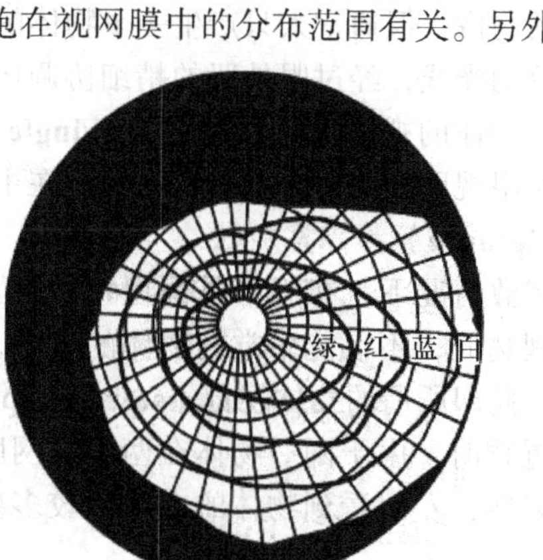


图10-9 右眼颜色视野示意图

于面部结构的特点，正常人颞侧视野大于鼻侧视野，下方视野大于上方视野。视野狭小者不应驾驶交通工具以防发生事故。临床上检查视野对诊断某些视网膜、视神经方面的病变有一定意义。

（三）暗适应和明适应

当人长时间在明亮环境中而突然进入暗处时，最初看不见任何物体，经过一段时间后，视觉敏感度才逐渐增高，能逐渐看清暗处的物体，这种现象称为**暗适应（dark adaptation）**。相反，当人长时间在暗处而突然进入明亮处时，最初感到一片耀眼的光亮，也不能看清物体，稍待片刻后才能恢复视觉，这种现象称为**明适应（light adaptation）**。

暗适应的产生机制与视网膜中视锥和视杆细胞感光色素在暗处的合成有关，但主要取决于视杆细胞的视紫红质在暗处的大量合成。实验也证明，光敏感度的强弱与视紫红质的含量有密切关系，视紫红质的含量与光敏感度的对数成正比。因此，视紫红质的含量只要稍有减少，光敏感度就会明显降低。在亮处，视杆细胞中的视紫红质大量分解，剩余量较少，已达不到兴奋的程度，在暗处对光的敏感度下降，所以刚进入暗处时不能视物。经过一定时间后，视紫红质的合成逐渐增多，对暗光的敏感度提高，在暗处的视觉恢复。整个暗适应过程约需30min，分为两个阶段，第一阶段主要与视锥细胞中感光色素的合成量增加有关，第二阶段则与视杆细胞中视紫红质的合成增加有关。如果暗适应能力严重下降，将造成**夜盲症（nyctalopia）**。食物中维生素A供应不足是引起夜盲症最常见的原因。

明适应过程较快，大约几秒钟即可完成。其机制是视杆细胞在暗处蓄积了大量的视紫红质，进入亮处遇到强光时迅速分解，因而产生耀眼的光感。只有在较多的视杆色素迅速分解之后，视锥细胞中的感光色素才能在亮处感光而恢复视觉。

（四）双眼视觉和立体视觉

有些哺乳动物，如牛、马、羊等，它们的两眼长在头的两侧，因此，两眼的视野完全不重叠，左眼和右眼各自感受不同侧面的光刺激，形成**单眼视觉（monocular vision）**。人和高等哺乳动物的两眼都在头面部的前方，两眼的鼻侧视野相互重叠，凡落在此范围内的任何物体都能同时被两眼所见，这种两眼同时注视某一物体时产生的视觉称为**双眼视觉（binocular vision）**。双眼视觉优于单眼视觉，它可弥补单眼视野中的生理性盲点，可扩大视野并产生立体视觉，增强对物体的大小、距离判断的准确性。当双眼视物时，在两眼视网膜上各形成一个完整的物像，但通常人只产生一个物体的感觉，而非两个物体的感觉。这是因为来自于物体同一部分的光线，经过眼外肌的精细协调运动，可成像于两眼视网膜的对称点上，并在主观上产生单一物体的视觉，此称为**单视（single vision）**。眼外肌瘫痪或眼球受肿瘤压迫等都可使物像落在两眼视网膜的非对称点上，因而在主观上产生部分互相重叠的两个物体的感觉，此称为**复视（diplopia）**。

多数情况下，在用单眼视物时，只能看到物体的平面，即只能感觉到物体的大小。在用双眼视物时，不仅能感觉到物体的大小，而且还能感觉到物体的厚度及表面的凹凸情况或距离等，此即所谓的**立体视觉（stereoscopic vision）**。立体视觉形成的原因主要是因为两眼注视同一近物时，由于同一物体在两眼视网膜上形成的物像并不完全相同，右眼看到物体的右侧面较多些，左眼看到物体的左侧面较多些，两眼的物像经中枢神经系统的综合就产生了立体感觉。

# 第3节 听觉器官

听觉器官由外耳、中耳以及内耳的耳蜗组成。人耳的适宜刺激是物体振动产生的声波，声波通过外耳和中耳传递到内耳，经耳蜗毛细胞的换能作用转变为听神经纤维上的电信号，并以神经冲动的不同频率和组合形式对声音信息进行编码后传送到大脑皮质的听觉中枢产生听觉。因此，听觉是由耳、听神经和听觉中枢的共同活动来完成的。听觉对动物适应环境和人类认识自然有着重要的意义。

并非所有的声波振动都能使人产生听觉，通常人耳能感受到的声波振动频率为20～20000Hz，感受声波的压强范围为0.0002～1000dyn/cm$^2$。每一种频率的声波都有一个刚能引起听觉的最小强度，称为**听阈（hearing threshold）**。在听阈之上继续增加强度，听觉的感受也会相应增强，但当强度增加到某一限度时，则会引起鼓膜的不适甚至疼痛感，此限度称为最大可听阈。图10-10是以声频为横坐标，以声音的强度或声压为纵坐标，将每一频率的听阈和最大可听阈分别连接起来，即绘制成听力曲线。图中下方曲线表示不同频率的听阈，上方曲线表示其最大可听阈，两者所包含的面积为**听域（audible area）**，即人耳所能感受到的声波频率和强度的范围。从图中可以看出，正常人耳最敏感的声波频率范围为1000～3000Hz，人类的语言频率也主要分布在300～3000Hz。

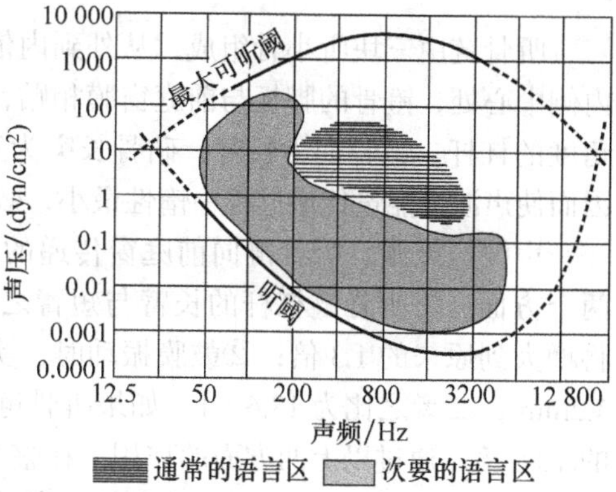

图10-10 人的正常听阈图

通常以**分贝（decibel, dB）**作为声音强度的相对单位。正常人讲话的声音强度为30～70dB，大声喊叫时可达100dB。生活中常见的噪声强度一般在60dB以上，对人的工作、学习和休息都有不良影响，长期受噪声的刺激可使听力下降，形成噪声性耳聋，并可引起神经、内分泌等系统的功能失调。因此，在工作和生活中应尽量消除和减少噪声污染，防止噪声对听觉等功能的损害。

## 一、外耳和中耳的传音功能

### （一）外耳的功能

外耳由耳郭和外耳道组成。耳郭主要起集音作用，还可帮助辨别声源的方向。自然界中很多动物可通过转动耳郭以探测声源的方向。人耳耳郭的运动能力已经退化，必要时可转动头部以判断声音的来源。

外耳道具有传音和增压作用。外耳道一端开口于耳郭，另一端终止于鼓膜。根据物理学共振原理，一端封闭的充气管道可与波长为其长度4倍的声波产生最大的共振作用，即增压作用。正常人的外耳道平均长约2.5cm，它与3800Hz声波的波长相仿。因此，当频率为3000～5000Hz的声波由外耳道传至鼓膜时，其强度大约增强10倍。

### （二）中耳的功能

中耳有鼓膜、听骨链、鼓室和咽鼓管等结构组成。中耳的主要功能是将声波振动的能量高效

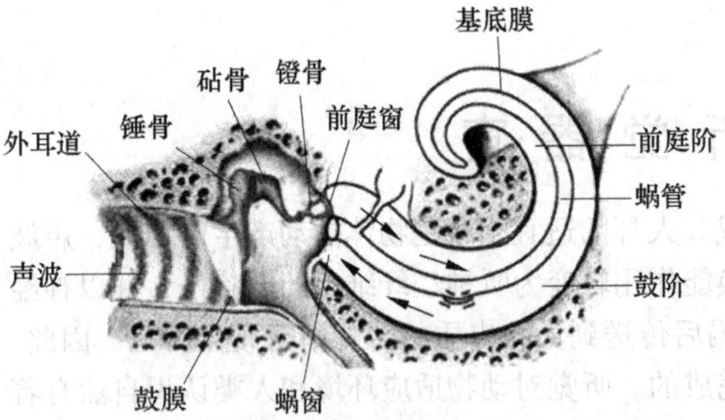

图 10-11 中耳和耳蜗关系示意图

地传递到内耳，其中鼓膜和听骨链在传音过程中还起增压作用。

鼓膜为一椭圆形半透明薄膜，形状如同浅漏斗，其顶点朝向中耳，内侧与锤骨柄相连，面积为50～90mm²，厚度约0.1mm。鼓膜很像电话机受话器中的振膜，是一个压力承受装置，本身无固有振动，其形状和结构特点使其具有较好的频率响应和较小的失真度，能将声音如实地传到内耳，其振动可与声波振动同始同终。

听骨链由三块听小骨组成，从外到内依次由锤骨、砧骨及镫骨连接而成。锤骨柄附着于鼓膜内侧中心处，镫骨的脚板与前庭窗膜相贴，砧骨居中。三块听小骨之间有关节相连形成一个固定角度的杠杆，锤骨柄为长臂，砧骨长突为短臂，杠杆的支点刚好在听骨链的重心上（图 10-11），因而使声波在能量传递过程中惰性最小，效率最高。

声波经鼓膜、听骨链向前庭窗传递的过程中，振幅略减小而声压明显增大，其原因主要有两个方面：①听骨链杠杆的长臂与短臂之比为 1.3∶1，根据杠杆原理，作用在短臂一侧的压力将增大到原来的 1.3 倍；②鼓膜振动时，实际发生振动的面积 59.4mm²，而前庭窗膜的面积仅有 3.2mm²，二者之比为 18.6∶1。如果听骨链传递时总压力不变，则前庭窗膜上压强将增加到原来的 18.6 倍。通过以上两方面的作用，在整个中耳传递过程中，前庭窗上的振动压强总的增压效应为 24.2 倍左右（1.3×18.6），这不仅提高了声波传递的效率，又可避免对内耳和前庭窗膜等结构造成损伤。

与中耳传音功能有关的还有中耳内的鼓膜张肌和镫骨肌。前者收缩时使锤骨柄和鼓膜向内牵引，增加鼓膜紧张度；后者收缩时使镫骨脚板向后外方移动。当声强过大（70dB 以上）或角膜和鼻黏膜受机械刺激时，可反射性地引起这两块肌肉的收缩，结果使鼓膜紧张，各听小骨之间的连接更为紧密，导致听骨链传递振动的幅度减小，阻力加大，从而可阻止较强的振动传到耳蜗，对感音装置起到一定的保护作用。但由于这一反射需 40～160ms，因而对突发性爆炸声的保护作用不大。

咽鼓管是连接鼓室和鼻咽部的通道，也称耳咽管，其鼻咽部的开口常处于闭合状态，在吞咽或打哈欠时暂时开放。咽鼓管的主要功能是调节鼓室内空气的压力，使之与外界大气压保持平衡，这对于维持鼓膜的正常位置、形状以及振动性能有重要意义。如果咽鼓管因炎症等原因而被阻塞后，鼓室内的空气被吸收而致压力减小，可造成鼓膜内陷，产生疼痛、耳鸣等，影响听力。在日常生活中，某些情况可造成鼓室内外空气的压力差发生变化，如人们在乘坐飞机时，随着飞机大幅度地升降，若咽鼓管鼻咽部的开口不能及时开放，就会引起鼓膜两侧气压不等而出现鼓膜疼痛等不适感。此时，可做吞咽动作来调节鼓室内压力。

### （三）声波传入内耳的途径

声波必须传入内耳的耳蜗才能刺激听觉感受器产生听觉。声波是通过空气传导与骨传导两条途径传入内耳的，正常情况下以气传导为主。

**1. 气传导** 声波经外耳道传导引起鼓膜振动，再经听骨链和前庭窗膜传入耳蜗，这条传导途径称为**气传导（air conduction）**，也称气导，是引起正常听觉的主要途径。此外，鼓膜的振动也可引起鼓室内空气的振动，再经蜗窗传入耳蜗。但这一气传导在正常情况下并不重要，只是当正常气传导途径的结构损坏时，如鼓膜穿孔、听骨链严重病变等情况下方可发挥一定的传音作用，使听觉障碍得到部分代偿。

**2. 骨传导** 声波振动直接作用于颅骨，再引起耳蜗内淋巴的振动，这条传导途径称为**骨传导**（**bone conduction**），也称骨导，助听器就是依据此原理设计的。骨传导的敏感性比气传导低得多，只有较强的声波才能引起颅骨的振动，因此在引起正常听觉中的作用甚微。

在临床工作中，常用音叉检查患者气传导和骨传导的情况，帮助诊断听觉障碍的病变部位、性质和原因。例如，当鼓膜或中耳病变引起传音性耳聋时，气传导明显受损，而骨传导却不受影响，甚至相对增强。当耳蜗病变引起感音性耳聋时，气传导和骨传导均减弱。

## 二、内耳的感音作用

内耳又称**迷路**（**labyrinth**），由**耳蜗**（**cochlea**）和**前庭器官**（**vestibular apparatus**）组成。这里所说的内耳的感音功能是指耳蜗的功能，前庭器官的功能将在下一节中叙述。耳蜗的主要作用是把传递到耳蜗的机械振动转变为听神经纤维的神经冲动，完成这一功能的关键因素是耳蜗基底膜的振动。

### （一）耳蜗的结构

耳蜗形似蜗牛壳，是由一条骨质管道围绕一锥形骨轴盘旋约2.5周而成。如图10-12所示，在耳蜗管的横断面上有两个分界膜，一为斜行的前庭膜，一为横行的基底膜，此二膜将管道分为前庭阶、鼓阶和蜗管三个腔。前庭阶在耳蜗底部与前庭窗膜相接，鼓阶在耳蜗底部与蜗窗膜相接，前庭阶与鼓阶通过耳蜗顶部的蜗孔相通，内充满外淋巴。蜗管是一个充满**内淋巴**（**endolymph**）的盲管。基底膜上有声音感受器——螺旋器（也称**科蒂器**，**organ of corti**），螺旋器由**毛细胞**（**hair cell**）及支持细胞等组成。毛细胞是听觉感受器细胞，分为内毛细胞和外毛细胞。在蜗管的近蜗轴侧是一行纵向排列的内毛细胞，靠外侧有3～5行纵向排列的外毛细胞。每一个毛细胞的顶部都有数百条排列整齐的纤毛，称为听毛，有些较长的听毛埋植于盖膜的胶冻状物质中。**盖膜**（**tectorial membrane**）的内侧连接耳蜗轴，外侧则悬浮于内淋巴中。毛细胞的顶部与内淋巴接触，而其底部则与外淋巴相接触并连接听神经纤维。

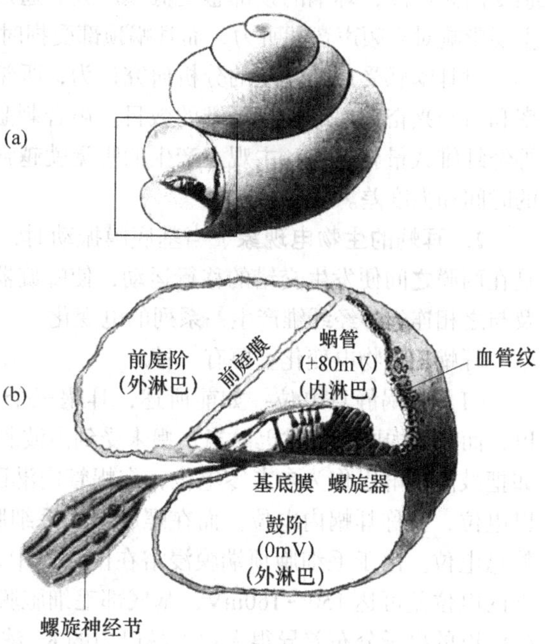


图10-12 耳蜗及横断面模式图

（a）耳蜗外形；（b）耳蜗管横断面

### （二）耳蜗的感音换能作用

内耳的感音作用是把传到耳蜗的机械振动转变为听神经的神经冲动。在这一换能过程中，耳蜗基底膜的振动起着关键作用。

**1. 基底膜的振动和行波理论** 基底膜的长度约为30mm，在靠近前庭窗处（即蜗底）宽度较小，越往蜗顶宽度越大。当声波振动通过听骨链到达前庭窗膜时，如果引起前庭窗膜内移，压力变化传给前庭阶的外淋巴，再依次传到前庭膜和蜗管的内淋巴，基底膜则下移，最后鼓阶的外淋巴压迫蜗窗膜，使蜗窗膜外移；相反，当前庭窗膜外移时，整个耳蜗内的液体和膜性结构又作相反方向的移动，如此反复，形成基底膜振动。当基底膜振动时，基底膜与盖膜之间的相对位置也会随之发生相应的变化，使毛细胞受到刺激而引起生物电变化。在正常气传导的过程中，蜗窗膜起缓冲耳蜗内压力变化的作用，是耳蜗内结构发生振动的必要条件。

关于人耳蜗如何分辨声音的频率是一个比较复杂的问题，一直以来采用行波学说来解释。行波即行走的波，就像生活中人在抖动一条绸带，形成的波浪会有规律地沿绸带向其远端传播。行波理论认为耳蜗内淋巴的振动首先在靠近前庭窗处引起基底膜的振动，即振动从基底膜的底部开始，随后以行波的方式沿基底膜向耳蜗顶部传播。声波频率不同时，行波传播的远近和最大振幅出现的部位也不同。声波振动频率越高，行波传播越近，引起最大振幅出现的部位越靠近前庭窗处，换言之，靠近前庭窗的基底膜与高频声波发生共振；反之，声波频率越低，则行波传播越远，最大振幅出现的部位越靠近蜗顶部。因此，对于每一个声波振动频率来说，在基底膜上都有一个特定的行波传播范围和最大振幅区，位于该区域的毛细胞受到的刺激就最强，与这部分毛细胞相联系的听神经纤维的传入冲动也就最多。起自基底膜不同部位的听神经纤维的冲动传到听觉中枢的不同部位，就可产生不同的音调感觉，这就是耳蜗能区分不同声音频率的基础，即耳蜗的底部感受高频声波，耳蜗的顶部感受低频声波。通过动物实验和临床研究都已证实，耳蜗底部受损时主要影响对高频声音的听力，而耳蜗顶部受损时主要影响低频听力。

对耳蜗感受声音强度的分析研究认为，听觉的强度取决于耳蜗神经某条纤维上冲动发放的频率和参与兴奋传递的神经纤维的数目。声音刺激强度越大，传入冲动的频率就越高，参与反应的神经纤维数量就越多，主观上产生的听觉就越强。耳蜗对声源方位的辨别主要根据声波到达两耳的时间和强度差。

**2. 耳蜗的生物电现象** 当基底膜振动时，盖膜与基底膜便各自沿不同的轴上、下移动，于是在两膜之间便发生交错的移行运动，使螺旋器上毛细胞顶部的听毛受力而变形，从而引起耳蜗及与之相连的神经纤维产生一系列的电变化。

耳蜗的生物电变化主要有三种。

（1）耳蜗静息电位：如前所述，耳蜗三个腔内充满着淋巴液，其中前庭阶和鼓阶中为外淋巴，而蜗管内则是内淋巴。当耳蜗未受到声波刺激时，在内耳不同部位可以引导出不同的电位差。如把鼓阶外淋巴作为参考零电位，在蜗管内淋巴中可测得电位为 + 80mV（图 10-13），此为内淋巴电位，又称耳蜗内电位。而在螺旋器的毛细胞内可引导出－70～－80mV 的电位，为毛细胞的静息电位。由于毛细胞顶端膜浸浴在内淋巴中，基底膜浸浴在外淋巴中，这样毛细胞顶端膜内、外的电位差可达 150～160mV，基底部毛细胞膜内、外的电位差仅约 80mV。通过检测发现，内、外淋巴的离子分布差异很大：内淋巴中的 $K^+$浓度比外淋巴中高 30 倍，而外淋巴中的 $Na^+$则比内淋巴高 10 倍。这种差异的产生和维持与蜗管外侧壁血管纹细胞膜上含有大量高效能的钠泵的活动密切相关。钠泵的活动将血浆中的 $K^+$泵入内淋巴，同时又将内淋巴中的 $Na^+$摄回血浆，由于转运的 $K^+$量多于 $Na^+$量，这就使内淋巴具有较高的正电位，同时也造成内淋巴中高 $K^+$、低 $Na^+$的离子分布状态。血管纹细胞对缺氧或哇巴因（钠泵抑制剂）非常敏感，缺氧可使 ATP 生成及钠泵活动受阻，使内淋巴正电位不能维持，常导致听力障碍。

（2）耳蜗微音器电位：当耳蜗受到声波刺激时，在耳蜗及其附近的结构中可记录到一种类似声波作用于微音器（麦克风）时所产生的电变化，即把声波振动转变成相应的音频电信号。耳蜗所产生的这种电位变化称为**耳蜗微音器电位（cochlear microphonicpotential, CM）**（图 10-13），其特点是它的波形和频率与作用的声波完全相同，而且潜伏期极短，小于 0.1ms，没有不应期，可以总和。它对缺氧和麻醉不敏感，因此，在动物死亡后的一定时间内仍可记录到。

虽然微音器电位产生的原理还不十分清楚，但目前实验证明，耳蜗微音器电位并不是听神经的动作电位，没有“全或无”的特点。微音器电位是耳蜗受到声波刺激时，由多个毛细胞产生的感受器电位的复合型电位变化，它可以诱发听神经纤维产生动作电位。但耳蜗微音器电位与动作电位不同，它具有一定的位相性，当声音的位相倒转时，耳蜗微音器电位的位相也发生逆转，但动作电位却不能。

（3）听神经动作电位：这是耳蜗对声波刺激的一系列反应中最后出现的电变化，由耳蜗毛细胞的微音器电位触发产生，是耳蜗对声波刺激进行换能和编码作用的总的结果。它的作用是向听觉中枢传递声音信息。根据引导方法的不同，可记录到听神经复合动作电位和单纤维动作电位。

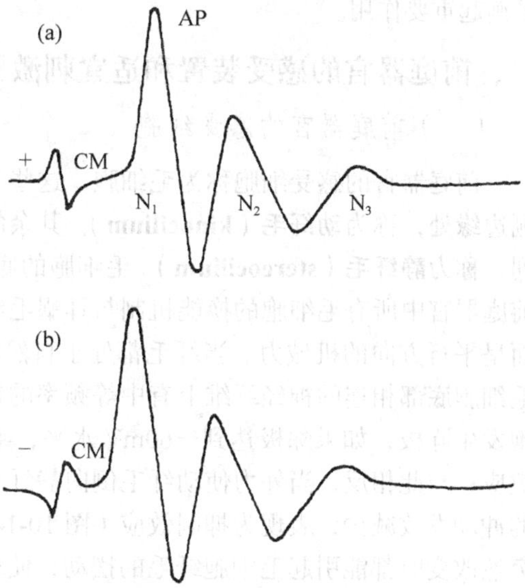


图 10-13　耳蜗微音器电位及听神经动作电位

CM：微音器电位；AP：听神经动作电位（包括 $N_1$、$N_2$、$N_3$ 三个负电位）；（a）与（b）对比表明，声音位相改变时，微音器电位位相倒转，但听神经动作电位位相不变

1）听神经复合动作电位：是从整根听神经上记录到的复合动作电位，它是所有听神经纤维产生的动作电位的总和。神经冲动的波形与振幅不能反映声音的特性，只能依据神经冲动的节律及发放神经冲动的纤维在基底膜的起源部位来传递不同形式的声音信息，经听觉中枢分析处理后引起主观上的听觉。持续的声波刺激所引发的复合听神经动作电位和微音器电位重叠在一起，难以分离；当耳蜗接受短声刺激时，经过一定的潜伏期，在微音器电位之后可记录到数个听神经动作电位，图 10-13 中的 $N_1$、$N_2$、$N_3$ 就是从整个听神经上记录到的复合动作电位，其振幅大小取决于声波的强度、兴奋的纤维数目以及不同神经纤维放电的同步化程度。

2）听神经单纤维动作电位：采用微电极细胞内记录方法，如果把微电极插入听神经纤维内，可记录到单一听神经纤维的动作电位，它是一种“全或无”式的反应，静息时自发放电，声音刺激时放电频率增加。仔细分析每一条听神经纤维的放电特性与声音频率之间的关系时发现，不同的听神经纤维对不同频率的声音敏感性不同，用不同频率的纯音进行刺激时，某一特定的频率只需很小的刺激强度便可使某一听神经纤维发生兴奋，随着声音强度的增加，能引起单一听神经纤维放电的频率范围也增大，每一听神经纤维都具有自己特定的特征频率。可见，当某一频率的声波强度增大时，能使更多的纤维兴奋，这些纤维传递的神经冲动共同向中枢传递这一声波的频率及其强度的信息。在自然情况下，作用于人耳的声波是多种多样的，由此所引起的听神经纤维的冲动及其序列的组合也是十分复杂的，这可能就是人耳之所以能区别不同音色的原因。

## 第4节　前庭器官

前庭器官由椭圆囊、球囊和三个半规管组成，是机体感受自身在空间的位置和运动状态的感觉器官。前庭器官与视觉器官及本体感觉感受器的协同活动对于调节肌肉的紧张性和保持身体的平衡起重要作用。

## 一、前庭器官的感受装置和适宜刺激

### （一）前庭器官的感受细胞

前庭器官的感受细胞称为毛细胞，这些毛细胞的顶部有两种纤毛，其中有一条最长，位于一侧边缘处，称为**动纤毛（kinocilium）**；其余的纤毛较短，数量较多，达60～100条，呈阶梯状排列，称为**静纤毛（stereocilium）**。毛细胞的底部连接感觉神经纤维末梢。大量电生理学实验证明，前庭器官中所有毛细胞的换能机制与耳蜗毛细胞相似。各类毛细胞的适宜刺激都是与纤毛的生长面呈平行方向的机械力。当纤毛都处于自然状态时，细胞膜内侧存在约−80mV的静息电位，与毛细胞底部相连的神经纤维上有中等频率的持续放电；当外力使静纤毛倒向动纤毛一侧时，毛细胞发生除极，如果除极达到−60mV水平，毛细胞的传入神经冲动发放频率就增加，表现为兴奋效应；与此相反，当外力使动纤毛倒向静纤毛一侧时，则毛细胞的膜电位发生超极化，传入纤维的冲动发放减少，表现为抑制效应（图10-14）。正常情况下，当机体的运动状态和头部空间位置突然改变时都能引起毛细胞纤毛的摆动，使相应的神经纤维的冲动发放频率发生改变，这些信息传入中枢后引起相应的运动觉和位置觉，并出现各种躯体和内脏功能的反射性改变。

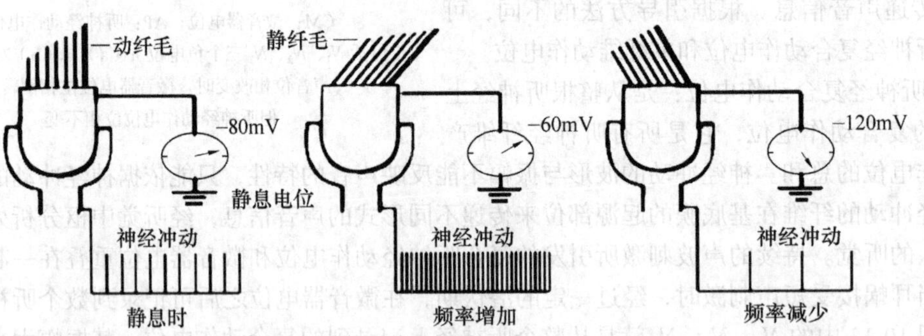


图10-14　前庭器官中毛细胞纤毛受力情况与电位变化关系示意图

### （二）前庭器官的适宜刺激和生理功能

人体两侧内耳各有前、外、后三个相互垂直的**半规管（semicircular canal）**，外半规管与地面平行，故又称为水平半规管，其余两个半规管则与地面垂直。每个半规管与椭圆囊连接处都有一个膨大的部分，称为壶腹，壶腹内有一块隆起的结构，称为壶腹嵴，其上有一排毛细胞面对管腔，毛细胞顶部的纤毛都埋植在一种胶质性的圆顶形**壶腹帽（cupula）**之中。毛细胞顶部动纤毛与静纤毛的相对位置是固定的。半规管壶腹嵴的适宜刺激是旋转变速运动（角加速度运动）。人体三个半规管所在的平面相互垂直，因此可以感受空间任何方向的角加速度。当头部以冠状轴为轴心进行旋转时，前半规管及后半规管受到的刺激最大。当人体直立并以身体的中轴为轴心进行旋转运动时，外半规管的感受器受到的刺激最大。例如，当人体向右旋转开始时，由于惯性作用，右侧外半规管中的内淋巴液将向壶腹的方向流动，使该侧毛细胞兴奋而产生较多的神经冲动；与此同时，左侧外半规管中内淋巴液的流动方向是离开壶腹，于是左侧外半规管壶腹传向中枢的冲动减少。两侧不同频率的冲动传到大脑皮质，引起旋转感觉；同时可引起眼震颤和姿势反射，以维持身体平衡。当旋转进行到匀速状态时，管腔中的内淋巴液与半规管呈相同角速度的运动，于是两侧壶腹中的毛细胞都处于静息的状态，信息经中枢分析后产生无旋转感。当旋转突然停止时，由于内淋巴液的惯性作用，出现与开始时相反的效应。

椭圆囊和球囊中充满内淋巴液，囊内各有一个相似的结构称为**囊斑（macula）**。毛细胞存在于囊斑之中，其纤毛埋植在一种称为耳石膜（位砂膜）的结构内。耳石膜的主要成分是蛋白质和碳酸钙，其相对密度大于内淋巴液，因而具有较大的惯性。椭圆囊和球囊囊斑的适宜刺激是直线加速度运动。当人体直立而静止不动时，椭圆囊中的囊斑呈水平位，位砂膜在毛细胞纤毛的上方，而球囊囊斑的平面则与地面垂直，位砂膜悬在纤毛的外侧。在椭圆囊和球囊的囊斑上，几乎每个毛细胞顶部的纤毛的排列方向都各不相同，因此，囊斑能分辨人体在该囊斑平面上所作的直线变速运动的各种方向和感受头部在空间的位置改变，同时引发姿势反射，以保持身体的平衡。例如，当人体在水平方向作直线变速运动时，总有一些毛细胞的纤毛排列的方向与运动的方向一致，使静纤毛朝向动纤毛的一侧作最大的弯曲，由此而产生的传入信息为辨别运动方向提供依据。

## 二、前庭反应和眼震颤

当前庭器官受刺激而兴奋时，其传入冲动到达神经中枢的不同部位后，除引起一定的位置觉和运动觉以外，还能引起各种不同的姿势反射和内脏功能的改变，这些变化称为前庭反应。

### （一）前庭器官的姿势调节反射

直线变速运动可刺激椭圆囊和球囊，反射性地改变颈部和四肢肌紧张的强度，以维持身体的平衡。例如，人坐汽车而车突然向前开动时，由于惯性作用身体会向后倾倒，会反射性地引起躯干的屈肌与下肢伸肌的张力增加，从而使身体前倾以保持身体平衡。又如，乘电梯突然上升时，耳石膜下压作用加强，使毛细胞纤毛弯曲，可反射性地引起头前倾，四肢伸肌抑制，两腿“发软”而屈曲；电梯下降时则引起伸肌收缩，两腿“发硬”而伸直，抬头。这些都是直线变速运动引起的前庭器官的姿势反射。

同样，人体按不同轴进行旋转变速运动时，也可刺激相应的半规管，反射性地改变颈部、躯干和四肢的肌紧张强度，以维持姿势的平衡。例如，当人体向右侧旋转时，可反射性地引起右侧上、下肢伸肌和左侧屈肌的肌紧张加强，使躯干向左侧偏移，以防歪倒；而旋转停止时，可使肌紧张发生反方向的变化，使躯干向右侧偏移。

### （二）自主神经反应

当前庭器官受到过强或过久的刺激或前庭功能过敏时，可通过前庭神经核与网状结构的联系而引起自主神经功能失调，导致心率加速、血压下降、呼吸频率增加、出汗以及皮肤苍白、眩晕、恶心、呕吐、唾液分泌增多等现象，称为**前庭自主神经反应（vestibular autonomic reaction）**。一般的前庭刺激也会引起前庭感受器过分敏感的人的自主神经反应。如晕船反应就是因为船身上下颠簸及左右摇摆使前、后半规管的感受器受到过度刺激而引起的。

### （三）眼震颤

前庭反应中最特殊的是**眼震颤（nystagmus）**。眼震颤是躯体旋转运动时引起两侧眼球同步的节律性的往返运动。在生理情况下，眼震颤的方向因刺激不同的半规管而不同，可分为水平震颤、垂直震颤与旋转式震颤。以身体纵轴为轴心的旋转运动可刺激两侧水平半规管，引起水平方向的眼震颤；侧身翻转可刺激上半规管引起垂直方向的眼震颤；前、后翻滚可刺激后半规管引起旋转性眼震颤。人类在地平面上的活动较多（如转身、回头等），所以，水平震颤最为常见。下面以水平方向的眼震颤为例说明眼震颤出现的情况。当头与身体开始向左旋转时，由于内淋巴液的惯性，使左侧半规管壶腹嵴的毛细胞受刺激增强，而右侧半规管正好相反，这样的刺激可反射性地引起某些眼外肌的兴奋和另一些眼外肌的抑制，于是出现两侧眼球缓慢向右侧移动，这一过程称为眼震颤的**慢动相（slow component）**；当眼球移动到两眼裂右侧端时，又突然快速向左返回到眼裂正中，这一过程称为眼震颤的**快动相（quick component）**；接着再出现新的慢动相和快动相，如此往返。当旋转变为匀速转动时，旋转虽在继续，由于内淋巴液和壶腹嵴的运动方向及速度相同，壶腹嵴毛细胞纤毛不发生倒向，眼球不再震颤而居眼裂正中。旋转突然停止时，又由于内淋巴液的惯性而出现与旋转开始时方向相反的慢动相和快动相，即慢动相向左而快动相向右（图 10-15）。眼震颤慢动相的方向与旋转方向相反，是由于对前庭器官的刺激而引起的，而快动相的方向与旋转方向一致，是中枢进行矫正的运动。临床上用快动相来表示眼震颤的方向。眼震颤的正常持续时间为 20～40s，频率为 10s 内 5～10 次。如果眼震颤持续的时间过长，说明前庭功能过于敏感，反之说明前庭器官功能减弱。临床上，常用检查眼震颤的方法来判断前庭器官的功能是否正常。某些前庭器官有病变的患者的眼震颤消失。

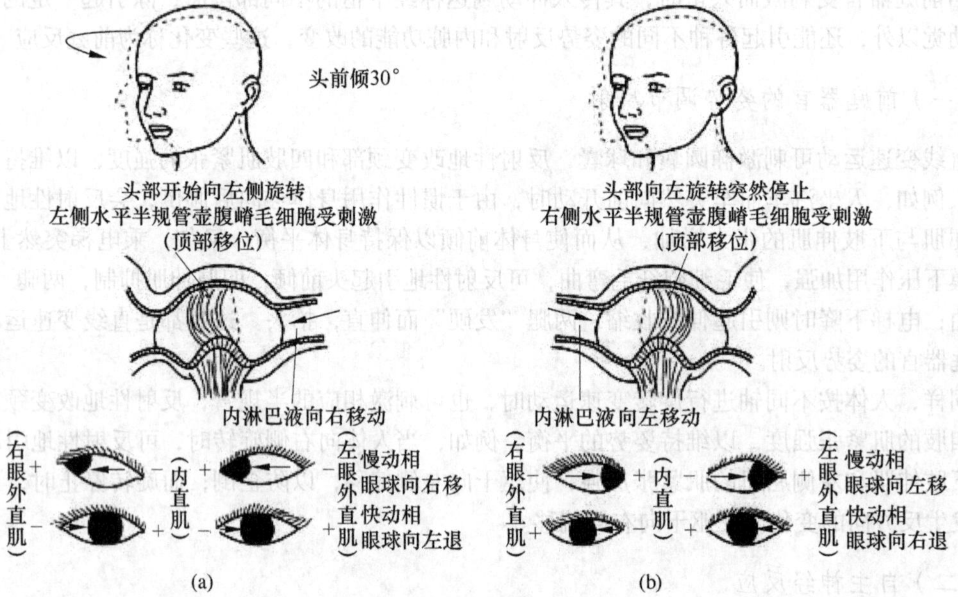


图 10-15　眼震颤示意图

（a）旋转开始时；（b）旋转突然停止时

# 第 5 节　嗅觉与味觉

## 一、嗅觉

**嗅觉（olfaction）**是人和高等动物对气体中有气味物质的感觉。嗅觉器官是嗅上皮，位于鼻腔上鼻道及鼻中隔后上部的鼻黏膜中。嗅上皮由嗅细胞、支持细胞、基底细胞和 Bowman 腺组成。嗅细胞是一种双极神经元，每个嗅细胞的顶部有 6～8 条短而细的纤毛，埋于 Bowman 腺所分泌的黏液之中；细胞的底端（中枢端）是由无髓纤维组成的嗅丝，穿过筛孔到达嗅球，传向嗅觉中枢。

嗅觉感受器的适宜刺激是空气中有气味的化学物质。当嗅细胞的纤毛受到这种化学物质的刺激后，便可发生生物电变化，产生的神经冲动经嗅球传到嗅觉中枢，引起嗅觉。不同动物的嗅觉敏感程度差异很大，即使同一动物，对不同气味的敏感程度也不相同。例如人的嗅觉，当空气中含有人工麝香的浓度为 $5\times10^{-9}\sim5\times10^{-6}$mg/L 时即可以嗅出，而乙醚则需达到 6mg/L 才能嗅出。某些动物的嗅觉极其灵敏，如犬对醋酸的敏感度比人高 1000 万倍。有些疾病可减弱人的嗅敏度，如感冒、鼻炎等。随着年龄的增长，人的嗅觉灵敏度会逐渐下降。嗅觉的另一个明显特点是适应较快，当某种气味突然出现时，可引起明显的嗅觉，如果这种气味继续存在，感觉便很快减弱，甚至消失，所谓“入芝兰之室，久而不闻其香；入鲍鱼之肆，久而不闻其臭”就是这个道理。

自然界能引起嗅觉的气味物质可达两万余种，而人类能分辨和记忆 1 万种不同的气味，其机制并不完全清楚。目前研究表明，嗅觉系统也同其他感觉系统类似，不同性质的气味刺激有其专用的感受位点和传输线路，经中枢分析后引起不同的主观嗅觉。

## 二、味觉

**味觉（gustation）**是人和动物对食物中有味道物质的感觉。人体味觉器官是舌，其感受器是味蕾，主要分布在舌背部表面和舌缘。味蕾都由味细胞、支持细胞和基底细胞组成。味细胞是味觉感受细胞，其顶端有纤毛，称为味毛，从味蕾的味孔伸出，暴露于口腔，是味觉感受的关键部位。味觉感受器是一种化学感受器，适宜刺激是食物中有味道的物质，即**味质（tastants）**。

味觉可分为酸、甜、苦、咸四种，其他复杂的味觉被认为是这四种味觉不同比例的组合。舌表面的不同部位对不同味刺激的敏感程度不一样。一般是舌尖部对甜味比较敏感，舌两侧对酸味比较敏感，舌两侧前部对咸味比较敏感，舌根部对苦味比较敏感。味觉的敏感度可受刺激物本身温度的影响，在 20～30℃之间，味觉的敏感度最高。另外，味觉的分辨力和对某些食物的偏爱也受血液中化学成分的影响，如肾上腺皮质功能低下的患者血液中钠离子减少，这种病人喜食咸味食物。

引起各种味觉的物质种类繁多，目前对其换能机制尚不十分清楚。味感受器没有轴突，味细胞产生的感受器电位通过突触传递引起感觉神经末梢产生动作电位，传向味觉中枢，中枢可能通过来自传导四种基本味觉的专用线路上神经信号的不同组合来认知基本味觉以外的各种味觉。

味觉感受器也是一种快适应感受器，某种味质长时间刺激时，味觉的敏感度就迅速降低。如果通过舌的运动移动味质的部位，可使适应变慢。

（广西中医药大学　韦燕飞　江西中医药大学　蔡少华）

## 复习思考题

一、名词解释

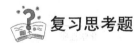

1. 感受器　2. 近视　3. 远视　4. 瞳孔对光反射　5. 视敏度　6. 视野　7. 暗适应　8. 明适应　9. 听阈

二、问答题

1. 简述正常人视近物时眼的调节过程及其生理意义。
2. 简述视网膜两种感光细胞的分布及其功能特点。
3. 简述声波传入内耳的途径。
4. 简述近视眼与远视眼的发生原因及矫正原理。
5. 何谓行波理论？决定这一理论的结构基础主要是什么？
6. 前庭器官的结构特点和适宜刺激是什么？

三、思考题

为什么缺乏维生素 A 会发生夜盲症？

# 第 11 章　内分泌

**重点内容**

内分泌系统的概念；激素的基本概念、特性、一般生理作用及作用机制；下丘脑的内分泌功能；生长激素、缩宫素的生理作用与分泌调节；甲状腺激素、甲状旁腺激素、降钙素的生理作用与分泌调节；糖皮质激素、胰岛素、胰高血糖素生理作用及其分泌调节。

## 第 1 节　概　述

内分泌系统是由内分泌腺和分散在某些组织、器官中的内分泌细胞组成的信息传递系统。由内分泌腺或散在内分泌细胞分泌的、以体液为媒介、在细胞与细胞之间传递信息的高效能生物活性物质称为**激素**（**hormone**）。内分泌系统与神经系统密切联系，相互配合，形成神经 - 内分泌网络，共同调节机体的各种功能活动，以维持内环境的相对稳态。人体内主要的内分泌腺有垂体、甲状腺、甲状旁腺、肾上腺、胰岛、性腺、松果体和胸腺等；分散于组织、器官中的内分泌细胞比较广泛，如消化道黏膜、心、血管、肝、肾、肺、皮肤、胎盘等部位存在的各种内分泌细胞；此外，在中枢神经系统内，特别是下丘脑存在具有内分泌功能的神经细胞。

### 一、激素的分类

激素的种类繁多（表 11-1），来源复杂，目前一般根据其化学性质分为胺类、肽和蛋白质类、脂类。人们习惯于将胺类、肽和蛋白质类激素称为含氮类激素。

**表 11-1　体内主要激素来源及其化学性质**

| 主要来源 | 激素名称 | 英文缩写 | 化学性质 |
|---|---|---|---|
| 下丘脑 | 促甲状腺激素释放激素 | TRH | 3 肽 |
| | 促性腺激素释放激素 | GnRH | 10 肽 |
| | 生长激素抑制激素（生长抑素） | GHIH（SS） | 14 肽 |
| | 生长激素释放激素 | GHRH | 44 肽 |
| | 促肾上腺皮质激素释放激素 | CRH | 多肽 |
| | 促黑（素细胞）激素释放因子 | MRF | 肽类 |
| | 促黑（素细胞）激素释放抑制因子 | MIF | 肽类 |
| | 催乳素释放因子 | PRF | 肽类 |
| | 催乳素抑制因子 | PIF | 胺类 |
| | 血管升压素（抗利尿激素） | VP（ADH） | 9 肽 |
| | 缩宫素 | OXT（OT） | 9 肽 |
| 腺垂体 | 促肾上腺皮质激素 | ACTH | 39 肽 |

续表

| 主要来源 | 激素名称 | 英文缩写 | 化学性质 |
|---|---|---|---|
| | 促甲状腺激素 | TSH | 糖蛋白 |
| | 卵泡刺激素（配子生成素） | FSH | 糖蛋白 |
| | 黄体生成素（间质细胞刺激素） | LH（ICSH） | 糖蛋白 |
| | 促黑（素细胞）激素 | MSH | 肽类 |
| | 生长激素 | GH | 蛋白质类 |
| | 催乳素 | PRL | 蛋白质类 |
| 甲状腺 | 甲状腺素（四碘甲腺原氨酸） | $T_4$ | 胺类 |
| | 三碘甲腺原氨酸 | $T_3$ | 胺类 |
| 甲状腺C细胞 | 降钙素 | CT | 32肽 |
| 甲状旁腺 | 甲状旁腺激素 | PTH | 蛋白质类 |
| 胰岛 | 胰岛素 | | 蛋白质类 |
| | 胰高血糖素 | | 29肽 |
| | 胰多肽 | | 36肽 |
| 肾上腺皮质 | 皮质醇 | | 类固醇 |
| | 醛固酮 | Ald | 类固醇 |
| 肾上腺髓质 | 去甲肾上腺素 | NA，NE | 胺类 |
| | 肾上腺素 | Ad，E | 胺类 |
| 睾丸 | 睾酮 | T | 类固醇 |
| | 抑制素 | | 糖蛋白 |
| 卵巢 | 雌二醇 | $E_2$ | 类固醇 |
| | 雌三醇 | $E_3$ | 类固醇 |
| | 孕酮 | P | 类固醇 |
| 胎盘 | 绒毛膜促性腺激素 | CG | 糖蛋白 |
| | 绒毛膜生长激素 | CS | 肽类 |
| 消化道 | 促胃液素 | | 17肽 |
| | 促胰液素 | | 27肽 |
| | 缩胆囊素-促胰酶素 | CCK-PZ | 33肽 |
| 心脏 | 心房钠尿肽 | ANP | 肽类 |
| 血浆、脑 | 血管紧张素Ⅱ | Ang Ⅱ | 8肽 |
| 血管内皮 | 内皮素 | ET | 21肽 |
| 肝脏 | 胰岛素样生长因子 | IGFs | 肽类 |
| 肾脏 | 促红细胞生成素 | EPO | 糖蛋白 |
| | 1，25-二羟维生素 $D_3$ | | 类固醇 |
| 松果体 | 褪黑素 | MLT | 胺类 |
| 胸腺 | 胸腺素 | | 肽类 |
| 各种组织 | 前列腺素 | PGs | 脂肪酸衍生物 |
| 脂肪组织 | 瘦素 | Lp | 蛋白质类 |

（一）胺类激素

**胺类激素（amine hormones）**多为氨基酸的衍生物，包括肾上腺素、去甲肾上腺素、甲状腺激素和褪黑素等，如肾上腺素、去甲肾上腺素等由酪氨酸修饰而成，甲状腺激素为甲状腺球蛋白裂解下的含碘酪氨酸缩合物；褪黑素是以色氨酸为合成原料合成的。

（二）多肽和蛋白质类激素

**多肽和蛋白质类激素（polypeptide and protein hormones）**的分子质量差异大，从最小只含三个氨基酸残基的三肽到含200多个氨基酸残基的多肽链。这类激素的种类多，分布广，分子质量大，水溶性强。它们大多数先与靶细胞膜上的受体结合，通过启动细胞内信号转导系统使细胞产生生物学效应。这类激素主要有下丘脑调节肽、神经垂体激素、腺垂体激素、胰岛素、甲状旁腺激素、降钙素以及胃肠激素等。

（三）脂类激素

**脂类激素（lipid hormones）**主要为类固醇激素和脂肪酸的衍生物。

**1. 类固醇激素　类固醇激素（steroid hormones）**的前体都是胆固醇，由胆固醇衍生而来。这类激素主要通过直接穿过靶细胞膜，与胞质内或核内受体结合而发挥生理学效应。例如，肾上腺皮质和性腺合成分泌的皮质醇、醛固酮、雌激素、孕激素以及雄激素等属于此类激素；还有在体内由皮肤、肝和肾等器官联合作用形成的**胆钙化醇（cholecalciferol）**即维生素$D_3$，其作用机制和特征与类固醇激素相似，所以一般也把它看成此类激素。前列腺素与胆固醇的衍生物1，25-二羟维生素$D_3$也可被看成此类激素。

**2. 脂肪酸衍生物　脂肪酸衍生物（fatty acid derivative）**是指20碳脂肪酸衍生的**二十烷酸类（eicosanoid）**化合物，体内许多组织、细胞都能生成这类激素，包括**前列腺素族（prostaglandins，PGs）**、**血栓素类（thromboxanes，TXs）**和**白细胞三烯类（leukotrienes, LTs）**等。这类激素既可通过膜受体，也可通过胞内受体转导信息而产生生物学效应。

## 二、激素的传递方式

随着内分泌研究的发展，人们对激素传递方式的认识逐步深入。大多数激素经血液运输至远距离的靶细胞而发挥作用，这种方式称为**远距分泌（telecrine）**，如生长激素、甲状腺激素等；某些激素可不经血液运输，仅由组织液扩散而作用于邻近细胞，这种作用方式称为**旁分泌（paracrine）**，如消化道管壁分泌的一些激素；如果内分泌细胞所分泌的激素在局部扩散而又返回作用于该内分泌细胞而发挥反馈作用，这种作用方式称为**自分泌（autocrine）**。另外，下丘脑具有既能产生和传导神经冲动，又能合成和释放激素的神经细胞，称为神经内分泌细胞，它们产生的激素称为**神经激素（neurohormone）**。神经激素通过轴浆运输至末梢释放，再经血液的运输作用于靶细胞，这种作用方式称为**神经分泌（neurocrine）**（图11-1）。

## 三、激素作用的特征

激素种类繁多，作用复杂，对靶细胞所产生的调节效应不尽相同，但在对靶组织、靶细胞发挥调节作用的过程中，具有某些共同的特点。

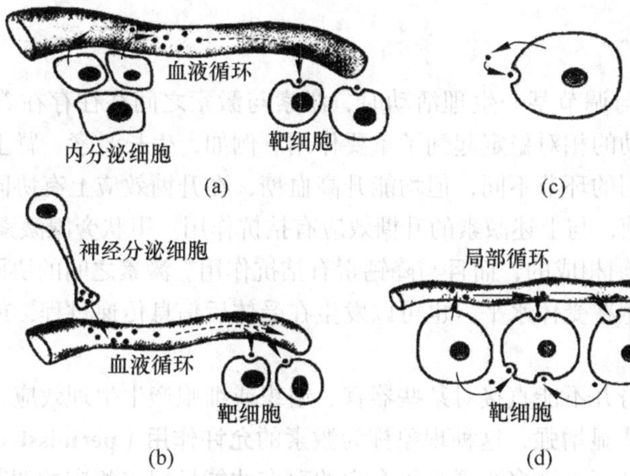


图 11-1 激素的传递方式

（a）远距分泌；（b）神经内分泌；（c）自分泌；（d）旁分泌

（一）信息传递作用

激素在内分泌细胞与靶细胞之间充当“信使”作用，将生物信息传递给靶细胞，从而加速或减慢、增强或减弱其原有的生理、生化反应，如生长激素促进生长发育、甲状腺激素增强代谢过程、胰岛素降低血糖等。在反应过程中，激素既不添加新成分、引起新反应，也不提供额外能量，只是调节靶细胞内原有的生理、生化反应；在信息传递后，激素即被分解失活，激素的及时失活也是维持内分泌功能正常的前提条件。

（二）相对特异性

激素由血液运送到全身各个部位，对相应的器官、组织和细胞产生生物学效用，这种选择性称为激素作用的特异性。被激素选择作用的器官、组织和细胞，分别称为靶器官、靶组织和靶细胞。激素与受体相互识别并发生特异性结合，经过细胞内的复杂过程，产生生物学效应。有些激素作用的特异性很强，只作用于某一靶腺，如促甲状腺激素只作用于甲状腺，促肾上腺皮质激素只作用于肾上腺皮质，而垂体促性腺激素只作用于性腺等；有些激素没有特定的靶腺，但也是通过相应受体对细胞某些功能起调节作用，如生长激素可促进细胞的分化、繁殖，甲状腺激素可促进细胞的代谢过程等。

（三）高效作用

激素在血液中的浓度都很低，一般为纳摩尔（nmol/L），甚至为皮摩尔（pmol/L）数量级。虽然激素的含量甚微，但其作用显著，如 1mg 的甲状腺激素可使机体增加产热量约 $4.2\times10^5$J。激素与受体结合后，在细胞内发生一系列酶促逐级放大作用，形成一个高效能的生物信息放大系统。据估计，1mol 的胰高血糖素通过 cAMP-PKA 途径引起肝糖原分解，生成 $3\times10^6$mol 葡萄糖，其生物学效应放大约 300 万倍；1mol 的促甲状腺激素释放激素可使腺垂体释放 $10^5$mol 的促甲状腺激素；0.1μg 的促肾上腺皮质激素释放激素可引起腺垂体释放 1μg 促肾上腺皮质激素，后者能引起肾上腺皮质分泌 40μg 糖皮质激素。由此可见，如果内分泌腺分泌的激素稍有变化，即可引起机体功能明显改变，所以维持体液中激素水平相对稳定，对保证机体功能正常极其重要。

（四）相互作用

当多种激素共同参与调节某一生理活动时，激素与激素之间往往存在着协同作用或拮抗作用，这对维持其功能活动的相对稳定起到了重要作用。例如，生长激素、肾上腺素、糖皮质激素及胰高血糖素，虽然作用的环节不同，但均能升高血糖，在升糖效应上有协同作用；相反，胰岛素的生理作用是降低血糖，与上述激素的升糖效应有拮抗作用。甲状旁腺激素与1，25-二羟维生素 $D_3$ 对血钙的调节是相辅相成的，而且与降钙素有拮抗作用。激素之间的协同作用与拮抗作用的机制比较复杂，可以发生在受体水平，也可以发生在受体后信息传递过程，或者是细胞内酶促反应的某一环节。

另外，有的激素本身并不能直接对某些器官、组织或细胞产生生理效应，然而它的存在可使另一种激素的作用效应明显增强，这种现象称为激素的**允许作用**（**permissive action**）。糖皮质激素具有广泛允许作用的特征，许多激素必须有它的存在才能呈现出相应的调节效应。例如，糖皮质激素本身对心肌和血管平滑肌并无收缩作用，但是只有在糖皮质激素存在的情况下，儿茶酚胺类激素才能更好地发挥对心血管的调节作用。目前研究认为，这可能是由于糖皮质激素调节相应靶细胞膜上肾上腺素能受体表达的数量；或者调节受体中介细胞内信息传递活动，如影响腺苷酸环化酶的活性以及cAMP的生成过程等，而表现的对另一种激素的调节和支持作用。还有研究发现，雌激素可以增加禁食大鼠的肝糖原量，但在摘除大鼠的肾上腺后此反应消失，若再给予实验大鼠少量肾上腺提取物，则此反应又出现，后来证明这是由于肾上腺提取物中含有的糖皮质激素对雌激素的允许作用。

## 四、激素作用的机制

激素与靶细胞上的受体结合后把信息传递到细胞内，经过一系列复杂的反应过程，最终使细胞产生生物效应。各种激素都有其相应的特异性受体，而且同一细胞上可有多种激素受体。激素和受体结合形成的激素-受体复合物引起受体本身构型的改变称为受体活化。活化后的受体可直接通过影响细胞膜上离子通道、酶活性以及效应蛋白而启动激素的作用。激素与受体结合表现出以下特性。

（1）特异性：指受体能专一地与某种激素结合的特性。

（2）饱和性：激素受体的数量是有限的，如单个靶细胞上所含受体的数目通常在 $10^3$～$10^5$ 之间。激素生物效应的强弱一般与结合受体的数量成正比，细胞上所有受体结合部位均被激素占据即为饱和，此时激素的生物学作用达到上限。

（3）竞争性：指化学结构相似的不同物质可以竞争性地与同一受体结合，这意味着增加其中一种激素的浓度可抑制另一种激素与受体的结合量。

（4）亲和力：指激素与其受体结合的能力。亲和力的不同表示同样的激素水平但与受体结合的量却不相同。

随着分子生物学技术的研究和应用的不断深入，人们对激素作用机制的认识也随之加深。激素的化学性质不同，其作用机制也不同。根据激素是通过作用于靶细胞膜受体还是作用于靶细胞内受体来介导的细胞信号转导过程，将激素分为亲脂激素（Ⅰ组激素）和亲水激素（Ⅱ组激素），Ⅰ组激素主要是脂类激素、甲状腺素和三碘甲腺原氨酸，这类激素的受体位于胞内，分别为胞质受体和核受体；Ⅱ组激素主要是含氮激素（胺类、肽类和蛋白质类激素），这类激素的受体位于细胞膜上，称为膜受体。

（一）细胞膜受体介导的激素的作用机制

1965年，Sutherland学派提出**第二信使（secondary messenger）**学说，认为含氮类激素是**第一信使（first messenger）**，与靶细胞膜上特异性受体结合后，激活膜上的**腺苷酸环化酶（adenylyl cyclase, AC）**系统；在$Mg^{2+}$存在的条件下，腺苷酸环化酶促使ATP转变为**环磷酸腺苷（cyclic AMP, cAMP）**，cAMP作为第二信使，将无活性的**蛋白激酶A（protein kinase A, PKA）**激活，继而催化细胞内多种蛋白质发生磷酸化反应，从而引起靶细胞各种生理生化反应（图11-2）。

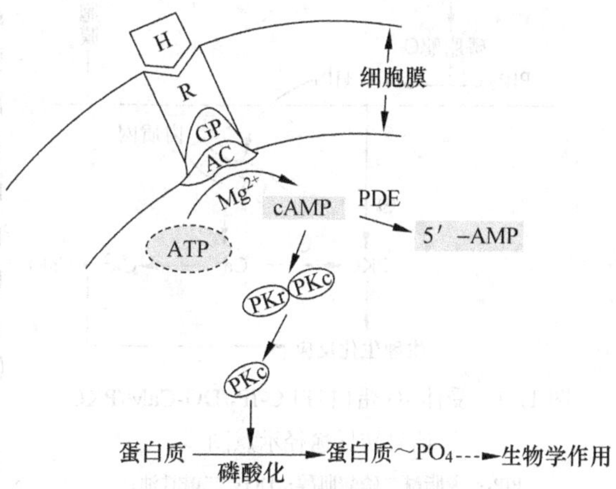


图11-2 受体-G蛋白-AC-cAMP-PKA信号转导途径示意图

H：激素；R：受体；GP：G蛋白；
AC：腺苷酸环化酶；PDE：磷酸二酯酶；
PKr：蛋白激酶A调节亚单位；
PKc：蛋白激酶A催化亚单位

第二信使学说提出后，受到了广泛的重视，并且极大地推动了对激素作用机制的研究，尤其是近20年，随着分子生物学技术的运用，使第二信使学说得到进一步的完善和发展。cAMP已不是唯一的第二信使，近年提出可能是第二信使的物质还有**环磷酸鸟苷（cyclic GMP, cGMP）**、三磷酸肌醇（$IP_3$）、**二酰甘油（diacylglycerol, DG）**、$Ca^{2+}$及前列腺素等。另外，细胞表现受体调节、G蛋白耦联受体和酶耦联受体介导的跨膜信号转导方式等方面的研究也取得了很大进展。

**1. 激素与受体的相互关系** 激素被受体识别并结合，是以激素与受体分子构型相对应为基础，但激素与受体的分子构型不是固定不变的，它们之间可以相互诱导而改变自身的构型以适应对方。受体的数量以及受体与激素的亲和力（结合能力）可以随体内激素水平而变化。某一激素与受体结合时，使其受体的数量增加、亲和力增强的现象称为上增调节或简称**上调（up regulation）**；相反的称为衰减调节或**下调（down regulation）**。例如，糖皮质激素能使血管平滑肌细胞上的β受体数量增加，后者与儿茶酚胺的亲和力增强，就属于上调；而长期使用大剂量的胰岛素，则淋巴细胞膜上的胰岛素受体数量减少、亲和力降低便属于下调。下调或上调现象说明受体的合成与降解处于动态平衡之中，其数量是这一平衡的结果，它的多少与激素的量相适应，以调节靶细胞对激素的敏感性与反应强度。

**2. G蛋白耦联受体途径激素** 激素受体与腺苷酸环化酶是细胞膜上两类分开的蛋白质。激素受体结合的部分在细胞膜的外表面，而腺苷环化酶在膜的胞浆面，在两者之间存在一种起耦联作用的调节蛋白——**鸟苷酸结合蛋白（guanine nucleotide-binding protein）**，简称G蛋白，G蛋白的构造参见第2章。根据G蛋白、G蛋白激活的效应器、第二信使和蛋白激酶的不同，又可分为以下几个途径进行信号转导。

（1）受体-G蛋白-AC-cAMP-PKA途径：体内多种含氮激素如胰高血糖素、E、CRH、GHRH、TSH、LH及VP等可通过这一途径完成信号转导（图11-2）。蛋白激酶A（PKA）使底物蛋白磷酸化，引起肝糖原分解、心肌收缩能力增强、胃酸分泌增多、内分泌腺生长发育以及血管活性增强等效应。

（2）受体-G蛋白-PLC-$IP_3$/DG-CaM/PKC途径：某些含氮激素如PRL、OT、VP及下丘脑调

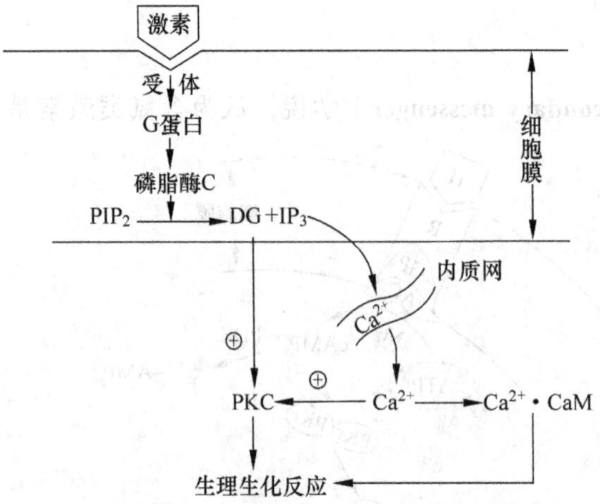


图 11-3　受体-G蛋白-PLC-$IP_3$/DG-CaM/PKC 信号转导途径示意图

$PIP_2$：磷脂酰二磷酸肌醇；DG：二酰甘油；$IP_3$：三磷酸肌醇；PKC：蛋白激酶 C；CaM：钙调蛋白；⊕：表示促进

节肽等可通过这一途径完成信号转导（图 11-3）。第二信使分别为 $IP_3$、DG 和 $Ca^{2+}$。在激素作用下，激活细胞膜内的**磷脂酶 C（phosphinositol-specific phospholipase C，PLC）**，它可使磷脂酰肌醇（PI）二次磷酸化生成的磷脂酰二磷酸肌醇（$PIP_2$）分解，生成 $IP_3$ 和 DG。DG 生成后仍留在膜中，$IP_3$ 则进入胞浆。在未受到激素作用时，细胞膜几乎不存在游离的 DG，细胞内 $IP_3$ 的含量也极微，只有在细胞受到相应激素作用时，才加速 $PIP_2$ 的降解，产生大量 DG 和 $IP_3$。在 $Ca^{2+}$ 的参与下，DG 能特异性激活**蛋白激酶 C（protein kinase C, PKC）**。激活的 PKC 与 PKA 一样可使多种蛋白质或酶发生磷酸化反应，进而调节细胞的生物效应。另外，DG 的降解产物花生四烯酸是合成前列腺素的原料，花生四烯酸与前列腺素的过氧化物又参与鸟苷酸环化酶的激活，促进 cGMP 的生成。cGMP 通过激活蛋白激酶 G（PKG）而改变细胞的功能。$IP_3$ 促使细胞内质网 $Ca^{2+}$ 储存库释放 $Ca^{2+}$ 进入胞质，使胞质内 $Ca^{2+}$ 浓度升高。$Ca^{2+}$ 与细胞内的**钙调蛋白（calmodulin，CaM）**结合后，激活 CaM，再激活依赖 CaM 的蛋白激酶，促进蛋白质磷酸化，从而调节细胞的功能活动。在 $Ca^{2+}$ 参与下，DG 激活 PKC，PKC 与 PKA 同属于丝氨酸 / 苏氨酸激酶，可使多种底物蛋白磷酸化，并调节细胞活动。

**3. 酶耦联受体途径**

（1）酪氨酸蛋白激酶型受体途径：**酪氨酸蛋白激酶型受体（tyrosine protein kinase receptor，TPKR）**分子同时具有受体和效应器酶的双重功能。有些含氮激素如胰岛素、胰岛素样生长因子、表皮生长因子、生长激素和红细胞生成素等可与细胞膜上的酪氨酸蛋白激酶型受体结合，随后受体的单体聚合成二聚体，细胞内的酪氨酸等残基片段发生自身磷酸化，直接催化胞质内底物蛋白质上的酪氨酸残基位点磷酸化，随后再逐步激活其下游一系列信息传递的级联反应，最后引起靶细胞的生理学效应，影响细胞的生长和增殖。

（2）鸟苷酸环化酶型受体途径：**鸟苷酸环化酶型受体（guanylate cyclase receptor, GCR）**的胞内具有鸟苷酸环化酶的活性片段，如心房钠尿肽（ANP）可与细胞膜上的 GCR 结合，受体分子构象的变化使鸟苷酸环化酶自我激活，随即催化胞内的 GTP 转化为 cGMP，cGMP 充当第二信使，再激活依赖 cGMP 的蛋白激酶 G（PKG），即在细胞内经 GC-cGMP-PKG 途径使底物蛋白磷酸化，导致血管平滑肌舒张、肾脏排水排钠。现在已知，通过这一途径实现跨膜信号转导的激素有心房钠尿肽、脑钠尿肽等。此外，血管内皮细胞分泌的 NO 可与胞质可溶性 GC 结合，激活 GC，经 GC-cGMP-PKG 途径引起血管舒张反应。

### （二）细胞内受体介导的激素的作用机制

亲脂激素（Ⅰ组激素）一般来说分子质量较小，且具有脂溶性，即这类激素容易通过单纯扩散进入细胞内。现在认为，细胞内受体介导的激素的作用机制包括通过核受体影响靶细胞 DNA 的转录过程的基因调节学说（或称为基因表达学说）和通过细胞膜受体和离子通道影响细胞兴奋性的非基因调节效应机制。

**1. 基因调节学说** 像类固醇亲脂类激素通过细胞膜进入胞质后，与胞质受体结合成激素 - 胞质受体复合物。同时，受体蛋白构型改变，获得通过核膜的能力。激素 - 胞质受体复合物主要经过核孔由胞质转移至核内，与核受体结合，通过激活 DNA 的转录过程、生成新的 mRNA、诱导合成新的蛋白质等产生相应的生物效应。有些类固醇激素可直接穿过胞膜和核膜与核受体结合，调节基因表达（图 11-4）。一般认为糖皮质激素和盐皮质激素受体为胞质受体，而性激素、1，25-（OH）$_2$- 维生素 $D_3$ 受体为核受体。甲状腺激素虽属含氮激素，但属于亲脂激素，其作用机制却与类固醇激素相似，它可进入细胞内，但不经过与胞质受体结合即进入核内，与核受体结合调节基因表达。

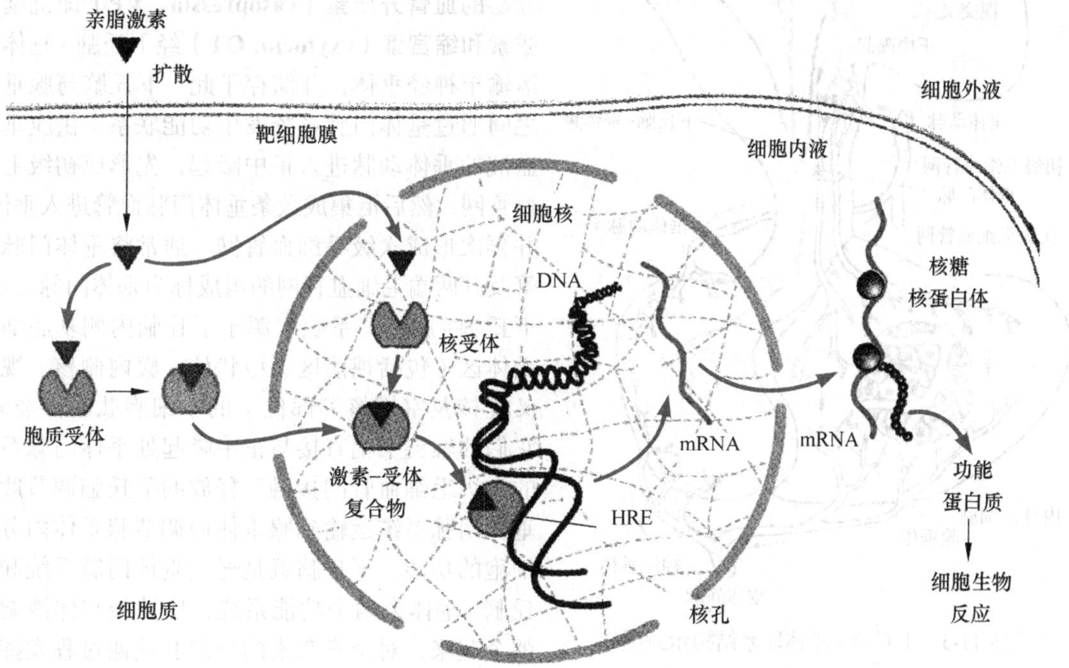


图 11-4 细胞内受体介导的亲脂类激素的作用机制示意图

HRE：激素反应元件

**2. 非基因调节效应机制** 激素作用的细胞信号转导机制十分复杂，有些激素可通过多种机制而发挥不同的效应。例如，Ⅰ组的类固醇激素通过基因调节发挥作用需要数小时甚至数天时间，但有些类固醇激素的效应只需数秒或数分钟就可出现，而且不被基因转录和翻译的抑制剂抑制，这种快速效应称为类固醇激素的非基因调节效应，如糖皮质激素能迅速调节神经细胞的兴奋性，其作用机制可能是通过细胞膜受体介导。

综上所述，Ⅱ组激素（含氮激素）的作用主要是通过 G 蛋白耦联受体和酶耦联受体途径进行信号转导，Ⅰ组激素（类固醇激素）则是通过基因调节学说及非基因调节效应发挥作用。

# 第 2 节 下丘脑与垂体

## 一、下丘脑与垂体的联系

下丘脑（**hypothalamus**）位于丘脑前下方、第三脑室的两侧。下丘脑的神经元内分泌细胞将大脑或中枢神经系统其他部位传来的神经信息转变为激素的信息，起着换能神经元的作用，从而以下丘脑为枢纽，把神经调节与体液调节紧密联系起来。**垂体（hypophysis and pituitary）**位于大脑底部，按其胚胎发育、形态和功能的不同，分为垂体前叶和垂体后叶两大部分，垂体前叶为**腺垂体（adenohypophysis）**，垂体后叶为**神经垂体（neurohypophysis）**。下丘脑与神经垂体和腺垂体的联系非常密切，视上核和室旁核的内分泌神经元轴突延伸终止于神经垂体，形成下丘脑-垂体束，使视上核和室旁核的大细胞内分泌神经元分泌的**血管升压素（vasopressin，VP）**即抗利尿激素和**缩宫素（oxytocin, OT）**经下丘脑-垂体束运输至神经垂体，并储存于此。下丘脑与腺垂体之间通过垂体门脉系统发生功能联系。供应垂体血液的垂体动脉进入正中隆起，先形成初级毛细血管网，然后汇集成数条垂体门脉血管进入垂体，并再次形成次级毛细血管网。通常将垂体门脉血管及其两端毛细血管网的组成称为垂体门脉系统。下丘脑-腺垂体系统起源于下丘脑内侧基底部促垂体区（包括视前区、弓状核、腹内侧核、视交叉上核及室周核等部位）的小细胞肽能神经元，它们的轴突末梢直接与正中隆起处垂体门脉系统的初级毛细血管网接触。释放的下丘脑调节肽经垂体门脉系统运输到腺垂体而调节腺垂体内分泌细胞的功能。下丘脑就是通过垂体门脉系统和下丘脑-垂体束两个功能系统，使神经与体液调节整合起来，对全身激素的分泌和代谢过程发挥调控作用（图11-5）。

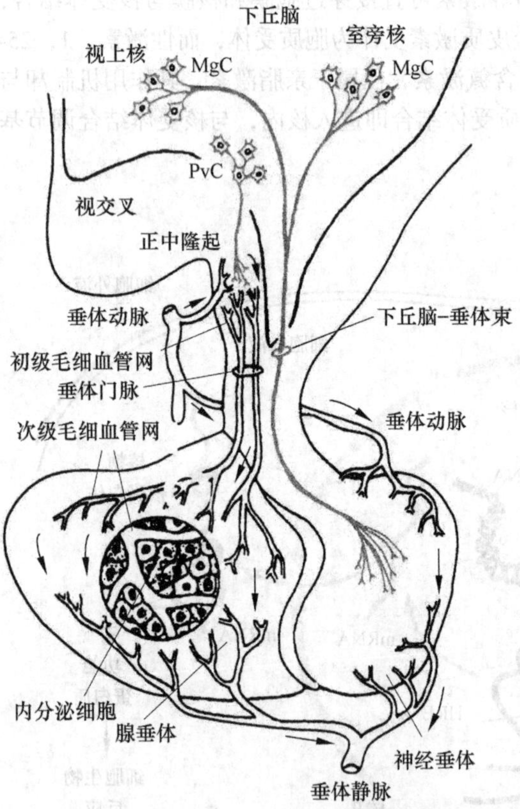


图 11-5　下丘脑-垂体联系结构示意图

MgC：大细胞神经元；PvC：小细胞神经元

下丘脑促垂体区肽能神经元分泌的肽类激素的主要作用是调节腺垂体的活动，因此被称为**下丘脑调节肽（hypothalamic regulatory peptide, HRP）**。迄今为止，已发现的下丘脑调节肽有9种，均为腺垂体激素的调节激素，包括**释放激素（releasing hormone）**和**释放抑制激素（releasing-inhibiting hormone）**。它们是**促甲状腺激素释放激素（thyrotropin-releasing hormone, TRH）**、**促性腺激素释放激素（gonadotropin-releasing hormone, GnRH）**、**生长抑素（growth hormone release- inhibiting hormone, GHRIH 或 somatostatin, SS）**、**生长激素释放激素（growth hormone releasing hormone, GHRH）**、**促肾上腺皮质激素释放激素（corticotropin-releasing hormone, CRH）**、**催乳素释放因子（prolactin releasing factor, PRF）**和**催乳素释放抑制因子（prolactin release-inhibiting factor, PIF）**等。下丘脑调节肽的主要生物学作用如表11-2所示。

**表 11-2　下丘脑调节肽的主要生物学作用**

| 下丘脑调节肽 | 主要生物学作用 |
|---|---|
| 促甲状腺激素释放激素 | 促进甲状腺激素和催乳素分泌 |
| 促性腺激素释放激素 | 促进黄体生成素和卵泡刺激素分泌 |
| 生长抑素 | 抑制生长激素和促甲状腺激素分泌 |

续表

| 下丘脑调节肽 | 主要生物学作用 |
| --- | --- |
| 生长素释放激素 | 促进生长激素分泌 |
| 促肾上腺皮质激素释放激素 | 促进促肾上腺皮质激素分泌 |
| 促黑（素细胞）激素释放因子 | 促进促黑（素细胞）激素分泌 |
| 促黑（素细胞）激素抑制因子 | 抑制促黑（素细胞）激素分泌 |
| 催乳素释放因子 | 促进催乳素分泌 |
| 催乳素释放抑制因子 | 抑制催乳素分泌 |

各种下丘脑调节肽的分泌方式和作用机制有所不同，如 TRH、GnRH 及 CRH 的分泌均呈现脉冲式释放，导致腺垂体相应的激素分泌也呈现脉冲式波动；CRH、GHRH、GHRIH 与膜受体结合后以 cAMP、$IP_3$/DG 或 $Ca^{2+}$作为第二信使，TRH、GnRH 等仅以 $IP_3$/DG 和 $Ca^{2+}$作为第二信使。因此，下丘脑可分别调节腺垂体相应激素的释放。

下丘脑调节肽不仅在下丘脑促垂体区产生，在中枢神经系统其他部位及许多组织中也可生成，表明它们除有调节腺垂体的功能外，还有许多其他调节功能。高位中枢和外周传入信息对分泌下丘脑调节肽的肽能神经元有调节作用，这是因为下丘脑肽能神经元与来自其他部位的神经纤维有广泛的突触联系，其神经递质比较复杂，可分为两大类。一类递质是肽类物质，如脑啡肽、β-内啡肽、神经降压素、P 物质、血管活性肠肽等。研究表明，阿片肽对下丘脑调节肽的释放有明显的影响。例如，给人注射脑啡肽或 β- 内啡肽可抑制下丘脑释放 CRH 和 GnRH，从而使 ACTH、FSH、LH 分泌减少，但可刺激下丘脑释放 TRH 和 GHRH，使腺垂体分泌 TSH 与 GH 增加；而注射纳洛酮则有促进 CRH 释放的作用。另一类递质是单胺类物质，主要有多巴胺（clopamine, DA）、去甲肾上腺素与 5- 羟色胺（5-HT）等，3 种单胺类递质的浓度以下丘脑“促垂体区”正中隆起附近最高。单胺能神经元可直接与释放下丘脑调节肽的肽能神经元发生突触联系，也可以通过多突触发生联系。单胺能神经元通过释放单胺类递质调节下丘脑肽能神经元和腺垂体内分泌细胞的活动，其作用见表 11-3。

**表 11-3　3 种单胺类递质对下丘脑调节肽和腺垂体激素分泌的影响**

| 单胺类递质 | TRH（TSH） | GnRH（LH、FSH） | GHRH（GH） | CRH（ACTH） | PRF（PRL） |
| --- | --- | --- | --- | --- | --- |
| NE | ↑ | ↑ | ↑ | ↓ | ↓ |
| DA | ↓ | ↓ /（—） | ↑ | ↓ | ↓ |
| 5-HT | ↓ | ↓ | ↑ | ↑ | ↑ |

注：↑为增加分泌；↓为减少分泌；（—）为不变。

## 二、腺垂体

腺垂体来自胚胎口凹的外胚层上皮，是人体内最重要的内分泌腺，包括远侧部、中间部和结节部。腺垂体能合成和分泌 7 种激素：**促甲状腺激素（throid stimulating hormone, TSH）**、**促肾上腺皮质激素（adrencorticotropic hormone, ACTH）**、**卵泡刺激素（follicle stimulating hormone, FSH）**、**黄体生成素（luteinizing hormone, LH）**、**生长激素（growth hormone, GH）**、**催乳素（prolactin, PRL）**与**促黑（素细胞）激素（melanophore stimulating hormone, MSH）**。前 4 种均有各自的靶腺，通过靶腺分泌的激素再发挥生理效应；而生长激素、催乳素、促黑（素细胞）激素则不通过靶腺，分别直接调节个体生长、乳腺发育与泌乳、黑素细胞活动等。所以，腺垂体激素的作用极为广泛而复杂。

（一）生长激素

生长激素（GH）是腺垂体中含量较多的一种激素。**人生长激素（human growth hormone, hGH）**含有191个氨基酸，分子质量为22kD，其化学结构与催乳素近似，故GH有弱催乳素作用，而催乳素有弱GH作用。GH特异性较强，从其他哺乳动物（除猴外）提取的GH对人均无效。近年，利用DNA重组技术可以大量生产hGH，以供临床应用。

在静息状态，成年人血清中GH不足3μg/L，男性为1～5μg/L，女性略高于男性，但一般不超过10μg/L，儿童血清GH浓度高于成年人，GH在血中的半衰期为6～20min。GH的基础分泌呈节律性脉冲式释放，每隔1～4h出现一次释放脉冲。入睡后GH的分泌明显增加，约入睡后60min达到高峰，以后又逐渐减少。青年期（21～31岁）分泌脉冲波峰最高，平均每天可达8次。随着年龄增长，分泌逐渐减少，到60岁时，GH的生成速率仅为青年期的1/2。肝和肾是GH降解的主要部位。

**1. GH的作用机制** GH是通过靶细胞膜上的GH受体（GHR）完成信号转导的，GHR与催乳素、红细胞生成素受体一样同属酪氨酸激酶受体，是由620个氨基酸残基组成的跨膜单链糖蛋白，分子质量为120kD。机体许多组织细胞都存在GHR，如肝、软骨、骨、骨骼肌、脑、心、肾、肺、胃、肠、胰腺、睾丸、前列腺、卵巢、子宫、骨骼等组织以及脂肪细胞、成纤维细胞、淋巴细胞等。GH分子具有两个与GHR分子结合的位点，先后与2分子GHR亚单位结合成为**同二聚体（homodimer）**，GHR二聚化后随即通过JAK-STAT、PLC等多条跨膜信号转导途径介导，引起多种靶细胞产生生物学效应，加速DNA的转录过程，使蛋白质合成增多，直接促进生长发育；也可诱导靶细胞产生**生长素介质（somatomedin, SM）**，间接促进生长发育。在胎儿或新生儿时期，各类细胞上的GHR数量最多，所以对GH的反应最敏感。

SM是一种肽类物质，其化学结构和功能与胰岛素近似，故又称为**胰岛素样生长因子（insulin-like growth factor, IGF）**。IGF的主要作用是促进软骨生长，它除了促进钙、磷、钠、钾、硫等元素进入软骨组织外，还能促进氨基酸进入软骨细胞，增强DNA、RNA和蛋白质的合成，促进软骨组织增殖和骨化，使长骨长长。IGF还能刺激如成纤维细胞、肌细胞、肝细胞、脂肪细胞等多种细胞以及肿瘤细胞的有丝分裂，加强细胞增殖。肝脏和机体大多数组织中都可生成IGF，经血液运送到机体各处组织发挥作用，也可以旁分泌或自分泌的方式在局部起调节作用。现已分离出两种IGF，即IGF-1和IGF-2。IGF-1是70个氨基酸残基组成的多肽，GH的促生长作用主要是通过IGF-1介导实现的。IGF-2是67个氨基酸残基组成的多肽，主要在胚胎期产生，对胎儿的生长起重要作用。肢端肥大症患者血中IGF-1明显增高，而侏儒症患者血中IGF-1明显降低。在青春期，随着生长激素分泌增多，血中IGF-1浓度明显增高。给幼年动物注射IGF能明显地刺激动物生长，其身长和体重都增加。年幼动物比年老动物对IGF更敏感。

以上论述说明，GH与GHR结合后：①直接促进生长发育；②通过靶细胞生成IGF间接促进生长发育（图11-6）。

**2. GH的作用** GH是调节物质代谢的重要激素，它的作用广泛，对机体的生长发育及各组织的蛋白质、糖、脂肪及水盐代谢均有影响，尤其是对骨骼、肌肉及内脏器官的作用更为显著。生长激素还参与机体的应激反应，是机体重要的“应激激素”之一。

（1）促进生长：机体的生长受多种因素的影响，GH对出生后婴幼儿至青春期的发育至关重要。幼年动物切除垂体后，生长立即停止，如及时补充GH仍能正常生长。人在幼年期GH分泌不足，则生长发育迟缓，甚至停滞，结果身材矮小，但智力正常，称为**侏儒症（dwarfism）**；如

GH分泌过多则患巨人症。人成年后，如体内GH过多，此时长骨骨骺已经钙化，长骨不再生长，而手脚等肢端的短骨、颅骨及其软组织异常生长，以致出现手足粗大、鼻大唇厚、下颌突出和内脏器官增大等症状，称为**肢端肥大症（acromegaly）**。

（2）促进代谢：GH具有促进蛋白质合成、加速脂肪分解和升高血糖的作用。同时，GH使机体的能量来源由糖代谢向脂肪代谢转移，有利于机体的生长发育和组织修复。

1）蛋白质代谢：GH直接促进氨基酸入胞，加速DNA转录和RNA翻译，增加体内蛋白质合成；同时通过增强脂肪酸氧化供能，减少蛋白质分解，以增加体内特别是肌肉的蛋白质含量。

2）脂肪代谢：GH促进脂肪组织分解，加强脂肪酸向乙酰辅酶A的转换，使机体能源由糖代谢向脂肪代谢转移。如GH过多时则动用大量脂肪，使肝脏产生乙酰乙酸增多，导致酮血症。

3）糖代谢：GH通过降低骨骼肌及脂肪组织对葡萄糖的吸收、增加肝脏糖异生及其"抗胰岛素效应"，而降低对葡萄糖的利用，使血糖升高。抗胰岛素效应是指由于GH导致血中脂肪酸增加，从而削弱胰岛素增加组织利用葡萄糖的能力，降低了骨骼肌和肝脏对葡萄糖敏感性的现象。

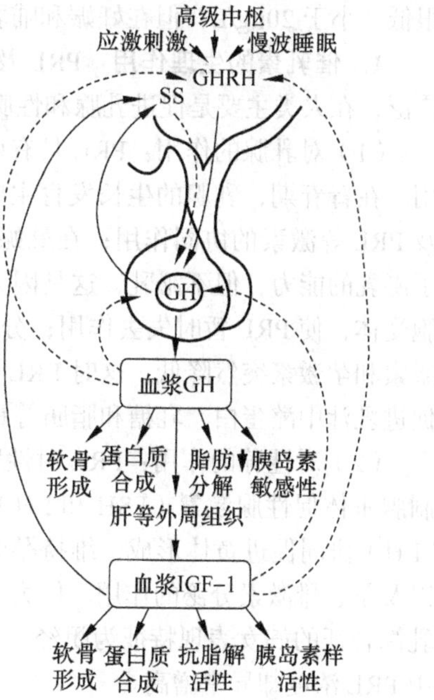


图11-6 生长激素的作用和分泌机制示意图

SS：生长抑素；GHRH：生长激素释放激素；GH：生长激素；IGF-1：胰岛素样生长因子；实线箭头表示促进作用；虚线箭头表示抑制作用

**3. 生长素分泌的调节** 生长激素的分泌受多种因素的调节。首先，GH的分泌受下丘脑GHRH与GHIH的双重调节（图11-6）。正常情况下GHRH的调节作用占优势，促进GH的释放。GH的脉冲式分泌与GHRH的脉冲式释放同步。给正常人使用GHRH可引起GH快速释放，30min达高峰并持续60～120min。而GHIH只是在应激状态下GH分泌过多时发挥抑制性调节作用。有研究表明，血中的IGF-1能刺激下丘脑释放GHIH，从而抑制GH的分泌；IGF-1还能直接抑制体外培养的腺垂体细胞的GH基础分泌及GHRH刺激所引起的GH分泌，可见IGF-1可分别通过下丘脑和腺垂体两个水平对GH的分泌进行负反馈调节。

此外，血中糖、氨基酸与脂肪酸的含量均能影响GH的分泌，其中以低血糖对GH分泌的刺激作用最强。血中氨基酸与脂肪酸增多也可引起GH分泌增加，有利于机体对这些物质的代谢与利用；运动、应激刺激、甲状腺激素、雌激素与睾酮等均能促进GH分泌。在青春期，血中雌激素或睾酮浓度增高，可明显地增加GH分泌，这是此期GH分泌较多的一个重要因素。

人的GH分泌还呈现明显的昼夜节律波动。在觉醒状态下，GH分泌较少，在睡眠时GH分泌增加，进入慢波睡眠期GH分泌达高峰，随后转入异相睡眠时GH分泌则降低，但仍比觉醒状态分泌的量多。GH夜间分泌量占全日分泌总量的70%，儿童分泌量多。GH的分泌量随年龄增长而减少，50岁以后，GH的这种睡眠分泌高峰消失。

（二）催乳素

人催乳素是含199个氨基酸并含有三个二硫键的蛋白质，分子质量为22kD，其结构与生长激素近似，故二者的作用有交叉。在垂体中，PRL的含量只有GH的1/100。成人血浆中PRL水平很低，小于 20μg/L，但在妊娠和哺乳期则显著增高达 200μg/L。PRL 半衰期约为 20min。

**1. 催乳素的生理作用** PRL 及其受体在垂体以外组织也有广泛分布，故 PRL 的作用也极为广泛，在人类主要是促进乳腺和性腺的发育与分泌，并参与应激反应和免疫调节。

（1）对乳腺的作用：PRL 具有刺激妊娠期乳腺生长发育、促进乳汁合成分泌并维持泌乳的作用。在青春期，乳腺的生长发育主要依赖雌激素、孕激素、生长激素、甲状腺激素、皮质醇，以及 PRL 等激素的协同作用；在妊娠期，雌激素、孕激素及 PRL 共同促进乳腺增生，使乳腺具备了泌乳的能力，但不泌乳，这是因为此时血中雌激素与孕激素水平较高，两者与 PRL 竞争乳腺细胞受体，使 PRL 暂时失去作用；分娩时，乳腺 PRL 受体可增加 20 倍左右，分娩后来自胎盘的雌激素和孕激素突然降低，这时 PRL 立即发挥泌乳作用，并维持哺乳期乳汁的继续分泌。PRL 还可促进乳汁中酪蛋白、乳糖和脂肪等重要成分的合成。

（2）对性腺的作用：PRL 对性腺的调节作用比较复杂，其对女性性腺的主要作用包括：①抑制腺垂体促性腺激素（FSH 和 LH）对卵巢的作用，从而防止哺乳期女性排卵；②与黄体生成素（LH）协同促进黄体形成，维持孕激素分泌；③通过上调 LH 受体，加强 LH 促排卵、黄体生成，以及孕、雌激素分泌的作用。但大剂量 PRL 则抑制卵巢雌激素和孕激素的合成。临床上患闭经溢乳综合征的妇女表现特征为闭经、溢乳与不孕，患者一般都存在无排卵与雌激素水平低落，而血中 PRL 浓度却异常增高。

另外，在睾酮存在的情况下，PRL 促进男性前列腺素及精囊的生长，增强 LH 对睾酮间质细胞的作用，使睾酮的合成增加。

（3）参与应激反应：在应激状态下，如饥饿、寒冷、麻醉、外科手术、休克以及剧烈运动等，血中催乳素浓度升高，而且往往与 ACTH 和生长激素浓度的增加一同出现，刺激停止数小时后才逐渐恢复到正常水平，可见，催乳素是应激反应中腺垂体分泌的三大激素之一。

（4）调节免疫功能：在人和小鼠的单核细胞、B 淋巴细胞、T 淋巴细胞、胸腺上皮细胞上存在 PRL 受体。PRL 可协同一些细胞因子共同促进淋巴细胞的增殖，促进 B 淋巴细胞分泌 IgM 和 IgG。同时，T 淋巴细胞和胸腺淋巴细胞又可以产生 PRL，以自分泌或旁分泌的方式发挥免疫调节作用。

**2. 催乳素分泌的调节** 催乳素受下丘脑分泌的催乳素释放因子（PRF）与催乳素释放抑制因子（PIF）的双重调节，PRF 促进 PRL 的分泌，PIF 抑制 PRL 的分泌。下丘脑内侧基底部单胺神经元与 PIF 神经元发生突触联系，神经递质多巴胺促进 PIF 分泌（现在认为 PIF 就是多巴胺），从而减少 PRL 的分泌；5- 羟色胺则促进 PRF 分泌，使 PRL 分泌增加。正常情况下，下丘脑对 PRL 的分泌主要起抑制作用，多巴胺是最重要的抑制因子。血中 PRL 浓度升高可促进下丘脑多巴胺能神经元分泌，多巴胺负反馈地抑制腺垂体 PRL 的分泌，使血中 PRL 浓度恢复正常。哺乳期，婴儿吸吮乳头的刺激引起传入神经冲动，经脊髓上传至下丘脑，使 PRF 神经元发生兴奋，PRF 释放增多，促使腺垂体分泌 PRL 增加，这是一个典型的神经内分泌反射。

### （三）促黑（素细胞）激素

促黑激素（MSH）由腺垂体远侧部的细胞分泌，属多肽类激素，包括 α-MSH（13 肽）、β-MSH（18 肽）、γ-MSH（12 肽），其结构与功能均与 ACTH 有密切关系，两者也都接受血中肾上腺皮质激素负反馈调节。在人的腺垂体，主要是 β-MSH，其血中浓度为 20～110ng/L，半衰期为 10min。MSH 的主要生理作用是促进黑素细胞中酪氨酸酶的合成和活化，催化酪氨酸转变为黑色素，使皮肤、毛发、虹膜等部位颜色加深。肾上腺皮质功能不足的患者负反馈作用减弱，使 MSH 分泌增多而发生皮肤色素沉着。

下丘脑促黑激素释放因子（MRF）和促黑激素释放抑制因子（MIF）分别促进和抑制 MSH 的分泌，平时以 MIF 的抑制作用占优势。MSH 也可通过负反馈调节腺垂体的 MSH 分泌。

（四）促激素

由腺垂体分泌的可促进靶腺生长并分泌靶腺激素的激素称为**促激素（tropic hormones）**，它们分别是 TSH、ACTH、FSH、LH，由于促激素受下丘脑调节肽的调控，在下丘脑、腺垂体和靶腺之间形成分泌活动的调节轴，分别形成下丘脑 - 腺垂体 - 甲状腺轴、下丘脑 - 腺垂体 - 肾上腺皮质轴、下丘脑 - 腺垂体 - 性腺轴。这些调节轴在甲状腺激素、肾上腺皮质激素和性腺激素的分泌调节中起着重要的作用。下丘脑促垂体区分泌的下丘脑调节肽经垂体门脉系统运输至腺垂体并促进腺垂体分泌促激素，促激素经血液循环运输至靶腺，使靶腺分泌靶腺激素。同时，靶腺激素和促激素又可通过负反馈调节途径维持血中下丘脑调节肽、促激素和靶腺激素浓度的相对稳定。通常将靶腺激素对下丘脑、腺垂体的负反馈活动称为**长反馈（long-loop feedback）**，将促激素对下丘脑的负反馈活动称为**短反馈（short-loop feedback）**，将下丘脑调节肽对下丘脑的自身负反馈称为**超短反馈（ultra-short-loop feedback）**（图 11-7）。

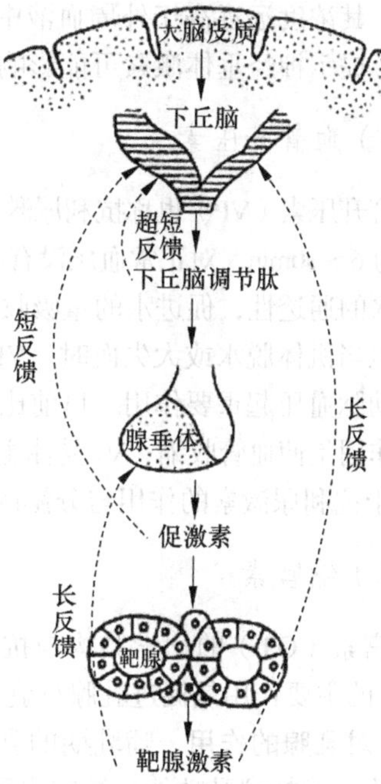


图 11-7 下丘脑 - 腺垂体 - 靶腺轴的调节与反馈示意图

实线箭头表示促进作用；虚线箭头表示抑制作用

## 三、神经垂体

神经垂体由正中隆起、漏斗部及神经垂体神经部 3 部分组成，神经垂体是从脑衍化而成，但其各部均无血脑屏障，其毛细血管内皮细胞有孔，这些结构有利于神经垂体激素的释放。神经垂体不含腺细胞，不能合成激素。所谓的神经垂体激素是指在下丘脑视上核、室旁核产生的**血管升压素（抗利尿激素）（vasopressin, VP 或 antidiuretic hormone, ADH）**与**缩宫素（oxytocin, OT）**经下丘脑 - 垂体束运至神经垂体并储存于神经垂体，在适宜的刺激作用下，这两种激素由神经垂体释放进入血液。

血管升压素与缩宫素在下丘脑的视上核与室旁核均可产生，但前者主要在视上核产生，而后者主要在室旁核产生。

实验证明，血管升压素与缩宫素是在视上核和室旁核神经元的核蛋白体上先形成激素的前身物质（激素原），再裂解成神经垂体激素并与同时合成的神经垂体激素运载蛋白形成复合物，包装于囊泡中，呈小颗粒状。在轴突内，囊泡以每天 2～3mm 的速度运送至神经垂体。在适宜刺激的作用下，视上核或室旁核发生兴奋，神经冲动将沿着下丘脑 - 垂体束传导至神经垂体中的神经末梢，使其发生去极，导致 $Ca^{2+}$ 内流进入末梢内，促进末梢的分泌囊泡经出泡作用而将神经垂体激素与其运载蛋白一并释放进入血液。

神经垂体激素运载蛋白有两种，一种与缩宫素结合释放入血液的称为运载蛋白Ⅰ，由 92 个氨基酸组成；另一种与血管升压素结合的称为运载蛋白Ⅱ，由 97 个氨基酸组成，烟碱可使血浆中运载蛋白Ⅱ和血管升压素浓度同时升高，而雌激素可使血浆中运载蛋白Ⅰ含量增加，而缩宫素浓度并不随之增加。

有研究表明，神经垂体激素不仅存在于下丘脑-垂体束系统内，而且在下丘脑正中隆起与第三脑室附近的神经元轴突中也有神经垂体激素。在大鼠和猴的垂体门脉血液中检测出大量的血管升压素，其浓度远远高于外周血液中的浓度，而且注射大量的血管升压素能引起腺垂体ACTH分泌增加，提示神经垂体激素可能影响腺垂体的分泌活动。

### （一）血管升压素

血管升压素（VP）也称抗利尿激素（ADH）。生理状态下血液中VP浓度很低，仅为1.0～1.5ng/L，半衰期为6～10min，对正常血压没有调节作用。血管升压素的主要生理作用是增加肾脏远曲小管和集合管对水的通透性，促进水的重吸收，增加尿的浓缩，产生抗利尿效应，因而称为抗利尿激素较为适宜；但当机体脱水或大失血时，VP释放量明显增加，在血浆中的浓度可达10ng/L以上，对升高和维持动脉血压起重要作用。目前比较明确的VP受体有$V_1$和$V_2$两型，$V_1$受体主要分布于血管平滑肌，作用是使血管收缩；$V_2$受体主要分布于肾脏远曲小管和集合管，其效应是抗利尿作用。

关于抗利尿激素的作用与分泌的调节机制，在第4章和第8章已有详细叙述。

### （二）缩宫素

缩宫素（OT）的化学结构与抗利尿激素极为相似，因此，这两种激素的生理作用有交叉现象，OT的主要作用是促进乳腺排乳和刺激子宫收缩。

**1. 对乳腺的作用** 哺乳期的乳腺在腺垂体分泌的催乳素的作用下，不断分泌乳汁，储存于乳腺腺泡，维持泌乳功能。缩宫素可促进乳腺腺泡周围的肌上皮细胞收缩，使乳汁排入乳腺导管或射出。射乳是一典型的神经内分泌反射。乳头含有丰富的感觉神经末梢，吸吮乳头的感觉信息经传入神经传至下丘脑，使分泌缩宫素的神经元发生兴奋，神经冲动经下丘脑-垂体束传送到神经垂体，使储存的缩宫素释放入血并作用于乳腺中的肌上皮细胞使之产生收缩，引起乳汁排出。在射乳反射的基础上，很容易建立条件反射，如母亲见到婴儿或听到其哭声均可引起条件反射性射乳。缩宫素除引起乳汁排出外，还有维持哺乳期乳腺不致萎缩的作用。

婴儿吸吮乳头还可引起下丘脑多巴胺能神经元兴奋，使多巴胺和β-内啡肽释放增多，二者抑制下丘脑释放GnRH，使腺垂体FSH和LH分泌减少，进而导致哺乳期妇女月经周期暂停。

**2. 对子宫的作用** 缩宫素能促进子宫平滑肌收缩，但非孕子宫对缩宫素敏感性很低，妊娠晚期的子宫对缩宫素的敏感性大大提高。在分娩过程中，胎儿对子宫、宫颈和阴道的牵拉刺激可反射性地引起缩宫素分泌增加，形成正反馈调节，促使子宫收缩加强，有利于分娩过程的进行。雌激素能增加子宫对缩宫素的敏感性，孕激素则相反，缩宫素可使细胞外$Ca^{2+}$进入子宫平滑肌细胞内，提高肌细胞内的$Ca^{2+}$浓度，可能通过钙调蛋白的作用并在蛋白激酶的参与下诱发肌细胞收缩。

在性交过程中，阴道和子宫颈受到刺激也可引起OT分泌和子宫肌收缩，有利于精子在女性生殖道内的运行。此外，OT对机体的神经内分泌、学习与记忆、痛觉调制、体温调节等生理功能也有一定的影响。

## 第3节 甲 状 腺

**甲状腺（thyroid）**是人体内最大的内分泌腺，正常成人的甲状腺平均重20g。甲状腺内含有大量大小不等的滤泡，滤泡是由单层滤泡上皮细胞环绕而成的囊状结构，中心为滤泡腔。滤泡腔是激素的储存库，充满由滤泡细胞分泌的胶质，其主要成分为**甲状腺球蛋白（thyroglobulin, TG）**，**甲状腺激素**

（thyroid hormones, TH）以胶质的形式储存于滤泡腔内。滤泡上皮细胞通常为立方形，当甲状腺受到刺激而功能活跃时，细胞变高呈柱状，胶质减少；反之，细胞变低呈扁平形，而且胶质增多。

在甲状腺滤泡细胞间和滤泡间结缔组织内含少量滤泡旁细胞，又称 **C 细胞**（**clear cell**），它分泌的降钙素参与机体的骨代谢。

## 一、甲状腺激素的合成与代谢

甲状腺分泌两种具有生物活性的含碘氨基酸，一种是甲状腺素，又称**四碘甲腺原氨酸（3，5，3′, 5′-tetraiodothyronine, $T_4$）**，另一种是**三碘甲腺原氨酸（3, 5, 3′-triiodothyronine, $T_3$）**。$T_4$、$T_3$ 都是酪氨酸的碘化物。另外，甲状腺也可合成极少量的**反 -$T_3$（3, 3′, 5′- triiodothyronine, r$T_3$）**，它不具有甲状腺激素的生物活性。

甲状腺激素合成的原料有碘和甲状腺球蛋白，在甲状腺球蛋白的酪氨酸残基上发生碘化并合成甲状腺激素。人每天从食物摄碘 100～200μg，占每日所需碘量的 80%～90%，低于 50μg/d 就不能保证 TH 的正常合成，因此，甲状腺与碘代谢的关系极为密切。甲状腺激素的合成过程包括三个步骤。

### （一）甲状腺滤泡聚碘

血液中的碘化物以 $I^-$ 形式存在，正常浓度为 250mg/L，而甲状腺内 $I^-$ 浓度为血清的 30 倍，甲状腺滤泡细胞静息电位为－50mV。$Na^+$ 顺浓度梯度内流释放出的能量驱使 $I^-$ 的转运，该能量是由 $Na^+$-$K^+$-ATP 酶的激活而产生的。实验发现，用哇巴因抑制 $Na^+$-$K^+$-ATP 酶的活性，随着 $Na^+$ 进入滤泡细胞的减少，甲状腺的聚碘能力也降低。此外，腺垂体分泌的 TSH 通过增强滤泡细胞碘泵的活性加强对碘的转运，摘除垂体可降低甲状腺的聚碘能力，而给予 TSH 则促进其聚碘。临床上可用放射性核素（$Na^{131}I$）示踪法观察甲状腺对放射性碘的摄取，在正常情况下有 20%～30% 的碘被甲状腺摄取，临床上常用摄取放射性碘的能力来检查与判断甲状腺的功能状态。

### （二）$I^-$ 的活化

摄入滤泡上皮细胞的 $I^-$ 在**甲状腺过氧化物酶（thyroid peroxidase, TPO）**的作用下被活化（图 11-8），TPO 是由甲状腺上皮细胞合成的一种含铁的血红蛋白类物质，它的辅基可能是血色

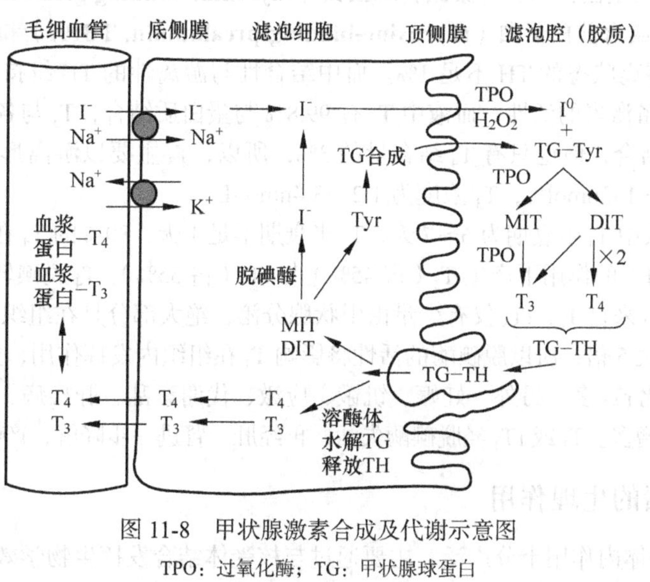


图 11-8 甲状腺激素合成及代谢示意图

TPO：过氧化酶；TG：甲状腺球蛋白

素的辅基。活化过程的本质，尚未确定，可能是由 $I^-$ 变成 $I_2$ 或 $I^0$，或是与过氧化酶形成某种复合物，$I^-$ 必须经过活化才能与酪氨酸结合。如果阻断过氧化酶系统或细胞先天缺乏此酶，甲状腺激素生成率即降至零。

（三）酪氨酸碘化与甲状腺激素的合成

甲状腺球蛋白酪氨酸残基上的氢原子可被碘原子取代，首先生成**一碘酪氨酸残基（MIT）**和**二碘酪氨残基（DIT）**，然后两个分子的 DIT 耦联生成四碘甲腺原氨酸（$T_4$），一个分子的 MIT 与一个分子的 DIT 发生耦联，形成三碘甲腺原氨酸（$T_3$）（图 11-8），还能合成极少量的 $rT_3$。甲状腺球蛋白分子上含有酪氨酸、MIT、DIT、$T_3$ 及 $T_4$，其中 $T_4$ 与 $T_3$ 之比为 20∶1，这个比值受甲状腺内含碘量的影响，含碘量增加，$T_4$ 合成增加，反之 $T_3$ 多。

甲状腺激素合成的上述各步骤都是在滤泡上皮细胞顶缘微绒毛处的甲状腺球蛋白分子上进行，在 TPO 的催化下完成，而 TPO 的活性受促甲状腺激素的调控。因此，能够抑制 TPO 活性的硫氧嘧啶和硫脲类药物有阻断 $T_4$、$T_3$ 合成的作用，可用于治疗甲状腺功能亢进。

（四）甲状腺激素的储存、释放、运输与代谢

**1. 储存**　甲状腺激素是以与甲状腺球蛋白结合的形式储存于滤泡腔内，是构成滤泡腔胶质的主要成分。甲状腺激素储量非常大，可供人体利用 50～120 天之久，在激素储存的量上居首位。因此，应用抗甲状腺药物时，用药时间需要较长才能奏效。

**2. 释放**　TH 的分泌受 TSH 的调节，当甲状腺受到 TSH 刺激后，滤泡细胞顶端即活跃并伸出伪足，将甲状腺球蛋白胶质小滴吞入滤泡细胞内，并在溶酶体蛋白水解酶的作用下将 $T_4$、$T_3$ 以及 MIT 和 DIT 水解下来（图 11-8）。甲状腺球蛋白分子较大，一般不易进入血液循环，被溶酶体中的蛋白水解酶所水解，而 MIT 和 DIT 的分子虽然较小，但很快受脱碘酶的作用而脱碘，脱下来的碘大部分储存在甲状腺内，供重新利用合成激素，可迅速进入血液，而 $T_4$ 和 $T_3$ 对滤泡上皮细胞内的脱碘不敏感。甲状腺分泌的激素主要是 $T_4$，约占总量的 90%，$T_3$ 分泌量少但活性是 $T_4$ 的 5 倍，同时还有少量 $rT_3$、MIT、DIT 也可被释放入血。

**3. 运输**　$T_4$ 与 $T_3$ 释放入血之后，99% 以上与血清中的转运蛋白结合而运输。体内有三种主要的甲状腺激素转运蛋白：**甲状腺素结合球蛋白（thyroxine-binding globulin, TBG）**，占总结合量的 60%；**甲状腺素结合前白蛋白（thyroxine-binding prealbumin, TBPA）**和白蛋白，结合率分别为 30% 和 10%。游离状态的 TH 不足 1%。血中结合性与游离性的 TH 维持动态平衡，只有游离状态的 TH 真正具备激素的活性。血液中 $T_4$ 有 99.8% 与蛋白质结合，$T_3$ 与各种蛋白的亲和力小得多，主要与 TBG 结合，但也只有 $T_4$ 结合量的 3%，所以，$T_3$ 主要以游离形式存在。正常成年人血清 $T_4$ 浓度为 51～142nmol/L，$T_3$ 浓度为 1.2～3.4nmol/L。

**4. 降解**　血浆中 $T_4$ 半衰期为 6～7 天，$T_3$ 半衰期不足 1 天，80% 的 $T_4$ 在外周组织脱碘酶（5′-脱碘酶或 5-脱碘酶）的作用下产生 $T_3$（占 45%）与 $rT_3$（占 55%）。$T_4$ 脱碘转化是 $T_3$ 的主要来源，血液中的 $T_3$ 有 75% 来自 $T_4$，$rT_3$ 仅有少量由甲状腺分泌，绝大部分是在组织内由 $T_4$ 脱碘而来。由于 $T_3$ 的作用比 $T_4$ 大 5 倍，所以脱碘酶的活性将影响 $T_4$ 在组织内发挥作用，如机体处于寒冷状态，$T_4$ 脱碘转化为 $T_3$ 比 $rT_3$ 多。另外，妊娠、饥饿、应激、代谢紊乱、肝疾病、肾功能衰竭等均会使 $T_4$ 转化为 $rT_3$ 比例增多。$T_3$ 或 $rT_3$ 经脱碘酶失活，再经肝、肾进一步降解，产物随粪、尿排出。

## 二、甲状腺激素的生理作用

甲状腺激素在体内作用十分广泛，主要通过与核受体结合发挥生物学效应，但同时也能与核

糖体、线粒体以及细胞膜上受体结合，影响多种基因的转录及转录后机制，促进组织细胞的物质与能量代谢和机体的生长发育。$T_4$与$T_3$都具有生理作用，$T_4$不仅可作为$T_3$的激素原，而且其本身也具有激素作用，占全部甲状腺激素作用的35%左右。

### （一）对新陈代谢的影响

**1. 调节能量代谢** 甲状腺激素能显著增加绝大多数组织细胞的耗氧量和产热量，以心、肝、骨骼肌和肾最为显著，但脑、肺、性腺、脾、淋巴结、皮肤等器官不受其影响。1mg $T_4$可使人体产热量增加4200kJ，基础代谢率提高28%。因此，甲状腺激素功能亢进的患者，因产热增加而怕热喜凉且多汗，基础代谢率常比正常值高出25%～80%；甲状腺功能减退的患者则产热量减少、喜热畏寒，基础代谢率可比正常值低20%～40%。

甲状腺激素提高机体代谢率、增加产热量与$Na^+$-$K^+$-ATP酶密切相关，如用哇巴因抑制此酶活性，则甲状腺激素的产热效应可完全被消除。例如，甲状腺功能低下的大鼠的血中甲状腺激素含量下降，其肾组织细胞膜$Na^+$-$K^+$-ATP酶活性减弱，若给予$T_4$，酶的活性可恢复甚至增加。另外发现，当给动物$T_3$、$T_4$时，细胞线粒体的数量及体积与动物代谢率的增加成正比关系，因此认为甲状腺激素还能增加线粒体的活性与数量，生成更多ATP，为细胞代谢提供能量。

**2. 调节物质代谢**

（1）糖代谢：甲状腺激素通过影响糖代谢相关酶的活性参与调控糖代谢，其作用呈双向性。一方面，通过促进小肠黏膜对糖的吸收、增强糖原分解与糖异生，并且加强肾上腺素、胰高血糖素、生长激素及糖皮质激素的升糖作用，使血糖升高；另一方面，通过增加胰岛素分泌，促进外周组织对糖的利用、增强糖酵解而使血糖降低。但总体来说，升血糖大于降血糖作用，甲亢时，常表现为血糖升高，有时可伴有糖尿。

（2）蛋白质代谢：适量的甲状腺激素通过核受体激活DNA转录过程，促进mRNA形成，加速蛋白质和各种酶的合成，有利于机体的生长、发育。甲状腺激素分泌过多则加速蛋白质分解，特别是骨骼肌蛋白质大量分解，以至于出现肌肉消瘦和肌无力、尿酸含量增加；同时，因动员骨的蛋白分解而导致高血钙和骨质疏松，使生长发育停滞；当甲状腺激素分泌不足时，蛋白质合成减少，组织间的黏蛋白沉积，因黏蛋白可吸附一部分水和盐而形成黏液性水肿。

（3）脂肪代谢：甲状腺激素促进脂肪分解，使血中游离脂肪酸增加，加速机体利用脂肪酸氧化供能。对胆固醇来说甲状腺激素既促其合成又加速其降解，但降解速度大于合成，甲状腺激素使血浆胆固醇浓度降低。甲亢患者血中胆固醇含量降低，脂肪分解增强，产热量增加；长期甲状腺功能低下，血浆胆固醇明显升高，易患动脉硬化。

甲状腺功能亢进时，由于蛋白质、糖和脂肪的分解代谢增强，所以患者常感饥饿，食欲旺盛，并且有明显消瘦特征。

### （二）对生长发育的影响

甲状腺激素具有促进组织分化、生长与发育成熟的作用。在人类和哺乳动物，甲状腺激素是维持正常生长发育不可缺少的激素，特别是对骨和脑的发育尤为重要。在胚胎期因缺碘造成甲状腺激素合成不足，或出生后甲状腺功能低下，可致脑的发育出现明显障碍，神经组织内的蛋白质、磷脂以及各种重要的酶与递质的含量都降低。值得注意的是，在胚胎期胎儿骨的生长并不必需甲状腺激素，所以患先天性甲状腺发育不全的胎儿出生后的身长可以基本正常，但脑的发育已经受到程度不同的影响。甲状腺功能低下的儿童将患以智力迟钝、身体矮小为特征的**呆小症**（**cretinism**），又称克汀病。目前，发达国家对出生后的婴儿常规进行先天性甲状腺功能减退的检查；在缺碘地区，为预防呆小症的发生，孕妇应在妊娠期注意补充碘。

（三）对神经系统的影响

甲状腺激素对成年已分化成熟的神经系统的主要作用是兴奋。甲亢患者因中枢神经系统过度兴奋，常表现为易激动、注意力不集中、烦躁焦虑等；甲状腺激素还能增加脊髓中控制肌张力的神经元的突触后兴奋，从而导致细小肌肉的震颤，这是甲亢的显著体征之一。相反，甲状腺功能低下时，患者的中枢神经系统兴奋性降低，出现记忆力减退，说话、行动迟缓，终日呈嗜睡状态。

（四）对心血管系统的影响

$T_4$ 与 $T_3$ 可使心率增快、心缩力增强、心输血量与心脏做功增加。对离体培养的心肌细胞实验表明，甲状腺激素可直接作用于心肌，$T_3$ 能增加心肌细胞膜上 β 受体的数量，促进肾上腺素刺激心肌细胞内 cAMP 的生成；甲状腺激素促进心肌细胞肌浆网释放 $Ca^{2+}$、增强收缩力。

此外，甲状腺激素还与生殖系统密切相关。在女性，甲状腺功能低下可发生不同程度的月经不规则；而甲亢时，以月经稀少或闭经较为多见。在男性，严重的甲状腺功能低下患者的性器官发育不全，副性体征不出现或不明显，同时性欲下降、精子数量降低。

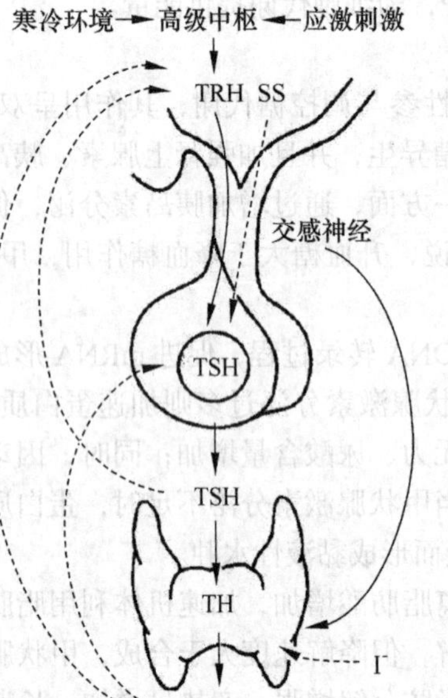


图 11-9　甲状腺激素分泌的调节示意图

SS：生长抑素；TH：甲状腺激素；
TSH：促甲状腺激素；TRH：促甲状腺激素释放激素
实线箭头表示促进作用；虚线箭头表示抑制作用

## 三、甲状腺功能的调节

甲状腺直接受腺垂体分泌的 TSH 调节，并与下丘脑共同组成下丘脑 - 腺垂体 - 甲状腺轴调节系统。此外，甲状腺还受神经、免疫调节，并可进行一定程度的自身调节。

（一）下丘脑 - 腺垂体对甲状腺的调节

在下丘脑 - 腺垂体 - 甲状腺轴调控系统中，甲状腺的功能主要受循环血液中腺垂体分泌的 TSH 水平的调节；同时，下丘脑释放的 TRH 促进 TSH 的分泌，而当血中游离的 $T_3$、$T_4$ 达到一定水平时，又能反馈地抑制 TSH 的分泌（图 11-9）。

**1. 促甲状腺激素**　是腺垂体分泌的一种糖蛋白，TSH 呈脉冲式分泌，每 2～4h 出现一次高峰；在脉冲式释放的基础上，还有日周期变化，即清晨高、午后低，TSH 的日节律性分泌受下丘脑神经元分泌的 TRH 所控制。TSH 是调控甲状腺滤泡细胞生长和甲状腺激素合成及分泌的主要因素。TSH 加强甲状腺摄取碘及 $T_3$、$T_4$ 合成的全过程，其作用机制可概括为：①加强碘泵活性，促进碘转运，有时可使滤泡细胞内碘浓缩至正常的 8 倍；②增加甲状腺球蛋白和 TPO 的 mRNA 含量，加强酪氨酸碘化，使 MIT、DIT、$T_3$、$T_4$ 合成增加；③加强滤泡内甲状腺球蛋白的水解，促进 $T_3$、$T_4$ 的释放。长时间的 TSH 作用还导致甲状腺滤泡细胞增生、增殖，细胞由立方形变为柱状，细胞内内质网增加，核糖体数量增多，DNA 合成增加，毛细血管也增生，甲状腺的血流量增加；缺乏 TSH 时，腺体萎缩。

有些甲状腺功能亢进患者的血中可出现一些免疫球蛋白物质，其中之一是人类刺激甲状腺免疫球蛋白，其化学结构与 TSH 相似，它可与 TSH 竞争甲状腺滤泡细胞上的受体刺激甲状腺，这可能是引起甲状腺功能亢进的原因之一。

**2. 促甲状腺激素释放激素** 由下丘脑正中隆起神经末梢分泌后，经下丘脑 - 垂体门脉血流运至腺垂体后叶，直接促进 TSH 的合成与释放。

下丘脑 TRH 神经元接受大脑其他部位神经元的传入信息的调控。例如，当机体处于寒冷环境中，该信息首先到达中枢神经系统，在刺激下丘脑体温调节中枢的同时，也刺激附近的内分泌神经元分泌 TRH，进而促进 TSH 分泌。在此过程中，神经递质去甲肾上腺素在其中发挥重要调制作用，如用药物阻断去甲肾上腺素的合成，机体对寒冷刺激引起的适应性反应明显减弱。另外，当机体受到严重创伤、手术等应激刺激时，下丘脑释放生长抑素，从而抑制 TRH 的合成与释放，使腺垂体 TSH 释放减少，甲状腺分泌 $T_4$ 与 $T_3$ 的水平降低，减少了机体的代谢消耗，有利于创伤的修复。

### （二）甲状腺激素的反馈调节

血中游离的 $T_4$ 与 $T_3$ 浓度的升降，对腺垂体 TSH 的分泌起着经常性反馈调节作用。当血中游离的 $T_4$ 与 $T_3$ 浓度增高时，抑制 TSH 分泌。实验证明，甲状腺激素抑制 TSH 分泌的作用是由于甲状腺激素通过下丘脑释放 SS 并刺激腺垂体促甲状腺激素细胞产生一种抑制性蛋白，后者使 TSH 的合成与释放减少，并降低腺垂体对 TRH 的反应性。由于这种抑制效应需要通过新的蛋白质合成，所以需要几小时后方能出现效果。$T_4$ 与 $T_3$ 比较，$T_3$ 对腺垂体 TSH 分泌的抑制作用较强，血中 $T_4$ 与 $T_3$ 对腺垂体这种反馈作用与 TRH 的刺激作用相互拮抗、相互影响，对腺垂体 TSH 的分泌起着决定性作用。

至于甲状腺激素的负反馈作用是直接作用于腺垂体，还是通过下丘脑间接影响腺垂体的问题，目前的意见尚不统一。$T_3$ 与 $T_4$ 对腺垂体 TSH 分泌的这种负反馈调节是经常而持续的，这对保持血中甲状腺激素的稳定具有重要的生理学意义。另外，有些激素也可影响腺垂体分泌 TSH，如雌激素可增强腺垂体对 TRH 的反应，从而使 TSH 分泌增加，而生长素与糖皮质激素则对 TSH 的分泌有抑制作用。

### （三）甲状腺的自身调节

除了下丘脑 - 腺垂体对甲状腺进行调节以及甲状腺激素的反馈调节外，甲状腺本身还具有根据碘的供应而调节对碘的摄取以及合成与释放甲状腺激素的能力。在缺乏 TSH 或 TSH 浓度不变的情况下，这种调节仍能发生，此称为自身调节。这是一个有限度的缓慢调节过程。当血中碘浓度增加时，最初 $T_3$ 与 $T_4$ 的合成有所增加，但碘量超过一定限度后，$T_4$ 与 $T_3$ 的合成旋即明显下降，当血碘浓度超过 1mmol/L 时，甲状腺摄碘能力开始下降，若血碘浓度达到 10mmol/L 时，甲状腺聚碘作用完全消失，即过量的碘可产生抗甲状腺效应，称为**碘阻滞效应（Wolff Chaikoff effect）**。过量的碘抑制碘转运的效应主要是由于血中高浓度的碘抑制了 $I^-$ 的活化，以及抑制甲状腺滤泡细胞内合成 TH 所必需的 $H_2O_2$ 的生成所致。如果在持续加大碘量的情况下，则抑制 $T_3$ 与 $T_4$ 合成的现象就会消失，激素的合成再次增加，出现对高碘含量的适应。相反，当血碘含量不足时，甲状腺将出现碘转运机制增强，并加强甲状腺激素的合成。

### （四）自主神经对甲状腺活动的影响

甲状腺滤泡接受交感神经肾上腺素能纤维和副交感神经胆碱能纤维双重支配，同时在甲状腺细胞膜上存在相应的 α、β 和 M 受体。实验证明，交感肾上腺素能纤维兴奋促进甲状腺激素合成与释放，而副交感胆碱能纤维兴奋则抑制甲状腺激素的合成和分泌。

此外，甲状腺活动还受到免疫系统的调节。如B淋巴细胞可合成TSH受体抗体（TSHR-Ab），可表现为类似TSH阻断或激活的效应。

临床链接

**甲状腺功能亢进**

甲状腺功能亢进（hyperthyroidism）简称甲亢，是甲状腺呈现高功能状态的一组疾病，为各种原因引起的甲状腺激素分泌增加而导致的代谢及交感活动增强。甲亢的临床表现主要与高甲状腺激素血症及TSH受体抗体有关。与高甲状腺激素血症有关的症状主要有代谢增加及交感神经高度兴奋的表现，患者身体各系统的功能均可能亢进。常见症状有怕热、多汗、皮肤潮湿，也可有低热，易饿，多食而消瘦；心慌，心率加快，严重者出现心房颤动、心脏扩大以及心力衰竭；收缩压升高，舒张压正常或者偏低，脉压增大；肠蠕动增快，常有大便次数增多，腹泻；容易激动、兴奋、多语、好动、失眠、舌及手伸出时可有细微颤动；很多患者感觉疲乏、无力，容易疲劳，多有肌肉萎缩，常表现在肢体的近躯干端肌肉受累。TSH受体抗体针对TSH受体，导致甲状腺弥漫性肿大，在肿大的甲状腺上可以听到血流杂音或者扪及震颤；眼球突出和胫前黏液水肿。

甲亢的治疗旨在抑制甲状腺激素的合成和释放，或者减少或破坏甲状腺组织，阻断激素的分泌。常用的治疗方法包括抗甲状腺药物、放射性碘剂和外科手术治疗。

（蚌埠医学院　于影）

# 第4节　甲状旁腺和甲状腺C细胞

甲状旁腺分泌的**甲状旁腺激素（parathyroid hormone，PTH）**与甲状腺C细胞分泌的**降钙素（calcitonin, CT）**以及1, 25-二羟维生素$D_3$共同调节胃肠道、肾及骨组织的钙代谢与磷代谢功能，从而控制血浆中钙与磷的水平（表11-4）。

**表11-4　调节机体钙磷平衡的激素**

| 激素 | 作用 | | |
|---|---|---|---|
| | 对肠道的作用 | 对肾脏的作用 | 对骨的作用 |
| 甲状旁腺激素 | 无直接作用 | 刺激钙重吸收，抑制磷重吸收 | 溶骨作用增强，成骨作用降低 |
| 降钙素 | 无作用 | 抑制钙、磷重吸收 | 刺激骨钙沉积 |
| 1，25-二羟维生素$D_3$ | 刺激钙、磷吸收 | 刺激钙、磷吸收 | 大剂量时，溶骨作用增强；生理剂量时，成骨作用增强 |

## 一、甲状旁腺激素

PTH是甲状旁腺主细胞分泌的含有84个氨基酸残基的直链多肽，分子质量为9.5kD，其生物活性决定于氨基端的第1～27个氨基酸残基。PTH的合成过程为在甲状旁腺主细胞内先合成一个含有115个氨基酸的前甲状旁腺激素原，然后脱掉氨基端二十五肽，生成九十肽的甲状旁腺激素原，再脱去6个氨基酸，成为PTH。正常人血浆PTH浓度为10～50ng/L，半衰期为20～30min。PTH主要在肝脏水解灭活，代谢产物经肾脏排出体外。

（一）甲状旁腺激素的生理作用

PTH是调节血钙和血磷水平的最重要激素，它有升高血钙和降低血磷含量的作用，如切除动物的甲状旁腺后，血钙浓度逐渐降低，而血磷含量则逐渐升高，出现低钙抽搐，直至动物死亡。在人类，外科手术切除甲状腺时不慎将甲状旁腺摘除后，可引起严重的低钙血症。钙离子对维持神经和肌肉组织的正常兴奋性起着重要作用，血钙浓度降低时，神经和肌肉的兴奋性异常增高，可发生低血钙性手足搐搦，严重时可引起呼吸肌痉挛而造成窒息。PTH的靶器官主要是骨和肾，它是通过cAMP系统来实现的。

**1. 对骨的作用** 骨是机体最大的钙储存库，PTH动员骨中钙、磷入血（溶骨），使血钙升高，它包括快速效应与迟发效应两个时相。快速效应在PTH作用后数分钟发生，PTH能迅速提高骨细胞膜对$Ca^{2+}$的通透性，使骨液中的$Ca^{2+}$入细胞；同时，PTH还加强细胞外液相邻侧骨细胞膜上钙泵活动，将细胞内钙转运至细胞外液中。迟发效应出现在PTH作用后12～14h，在几天甚至几周后达高峰。这一效应主要通过增强破骨细胞活动使骨组织溶解，促进大量钙、磷入血，造成血钙长时间升高。实验证明，在过量PTH刺激的最初几日，破骨细胞活动明显增强。若过量PTH刺激持续数月后，破骨细胞对骨溶解吸收所致的骨质疏松将刺激成骨细胞活动加强。但在PTH作用下，破骨细胞的溶骨作用最终大于成骨细胞的骨沉积作用而导致骨质破坏。

**2. 对肾的作用** 正常情况下血浆中约有60%的钙经肾小球滤过，滤过的钙在流经肾小管时，有97%～99%被重吸收。PTH分泌增加时，主要促进肾脏远端小管、集合管对钙的重吸收，使尿钙减少、血钙升高。肾小球滤液中的磷与血浆相同，其中的85%～90%在近端小管被重吸收。PTH抑制近端小管对磷的重吸收，增加尿磷、降低血磷。

**3. 对小肠的作用** PTH能通过激活1α-羟化酶，促进25-羟维生素$D_3$转变为有高度活性的1，25-二羟维生素$D_3$，从而促进小肠对钙和磷的吸收。1，25-二羟维生素$D_3$可促进小肠和肾小管上皮细胞对钙和磷的吸收。

（二）甲状旁腺激素分泌的调节

**1. 血钙水平的作用** PTH的分泌主要受血浆钙浓度变化的调节。甲状旁腺主细胞对低血钙极为敏感，血钙浓度轻微下降在1min内就可引起PTH分泌增加，通过PTH促使骨钙释放及肾脏重吸收钙，迅速使血钙浓度回升。相反，血浆$Ca^{2+}$浓度升高时，PTH分泌减少。长时间高血钙，可引起甲状旁腺萎缩，而持续低血钙，则使甲状旁腺增生。近年来的研究发现，人和动物的甲状旁腺主细胞膜上存在钙受体，当细胞外$Ca^{2+}$水平升高时与其结合并使之活化，通过G蛋白耦联激活$IP_3$/DAG-PKC信号系统，从而抑制PTH的分泌。

**2. 其他因素的作用** 血磷升高可使血钙降低而刺激PTH的分泌，血$Mg^{2+}$浓度很低时，可使PTH分泌减少。另外，生长抑素也能抑制PTH的分泌。

## 二、降钙素

降钙素是由甲状腺C细胞分泌的由32个氨基酸组成的肽类激素，分子质量为3.4kD。C细胞位于滤泡之间和滤泡上皮细胞之间，故又称滤泡旁细胞。正常人血清中降钙素浓度为10～20ng/L，血浆半衰期小于1h，主要在肾降解并排出。

（一）降钙素的生理作用

降钙素的主要作用是降低血钙和血磷，其主要靶器官是骨，对肾也有一定的作用。降钙素与靶器官的相应受体结合后，经 cAMP-PKA 途径和 $IP_3$/DG-PKC 途径抑制破骨细胞的活动。

**1. 对骨的作用** 降钙素能抑制破骨细胞活动，减弱溶骨过程，这一反应发生很快，大剂量的降钙素在 15min 内便可使破骨细胞活动减弱 70%。给予降钙素 1h 左右，成骨细胞活动增强，骨组织释放的钙、磷减少，此反应可持续数日。随着溶骨过程的减弱、成骨过程的增强，钙磷沉积增加，因而血钙与血磷含量下降。

在成人，降钙素对血钙的调节作用较小。因为降钙素引起的血钙浓度下降在数小时内可强烈地刺激 PTH 的分泌，PTH 的作用抵消了降钙素的降血钙效应。另外，成人的破骨细胞每天向细胞外液释放的钙十分有限，只提供 0.8g 钙。因此，抑制破骨细胞的活动对血钙的影响是很小的。然而，儿童骨的更新速度很快，破骨细胞活动每天可向细胞外液释放 5g 以上的钙，相当于细胞外液总钙量的 5～10 倍。因此，降钙素对儿童血钙的调节则显得更为重要。

**2. 对肾的作用** 降钙素能减少肾小管对钙、磷、钠及氯等离子的重吸收，使这些离子从尿中排出增多。

（二）降钙素分泌的调节

降钙素的分泌主要是受血钙浓度的反馈性调节。血钙浓度升高时，降钙素分泌增多，反之则分泌减少。降钙素对血钙的调节作用启动较快，在 1h 即可达到高峰，而甲状旁腺素的调节则需要几个小时，并且甲状旁腺素可以部分或全部抵消降钙素的作用。此外，进食也可刺激降钙素的分泌，可能是由于进食引起胃肠激素分泌（如促胃液素、促胰液素、缩胆囊素等）的继发性作用的结果。

## 三、1, 25- 二羟维生素 $D_3$

维生素 $D_3$ 也称为胆钙化醇，目前被认为是一种类固醇激素，其活性形式有 25- 羟维生素 $D_3$、1，25- 二羟维生素 $D_3$ 及 24，25- 二羟维生素 $D_3$（也称为钙三醇），其中以 1，25- 二羟维生素 $D_3$ 为调节钙、磷代谢的主要生物活性物质。

（一）生成与调节

体内的维生素 $D_3$ 主要由皮肤中 7- 脱氢胆固醇经日光中紫外线作用转化而来。此外，还可由动物性食物中获得。以上两种方式获得的维生素 $D_3$ 无生物活性，需首先在肝内 25- 羟化酶作用下形成 25- 羟维生素 $D_3$，然后在肾脏 1α- 羟化酶的作用下进一步生成 1，25-（OH）$_2$-$D_3$。在正常情况下，血浆中 1，25-（OH）$_2$-$D_3$ 的浓度为 0.03ng/L，半衰期为 12～15h。

1，25-（OH）$_2$-$D_3$ 主要受 PTH 的调节。PTH 能增强 1α- 羟化酶的活性使 1，25-（OH）$_2$-$D_3$ 生成增多。1，25-（OH）$_2$-$D_3$ 对其本身的生成具有负反馈调节作用，1，25-（OH）$_2$-$D_3$ 的血浆浓度与血钙浓度呈反比关系；低血磷促进 1,25-(OH)$_2$-$D_3$ 的生成，而高血磷则使其生成减少。另外，催乳素与生长激素能促进 1，25-（OH）$_2$-$D_3$ 的生成，而糖皮质激素则能抑制其生成。

（二）生理学作用

1，25-（OH）$_2$-$D_3$ 通过与靶细胞内的受体结合，影响基因表达而发挥对钙磷代谢的调节，其作用是促进小肠黏膜对钙、磷的吸收，促进肾小管对钙、磷的重吸收并减少排泄；调节骨钙的释放和沉积，增加成熟破骨细胞的数量，增强骨的溶解；同时，还刺激成骨细胞活性，促进骨盐沉积和骨的钙化，但净效应仍是动员骨钙入血，使血钙浓度升高。另外，1，25-（OH）$_2$-D$_3$还可增强PTH的骨溶解作用，缺少1，25-（OH）$_2$-D$_3$时，PTH的作用明显减弱。

儿童缺乏1，25-（OH）$_2$-D$_3$会得佝偻病，而在成人则引起软骨病和骨质疏松症。佝偻病和软骨病是由各种原因引起的钙、磷代谢紊乱，造成以骨盐在骨基质中沉积障碍为主要病变的全身性疾病。

现将PTH和1，25-（OH）$_2$-D$_3$对血钙的调节作用及其相互关系总结于图11-10。

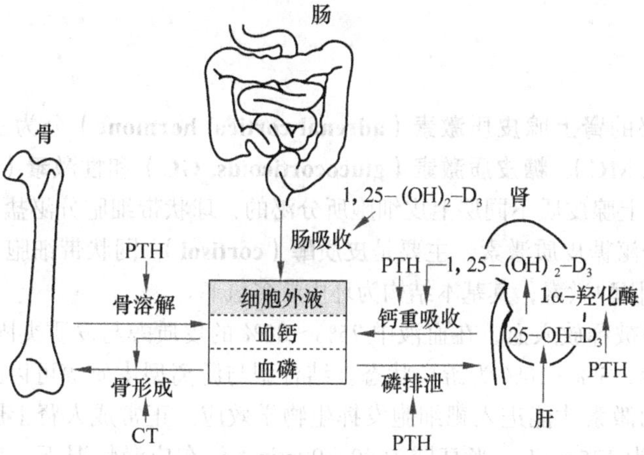


图11-10 调节钙、磷代谢的主要激素的作用环节

## 临床链接

### 骨质疏松

**骨质疏松（osteoporosis）**是由于多种原因引起的一组表现为单位体积骨组织质量减少，骨密度下降，骨的微细结构破坏，致使骨的脆性增加，从而易于发生骨折的一种全身性骨病。

甲状旁腺激素、降钙素和1，25-（OH）$_2$-D$_3$在钙稳定调节中具有重要作用。

骨质疏松的发生主要与机体钙缺乏有关，若饮食中钙摄入量不足，或肠道对钙的吸收减少，将致机体负钙平衡。为了维持正常的血钙水平，机体会通过增加甲状旁腺激素分泌等促进骨质溶解，使骨骼中的钙"迁徙"到血液中，从而导致骨质减少，即骨量丢失。这种钙入不敷出的状态长期延续，骨质就会变得疏松多孔而易于骨折。维生素D可以促进小肠对钙的吸收，调节血液中钙的含量。日光中的紫外线可促进皮肤内的维生素D合成，如果人体对维生素D膳食摄入不足或缺乏日照等，就会造成体内维生素D水平过低，影响钙的吸收。

内分泌失调也可导致骨质疏松。卵巢功能减退、雌激素分泌下降是妇女绝经后骨质疏松症高发的主要原因。雌激素的减少，会加速骨量的流失，使骨密度下降。此外，肾上腺皮质功能亢进时，糖皮质激素能抑制成骨细胞活动，影响骨基质的形成，增加骨质吸收，使骨骼变得脆化。雄激素缺乏、甲状旁腺激素分泌增加、降钙素分泌不足、甲状腺功能亢进和减退、垂体功能紊乱等亦可以导致骨质疏松症。

# 第5节 肾 上 腺

肾上腺由在结构与功能上完全不同的髓质和皮质组成，它们构成了两个独立的内分泌腺体。肾上腺皮质分泌的美固醇激素，其作用广泛，主要参与机体物质代谢的调节，是维持生命活动所必需的。肾上腺髓质嗜铬细胞分泌**儿茶酚胺**（**catecholamine**），它们与交感神经构成功能系统共同发挥作用。

## 一、肾上腺皮质

肾上腺皮质分泌的**肾上腺皮质激素**（**adrenal cortical hormone**）分为三类，即**盐皮质激素**（**mineralocorticcoids, MC**）、**糖皮质激素**（**glucocorticoids, GC**）和**性激素**（**gonadal hormones**）。各类皮质激素是由肾上腺皮质不同层上皮细胞所分泌的，球状带细胞分泌盐皮质激素，主要是醛固酮；束状带细胞分泌糖皮质激素，主要是**皮质醇**（**cortisol**）；网状带细胞主要分泌性激素。肾上腺皮质激素属于类固醇激素，其基本结构为环戊烷多氢菲。

皮质醇合成后即被释放入血，在血液中75%～80%的皮质醇与皮质类固醇结合球蛋白结合，15%与血浆蛋白结合，5%～10%为游离状态。结合型与游离型皮质醇可以互相转化，呈动态平衡，只有游离状态的激素才能进入靶细胞发挥生物学效应。正常成人肾上腺平均每天产生皮质醇20mg，血中浓度为135mg/L，半衰期为60～90min，但在应激情况下，皮质醇日产生量高达100mg。

与皮质醇比较，醛固酮与类固醇结合球蛋白结合较弱，主要和白蛋白结合而运输，血浆中游离醛固酮占其血浆总浓度的30%～50%。醛固酮血浆浓度低，日分泌量为100mg，醛固酮半衰期为15～20min。肾上腺皮质网状带分泌的性激素以脱氢异雄酮为主，它是一种17-氧类固醇，睾酮的代谢产物也是17-氧类固醇。因此，男子尿中17-氧类固醇的来源有睾丸分泌的睾酮和肾上腺皮质分泌的皮质醇及雄激素。

### （一）肾上腺皮质激素的生理作用

**1. 糖皮质激素** 人体血浆中糖皮质激素主要为皮质醇，其次为皮质酮，但皮质酮的含量仅为皮质醇的1/20～1/10。

（1）对物质代谢的影响：糖皮质激素对糖、蛋白质和脂肪代谢均有作用。

1）糖代谢：皮质醇是调节糖代谢的重要激素之一。一方面，皮质醇能诱导肝脏糖异生增强，使糖原增多、血糖升高，主要是通过减少外周组织对氨基酸的利用、增加血浆中氨基酸的浓度和促进氨基酸进入肝细胞转变成葡萄糖。另一方面，皮质醇又降低肌肉和脂肪组织对胰岛素的敏感性，使葡萄糖的利用减少，导致血糖升高。糖皮质激素分泌不足时，肝糖原减少、血糖降低；分泌过多则血糖升高，甚至出现糖尿，由此引起的糖尿称肾上腺糖尿或类固醇性糖尿。

2）蛋白质代谢：糖皮质激素能促使除肝脏以外的全身其他组织细胞内蛋白质减少，这是由于糖皮质激素减少氨基酸转运入肌肉和其他组织，抑制DNA、RNA和蛋白质合成，并促进组织蛋白质分解的结果。因此，糖皮质激素分泌过多时将出现肌肉消瘦、骨质疏松、皮肤变薄、淋巴系统免疫功能低下等体征。相反，糖皮质激素能促进氨基酸转运入肝，刺激肝细胞内RNA和蛋白质的合成，使肝脏蛋白质增加。由于肝脏蛋白质释放入血，血浆蛋白也相应增加。

3）脂肪代谢：糖皮质激素对脂肪组织的主要作用是促进脂肪分解，使脂肪酸由脂肪组织向肝脏转移，导致血浆中脂肪酸浓度增加；它也加强细胞内脂肪酸氧化供能，在机体饥饿及应激情况下使机体供能由糖代谢向脂肪代谢转化。糖皮质激素动用脂肪供能的作用较胰岛素的作用弱且晚，但却是机体长期储备糖及糖原的重要机制。但是，糖皮质激素过多可使体内脂肪发生重新分布，主要沉积在面（满月脸）、颈、躯干（水牛背）和腹部，而四肢脂肪分解较强，储存减少，形成“向心性肥胖”。

（2）对水盐代谢的影响：由于糖皮质激素与醛固酮受体能发生交叉性结合，糖皮质激素也具有一定的醛固酮的作用，具有较弱的储钠排钾作用，即对肾远曲小管及集合管重吸收钠和排出钾有轻微的促进作用。此外，糖皮质激素还可以降低肾小球入球小动脉血管的阻力，增加肾小球血浆流量而使肾小球滤过率增加，有利于水的排出。糖皮质激素对水负荷增加时水的快速排出有一定的作用，因此肾上腺皮质功能不全患者的排水能力明显下降，甚至可出现“水中毒”。如补充适量的糖皮质激素即可得到缓解，而补充盐皮质激素则无效。此外，大量的糖皮质激素还可以使小肠黏膜对钙的吸收和肾小管对钙的重吸收减少，因此，临床上长期应用糖皮质激素可导致患者骨质脱钙。

（3）对血细胞的影响：糖皮质激素可增加血液中红细胞、血小板和中性粒细胞的数量，而减少淋巴细胞和嗜酸性粒细胞的数量。红细胞和血小板的增加是由于骨髓造血功能增强，中性粒细胞的增加可能是由于附着在小血管壁边缘的中性粒细胞进入血液循环增多所致，淋巴细胞的减少可能是由于糖皮质激素能使淋巴细胞 DNA 合成过程减弱、抑制胸腺与淋巴组织的细胞分裂和促进淋巴细胞的凋亡所致。此外，糖皮质激素还可使外周血液中嗜酸性粒细胞的数量减少。

（4）对循环系统的影响：糖皮质激素对维持正常血压起着重要作用，主要是通过：①增加血管平滑肌细胞上儿茶酚胺受体数量，提高血管平滑肌对儿茶酚胺的敏感性（允许作用），增强血管平滑肌的紧张性；②抑制具有舒血管作用的前列腺素合成；③降低毛细血管壁通透性，保持血容量，维持充盈压；④离体实验证明，糖皮质激素还可增强心肌的收缩力，起到了强心作用。因此，肾上腺皮质功能低下时可出现患者的血压下降。

（5）对神经系统的影响：糖皮质激素可提高中枢神经系统的兴奋性，以维持中枢神经系统正常功能。如大量使用糖皮质激素可引起欣快、躁动、幻觉、失眠等症状。肾上腺皮质功能低下可出现脑力疲乏、郁闷、精神萎靡等症状。

（6）参与应激反应：当人体受到创伤、手术、寒冷、饥饿、疼痛、感染、紧张、焦虑、惊恐等不同的有害刺激时，血液中促肾上腺皮质激素的浓度急剧增高，几分钟内糖皮质激素的分泌也大大增加，这种现象称为**应激反应（stress response）**。能引起应激反应的刺激称为**应激原（stressor）**。事实上，在应激反应中，除了促肾上腺皮质激素、糖皮质激素分泌增加外，其他许多激素如生长激素、催乳素、抗利尿激素、醛固酮等分泌也增加，交感 - 肾上腺髓质系统的活动也大大增强，血液中儿茶酚胺的含量相应增加，说明应激反应是多种激素参与的一种非特异性全身反应。许多实验表明，在应激反应中，糖皮质激素对机体抵抗有害刺激的伤害作用、维持生存是必需的。例如，切除肾上腺髓质的动物可以抵抗应激刺激而不产生严重后果；而切除肾上腺皮质的动物遭受上述有害刺激时则易于死亡，但给予维持量的糖皮质激素，在安静环境中，动物可正常生存。

糖皮质激素的作用广泛而复杂，以上仅简述了它们的主要作用。此外，还有多方面的作用，如增强骨骼肌的收缩力、抑制骨的形成而促进其分解、促进胎儿肺表面活性物质的合成、提高胃腺细胞对迷走神经与促胃液素的反应性、增加胃酸与胃蛋白酶原的分泌等。临床上常使用大剂量的糖皮质激素及其类似物用于抗炎、抗过敏、抗毒和抗休克。

**2. 盐皮质激素** 主要为醛固酮，对水盐代谢的作用最强。醛固酮是调节机体水盐代谢的重要激素，它促进肾远曲小管及集合管重吸收钠、水和排出钾，即保钠、保水和排钾作用。当醛固酮分泌过多时，将使钠和水潴留，引起高血钠、高血压和血钾降低；相反，醛固酮缺乏时，则钠与水的排出过多，血钠减少，血压降低，而尿钾排出减少，血钾升高。另外，盐皮质激素与糖皮质激素一样可以增强血管平滑肌对儿茶酚胺的敏感性，且作用比糖皮质激素更强。关于醛固酮对肾的作用及其机制，可参阅第8章尿的生成与排出。盐皮质激素对糖的影响较弱，不同的肾上腺皮质激素对糖与水盐均有影响（表11-5）。

**表11-5 几种肾上腺皮质激素对糖及水盐代谢的影响**

| 激素 | 升高血糖作用 | 保钠排钾作用 | 激素 | 升高血糖作用 | 保钠排钾作用 |
|---|---|---|---|---|---|
| 皮质醇 | 1.0 | 1.0 | 醛固酮 | 0.25 | 500 |
| 可的松 | 0.8 | 0.8 | 脱氧皮质酮 | 0.01 | 30 |
| 皮质酮 | 0.5 | 1.5 | | | |

注：表中数字代表皮质激素的相对效力，以皮质醇的效力为1.0，即醛固酮的保钠排钾作用为皮质醇的500倍。

## （二）肾上腺皮质激素分泌的调节

**1. 糖皮质激素分泌的调节** 无论基础分泌还是在应激状态下的分泌，糖皮质激素都受ACTH的调控。ACTH的分泌呈现日节律波动，入睡后ACTH分泌逐渐减少，午夜最低，清晨进入分泌高峰。由于ACTH分泌的日节律波动，糖皮质激素的分泌也出现相应的波动。ACTH分泌的这种日节律波动是由下丘脑CRH节律性释放所决定的。切除动物的垂体后，肾上腺皮质束状带与网状带萎缩，糖皮质激素的分泌显著减少，如及时补充ACTH，可使已发生萎缩的束状带与网状带基本恢复，糖皮质激素分泌增加（图11-11）。

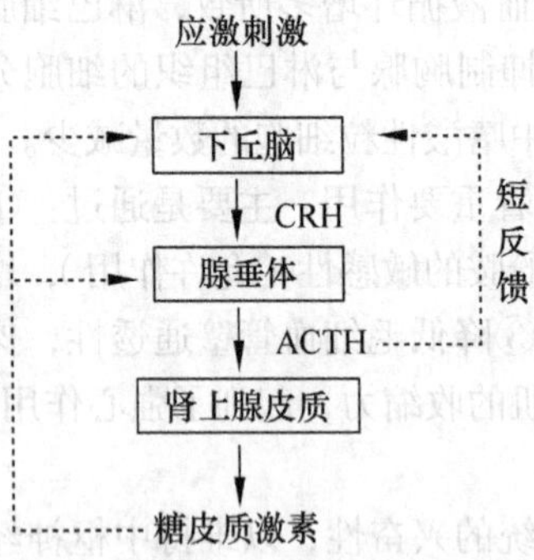


图11-11 糖皮质激素分泌的调节示意图

实线箭头表示促进或分泌作用；虚线箭头表示抑制作用

ACTH不但刺激糖皮质激素的分泌，也刺激束状带与网状带细胞的生长发育。在束状带与网状带细胞膜上存在ACTH特异性受体，在$Ca^{2+}$存在的条件下，ACTH与膜受体结合，激活腺苷酸环化酶，通过cAMP激活蛋白激酶，蛋白激酶起三项重要作用：①使核糖蛋白磷酸化，促进mRNA形成一种特殊蛋白质，使胆固醇进入线粒体，并经侧链链解形成孕烯醇酮，从而进一步合成糖皮质激素；②使磷酸化酶活化，促进糖原分解产生ATP，提供能量，还通过磷酸戊糖途径产生还原型辅酶Ⅱ，加速胆固醇的羟化过程；③使胆固醇酯活化，促进其转变为胆固醇，提供激素合成的原料。

下丘脑、腺垂体及肾上腺皮质三者共同构成相互协调的反馈性调节系统，即下丘脑-腺垂体-肾上腺皮质轴（图11-11）。各种应激刺激作用于中枢神经系统的不同部位，最后通过神经递质将信息汇集到下丘脑CRH神经元，使其合成释放CRH增多，经垂体门脉系统运至腺垂体使促肾上腺皮质激素细胞分泌ACTH。实验发现缺乏CRH，ACTH的释放将大大减少。再者，当血中糖皮质激素浓度增多时，可反馈性地直接抑制下丘脑释放CRH及腺垂体合成释放ACTH，这种反馈调节称为长反馈，这有利于维持血液中糖皮质激素水平的相对稳定。腺垂体ACTH分泌过多还可抑制下丘脑CRH神经元活动，这种反馈称为短反馈。另外，血管升压素、缩宫素、血管紧张素、5-羟色胺、乙酰胆碱和儿茶酚胺等多种激素与神经肽参与ACTH分泌的调节。

临床上长期大剂量应用糖皮质激素可抑制下丘脑CRH神经元和腺垂体细胞，使CRH与

ACTH 分泌减少，以致患者肾上腺皮质萎缩、分泌功能减退或停止。若此时突然停药，则可因体内糖皮质激素突然减少而导致严重后果。因此，应逐渐减量停药，最好在治疗过程中间断补充 ACTH 以促进肾上腺皮质功能恢复，并防止肾上腺皮质萎缩。

**2. 盐皮质激素分泌的调节** 醛固酮的分泌主要受肾素 - 血管紧张素系统的调节。另外，血 $K^+$、血 $Na^+$浓度可以直接作用于球状带，影响醛固酮的分泌（详见第 4 章与第 8 章）。

在正常情况下，ACTH 对醛固酮的分泌无调节作用，但切除垂体后，在应激情况下 ACTH 对醛固酮的分泌可起到一定的调节和支持作用。

## 二、肾上腺髓质

19 世纪初，人们已经能区分肾上腺髓质与皮质，一个世纪后纯化合成了肾上腺髓质激素。肾上腺髓质是交感神经特殊的部分，既属于自主性神经系统又属于内分泌系统，其嗜铬细胞可被看成是无轴突的交感节后神经元，合成和分泌儿茶酚胺，即肾上腺素（epinephrine, E）、去甲肾上腺素（norepinephrine, NE）和**多巴胺（dopamine, DA）**。

### （一）髓质激素的合成与代谢

肾上腺髓质激素的合成过程与肾上腺素能神经纤维合成去甲肾上腺素基本相同，其特点是肾上腺髓质嗜铬细胞胞质中存在**苯乙醇胺 -N- 甲基转移酶（phenylethanolamine-N-methyltransferase, PNMT）**，可使去甲肾上腺素甲基化而成肾上腺素。合成髓质激素的原料为酪氨酸，其合成过程为酪氨酸→多巴→多巴胺→去甲肾上腺素→肾上腺素，各个步骤分别在特异酶，如酪氨酸羟化酶、多巴脱羧酶、多巴胺 β- 羟化酶及 PNMT 的作用下，最后生成肾上腺素。切除肾上腺的动物血浆中去甲肾上腺素水平不变，但肾上腺素几乎降至零。

血中游离肾上腺素水平约为 30pg/ml，去甲肾上腺素为 300pg/ml，多巴胺为 3.5pg/ml。体内的肾上腺素和去甲肾上腺素可在**单胺氧化酶（monoamine oxidase, MAO）**与**儿茶酚 -O- 甲基转移酶（catechol-O-methyltransferase, COMT）**的作用下灭活。

### （二）髓质激素的生理作用

肾上腺髓质与交感神经系统组成交感 - 肾上腺髓质系统，或称交感 - 肾上腺系统，髓质激素的作用与交感神经紧密联系，难以分开。应激是加拿大学者 Seyle 提出的机体对伤害性刺激引起的由腺垂体 - 肾上腺皮质功能系统参与的一系列适应性反应。应急则是 Cannon 提出的机体在“紧急”情况时，交感 - 肾上腺髓质兴奋出现的综合性反应。以往学者强调二者的区别，但近十多年的研究认为机体应激是中枢神经系统调控下的整合反应过程，肾上腺髓质与肾上腺皮质共同参与其反应机制。生理学家 Cannon 最早全面研究了交感 - 肾上腺髓质系统的作用，曾提出**应急学说（emergency reaction hypothesis）**，认为机体遭遇特殊情况时，如畏惧、剧痛、失血、脱水、乏氧、暴冷暴热以及剧烈运动等，这一系统将立即调动起来，儿茶酚胺（去肾上腺素、肾上腺素）的分泌大量增加。儿茶酚胺提高其兴奋性，使机体反应灵敏并进入警觉状态，呼吸加强、加快，肺通气量增加；心跳加快，心收缩力增强，心输出量增加；血压升高，血液循环加快；内脏血管收缩，骨骼肌血管舒张，同时血流量增多，全身血液重新分配，以利于应急时重要器官得到更多的血液供应；肝糖原分解增加，血糖升高，脂肪分解加强，血中游离脂肪酸增多，葡萄糖与脂肪酸氧化过程增强，以适应在应急情况下对能量的需要。总之，上述一切变化都是在紧急情况下，通过交感 - 肾上腺髓质系统发生的适应性反应；实际上，引起应急反应的各种刺激，也是引起应激反应的刺激，当机体受到应激刺激时，同时引起应急反应与应激反应，两者相辅相成，共同维持机体的适应能力。

（三）髓质激素分泌的调节

**1. 交感神经** 髓质受交感神经胆碱能节前纤维支配，交感神经兴奋时，节前纤维末梢释放乙酰胆碱，作用于髓质嗜铬细胞上的N型受体，引起肾上腺素与去甲肾上腺素的释放。若交感神经兴奋时间较长，则合成儿茶酚胺所需要的酪氨酸羟化酶、多巴胺β-羟化酶以及PNMT的活性均增强，从而促进儿茶酚胺的合成。

**2. ACTH与糖皮质激素** 动物被摘除垂体后，髓质中酪氨酸羟化酶、多巴胺β-羟化酶与PNMT的活性降低，而补充ACTH则能使这种酶的活性恢复，如给予糖皮质激素可使多巴胺β-羟化酶与PNMT活性恢复，而对酪氨酸羟化酶未见明显影响，提示ACTH促进髓质合成儿茶酚胺的作用，主要通过糖皮质激素，也可能有直接作用。肾上腺皮质的血液经髓质后才回流循环，这一解剖特点有利于糖皮质激素直接进入髓质，调节儿茶酚胺的合成。

**3. 自身反馈调节** 去甲肾上腺素或多巴胺在髓质细胞内的量增加到一定水平时，可抑制酪氨酸羟化酶。同样，肾上腺素合成增多时，也能抑制PNMT的作用，当肾上腺素与去甲肾上腺素从细胞内释放入血液后，胞质内含量减少，解除了上述的负反馈抑制，儿茶酚胺的合成随即增加。

**知识链接**

**护骨素与糖皮质激素性骨质疏松**

糖皮质激素性骨质疏松（glucocorticoid induced osteoporosis，GIOP）患者骨活体检查可见骨吸收的增加，一般认为糖皮质激素可降低肠管内可溶性钙结合蛋白的含量，降低肠黏膜对钙的转运功能，减少钙的吸收。另外，糖皮质激素可直接作用于肾小管上皮细胞，使其减少对钙的重吸收，进一步降低血钙水平，引起继发性甲状旁腺功能亢进，导致骨吸收增加，但在多数研究中发现，应用糖皮质激素治疗者血清甲状旁腺素水平未见明显升高，不能很好地解释GIOP患者骨吸收增加的现象。

护骨素（osteoprotegerin，OPG）是肿瘤坏死因子受体家族中的一员，它在体内的浓度下降可能与骨吸收有关。OPG具有诱导成纤维细胞增生，抑制破骨细胞生成及骨吸收的作用，它的配体（OPG−L）是细胞因子，在人骨髓基质细胞和成骨细胞中表达，是破骨细胞生成的最后效应器，可结合和活化位于破骨细胞上的受体，刺激破骨细胞生成，OPG与OPG−L结合时可抑制后者与破骨细胞受体结合，减少破骨细胞的生成。体外实验也证实，在培养的成骨细胞中，地塞米松抑制基础OPG mRNA稳态水平，进而抑制OPG基因转录；同时地塞米松可升高OPG−L mRNA水平，使OPG-L/OPG比率增高20～40倍，促进破骨细胞分化，使骨吸收增加。

## 第6节 胰　岛

1869年，首先由Paul Langerhans提出在胰腺腺泡之间存在呈小岛分布的胰岛。现已知，人及哺乳动物胰腺的胰岛细胞依形态和染色的特点主要分为A细胞、B细胞、D细胞、$D_1$细胞、H细胞及PP细胞。B细胞约占胰岛细胞的75%，主要分泌**胰岛素（insulin）**；A细胞约占20%，分泌**胰高血糖素（glucagon）**；D细胞主要分泌**生长抑素（somatostatin, SS）**；H细胞分泌**血管活性肠**

肽（vasoactive intestinal peptide, VIP） PP 细胞很少，分泌**胰多肽**（**pancreatic polypeptide, PP**），有关生长抑素及胰多肽的作用仍不清楚。胰岛素及胰高血糖素是机体调节糖、脂肪及蛋白质代谢的重要激素，因此，本节主要讨论胰岛素及胰高血糖素的生理功能。

## 一、胰岛素

胰岛素是含有 51 个氨基酸的小分子蛋白质，分子质量为 5.8kD，胰岛素分子为靠两个二硫键结合的 A 链（21 个氨基酸）与 B 链（30 个氨基酸），如果二硫键被打开则失去活性。B 细胞先合成一个大分子的前胰岛素原，以后加工成八十六肽的胰岛素原，再经水解成为胰岛素与连接肽（C 肽）。

胰岛素与 C 肽共同释放入血，也有少量的胰岛素原进入血液，但其生物活性只有胰岛素的 3%～5%，而 C 肽无胰岛素活性。由于 C 肽是在胰岛素合成过程产生的，其数量与胰岛素的分泌量有平行关系，因此，测定血中 C 肽含量可反映 B 细胞的分泌功能。正常人空腹状态下血清胰岛素水平为 35～145pmol/L，血中胰岛素以游离和血浆蛋白结合两种形式存在，两者呈动态平衡，只有游离的胰岛素具备生物活性。正常人胰岛素在血中的半衰期只有 5min，它主要在肝脏被胰岛素酶灭活，肌肉和肾也能灭活少量胰岛素。

### （一）胰岛素的生理作用

胰岛素作用广泛而复杂，主要作用是降低血糖，基本作用是促进糖的利用和脂肪、蛋白质的合成、储存。另外，它对氨基酸及电解质转运、组织生长，以及能量储存也发挥独特的作用。

**1. 对糖代谢的调节** 胰岛素通过增加机体对糖的利用、减少糖的来源而降低血糖，主要作用机制为促进组织细胞摄取血液中的葡萄糖，并加速葡萄糖在细胞中的氧化；增强糖原合成，抑制糖原分解；减少糖异生，促进葡萄糖转变为脂肪酸并储存于脂肪组织。

**2. 对脂肪代谢的调节** 胰岛素促进肝脏合成脂肪酸，然后转运到脂肪细胞储存；促进葡萄糖进入脂肪细胞，除了用于合成脂肪酸外，还可转化为 α- 磷酸甘油，脂肪酸与 α- 磷酸甘油形成三酰甘油储存于脂肪细胞中。在胰岛素的作用下，脂肪细胞也能合成少量的脂肪酸，同时还抑制脂肪酶的活性，减少脂肪的分解。

**3. 对蛋白质代谢的调节** 胰岛素促进蛋白质合成过程，可作用在蛋白质合成的各个环节上：①促进氨基酸通过膜的转运进入细胞；②使细胞核内的复制和转录过程加快，增加 DNA 和 RNA 的生成；③作用于核糖体，加速翻译过程，促进蛋白质合成；另外，胰岛素还可抑制蛋白质分解和肝脏的糖异生。

由于胰岛素能增强蛋白质的合成过程，所以，它对机体的生长也有促进作用，但胰岛素单独作用时，对生长的促进作用并不很强，只有与生长激素共同作用时，才能发挥明显的效应。

**4. 胰岛素与 $K^+$ 的关系** 胰岛素促进 $K^+$ 进入细胞，导致细胞外 $K^+$ 浓度降低。实验发现，给正常人注射胰岛素和葡萄糖能使其血钾水平降低，可应用于缓解肾功能衰竭患者的高血钾；当用胰岛素治疗糖尿病酸中毒时常发生低血钾，其机制与胰岛素增加细胞膜 $Na^+$-$K^+$-ATP 酶活性有关。

胰岛素缺乏时，由于各组织器官的三大营养物质、电解质及能量代谢等紊乱，导致机体功能障碍。如血糖浓度升高超过肾糖阈，尿中将出现糖，形成糖尿；出现脂肪代谢紊乱，脂肪分解增强，血脂升高，加速脂肪酸在肝内氧化，生成大量酮体，以致引起酮血症与酸中毒。葡萄糖是脑组织代谢的唯一能源，并且葡萄糖进入脑细胞被利用不依赖胰岛素。因此，当血糖浓度降到 0.2～0.5g/L 时，易出现低血糖性休克，表现为晕厥、惊厥，甚至昏迷。

（二）胰岛素的作用机制

胰岛素对物质代谢的调节主要通过与组织细胞膜上的胰岛素受体结合而发挥作用，胰岛素受体属于酪氨酸激酶受体。研究表明，几乎体内所有细胞的膜上都有胰岛素受体。目前，胰岛素受体已纯化成功，并阐明了其化学结构。胰岛素受体是由两个α亚单位和两个β亚单位构成的四聚体，由两个719个氨基酸组成的α亚单位，完全裸露在细胞膜外，是受体结合胰岛素的主要部位。α与α亚单位、α与β亚单位之间靠二硫键结合。β亚单位由620个氨基酸残基组成，分为三个结构域：N端194个氨基酸残基伸出膜外，中间是含有23个氨基酸残基的跨膜结构域，C端伸向膜内侧为蛋白激酶结构域。胰岛素受体本身具有酪氨酸蛋白激酶活性，胰岛素与受体结合后激活该酶，使受体内的酪氨酸残基发生磷酸化。

在胰岛素敏感组织细胞的细胞质中存在**胰岛素受体底物（insulin receptor substrate, IRS）**。IRS通过生成$IP_3$促进**葡萄糖转运体（glucose transporter, GLUT）**合成并从细胞质转位到细胞膜，增强对葡萄糖的摄取；同时糖、脂肪和蛋白质合成酶系活化，加强糖原、脂肪和蛋白质的合成；多种胰岛素活化的转录蛋白调控相关酶的活性和基因转录，改变物质代谢的方向、功能蛋白质的表达和细胞的生长发育，最终实现胰岛素对细胞代谢和生长等的调节效应。

（三）胰岛素分泌的调节

**1. 血糖调节** 血糖浓度是调节胰岛素分泌的最重要因素。胰岛B细胞对血糖浓度的变化非常敏感，当血糖浓度升高时，刺激胰岛B细胞使胰岛素分泌明显增加，从而降低血糖；当血糖浓度下降至正常水平时，胰岛素分泌也迅速恢复到基础水平。在持续高血糖的刺激下，胰岛素的分泌可分为三个阶段。第一阶段：血糖升高5min内，胰岛素的分泌可增加约10倍，主要来源于B细胞储存激素的释放，5～10min后胰岛素的分泌便下降50%；第二阶段：血糖升高15min后，出现胰岛素分泌的第二次增多，在2～3h达高峰，并持续时间较长，分泌速率也远大于第一阶段，这主要是激活了B细胞胰岛素合成酶系，促进了胰岛素的合成与释放；第三阶段：倘若高血糖持续1周左右，胰岛素的分泌可进一步增加，这是由于长时间的高血糖刺激，使B细胞增生而引起的。但长期的高血糖持续地刺激胰岛素分泌，可致B细胞衰竭，胰岛素分泌减少，引起糖尿病。

**2. 氨基酸和脂肪酸的调节** 氨基酸和血糖对刺激胰岛素分泌有协同作用，仅有氨基酸时刺激胰岛素分泌的作用轻微，若血糖和氨基酸水平同时升高时，胰岛素分泌成倍增加。在多种氨基酸中以精氨酸和赖氨酸的促分泌作用最强。血中脂肪酸和酮体大量增加时，也促进胰岛素分泌，但作用较弱。

**3. 激素的调节**

（1）胃肠激素：如促胃液素、促胰液素、胆囊收缩素和抑胃肽都有促胰岛素分泌的作用，但前三者是在药理剂量时才有促胰岛素分泌作用，可能是升高血糖而刺激胰岛素的分泌，只有抑胃肽（GIP）或高血样肽-1（GLP-1）才可能对胰岛素的分泌起直接调节作用。GIP是由十二指肠和空肠黏膜分泌的，实验证明，GIP刺激胰岛素分泌的作用具有依赖葡萄糖的特性。口服葡萄糖引起的高血糖和GIP的分泌是平行的，这种平行关系导致胰岛素迅速而明显的分泌，超过了静脉注射葡萄糖所引起的胰岛素分泌。实验时，给大鼠口吸葡萄糖并注射GIP抗血清，结果发现大鼠血液中葡萄糖浓度升高，而胰岛素水平却没有明显升高，因此可以认为，在肠内吸收葡萄糖期间，GIP是小肠黏膜分泌的一种主要的肠促胰岛素因子。除了葡萄糖外，小肠吸收氨基酸、脂肪酸的过程及胃液中的盐酸等也能刺激GIP的释放。有人将胃肠激素与胰岛素分泌之间的关系称为“肠-胰岛轴”，这一调节作用具有重要的生理意义，使食物尚在肠道中时，胰岛素的分泌便已增多，为即将从小肠吸收的糖、氨基酸和脂肪酸的利用做好准备。

（2）生长激素、皮质醇、甲状腺激素以及胰高血糖素：这些激素可通过升高血糖浓度而间接刺激胰岛素分泌，因此，长期大剂量应用这些激素，有可能使B细胞衰竭而导致糖尿病。

（3）生长抑素：胰岛D细胞分泌的生长抑素可通过旁分泌作用抑制胰岛素和胰高血糖素的分泌，而胰高血糖素也可直接刺激B细胞分泌胰岛素。

**4. 神经调节** 胰岛受迷走神经和交感神经双重支配。刺激迷走神经，可通过乙酰胆碱作用于M受体，直接促进胰岛素的分泌；迷走神经还可通过刺激胃肠激素的释放间接促进胰岛素的分泌。交感神经兴奋时，通过去甲肾上腺素作用于$\alpha_2$受体，抑制胰岛素的分泌。有证据表明，神经调节主要维持胰岛细胞对葡萄糖的敏感性，对调节正常情况下的胰岛素分泌作用不大。

**临床链接**

**糖 尿 病**

**糖尿病（diabetes mellitus, DM）**是由多种病因导致胰岛功能减退而引发的糖、蛋白质、脂肪、水和电解质等一系列代谢紊乱综合征，临床上以高血糖为特征。高血糖是由于胰岛素分泌缺陷或其生物作用受损，或两者兼有引起。糖尿病病人因长期存在的高血糖，因渗透性利尿引起多尿，继而因口渴而多饮水，并且由于葡萄糖不能利用、脂肪分解增多、蛋白质代谢负平衡等代谢紊乱症候群，患者出现多饮、多尿、多食和体重减低等表现，即“三多一少”症状。久病患者可出现各种组织器官，特别是眼、肾、心脏、血管和神经的慢性损害，功能障碍。严重者容易发生酮症酸中毒等急性并发症或血管、神经等慢性并发症。

糖尿病按照发病原因可分为：1型糖尿病、2型糖尿病、妊娠糖尿病和其他特殊类型的糖尿病。1型糖尿病和2型糖尿病均存在明显的遗传异质性。1型糖尿病患者存在免疫系统异常，在某些病毒如柯萨奇病毒、风疹病毒、腮腺病毒等感染后导致自身免疫反应，破坏胰岛B细胞。2型糖尿病的最主要的诱因是进食过多，运动过少导致的肥胖。

糖尿病诊断的标准：空腹血糖大于或等于7.0mmol/L和（或）餐后2h血糖大于或等于11.1mmol/L。

## 二、胰高血糖素

胰高血糖素由胰岛A细胞分泌，是由29个氨基酸构成的多肽链；人胰高血糖素分子质量为3.5kD，在N端第1～6位的氨基酸残基是其生物学活性所必需的。胰高血糖素血清中浓度为50～100ng/L，半衰期约5min，主要在肝脏灭活，部分在肾内降解。

### （一）胰高血糖素的主要作用

胰高血糖素的作用与胰岛素相反，靶器官主要是肝，是促进物质分解代谢的激素，最重要的功能是促进糖原分解和增强糖异生，从而使血糖升高。给动物仅注射1mg/kg胰高血糖素，在20min内血糖升高至0.2g/L（血糖浓度增加了25%）。此外，胰高血糖素还具有促进脂肪分解和生酮作用。

胰高血糖素与肝细胞膜受体结合后，通过cAMP-PKA系统活化磷酸化酶，加速肝糖原分解，同时抑制糖原合成酶的活性，促进糖异生相关酶的基因表达，增加进入肝细胞氨基酸的量，增加糖异生作用，从而升高血糖。另外，胰高血糖素还激活脂肪酶促进脂肪分解，并加强脂肪酸的氧化供能使酮体生成增多。在饥饿或糖供应不足时，机体靠胰高血糖素维持血糖在一定水平。

胰高血糖素可通过旁分泌促进胰岛B细胞分泌胰岛素和D细胞分泌生长抑素；大量的胰高血糖素可以增强心肌收缩力、增加组织血流（特别是肾脏血流）、增加胆汁分泌，以及抑制胃液分泌。

（二）胰高血糖素分泌的调节

**1. 血糖水平** 与胰岛素分泌调节一样，血糖水平是调节胰高血糖素分泌的最主要因素。低血糖时胰高血糖素分泌大量增加，使血糖增加；反之，高血糖时胰高血糖素分泌减少。

**2. 血中氨基酸水平** 血中氨基酸增加时，在促进胰岛素分泌的同时也刺激胰高血糖素分泌，促使氨基酸快速转化为葡萄糖，以利于更多的糖被组织利用。大量运动后，血中胰高血糖素浓度可增加4～5倍，但此时血糖浓度并不升高，其原因尚不清楚，一般认为此时胰高血糖分泌有利于机体防止运动性低血糖的发生。

**3. 其他激素的调节作用** 胰岛素可通过降低血糖间接刺激胰高血糖素分泌；另外，胰岛素和D细胞分泌的生长抑素还可直接作用于相邻的A细胞，抑制胰高血糖素的分泌。研究发现，口服氨基酸引起的胰高血糖素分泌效应较静脉注射氨基酸引起的效应强，提示刺激胰高血糖素分泌的因素可能与胃肠道激素有关。现已知，胆囊收缩素和促胃液素可刺激胰高血糖素的分泌，而促胰液素则抑制其分泌。

胰岛素与胰高血糖素是一对作用相反的激素，它们都与血糖水平之间构成负反馈调节环路。因此，当机体处于不同的功能状态时，血中胰岛素与胰高血糖素的摩尔比值（I/G）也是不同的。一般在隔夜空腹条件下，I/G比值为2.3，但当饥饿或长时间运动时，比例可降至0.5以下。比例变小是由于胰岛素分泌减少与胰高血糖素分泌增多所致，这有利于糖原分解和糖异生，维持血糖水平，并有利于脂肪分解，增强脂肪酸氧化供能以适应心、脑对葡萄糖的需要。相反，在摄食或糖负荷后，比值可升至10以上，这是由于胰岛素分泌增加而胰高血糖素分泌减少所致。

## 第7节 其他激素

除上述内分泌腺分泌的激素之外，体内还有许多散布在各种组织中的内分泌细胞也能分泌多种激素，如胃肠道分泌的胃肠激素、心房肌细胞分泌的心房钠尿肽、肾脏分泌的促红细胞生成素等，它们已在相关章节中作了介绍。本节主要叙述前列腺素、松果体激素和瘦素。

### 一、前列腺素

**前列腺素（prostaglandin, PG）**是广泛存在于动物和人体内的一组重要的组织激素。PG的化学结构是具有一个五碳环和两条侧链的二十碳不饱和脂肪酸。根据其分子结构的不同，可把PG分为A、B、C、D、E、F、G、H、I等类型，每种类型又可分为多种亚型。除了$PGA_2$和$PGI_2$以循环激素的形式发挥作用外，其他类型的PG代谢极快，半衰期为1～2min，只能在组织局部发挥调节作用，属于**组织激素（tissue hormone）**。

细胞膜的磷脂化在磷脂酶$A_2$的作用下生成PG的前体花生四烯酸，花生四烯酸在环氧化酶的催化下形成不稳定的环内过氧化物$PGG_2$，随后又转变为$PGH_2$，$PGH_2$在异构酶或还原酶的作用下分别形成$PGE_2$或$PGF_2$，$PGG_2$与$PGH_2$又可在前列腺素合成酶的作用下转变为前列环素（$PGI_2$），在血栓烷合成酶的作用下转变成血栓烷$A_2$（$TXA_2$）。另外，花生四烯酸在脂氧化酶的作用下形成5-氢过氧酸，进而被代谢生成白三烯。

PG除$PGI_2$外均经过肺和肝被迅速降解灭活，在血浆中的半衰期为1~2min。一般认为，大部分PG不属于循环激素，而是在组织局部产生和释放，并对局部功能进行调节的组织激素。

前列腺素的作用极为广泛复杂，可能是作用于局部的一组激素，各类型的PG作用于不同的PG受体而发挥不同的生理学作用（表11-6）。例如，血管内膜产生的$PGI_2$能抑制血小板聚集，并具有扩张血管作用；$PGE_2$使支气管平滑肌舒张，降低通气阻力，还能促进肾脏排钠排水；$PGF_{2\alpha}$却使支气管平滑肌收缩等。此外，PG对神经系统、内分泌与生殖功能及体温调节均有影响。

**表11-6 前列腺素的作用**

| 作用的器官系统 | 作 用 |
|---|---|
| 神经系统 | 脑内PGE对中枢神经系统具有镇静、安定和抗惊厥作用；PGE使体温调定点上移，能致机体发热；影响神经递质的释放，有致痛作用 |
| 循环系统 | 血小板产生的$TXA_2$具有强烈的聚集血小板和缩血管作用，血管内膜产生的$PGI_2$抑制血小板聚集和舒张血管作用；$PGI_2$还可引起心率减慢，血压降低；$PGE_2$和$PGF_{2\alpha}$则能使心率加快，心肌收缩力加强，$PGF_{2\alpha}$使血管收缩 |
| 消化系统 | $PGE_2$具有抑制胃酸分泌和促进胃肠平滑肌运动的作用，对胃黏膜细胞具有保护作用 |
| 呼吸系统 | $PGE_2$和$PGI_2$有扩张支气管作用，而$PGF_{2\alpha}$和$TXA_2$则具有收缩支气管作用 |
| 泌尿系统 | $PGE_2$和$PGI_2$能使肾血管舒张，增加肾血流量，增加肾小球滤过率，促进排钠利尿 |
| 内分泌系统 | 增加皮质醇分泌，影响许多组织对激素的反应性，参与神经内分泌调节 |
| 生殖系统 | 作用于男性和女性生殖管道，促进精子的运行；参与排卵及分娩过程；$PGE_2$和$PGI_2$促进子宫收缩，两者产生过多可引起胎儿早产、子宫内膜异位及痛经 |
| 防御系统 | 参与炎症反应 |
| 脂肪代谢 | 抑制脂肪分解 |

**知识链接**

**前列腺素的代谢与解热镇痛抗炎药**

在以花生四烯酸为前体合成前列腺素的过程中，环氧酶（cyclooxygenase，COX）是合成环内过氧化物进而合成各种前列腺素的关键酶，抑制COX将减少各种前列腺素、血栓烷和前列环素的合成。因此，临床上将COX抑制剂作为解热、镇痛、抑制炎症反应的药物，用于发热、疼痛、风湿性关节炎等的治疗。然而，前列腺素也是参与胃黏膜屏障、维持肾血流量等的重要因素，风湿性关节炎等的治疗需要长期大量使用COX抑制剂，长期大量使用极易引起胃黏膜损伤、肾功能损害等不良反应。COX有COX1和COX2两种同工酶，胃黏膜、肾脏等处主要为COX1，参与炎症反应的主要是COX2，近年合成的选择性的COX2抑制剂明显减少了胃黏膜损伤、肾功能损伤等不良反应。但有报道选择性的COX2抑制剂有促进血管升压素释放、升高血压等不良反应。

## 二、松果体的激素

松果体是形似松果的扁锥形小体，位于丘脑后上方，附于第三脑室顶的后部。松果体在儿童时期较发达，一般7岁后逐渐开始退化并逐渐钙化，成年后不断有钙盐沉着。

松果体是由神经细胞演变而来的，它分泌的激素主要有**褪黑素（melatonin, MLT）**和肽类激素，本文主要叙述褪黑素。

（一）褪黑素的合成与代谢

1917年人们观察到青蛙进食牛松果体后皮肤变白，1959年Lerner等成功地提取、分离出这种物质并命名为褪黑素。褪黑素属于吲哚类化合物，化学结构为5-甲氧基-N-乙酰色胺，是由松果体内色氨酸经羟化酶及脱羧酶催化形成5-羟色胺，然后再经乙酰化和甲基化而生成。褪黑素的主要代谢途径是在肝线粒体经羟化酶的作用后与硫酸盐或葡萄糖醛酸结合，随尿排出体外。因此，尿中6-羟褪黑素的复合物水平可反映血中褪黑素浓度的变化。

（二）褪黑素的生理作用

MLT具有广泛的生理功能，近年来研究发现MLT的作用如下。

**1. 抑制下丘脑-腺垂体-性腺轴和下丘脑-腺垂体-甲状腺轴的活动** 摘除大鼠松果体后，性腺的重量增加，甲状腺明显增大，碘的更新率加快；表现为性腺功能活动增强，甲状腺的摄碘作用增强，血浆皮质酮和醛固酮含量升高，并诱发实验性高血压。

**2. 抗衰老作用** 大量实验揭示衰老动物的MLT水平下降，给予外源性MLT，可通过清除体内自由基、以对抗氧自由基以及过氧化脂质的氧化损伤维护线粒体的功能，调节机体的免疫功能而延缓衰老。

**3. 调节生物节律** 人体许多生理功能都呈日周期生物节律，体内各种不同细胞都有各自的日周期节律。下丘脑的视交叉上核可能是生物节律控制中心（生物钟），它使各种位相不同的生物节律统一起来，趋于同步化，而MLT则作为生物节律同步的内源性因子，可使环境周期与生物体的内源节律保持同步。实验证明，外源性MLT可使功能紊乱的生物钟，如"时差"得以恢复或重建，也可改善衰老时生物钟不同步等障碍。在下丘脑视交叉上核也发现有大量MLT受体，这为外源性MLT可改善生物钟障碍提供了实验依据。

**4. 对免疫系统的作用** MLT可增强机体免疫力。在胸腺、脾脏和淋巴细胞上有MLT受体。MLT与MLT受体结合可使免疫细胞分裂、增殖，体内IgM和IgG的含量增多，IL-2的合成加强；MLT能提高T细胞活性，从而增强机体免疫应答反应。

此外，MLT还具有镇静、催眠、镇痛、抗惊厥及抗抑郁等作用。MLT对心血管、肾、肺、消化系统等均有作用。

（三）褪黑素分泌的调节

MLT的合成与分泌呈现出明显的昼低夜高的日节律性变化。实验证实，持续光照可造成大鼠松果体重量减轻，细胞缩小，MLT合成减少；相反，持续生活在黑暗环境中的大鼠的MLT合成增加。分别摘除动物眼球、切除支配松果体的交感神经或损毁动物的视交叉上核后，MLT分泌的昼夜交替节律消失，因此认为，视交叉上核是控制MLT昼夜节律分泌的中枢，交感神经肾上腺素能纤维是实现光-暗影响MLT分泌的中介。

## 三、瘦素

1994年，美国学者首先克隆出小鼠和人的肥胖基因产物**瘦素**（**leptin**），人类血液中的瘦素是146个氨基酸残基构成的肽，分子质量为16kD，主要由白色脂肪组织合成、分泌，某些组织器官也可少量分泌。肾脏是清除体内瘦素的主要器官，瘦素半衰期约为9.4min，以原型形式通过肾小球滤过，继而肾小管摄取原尿中的瘦素并对其进行降解，随之降解产物从尿中排出。

瘦素的主要作用是调节体内脂肪的储存量并维持能量平衡。瘦素可以抑制脂肪的合成，降低体内脂肪的储存量，并加强储存脂肪的动员，使之转变成热量释放，避免肥胖发生。瘦素可作用于下丘脑的弓状核，抑制摄食；当外周脂肪增多及进食时，血中瘦素水平升高，引起食欲下降，机体能量消耗增加，体重减轻；禁食时，血中瘦素水平降低。

近年来的研究发现，瘦素除参与机体能量代谢外，与机体的生长、生殖系统的发育也有关联。瘦素能直接或间接地影响下丘脑 - 腺垂体 - 性腺轴的功能，对生殖系统的调节可能是瘦素作用于下丘脑 - 垂体 - 性腺轴，调节性腺激素的释放所致；同时，卵巢和睾丸上存在瘦素受体，瘦素可直接作用于卵巢和睾丸，调节生殖器官的生长发育及性激素的释放。脂肪组织对女性生殖功能也是必需的，肥胖者，尤其是上身肥胖，瘦素水平增高，导致月经紊乱和不孕；但对体内瘦素水平过低的女性同样会导致不孕，这可能与脂肪储量不足有关。

人体血浆瘦素水平升高与人体脂肪重量成正比，瘦素及其受体基因突变可导致病态肥胖。近年来研究发现，肥胖患者体内瘦素转运至大脑的能力下降，从而造成肥胖个体的瘦素抵抗。在一项为期 24 周的研究中，每日皮下注射瘦素可使体重有不同程度的减轻。因此，有研究者正致力于能通过血脑屏障的瘦素小分子类似物的研究，以开发有潜力的肥胖治疗药物。

（黄河科技学院　尚曙玉）

## 复习思考题

一、名词解释

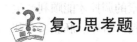

1．激素　2．靶细胞　3．神经内分泌细胞　4．远距分泌　5．允许作用　6．旁分泌　7．应激反应　8．自分泌　9．侏儒症　10．呆小症　11．促激素　12．向心性肥胖

二、问答题

1．激素递送信息的主要方式和一般作用特征有哪些？

2．简述下丘脑 - 垂体功能单位。

3．用生理学知识解释侏儒症、巨人症和肢端肥大症。

4．正常情况下血中甲状腺激素是如何维持稳定的？

5．试述甲状旁腺激素、降钙素和 1，25- 二羟维生素 $D_3$ 在钙的稳态调节中的作用。

6．何谓“应激反应”？糖皮质激素在应激反应中起什么作用？

7．正常情况下血中糖皮质激素是如何维持稳定的？

8．某人因病长期大量使用糖皮质激素类药物，根据所学内分泌知识，会引起什么不良反应？能否突然停药？为什么？

9．调节血糖水平的激素主要有哪几种？其对血糖水平有何影响？

10．胰岛素和胰高血糖素是如何相互作用来维持机体血糖稳定的？

三、思考题

1．为什么食物中长期缺碘可以引起甲状腺肿大？

2．请用已学知识解释甲状腺功能亢进患者为什么会出现怕热多汗、消瘦无力、烦躁易激动、心悸等症状？

3．王某，女，42 岁，因出现怕冷、嗜睡、精神呆滞等症状收住入院，实验室检查其血浆中 $T_3$、$T_4$ 及 TSH 浓度低于正常。注射 TRH 后上述三种激素水平均升高。初步诊断为甲状腺功能减退。试用生理学知识分析该患者病变的部位在何处？为什么？

# 第12章 生殖

**重点内容**

雄激素、雌激素、孕激素的作用。睾丸功能的调节；卵巢功能的调节；内分泌与月经周期；胎盘的内分泌功能。

**生殖（reproduction）**是生物体生长发育到一定阶段后，能够产生与自己相似的子代个体的能力。任何生物个体的寿命都是有限的，一切生物都是通过产生新个体来延续种系。所以，生殖是生物绵延和繁殖种系的重要生命活动。生殖包括无性生殖和有性生殖。简单的生物，如单细胞生物只能进行无性生殖，即由母体直接产生新的个体。人类的生殖是有性生殖，即通过两性生殖器官的活动产生后代个体。有性生殖较无性生殖复杂得多，人类的生殖过程需要受到多种激素的调控才能顺利产生出正常的新个体。生殖过程包括生殖细胞（精子和卵子）的形成、交配、受精、着床、胚胎发育和分娩等重要环节。学习和掌握好这部分知识，对于临床工作及指导计划生育工作都有重要意义。

## 第1节 男性生殖

男性生殖器按解剖结构分类，可分为内生殖器和外生殖器。男性内生殖器由睾丸、输精管道和附属腺组成。睾丸既是产生男性生殖细胞的器官，又是分泌雄性激素的内分泌腺；输精管道包括附睾、输精管、射精管和尿道，由睾丸产生的精子储存在附睾内，射精时经输精管、射精管和尿道排出体外；附属腺包括精囊腺、前列腺和尿道球腺，它们分泌的液体与精子合成精液。男性外生殖器包括阴囊和阴茎。

男性生殖器按功能分类，可分为主性器官和附性器官。其中睾丸为男性主性生殖器官，输精管道、附属腺和外生殖器为男性附性生殖器官。

### 一、睾丸的生精功能

**睾丸（testis）**位于阴囊内，左右各一。睾丸主要由**曲细精管（seminiferous tubules）**和**间质细胞（interstitial cell）**组成，有产生**精子（spermatozoa，sperm）**和分泌**雄性素（androgen）**的双重功能。曲细精管由**支持细胞（supporting cell 或 Sertoli cell）**、处于不同发育阶段的**生精细胞（spermatogenic cell）**、基底膜和管周细胞构成。支持细胞为长锥型，呈单层排列，从曲细精管基底直达腔面。支持细胞之间在近基底部存在紧密连接，形成功能性**血-睾屏障（blood-testis barrier）**。此外，多数管周细胞之间存在紧密连接，管周细胞层与基底膜一起构成渗透性屏障，协助维持有效的血-睾屏障。血-睾屏障的建立与精子发生和曲细精管液的产生密切相关。不同分化程度的精子镶嵌在支持细胞之间，呈多层排列。间质细胞为曲细精管之间间质中的上皮样细胞，人体内的雄激素主要由间质细胞分泌。

（一）精子的生成过程

睾丸的**生精作用**（**spermatogenesis**）是指**精原细胞**（**spermatogonium**）发育成成熟精子的过程。从精原细胞发育成精子的整个过程称为一个**生精周期**（**spermatogenic cycle**）。精子的生成是在睾丸的曲细精管内完成的。精原细胞是原始的生精细胞，紧贴于曲细精管的基膜上。从青春期开始，精原细胞分阶段发育形成精子。发育的次序为精原细胞→初级精母细胞→次级精母细胞→精子细胞→精子（图 12-1）。

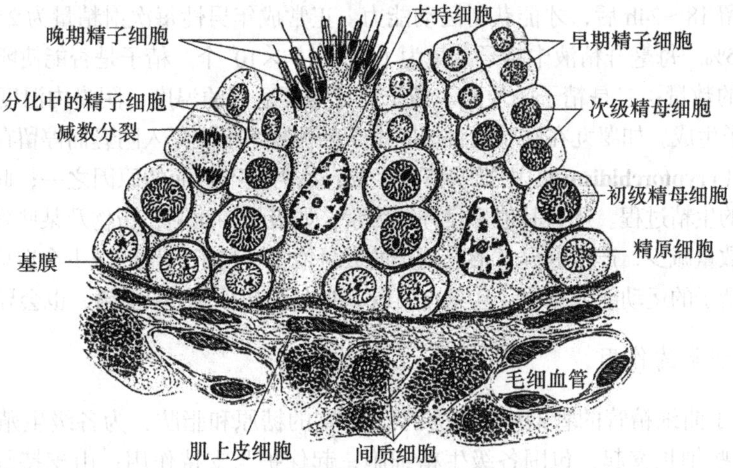

图 12-1 睾丸曲细精管生精过程示意图

精子发生的过程可分为以下三个连续阶段：

**1. 精原细胞分裂增殖阶段** 精原细胞是发生精子的干细胞，它通过数次有丝分裂进行增殖，一部分仍作为干细胞，另一部分则形成减数分裂的前体细胞——细线前期精母细胞。前细线期精母细胞被认为是静止期细胞，但它除了复制 DNA 外，还积极参与转录和转运，合成精子发生过程中需要的大部分蛋白质和酶，不久即进入成熟分裂，即**减数分裂**（**meiossis**）。

**2. 精母细胞减数分裂阶段** 生殖细胞需要进行初级精母细胞的第一次成熟分裂和次级精母细胞的第二次成熟分裂（共两次减数分裂）才能形成最终的精子。初级精母细胞分裂时完成第一次减数分裂，其同源染色体分离，分别进入两个次级精母细胞，因此，次级精母细胞核内的染色体数量减半，人类为 23 条。在分裂中期时，能够看到它的染色体仍为姐妹染色体，即遗传物质在细胞分裂前进行了复制，但数量只有 23 条。次级精母细胞很快发生第二次减数分裂，分裂前它的遗传物质不再复制，其姐妹染色单体分离，分别进入两个精细胞，产生单倍体精细胞。在分裂中期时，能够看到精细胞的染色体为姐妹染色单体，数量为 23 条（图 12-1、图 12-2）。而体

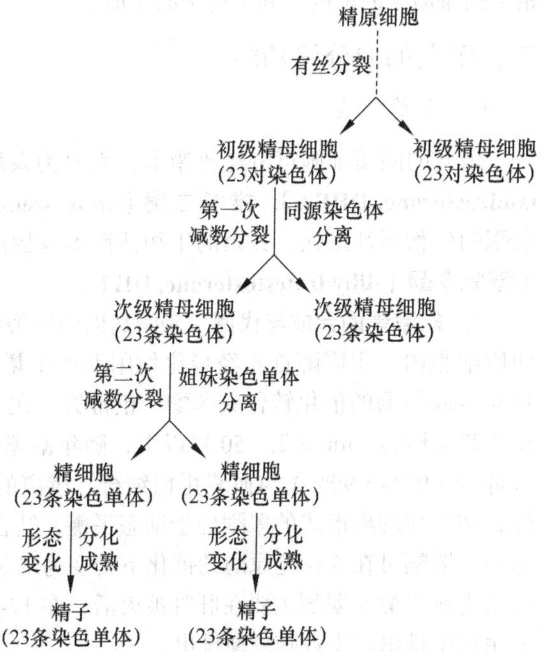

图 12-2 雄性生殖细胞减数分裂过程示意图

细胞分裂时，遗传物质复制一次，分裂时姐妹染色单体分离，产生的子代细胞中，遗传物质没有减少。所以与体细胞分裂相比较，生殖细胞发生了两次分裂，但遗传物质只复制了一次，故最终形成的精子中，遗传物质减少了一半。

**3. 精细胞变态形成精子阶段** 精细胞经一系列显著的程序化形态变化形成成熟精子，释放到曲细精管管腔中。

生精过程大约历时2.5个月。成熟的精子形如蝌蚪，由含有亲代遗传物质的头部和具有运动能力的尾部组成，全长60μm，是一种高度特化的细胞。新生的精子本身没有运动功能，需被运送到附睾内发育成熟，停留18～24h后，才能获得运动能力。正常成年男性每次射精量为2～6ml，其中精子占5%，液体占95%。每毫升精液中精子数量为（0.2～4）$\times 10^8$个。精子是否能使卵受精取决于两个方面：一是精子的数量；二是精子的质量。精子生成需要适宜的温度，阴囊内温度较腹腔内温度低1～2℃，适于精子生成。如睾丸在胚胎发育期间由于某种原因不能降入阴囊而停留在腹腔内或腹股沟内，称为**隐睾症（cryptorchidism）**，则影响精子生成，是男性不育症的原因之一；此外，X线过度照射也会破坏睾丸的生精过程。还有其他不良环境因素，如吸烟、饮酒、药物及某些外来化学物质也都会使人类的精子数量减少，产生的异常形态精子的数量增多。精子数量的减少会造成不育，精子形态的异常改变会使精子的运动能力减弱，甚至丧失运动能力，或不能使卵受精，也会导致不育。

### （二）支持细胞的作用

支持细胞位于曲细精管的管壁中，胞质中含丰富的糖原和脂肪，为各级生殖细胞提供营养；支持细胞伸出一些细长突起，包围各级生精细胞，起保护与支持作用；由支持细胞形成的血-睾屏障，可防止生精细胞的抗原物质进入血液循环而引起免疫反应，同时也限制血液内某些大分子物质进入曲细精管，以维持微环境的稳定，利于精子发育。支持细胞还可分泌曲细精管液，有助于精子的运输；在FSH的作用下，产生**雄激素结合蛋白（androgen-binding protein，ABP）**、**抑制素（inhibin）**等。ABP与雄激素（睾酮、双氢睾酮）结合并将其转运至曲细精管内，提供曲细精管内雄激素的浓度，利于精子的生成。

## 二、睾丸的内分泌功能

### （一）雄激素

睾丸的间质细胞可分泌雄激素，主要为**睾酮（testosterone, T）**、**脱氢表雄酮（dehydroepiandrosterone, DHEA）**、**雄烯二酮（androstenedione）**和**雄酮（androstened）**。在这些激素中，睾酮的生物活性最强，其余的生物活性不及睾酮的1/5；但睾酮进入靶组织后可转变为活性更强的**双氢睾酮（dihydrotestosterone, DHT）**。

**1. 雄激素的合成与代谢** 睾酮是以胆固醇和乙酰辅酶A为原料合成的C-19类固醇激素。在间质细胞内，胆固醇首先经羟化作用形成**孕烯醇酮（pregnenolone）**，再合成雄烯二酮，最后经17β-羟脱氢酶的催化转化成睾酮。正常男性在20～50岁，睾酮分泌量为4～9mg/d，血浆睾酮浓度（22.7±4.3）mmol/L。50岁以上，随年龄增长，睾酮的分泌量逐渐减少。睾酮分泌入血后绝大部分（97%～99%）与血浆蛋白结合，游离的睾酮仅占1%～3%，只有游离的睾酮才有生物活性；结合与游离形式的睾酮处于动态平衡，结合形式的睾酮可作为血浆中的储存库。在部分靶细胞内，睾酮可在5α-还原酶的催化下转变为二氢睾酮；循环中少量的雄激素在芳香化酶的催化下转变为雌二醇。睾酮主要在肝脏被灭活，在17-β羟脱氢酶的作用下转变为17-酮类固醇，绝大部分由尿中排出，少数随粪便排出。

男性的雄性激素从7～8岁开始分泌增多，至20岁左右达一生的分泌高峰，即达到完全性成熟。随后分泌量开始逐渐下降，至60岁时仍以低浓度分泌，并维持终生（图12-3）。

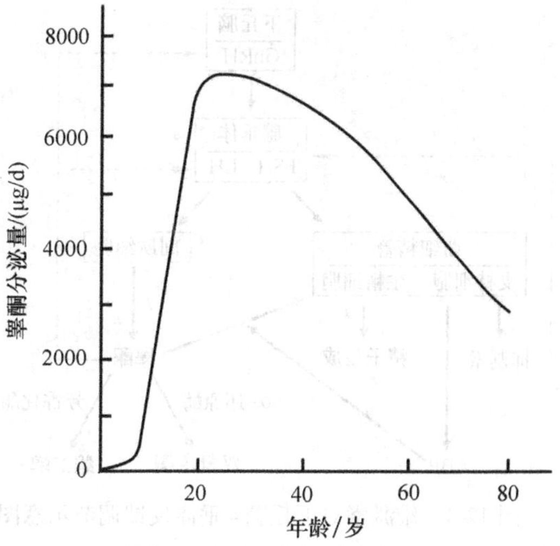

图12-3　人类一生的睾酮分泌量曲线

**2. 睾酮的生理作用**

（1）对胚胎分化的影响：含有Y染色体的胚胎在第7周分化出睾丸，并能分泌雄激素，雄激素可诱导中肾小管、中肾管及尿生殖窦和生殖结节等分化为男性的内、外生殖器。若睾酮在胚胎时期含量过低，则可能导致男性假两性畸形。

（2）促进男性附性器官的发育和副性征的出现并维持于正常状态：青春期后，男性表现为喉结突出、骨骼粗壮、肌肉发达、音调低沉、毛发呈男性分布（阴毛、腋毛、体毛较多及长胡须等），这些称为男性副性征，这些都是在睾酮刺激下产生并维持的。

（3）刺激生精作用并维持精子的活力：在睾丸的间质细胞、支持细胞上都有睾酮受体，睾酮能通过对间质细胞、支持细胞的作用，调节睾丸的生精作用并维持精子的活力。

（4）维持男性正常的性欲和性行为：当睾丸在青春期开始分泌睾酮时，男性性行为开始萌芽并且增强。外源性睾酮可增加正常男子的性欲及夜间阴茎勃起的硬度。

（5）对代谢的作用：促进蛋白质的合成，特别是肌肉和生殖器官的蛋白质合成，同时还能促进骨骼生长与钙磷沉积，男性在青春期，由于睾酮与生长素的协同作用，出现第二次身高加速生长期；睾酮还有类似醛固酮的作用，参与调节机体水和电解质代谢，使体内钠、水潴留。

（6）促进红细胞的生成：睾酮可以促进促红细胞生成素的生成，或提高骨髓造血组织对促红细胞生成素的敏感性而促进红细胞的生成。

**3. 睾酮作用的分子机制**　大致分为四类：①直接与组织（如脑、垂体、肾脏等）睾酮受体结合，通过影响基因表达，促进mRNA形成并合成蛋白质；②睾酮在靶器官（附睾、前列腺等）中5α-还原酶的作用下转变为活性更强的双氢睾酮，与细胞染色质上雄激素受体结合而发挥作用；③睾酮经芳香化酶作用变为雌二醇，与雌二醇受体结合而发挥作用；④睾酮既不通过雄激素受体也不通过雌激素受体，而是通过cAMP-PK系统而发挥作用。

### （二）抑制素

抑制素是由支持细胞分泌的一种有α和β两个亚单位的糖蛋白激素，其生理作用是选择性地抑制腺垂体合成与分泌**卵泡刺激素（follicle stimulating hormone, FSH）**，而对**黄体生成素（luteinizing hormone, LH）**的分泌基本无影响。另外，在性腺还存在与抑制素结构近似的物质，是由抑制素的两个β亚单位组成的二聚体，称为**激活素（activin）**，它的作用与抑制素相反，可促进腺垂体FSH的分泌。

## 三、睾丸功能的调节

睾丸的活动是经常性的，没有周期性变化。它的活动直接受下丘脑-腺垂体的调节（图12-4）；睾丸分泌的激素又通过反馈机制影响下丘脑-腺垂体的功能，从而维持生精过程和各种激素水平的稳态。此外，睾丸内生精细胞、支持细胞和间质细胞间还存在复杂的局部调节。

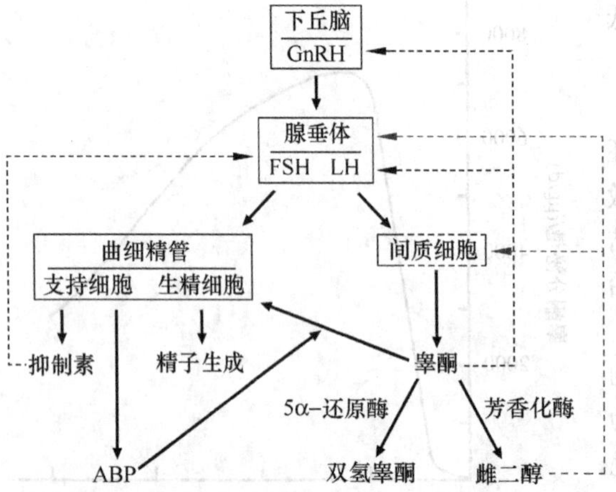


图 12-4 雄激素对下丘脑 - 垂体反馈调节示意图

实线表示促进，虚线表示抑制

（一）下丘脑 - 腺垂体对睾丸活动的调节

下丘脑释放**促性腺激素释放激素（gonadotropin-releasing hormone, GnRH）**经垂体门脉系统到达腺垂体，调节 FSH 和 LH 的分泌，FSH 和 LH 控制睾丸的活动，其中 FSH 有启动生精的作用，而 LH 则通过间质细胞分泌睾酮发挥维持生精的作用。两者相互配合，共同调节生精过程。

**1. 对生精作用的影响** FSH 和 LH 对生精过程都有调节作用。曲细精管生精细胞中没有 FSH 受体，FSH 受体主要存在于支持细胞膜中，FSH 对生精过程的调节可能是通过支持细胞实现的。FSH 与支持细胞 FSH 受体结合后，促进支持细胞分泌 ABP。ABP 与睾酮结合转运至曲细精管，提高睾丸微环境中雄激素的局部浓度，利于精子的生成。所以，FSH 有启动生精的作用，睾酮起维持生精的作用。LH 对生精过程的调节是通过刺激睾丸间质细胞分泌睾酮而实现的，不直接影响生精细胞。

**2. 对睾酮分泌的调节** 睾酮的合成和分泌受 LH 的调节。LH 可直接与间质细胞膜中的 LH 受体结合，促进胆固醇进入线粒体合成睾酮；LH 还可增强间质细胞中与睾酮合成相关酶的活性，加速睾酮的合成。FSH 也可促进睾酮的分泌，但这种作用不是直接作用，而是通过诱导 LH 受体间接实现的。这说明 FSH 和 LH 对睾酮的分泌有协同作用。

（二）睾丸激素对下丘脑 - 腺垂体的反馈调节

**1. 雄激素** 当血中睾酮达到一定浓度后，可作用于下丘脑和腺垂体，抑制 GnRH 和 LH 的分泌（对 FSH 的分泌无影响），最终使睾酮分泌减少。

**2. 抑制素** FSH 除了具有促进生精小管内生精细胞的发育和精子生成的作用，还能促进支持细胞分泌抑制素。抑制素分泌增加时，可通过负反馈抑制腺垂体 FSH 的分泌，最终抑制睾丸的生精作用（对 LH 分泌无明显影响）。

（三）睾丸内的局部调节

睾丸的间质细胞可产生多种生长因子或细胞因子，如**胰岛素样生长因子（insulin-like growth factor, IGF）**、**转化生长因子（transforming growth factor, TGF）**、**表皮生长因子（epidermal growth factor, EGF）**等，通过旁分泌或自分泌的方式参与睾丸功能的局部调节。睾丸支持细胞能合成一些转运蛋白，如 ABP、**转铁蛋白（transferrin，Tf）**、**细胞内视黄醛结合蛋白（cellular retinaldehyde binding protein, CRBP）**，它们通过转运雄激素、铁、维生素 A 等物质在精子发生和成熟过程中发挥重要作用。

## 第2节 女性生殖

女性生殖器按结构分类，分为内生殖器和外生殖器。女性内生殖器包括卵巢和输卵管道。卵巢为女性生殖腺，具有产生、排放卵子和分泌雌激素、孕激素的双重功能；输卵管道包括输卵管、子宫和阴道。卵巢内卵泡成熟、破裂，卵子排出经腹膜腔进入输卵管，在输卵管中如遇精子即可受精，受精卵被送入子宫，植入子宫内膜，发育成长为胎儿，成熟后经阴道分娩。卵子在输卵管内如未受精，则退化而被吸收。外生殖器为外阴。

女性生殖器按功能分类，可分为主性器官和附性器官。其中卵巢为主性生殖器官，输卵管、子宫、阴道和外阴为附性生殖器官。

## 一、卵巢的生卵功能

**卵巢（ovary）**由外周皮质和中央髓质组成。皮质较厚，含有不同发育阶段的**卵泡（ovarian follicle）**；髓质为疏松结缔组织，由弹性纤维和大血管组成。卵巢是生成卵子的场所，卵泡是卵巢的基本功能单位，由卵母细胞和卵泡细胞组成。卵巢中未发育的卵泡称为**原始卵泡（primordial follicle）**，青春期以前处于静止状态，青春期开始后，在下丘脑 - 腺垂体 - 卵巢轴的调控下，原始卵泡开始发育，卵巢的形态和功能发生周期性的变化，即**卵巢周期（ovarian cycle）**。卵巢周期分为**卵泡期（follicular phase）**、**排卵（ovulation）**和**黄体期（luteal phase）**（图 12-5）。

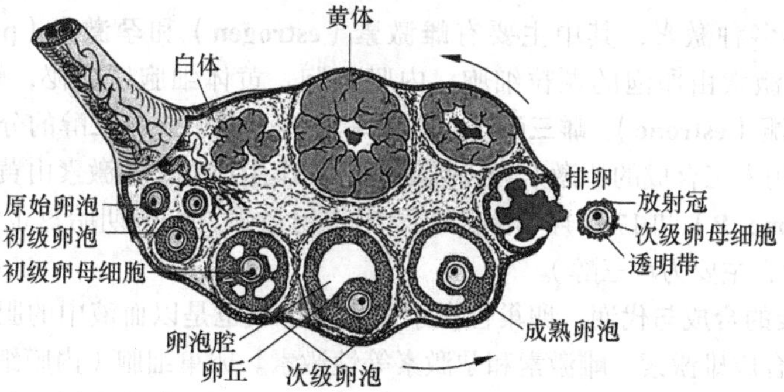


图 12-5 卵巢生卵过程示意图

**1. 卵泡期** 卵巢中的卵母细胞位于卵泡中，需经过原始卵泡、初级卵泡和次级卵泡 3 个阶段，才能发育为成熟的卵子。原始卵泡由一个初级卵母细胞和包围它的单层卵泡细胞组成。随着卵泡的发育，初级卵母细胞逐渐增大，卵泡细胞由单层扁平状变成单层立方状，或增殖为多层（6～7 层）的颗粒细胞，颗粒细胞分泌糖蛋白包绕卵母细胞构成透明带，形成初级卵泡。初级卵泡进一步发育，颗粒细胞增殖至 6～12 层，颗粒细胞分泌的黏多糖及血浆成分进入卵泡形成卵泡液和卵泡腔，将覆盖有多层颗粒细胞的卵细胞推向一侧形成**卵丘（cumulu oophorus）**，紧靠卵母细胞一侧的颗粒细胞呈放射状排列构成**放射冠（radiate corona）**，形成次级卵泡；此时的初级卵母细胞体积更大，颗粒细胞外的间质细胞也分化增殖为内膜细胞和外膜细胞，内膜细胞逐渐成熟并具备了内分泌功能。成熟卵泡是卵泡发育的最后阶段，卵泡液急剧增加，卵泡腔扩大，卵泡体积显著增加，在排卵前直径可达 18～20mm 以上。

在胚胎早期，卵母细胞经过有丝分裂迅速增殖，并在胚胎 3～7 个月时开始进行第一次减数分裂，并停止在第一次减数分裂的前期成为初级卵母细胞，直至青春期前，初级卵母细胞不再生长。青春期后，部分初级卵母细胞进一步发育，完成第一次成熟分裂，形成次级卵母细胞和第一极体，细胞内染色体数目减半；随即次级卵母细胞进行第二次成熟分裂并停止于分裂中期，直到排卵后受精时，精子激活完成第二次成熟分裂，形成成熟卵子和第二极体。

卵泡的发育是一个连续漫长的过程，一个初级卵母细胞的发育成熟需要经过几个月经周期才能完成，仅从次级卵母细胞发育至成熟卵泡排卵就需要 85 天左右。在每个月经周期中，有

15～20个原始卵泡同时发育，但通常只有1～2个卵泡最后发育为成熟卵泡，历时约14天。

**2. 排卵** 成熟卵泡在LH分泌高峰的作用下，向卵巢表面移动，卵泡壁破裂，出现排卵孔，卵泡细胞和它周围的放射冠、卵泡液等一起排出，这一过程称为排卵。正常情况下，女性从青春期开始，卵巢平均约28天排卵一次，通常左、右卵巢交替排卵，每次排出1个卵子，偶尔也可同时排2个或2个以上。正常女性青春期两侧卵巢原始卵泡有30～40万个，但一生中仅有400～500个卵细胞发育成熟并被排出，其他卵泡都在发育的不同阶段退化成闭锁卵泡。

**3. 黄体期** 排卵后，残存的卵泡内留下的颗粒细胞与内膜细胞增生，胞质内含有黄色颗粒，逐渐形成**黄体**（**corpus luteum**）。黄体细胞能分泌大量孕激素和一定量的雌激素。排卵后7～8天，黄体发展到顶峰，若排出的卵未受精，黄体在排卵后第9～10天开始退化，最后被结缔组织所代替，变成白体。若排出的卵受精，在所分泌的**人绒毛膜促性腺激素**（**human chorionic gonadotropin, hCG**）的作用下，黄体不会退化，反而继续长大，并维持分泌孕激素和雌激素3个月左右，以维持妊娠，称为**妊娠黄体**（**corpus lutem of pregnancy**）。

## 二、卵巢的内分泌功能

卵巢可以分泌多种激素，其中主要有**雌激素**（**estrogen**）和**孕激素**（**progestogen**），还有少量的雄激素。雌激素由卵泡的颗粒细胞、内膜细胞、黄体细胞所分泌，雌激素包括**雌二醇**（**estradiol, $E_2$**）、**雌酮**（**estrone**）、**雌三醇**（**estriol, $E_3$**）等，其中以雌二醇的分泌量最大，活性最强。目前，临床应用人工合成的雌激素为己烯雌酚，其作用很强。孕激素由黄体细胞分泌，主要有**孕酮**（**pregesterone, P**）和17α-羟孕酮，以孕酮作用最强。妊娠期胎盘也可分泌大量孕激素（胎盘也分泌雌激素，主要为雌三醇）。

**1. 卵巢性激素的合成与代谢** 卵巢性激素的生物合成也是以血液中的胆固醇为原料，首先合成孕烯醇酮，再合成雄激素、雌激素和孕激素等性激素。卵巢细胞（内膜细胞、颗粒细胞和黄体细胞）含有合成雄激素、雌激素和孕激素所需要的全部酶，只是在卵巢的不同细胞中各种酶的浓度存在一定差异，导致合成的最终产物不同。

在排卵前期，卵巢主要分泌雌激素。在卵泡发育过程中，卵泡内膜细胞在LH作用下产生雄烯二酮和睾酮，通过卵泡的基膜扩散入颗粒细胞；颗粒细胞经FSH增强芳香化酶的活性，从而使雄烯二酮转变成雄酮，睾酮转变成雌二醇。所以，卵巢性激素的合成需要卵泡内膜细胞和颗粒细胞共同参与，称为雌激素合成的**双细胞双促性腺激素学说**（**two-cell，two-gonadotropin hypothesis**）。排卵后，黄体细胞将孕烯醇酮转化成大量孕酮，颗粒细胞也能合成少量孕酮；孕酮的分泌在排卵后5～10天达到高峰，以后分泌逐渐下降。胎盘自妊娠两个月左右开始形成，之后代替黄体合成大量孕酮。

雄激素和孕激素在血中主要以结合型存在，游离型的很少。雌激素和孕激素主要在肝脏代谢失活，以葡萄糖醛酸盐或硫酸盐的形式经尿排出，小部分由粪便排出。

**2. 雌激素的生理作用**

（1）雌激素和促性腺激素可协同促进优势卵泡的发育：排卵前的雌激素高峰通过正反馈诱导LH高峰出现，并协同FSH使卵泡上LH受体增加，从而间接促进排卵。

（2）促进女性附性器官的生长发育并维持于正常状态：雌激素促使子宫内膜发生增殖期的变化，并可使子宫对缩宫素的敏感性增强，使宫颈腺分泌大量稀薄黏液，利于精子穿过。雌激素可促进输卵管运动，加速卵子或受精卵运输；还可刺激阴道上皮细胞增生、角化并合成大量糖原，在乳酸杆菌的作用下，糖原转化为乳酸，降低阴道内pH，抑制致病菌生长，此称为阴道的“自净”作用。

（3）促进女性副性征的出现并维持于成熟状态：女性青春期后表现为乳腺发达，骨盆宽大，皮下脂肪丰富，臀部肥厚，音调高尖，毛发呈女性分布，这些称为女性的副性征。雌激素可促进乳腺导管上皮增生，还可维持女性性欲和性行为。

（4）对代谢的影响：①促进蛋白质的合成，特别是生殖器官的细胞增殖与分化，促进生长发育；②降低血浆低密度脂蛋白而增加高密度脂蛋白含量，改善血脂；③增强成骨细胞活动和钙磷沉积，加速骨骼生长，促进骨骺愈合，抑制骨溶解（破坏），所以绝经期后妇女由于雌激素分泌明显减少而易导致骨质疏松。④高浓度的雌激素可使醛固酮分泌增多而导致水、钠潴留。有些妇女月经前期水肿可能与雌激素分泌有关。

（5）其他作用：雌激素作用于心血管，使血管内皮细胞中 NO 等活性物质分泌增加，促进血管内皮细胞修复，抑制血管平滑肌细胞增殖。雌激素还可促进神经细胞的生长、分化、存活和再生、突触的形成，以及调节许多神经肽和递质的合成、释放与代谢，对神经系统具有保护作用。所以，女性进入更年期尤其绝经期后，由于雌激素水平下降，患心脑血管疾病（如冠心病、阿尔茨海默病）的概率增大。

**3. 孕激素的生理作用** 孕激素通常是在雌激素作用的基础上发挥作用，主要作用是保证受精卵着床和维持妊娠。

（1）对子宫的作用：孕激素使子宫内膜在增殖期的基础上出现分泌期的改变。孕激素可降低子宫和输卵管平滑肌的兴奋性，使子宫平滑肌对缩宫素的敏感性减弱，并抑制母体对胚胎的免疫排斥反应，故有安胎作用。孕激素可使宫颈分泌较黏稠的液体，不利于精子穿透。

（2）对乳腺的作用：在雌激素作用的基础上，进一步促进乳腺腺泡的发育，为分娩后泌乳作准备。

（3）产热作用：孕激素使基础体温在排卵后升高 0.2～0.5℃，直至下次月经来临。孕激素使体温升高的原因可能是孕激素或其中间产物作用于体温调节中枢，使“调定点”水平升高所致。

（4）其他作用：与雌激素拮抗，促进钠、水排泄。孕激素能使血管和消化道平滑肌松弛。

因此，妊娠妇女易发生静脉曲张、痔疮、便秘、输卵管积液等。

**4. 雄激素的生理作用** 女性体内有少量的雄激素，主要由卵泡内膜细胞和肾上腺皮质网状带产生。适量的雄激素配合雌激素可刺激阴毛及腋毛的生长，过多时可引起女性男性化与多毛症。此外，雄激素还能增强女子的性欲，维持性快感。

**5. 抑制素的生理作用** 女性体内的抑制素由卵巢中的卵泡颗粒细胞分泌，妊娠期主要来源于胎盘，是最早发现的一种卵巢糖蛋白激素。抑制素可选择性抑制 FSH 的合成与释放，通过诱导 FSH 受体的表达促进卵泡内膜细胞分泌雄激素、抑制颗粒细胞分泌孕激素等方式，调节卵泡的生长发育。

## 三、卵巢功能的调节

### （一）下丘脑-腺垂体对卵巢活动的调节

下丘脑分泌的 GnRH 经垂体门脉运送到腺垂体作用于促性腺激素细胞，由此分泌释放 FSH 和 LH，FSH 和 LH 进而调节卵巢的活动，二者在功能上既各有侧重又相互联系，FSH 主要是促进卵泡生长、发育和成熟，并在 LH 的协同作用下促使卵泡分泌雌激素；LH 的作用是与 FSH 协同促使发育中的卵泡分泌雌激素，使成熟的卵泡排卵，并促进排卵后卵泡残存物转变为黄体，进而促进黄体分泌孕激素和雌激素。

### （二）卵巢对下丘脑-腺垂体的反馈调节

在月经中期，随着卵泡的逐渐成熟，卵泡分泌大量的雌激素，形成血液中第一个雌激素高峰，它一方面抑制下丘脑分泌GnRH，降低腺垂体对GnRH的敏感性，结果使FSH分泌减少，起负反馈作用；另一方面，这第一个雌激素高峰又能促进腺垂体分泌大量的LH，起正反馈作用，在LH作用下，导致成熟的卵泡排卵。在月经后期，随着黄体的形成及黄体分泌雌激素、孕激素的增多，出现第二个雌激素高峰，血中高浓度的雌激素和孕激素协同负反馈抑制腺垂体FSH和LH的分泌，FSH和LH降低，它们对卵巢的作用也减弱（图12-6）。

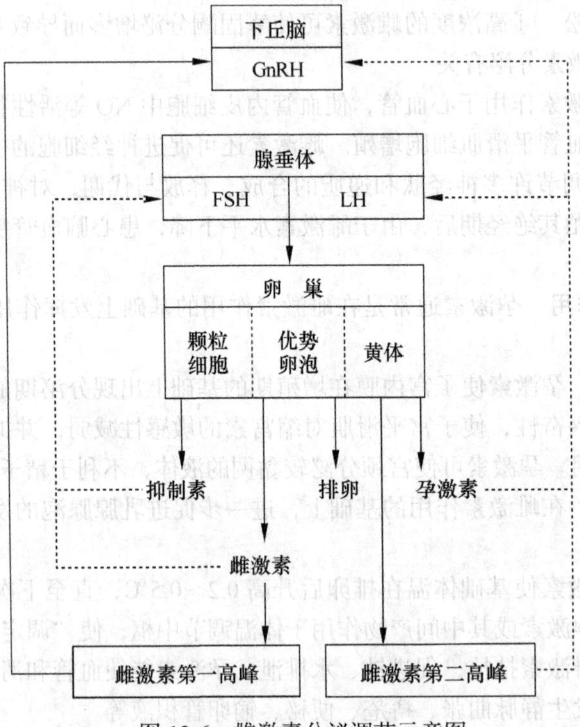


图12-6　雌激素分泌调节示意图

实线箭头表示促进作用；虚线箭头表示抑制作用

（三）高级中枢的调节

除上述调节外，强烈的精神刺激、生活环境的改变以及其他系统的疾病等，均可造成月经紊乱，说明神经系统高级中枢部位对卵巢也有调节作用。

**临床链接**

**乳腺增生症**

乳腺增生症（cyclomastopathy）是指乳腺上皮和纤维组织增生，乳腺组织导管和乳腺小叶在结构上的退行性病变及进行性结缔组织的生长。现代医学认为乳腺增生症与内分泌紊乱，卵巢功能失调有关。多发生于25～45岁的女性，常在乳房内有多个大小不等而较硬的不规则结节，与周围组织分界不清、无粘连，活动好，常有触痛。临床上以乳腺肿块、疼痛及月经不调为特点。

乳腺增生症是女性最常见的乳房疾病，其发病率占乳腺疾病的首位，据调查70%～80%的成年女性都有不同程度的乳腺增生。一般情况下，青春期和绝经后的女性不会发生乳腺增生。在正常生理状态下，女性乳腺组织在各种激素作用下，会有周期性的增生和复原的改变。在月经前期，腺体细胞可能会由一层增生为几层，月经后又恢复为一层。当体内雌激素水平增高，或雌激素和孕激素等内分泌激素不平衡时，乳腺组织出现增生过度或者复原不全，逐渐形成乳腺小叶增生。由于乳腺增生与雌激素密切相关，青春期前尚未发育的女性没有乳腺增生；女性绝经后，随着雌激素水平的下降，乳腺增生往往不治而愈。由于激素水平可能会随内分泌的变化而波动，乳腺增生的程度也会随之改变。因此，不同时段可能会有不同的体检结果。

乳腺增生是否会恶变呢？目前研究认为，乳腺增生的有无并不会明显增加乳腺癌发病风险。也就是说，患乳腺增生的女性与没有乳腺增生的女性相比，患乳腺癌的风险相近；而且，乳腺癌与乳腺增生可以同时存在，定期体检有助于排除乳腺的其他疾病，尤其是早期乳腺癌。

## 四、月经周期

### （一）月经与月经周期

女性的生殖功能一生要经历几个阶段。在青春期以前，下丘脑等中枢尚未发育成熟，GnRH分泌很少，故卵巢的功能也未发育成熟。女性一般从12～15岁进入青春期，下丘脑中枢发育渐趋成熟，在下丘脑-腺垂体-卵巢轴的调节下，生殖活动表现出周期性变化，子宫内膜发生周期性剥落出血，经阴道流出的现象，称为**月经（menstruation）**。因此，女性的生殖周期又称为**月经周期（menstrual cycle）**，也称为子宫周期。一般12～14岁开始第一次月经，称为月经初潮。18岁以后进入生育年龄。45～50岁时，衰老的卵巢对FSH和LH不再发生反应，月经逐渐停止，即为绝经期。非灵长类哺乳动物也有生殖周期，但不出现月经，主要表现出求偶行为。

月经是女性生殖周期出现的最显著的表现，约每月一次。由月经来潮的第一天至下一次月经来潮的前一天所经历的时间，称为一个月经周期。月经周期的长短因人而异，平均28天，排卵一般发生在月经周期的第14天。一般每个人的月经周期是比较固定的。每次月经可持续3～5天。在每个月经周期中，随着卵巢分泌激素的周期性变化，子宫内膜也发生相应的改变。按子宫内膜变化可分为三期，即月经期、增殖期、分泌期，前两期相当于卵巢周期的卵泡期，分泌期相当于黄体期。下面按子宫内膜的变化介绍月经周期。

**1. 月经期** 从月经开始至出血停止，即月经周期的第1～5天，相当于卵泡期早期。若排出的卵未受精，黄体于排卵后8～10天开始退化、萎缩，孕激素、雌激素分泌减少。子宫内膜失去这两种激素的维持，因而腺体及腺上皮细胞开始缩小、变性、分泌物减少，螺旋小动脉受压迫，血流变慢，继而螺旋小动脉出现局部痉挛性收缩，表面内膜因缺血坏死最后血管断裂，内膜剥落而出血，即月经来潮。正常经血量一般为50～150ml。由于经血中含有纤溶激活物和纤维蛋白溶解酶，故经血不凝固。

**2. 增殖期** 从月经停止到排卵为止，即月经周期的第6～14天，相当于卵泡期晚期。此期卵巢中卵泡生长发育并渐渐成熟，同时，发育中的卵泡分泌雌激素，在雌激素作用下，子宫内膜的上皮、腺体和螺旋小动脉迅速增生，表现为增殖期的变化，但腺体尚不分泌。卵泡到此期末发育成熟并发生排卵。

**3. 分泌期** 从排卵后到下一次月经前，即月经周期的第15～28天，即排卵后期，相当于卵巢黄体期。排卵后的残余卵泡形成黄体，黄体继续分泌雌激素和大量孕激素，在孕激素作用下，子宫内膜细胞增大，螺旋小动脉扩张充血，糖原含量增多，腺体迂曲并分泌含糖原的黏液，呈现分泌期的变化。此期，子宫内膜变得松软并富含营养物质，可为受精卵着床和发育准备条件。

（二）月经周期的激素调节

月经周期中子宫内膜的周期性变化是受卵巢分泌的雌激素和孕激素的直接作用发生的，而卵巢雌激素和孕激素分泌的变化，又受腺垂体分泌的FSH和LH的影响，腺垂体FSH和LH的分泌又受下丘脑分泌的GnRH的控制。可见，月经周期的各种变化是由下丘脑、腺垂体、卵巢从三个不同层次调节的结果（图12-7）。关于卵巢功能的调节及月经周期子宫内膜的变化前已述及，下面按卵巢卵泡发育变化的三个时期将月经周期与雌、孕激素的变化关系及变化规律加以总结。

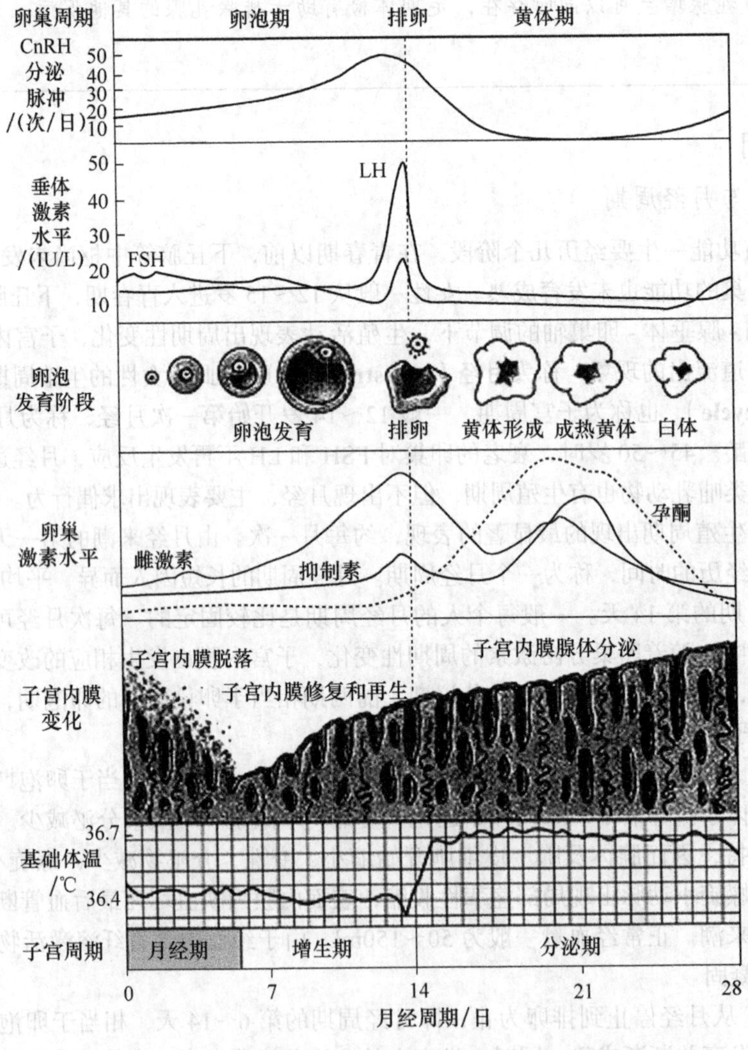


图12-7 月经周期中激素含量和子宫内膜变化示意图

GnRH：促性腺激素释放激素；FSH：卵泡雌激素；LH：黄体生成素

**1. 卵泡期** 在卵泡早期（月经周期的月经期），由于血液中的雌激素和孕激素均处于低水平，因而对腺垂体分泌的FSH和LH的负反馈抑制减弱，腺垂体分泌释放FSH和LH逐渐增多，在FSH和LH的作用下，启动约十几个卵泡，它们开始生长发育，颗粒细胞增殖。颗粒细胞膜上出现 FSH 受体，并逐渐增多，分泌雌激素增多；同时，FSH 刺激颗粒细胞产生抑制素。接着，FSH 在雌激素的协同作用下，颗粒细胞膜上出现了 LH 受体并不断增多，功能更加活跃。当雌激素分泌达到一定水平时，与颗粒细胞分泌的抑制素协同作用，负反馈选择性抑制 FSH 的分泌，使 FSH 分泌减少，但不抑制 LH 的分泌。在卵泡晚期（月经周期的增殖期），由于 FSH 分泌处于低水平，使十几个发育的卵泡中的多数停止发育，退化闭锁。只有原来发育较大的一个卵泡（优势卵泡）因可摄取更多的 FSH 而继续发育。优势卵泡逐渐发育成熟并分泌大量雌激素，在排卵前一天左右，血中雌激素达到最高值，形成月经周期中雌激素的第一高峰。在高浓度的雌激素作用下，子宫内膜呈增殖期的变化；同时，对下丘脑产生正反馈作用，使下丘脑分泌 GnRH 增多，GnRH 又刺激腺垂体分泌 LH 和 FSH，以 LH 分泌增加更明显，形成 **LH 峰（LH surge）**，高浓度的 LH 在孕酮的配合下，促使卵泡破裂发生排卵。雌激素这种促进 LH 大量分泌的作用称为雌激素的正反馈效应。

**2. 排卵** 在 LH 分泌高峰出现之前，卵母细胞已基本发育成熟，由于包围卵母细胞的颗粒细胞会分泌一种**卵母细胞成熟抑制因子（oocyte maturation inhibitor, OMI）**，使卵母细胞发育停止于第一次减数分裂的前期。高浓度的 LH 可抵消 OMI 的作用，使卵母细胞恢复分裂，形成次级卵母细胞和第一极体；随即卵母细胞发生第二次减数分裂，最后次级卵母细胞发育成熟并向卵巢表面凸出。LH 峰的出现还能促使卵泡细胞分泌孕激素和前列腺素，孕激素使卵泡壁的溶解酶活性增强，导致卵泡壁溶解破裂；前列腺素使卵泡壁的肌样细胞收缩，于是卵细胞与附着的透明带、放射冠从排卵孔排出。可见，LH 峰是控制排卵发生的关键因素。除了 FSH、LH 及某些生长因子对卵泡发育有调节作用外，催乳素也起重要作用。

**3. 黄体期** 排卵后，在 LH 作用下，残留的卵泡壁内陷形成皱褶，卵泡膜和血管随之陷入，由颗粒细胞和内膜细胞逐渐发育成一个体积较大而又富有血管的内分泌腺细胞团，呈黄色，即为黄体。LH 促进黄体分泌大量的孕激素和雌激素，雌激素能增加黄体细胞上 LH 受体数量，促进 LH 作用于黄体细胞增加孕激素的分泌，使孕激素水平迅速升高，一般在排卵后 7～8 天形成雌激素的第二个高峰和孕激素分泌高峰。在孕激素的作用下，子宫内膜在增殖期的基础上呈分泌期的变化，为受精卵着床作准备。如果排出的卵受精，则黄体在由胎盘分泌的人绒毛膜促性腺激素作用下进一步发育成妊娠黄体，继续分泌孕激素和雌激素。妊娠黄体除分泌孕激素和雌激素外，还可分泌**松弛素（relaxin）**，有抑制子宫平滑肌收缩的作用。如果卵未受精，由于血中高浓度的雌激素、孕激素对下丘脑和腺垂体发生负反馈抑制作用，使 FSH 和 LH 分泌下降，黄体得不到 LH 的维持，于形成后的第 10 天开始退化、萎缩，因而雌激素、孕激素分泌也迅速减少，子宫内膜得不到这两种激素的支持而剥落、出血。随着血中雌激素、孕激素浓度的降低，对下丘脑、腺垂体的抑制作用解除，卵泡又在 FSH 的作用下生长发育，新的月经周期又开始。

由于高浓度的雌激素、孕激素对下丘脑和腺垂体分泌 FSH 和 LH 起负反馈抑制作用，有些避孕药即以此原理为依据，通过外源性给药，使血中雌、孕激素保持稳定的高水平，对 FSH 和 LH 分泌形成抑制，使卵泡不发育，LH 高峰不出现，不能促使排卵，从而达到避孕的目的。

**知识链接**

## 围 绝 经 期

**围绝经期［peri-menopausal period，又称更年期（climacterium）］**是指女性卵巢功能逐渐衰退到完全消失的一个过渡时期，包括绝经前期、绝经期和绝经后期（月经停止 1 年以后）。

在我国，更年期平均年龄在50岁左右，大多数在44～54岁之间。进入围绝经期后，卵巢功能逐渐衰退，卵巢体积缩小，重量仅为性成熟时期的1/2～1/3，卵泡不能发育成熟和排卵，雌激素、孕激素分泌减少。直至子宫内膜不再出现周期性变化，月经停止，进入绝经期。围绝经期妇女在经历一段月经不规则的绝经过渡期后月经终止。

围绝经期因卵巢功能衰退，雌激素水平波动或下降所致的以自主神经功能紊乱合并神经心理症状为主的症候群，即围绝经期综合征。其主要表现为：①月经紊乱及闭经；②阵发性潮热及汗出；③注意力难于集中、易激动或抑郁、失眠、遗忘、紧张、工作能力及效率降低等精神症状；④乳腺、生殖器萎缩，易发生老年性阴道炎等；⑤伴有心悸、胸闷、皮肤干燥、脱发、骨质疏松、视力不佳等多器官的症状。上述症状用雌激素治疗可缓解，又称**更年期综合征（climacteric syndrome）**。更年期虽是女性的自然生理过程，但更年期症状却因人而异，大多数妇女可通过神经内分泌的自我调节适应这种变化，不出现自觉症状或症状很轻微。但也由少数妇女由于更年期生理和心理变化较大，机体不能很快适应，症状比较明显，影响身心健康。极少数症状严重，甚至影响生活和工作。

## 第3节 妊娠与分娩

妊娠（pregnancy）是指精子与卵子相结合形成新的个体的过程，包括受精、着床、妊娠的维持、胎儿的生长以及分娩。

### 一、受精与着床

#### （一）受精

**受精（fertilization）**是成熟获能后的精子和卵子融合的过程。通常人的受精部位是在输卵管壶腹部，只有精子和卵子都适时地到达这里，受精才可能实现。

**1. 精子和卵子的运行** 精液射入阴道后，精子靠尾部的活动和女性生殖道平滑肌的收缩以及输卵管上皮细胞纤毛的摆动而运行。精子要到达受精部位，需要经过复杂的过程。一般正常男子每次射出精液3～6ml，内含精子数亿个，但到达受精部位的只有15～50个精子，最后往往只有一个精子进入卵子而受精。若射出的精液每毫升少于2000万个精子，则不易使卵子受精。卵子排出后，由输卵管伞端汲取，通过输卵管的蠕动及其上皮细胞纤毛的摆动将卵子向输卵管壶腹部方向运送。

**2. 精子的获能** 大多数哺乳动物和人类的精子必须在雌性生殖道内停留一段时间，方能获得使卵子受精的能力，这称为**精子获能（sperm capacitation）**。精子在附睾内的发育已经具备了受精能力，但在附睾与精浆中存在去获能因子，大多为含糖蛋白，附着于精子表面，使精子的受精能力受到了抑制。而雌性生殖道内存在α-淀粉酶、β-淀粉酶、β-葡萄糖苷酸酶、胰蛋白酶及唾液酸酶，可水解这些去获能因子。当精子进入雌性生殖道后，在由淀粉酶组成的获能因子的作用下，精子的顶体酶系从去获能因子的结合状态中解脱出来，恢复酶的活性，从而使精子恢复受精能力。获能的主要场所是子宫，其次是输卵管，宫颈也可能有使精子获能的作用。

**3. 受精过程** 当精子与卵子相遇时，经过识别，精子头部的顶体膜释放顶体酶系，以溶解外周的放射冠和透明带，这一过程称为**顶体反应（acrosome reaction）**。顶体酶系包括多种蛋白水解酶，如放射冠穿透酶可使放射冠的颗粒细胞松散，脱离卵细胞外周。颗粒细胞脱落后，在透明质酸酶的作用下，使放射冠基质分解，暴露出透明带，在顶体蛋白酶的作用下分解透明带，使精子能突破透明带的一个局限区域达到并进入卵细胞内。一旦一个精子进入卵子，卵子立即产生抑制顶体酶的物质，封锁透明带，阻止其他精子进入。精子进入卵细胞后立即激发卵细胞完成第二次成熟分裂，并形成第二极体，卵细胞核形成雌性原核，精子头部形成雄性原核。两性原核融合形成一个具有父母各 23 条染色体的受精卵，其中 22 对常染色体，1 对性染色体。女性的性染色体为 XX，男性的性染色体为 XY。因此，受精卵具有双方父母的遗传特性。

（二）着床

**着床（implantation）**是指胚泡植入子宫内膜的过程。精子和卵子结合的部位虽在输卵管，但输卵管处营养贫瘠，受精卵必须进入子宫内膜才能正常发育。受精后，受精卵借助输卵管蠕动和纤毛推动，逐渐运行至子宫腔。受精卵在运行至子宫腔的途中，一面移动，一面继续进行细胞分裂，在受精后第 3～5 天，分裂成桑葚胚，也称早期胚胎。在受精后第 4～5 天，桑葚胚进入子宫腔并继续分裂发育成晚期胚胎。进入子宫腔的胚泡会在宫腔内漂浮 1～2 天，此时透明带溶解、消失、胚泡从透明带解脱出来并与子宫内膜接触。在受精后第 6～9 天，胚泡被子宫内膜识别、吸附，并可能分泌一种蛋白水解酶，使接触胚泡的子宫内膜溶解，形成缺口，于是胚泡进入子宫内膜，然后缺口周围的子宫内膜迅速增殖，修复缺口；排卵后 11～12 天，胚泡几乎全部植入子宫内膜中（图 12-8）。胚泡植入子宫内膜后，胚极的滋养层细胞形成滋养层外层，因这些细胞间的界限消失，故称为合体滋养层，内层为单层上皮，称为细胞滋养层。随着胚泡的植入，子宫内膜迅速发生蜕膜变化，并波及整个子宫内膜，此时的子宫内膜称为蜕膜。通常胚泡着床部位是在子宫底部、子宫体的前壁或后壁上。有时胚泡着床在子宫以外的部位，称为宫外孕，最常见的部位是输卵管。

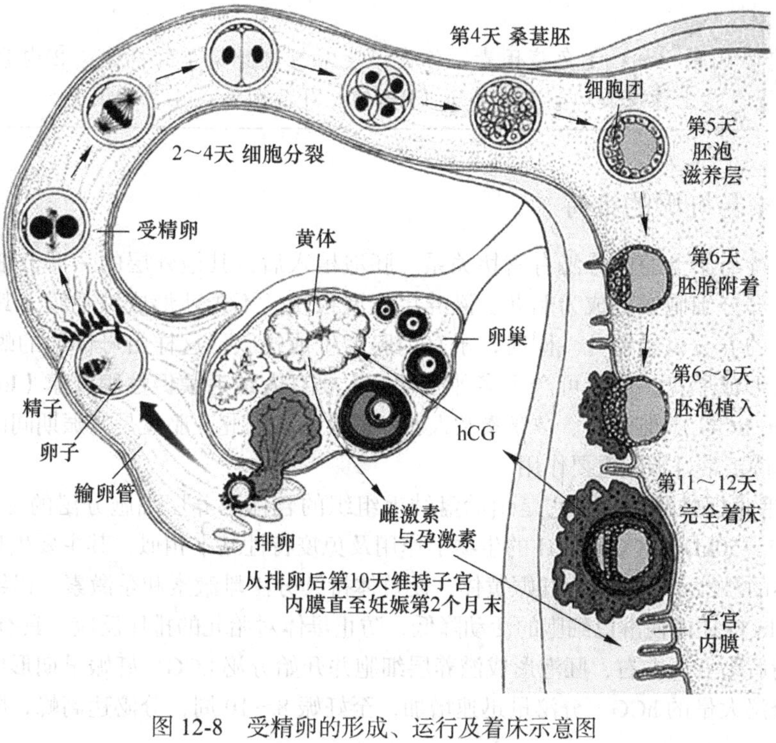


图 12-8 受精卵的形成、运行及着床示意图

着床必须具备的条件有：①透明带消失；②胚泡的滋养层细胞迅速增殖分化，形成合体滋养层细胞；③胚泡与子宫内膜的发育阶段必须相一致，称为同步；母体血中的激素对胚胎着床具有重要作用，雌激素与孕激素一方面控制子宫内膜的变化，另一方面又控制着受精卵的运输速度，这样就可以使受精卵和子宫内膜的发育达到同步，如果性激素分泌失调，这些过程将受影响；④体内必须有足够量的激素，并在雌激素作用下，使子宫出现一个短暂的敏感期，才能接受胚泡的着床。

**临床链接**

**不孕不育症**

婚后两年的育龄夫妇，有正常性生活，未采取任何避孕措施而不能生育者称为不孕不育症。女性为不孕，男性为不育。

女性不孕症的原因：①卵巢功能障碍，包括持续性不排卵、黄体功能不全等。②输卵管功能障碍，是不孕症最常见原因。③子宫功能障碍，如子宫先天畸形、子宫内膜炎、子宫内膜分泌反应不良、宫颈管感染、宫颈息肉或宫颈肌瘤等。④阴道功能障碍，如阴道损伤后引起的黏连瘢痕性狭窄、严重阴道炎症等。⑤子宫内膜异位症。

男性不育症的主要原因：

1．精液异常　如：①无精子或精子过少（精子密度少于 $2\times10^7$/ml）；②精子质量差（精液中无活力的或死精子超过 20%，或精子活动能力很差或畸形精子超过 30%）；③精液理化性状异常。

2．生精障碍　如：①睾丸本身疾病（隐睾症、严重感染等）；②染色体异常；③精子发生功能障碍；④局部病变。

3．精子、卵子结合障碍　如：①精道梗阻；②逆行射精；③外生殖器异常；④男性性功能障碍。

4．全身性因素　如：①免疫因素，体内产生对抗自身精子的抗体；②内分泌疾病（甲状腺功能低下、肾上腺皮质功能亢进等）；③精神和环境因素；④营养因素。

## 二、胎盘激素与妊娠的维持

妊娠的维持与胎盘的内分泌有密切关系。胚泡植入后，其最外层的一部分细胞发展成为滋养层，其他大部分细胞发育成为胎儿。滋养层发展很快，不久就形成绒毛膜，其绒毛突起可吸收母体血液中的养分供给胎儿。同时，子宫内膜增生成蜕膜。这样由母体面的蜕膜和胎儿面的绒毛膜相结合形成胎盘。胎盘可产生多种激素，主要有**人绒毛膜促性腺激素（human chorionic gonadotrophin, hCG）**、雌激素、孕激素及人胎盘催乳素。因此，胎盘是妊娠期间的一个重要内分泌器官，对维持正常妊娠起重要作用。

**1．人绒毛膜促性腺激素**　它是由胎盘绒毛组织的合体滋养层细胞分泌的一种糖蛋白激素，分子质量为 45～50kD。hCG 与 LH 的生物学作用及免疫特性基本相似，其主要生理作用是在妊娠早期刺激母体的月经黄体转变为妊娠黄体，使黄体持续分泌雌激素和孕激素，以维持妊娠的顺利发展。另外，hCG 还能使淋巴细胞的活动降低，防止母体对胎儿的排斥反应，具有“安胎”效应。

卵子受精后第 6 天左右，胚泡形成滋养层细胞并开始分泌 hCG。妊娠早期形成绒毛后由合体滋养层细胞分泌大量的 hCG，分泌量迅速增加，至妊娠 8～10 周，分泌达高峰，随后下降，至妊娠3个月左右达低水平，以后维持此水平至分娩。hCG从尿中排出，妊娠过程中，尿中hCG含量的动态变化与血液相似，因此测定尿中或血中的hCG，可用于早期妊娠诊断。

**2. 人绒毛膜生长素** 人绒毛膜生长素（**human chorionic somatomammotropin, hCS**）又称胎盘催乳素（**placental lactogen**），也是一种糖蛋白激素，最初的动物实验表明它具有催乳作用，但以后的研究发现，它的免疫特性及某些生物活性与生长激素基本相似，其主要作用是促进胎儿生长。它可降低母体对葡萄糖的利用，将葡萄糖转给胎儿作为能量的来源，还可使母体游离脂肪酸增多，也有利于胎儿摄取更多的营养。人绒毛膜生长素在妊娠第34周达高峰并维持这一水平到分娩。

**3. 雌激素和孕激素** 妊娠3个月左右，人绒毛膜促性腺激素减少致妊娠黄体逐渐萎缩时，胎盘分泌大量雌激素和孕激素。胎盘分泌的雌激素和孕激素不仅及时接替妊娠黄体、维持正常妊娠，也可进一步促进子宫和乳腺发育、增长。此外，雌激素还可使增厚的子宫肌在分娩时产生较强的收缩力以便胎儿的娩出；孕激素促使子宫内膜分泌，防止妊娠子宫收缩，起到安胎作用。

胎盘分泌的雌激素以雌三醇为主（占90%）。雌三醇的合成，首先是胎儿肾上腺形成的脱氢表雄酮硫酸盐在肝内羟化为16α-羟脱氢表雄酮硫酸盐，然后随血液进入胎盘并脱出硫酸基，在芳香化酶的作用下转变成雌三醇。所以，雌三醇是胎儿与胎盘共同参与合成的。因此，检测孕妇血中雌三醇的含量，可反映胎儿在子宫内的情况，用来判断胎儿是否存活。如妊娠晚期孕妇尿中雌三醇突然减少，可作为判断胎儿死亡的依据。

孕激素由胎盘的合体滋养层细胞分泌。胎盘内有高活性的3β-羟脱氢酶，可将母体和胎儿提供孕烯醇酮转变成孕酮。在妊娠期，母体血中孕酮浓度逐渐升高，妊娠第6周，胎盘开始分泌孕酮，12周以后孕酮含量迅速增加，至妊娠末期达到高峰。

在整个妊娠期内，血中雌激素、孕激素都保持高水平，对下丘脑-腺垂体起负反馈抑制作用，卵巢内没有卵泡发育成熟、排卵等，故妊娠期不来月经。

**4. 其他蛋白质激素和肽类激素** 胎盘还可分泌绒毛膜促甲状腺激素、ACTH、促甲状腺激素释放激素（thyrotropin releasing hormone, TRH）、GnRH及内啡肽等。

**知识链接**

### 人类辅助生殖技术

人类辅助生殖技术（assisted reproductive technology，ART）是指运用医学技术和方法对人的卵子、精子、受精卵或胚胎进行人工操作，以达到受孕的目的，包括人工授精（artificial insemination，AI）、体外受精-胚胎移植（in vitro fertilization and embryo transfer，IVF-ET）及其衍生技术，是治疗不孕不育症的一种医疗手段。IVF-ET技术是目前世界上最广泛采用的生殖辅助技术，是将母体取出的卵子和经优选诱导获能处理的精子置于培养液内使其受精（体外受精），发育成前期胚胎后移植回母体子宫内发育成胎儿（胚胎移植），然后与正常受孕妇女一样，正常分娩出婴儿。由于胚胎最初2天是在试管内发育，所以该技术又称试管婴儿技术，利用体外受精技术出生的婴儿又称为试管婴儿。1978年7月25日，Lesley分娩了世界上第一例试管婴儿Louise Brown，至此人类IVF-ET技术正式建立。1985年4月和1986年12月，中国台湾省、香港特别行政区先后诞生了两地的首例试管婴儿。1988年3月10日，中国大陆的首例试管婴儿也在北京医科大学第三医院生殖中心诞生。当今国际上采用的助孕新技术多数是从IVF-ET衍生出来的。IVF-ET技术主要应用于：①输卵管堵塞；②子宫内膜异位伴盆腔内粘连或输卵管异常；③男性轻度少精、弱精症；④免疫性不育、抗精子抗体阳性；⑤原因不明的不育。

## 三、分娩

分娩（parturition）是成熟的胎儿自子宫娩出体外的过程。人类的妊娠约持续280天（自末次月经开始的第一天算起）。关于分娩发动的机制目前尚不清楚。分娩的启动因素是多方面的，由激素、神经和机械等多种因素相互协调、共同完成。妊娠末期，子宫平滑肌兴奋性渐渐提高，子宫肌肉产生节律性的收缩，其强度、持续时间和频率随生产过程而逐渐增加。分娩过程一般分为子宫口开大、胎儿娩出、胎盘娩出三个时期。分娩的时间长短不一，一般初产妇可达15h左右，而经产妇平均9h左右。分娩机制虽然仍不清楚，但已知分娩过程存在神经-内分泌构成的正反馈调节。在妊娠接近晚期，成熟胎儿肾上腺皮质活动增强，胎盘分泌雌激素增多，雌激素一方面克服孕激素抑制子宫收缩的作用，还可能诱发胎盘和子宫大量合成前列腺素，其中$PGF_2$可刺激子宫收缩。胎儿压向宫颈，宫颈感受器发出传入冲动，反射性引起缩宫素分泌，缩宫素进一步增强子宫收缩，胎儿更有力地压向宫颈使之扩张，这一正反馈调节逐渐加强，直至胎儿娩出。

## 四、授乳

女性乳腺在青春期后发育较快。在妊娠期，由于多种激素的促进作用，乳腺导管增生，腺泡发育更完善，乳房体积增大，但此时并不泌乳，只是为泌乳做好准备。这是由于妊娠期高浓度的雌激素、孕激素对泌乳有抑制作用。分娩后，由于雌、孕激素水平下降，抑制作用解除，加上腺垂体又分泌大量的缩宫素，可刺激泌乳。一般分娩后1～3天开始泌乳。在哺乳过程中，婴儿吸吮乳头，可通过神经反射引起乳腺肌上皮细胞收缩，有利于乳汁的排出。由哺乳引起的缩宫素分泌增加可抑制腺垂体分泌促性腺激素，所以，在哺乳期间可出现月经暂停现象，一般达4～8个月。但也有少数妇女虽不出现月经，却仍有排卵现象，更有个别妇女，哺乳期月经并不停止。因此，哺乳期不能受孕是片面的看法。

**知识链接**

**肥胖对女性生殖功能的影响**

肥胖是脂肪在体内过度堆积而引起的一种疾病，其与心、脑血管疾病及糖尿病等多种疾病有密切关系。青春期肥胖的女孩可能发生月经失调或短暂的不排卵，主要是由于其体内LH水平过高及雄激素轻度升高，其中一部分女孩会发展成永久性高雄激素血症、多囊卵巢综合征。多囊卵巢综合征在西方国家的患病率为5%～7%，与越来越多的肥胖有关。腹型肥胖的女性对FSH的敏感性会下降，导致妊娠率的降低。脂肪组织，尤其是内脏周围的脂肪组织可储存雄激素，因此，向心型肥胖的女性体内的雄激素比周围型肥胖的女性更高，严重者会导致女性生殖功能下降，甚至不孕。相反，肥胖女性体重减轻后，体内雌激素异常波动幅度明显减小，雄激素水平也明显降低。

# 第4节 性 生 理

性活动指与性生活有关的行为和心理活动，包括寻觅、追求、爱慕、眷恋、保护、占有异性（或同性），与异性（或同性）建立各种形式的性关系。性生理是生殖医学中的重要基础内容，与生殖健康关系密切。青春期是从少年阶段到成年阶段的过渡时期，也是性生理开始发育成熟的时期，在青春期内，人体的性器官开始发育成熟，有了生育能力。青春期内人体会发生许多的变化，包括生理、心理、行为等方面，与下丘脑 - 性腺轴的活动及其他激素的作用密切相关。

## 一、性成熟的表现

**性成熟（sexual maturity）**是指生殖器官的形态、功能已发育成熟以及第二性征的发育成熟，且基本具备正常的生育能力。青春期是从儿童到成年的过渡时期，也是性功能从不成熟到成熟的时期，与其他生长较迅速的器官相比，生殖器官的发育非常缓慢。进入青春期后，机体迅速发育成熟，个体的体格形态、性器官及第二性征等方面都会发生很大的变化。这些变化与下丘脑 - 腺垂体 - 性腺轴的活动密切相关。

### （一）青春期体格形态的变化

**1. 身高** 进入青春期后，身高增长的速度明显加快。女性的青春期身高突长开始于青春期早期，约为 10 岁，一般生长速度高峰出现在月经初潮到来前 1 年，多数人到月经初潮开始时身高增长速度减慢，大约在 17 岁时身高停止生长。男性的青春期身高突长比女性晚约 2 年，在 12 岁左右。因此，11～13 岁的女孩平均身高可能反而超过同龄的男孩。男孩身高停止生长的时间较晚，整个生长期较长，约在 22 岁身高基本停止生长。所以，男孩生长突增期间身高增长的幅度较大。在身高突长期，女孩身高每年可增长 5～7cm，最多 9～10cm；男孩身高可增长 7～9cm，甚至 10～12cm。我国 17 岁的城市男孩平均身高为 168.6cm，比同年龄女孩的平均身高超出 10cm 左右。青春期身高突长的高度在女性约为 25cm，男性约为 28cm。由于男性生长期长于女性，且男、女性突长期增长存在差异，使成年男性身高比成年女性身高约高 12cm。青春期身高突长的相关激素，女性主要为雌二醇，男性主要为睾酮，雌二醇对男性的身高也起着重要的作用。除此之外，生长激素、IGF-1 的水平及性激素与促性腺激素的协同作用均在青春期身高突长中起了一定作用。

**2. 机体组织构成** 青春期前，男性和女性机体的构成基本相同，如体重、骨量、身体脂肪等。在青春期内，男性和女性在机体构成方面变化十分明显，女性骨骼比男性轻，骨密质较薄，骨密度较小；男性肌肉比女性发达，蛋白质和糖的成分较多，含水分较少。男孩肌肉在 10～16 岁期间约增加 1 倍，女孩肌肉增加率相对较小。女性脂肪比较丰富，而男性脂肪较少。青春期身高突长期男孩脂肪的增加逐渐减少，而女孩脂肪量一直在继续缓慢增长，突长高峰之后，在雌激素作用下，女孩脂肪增加的速度明显加快，尤其是皮下脂肪较多，使体型更丰满。男性的体重、骨量和肌肉约为女性的 1.5 倍，而女性的脂肪则为男性的 2 倍。

体重与人体的健康密切相关，超重者易患多种疾病，如高血压、冠心病、糖尿病等。超重也会影响机体一些器官的功能。关于标准体重的计算，国内外学者提出了多种计算公式。标准体重计算还与性别和身高有关。另外，不同地区、不同种族应制定不同的标准。

国内学者提出按性别计算标准体重的公式：

男性标准体重（kg）＝身高（cm）－105

女性标准体重（kg）＝身高（cm）－100

日本学者提出的亚洲人按身高计算标准体重的公式：

身高 159cm 以下者： 标准体重（kg）＝身高－105

身高 160cm 以上者： 标准体重（kg）＝（身高－100）×0.9

因为人体间存在个体差异，因此，实际体重高于或低于上述公式计算的标准体重10%以内，都应该视为正常体重。

（二）性器官的发育

**1. 男性性器官的发育** 男性青春期最早出现的变化是睾丸体积增大，其发育过程可分为三个时期。

（1）第一期：在9～12岁，为青春期的开始。此时生精细胞仅有精原细胞和精母细胞，睾丸间质细胞可分泌少量睾酮，附属性器官仍处于幼稚状态。

（2）第二期：在12～15岁，此期睾丸体积迅速增大，曲细精管明显发育，出现精子细胞和精子，但精子数量尚少。间质细胞分泌睾酮增加，使阴囊、阴茎、前列腺等附属性器官快速生长。

（3）第三期：在15岁以后，睾丸及附属性器官已接近成人大小，精子数量及睾酮的分泌也与成人相似。

**2. 女性性器官的发育** 在青春期，卵巢体积增大，由青春期前的不到1ml增加到2～10ml，并开始有卵泡发育，至17～18岁时卵巢发育基本成熟。子宫在10岁左右开始迅速发育，18岁时接近成年人水平；在雌激素的作用下，子宫体增大，占子宫长度的2/3。阴道长度也由青春前期的8cm增加到月经初潮的11cm。大阴唇、小阴唇及阴蒂均开始发育。月经初潮时，一般为无排卵性月经，经0.5～1.5年后开始排卵，但黄体维持的时间常较短。

（三）第二性征的出现

**1. 男性** 男性第二性征的出现主要表现为声调变低，喉结突出，长出胡须、腋毛和阴毛，肌肉发达，出现男性特有的气味等。男性阴毛生长开始于11～16岁，与肾上腺和睾丸分泌雄激素有关；15岁左右时上唇开始出现胡须，并开始变声。一般情况下，男性在2～4.5年完成第二性征的发育，平均3.5年。

**2. 女性** 女性第二性征的发育以乳房的发育为最早。9～12岁时，乳晕开始增大，以后乳房逐渐增大，乳头突出；同时骨盆变大，皮下脂肪开始逐渐增厚，腋毛和阴毛相继长出，出现女性特有的气味等。女性乳房的发育一般在4年内完成；阴毛生长稍晚于乳房发育，主要受肾上腺和卵巢分泌的雄激素的影响。一般情况下，女性在1.5～6年完成第二性征的发育，平均4.2年。

（四）性成熟的调节

进入青春期后，中枢神经系统逐渐成熟，下丘脑-腺垂体的功能被激活，GnRH、FSH和LH的释放增加，可引起身体在青春期发生一系列变化。因此，下丘脑-腺垂体功能增强对青春期的生理变化具有启动作用。

在青春期前，下丘脑-腺垂体的分泌功能对性激素的敏感性较高，低水平的性激素即可抑制下丘脑GnRH的分泌，使腺垂体促性腺激素维持在较低的水平，血浆中性激素的浓度也较低。进入青春期后，下丘脑-腺垂体对性激素的敏感性降低，GnRH的分泌增多，腺垂体分泌FSH和LH也随之增多，从而促进性腺的发育和性激素的分泌，血浆中雌二醇和睾酮的浓度逐渐升高，并刺激各靶器官的发育。GnRH的分泌受脑内多种神经递质、前列腺素及性激素的调节。一般认为，去甲肾上腺素主要与GnRH的脉冲性释放有关，多巴胺可视情况不同对GnRH的释放起双向调节作用，5-羟色胺则起抑制作用；前列腺素可直接刺激GnRH神经元释放GnRH。性激素的反馈作用主要通过调节腺垂体促性腺激素细胞对 GnRH 的敏感性来实现。此外，肾上腺皮质的功能也与性成熟有关。肾上腺皮质分泌活性较低的雄激素脱氢表雄酮、硫酸脱氢表雄酮及雄烯二酮。女性从 6～7 岁、男性从 7～8 岁开始，肾上腺皮质分泌雄激素增多，并持续至青春期的晚期。肾上腺皮质分泌的雄激素与睾丸分泌的雄激素作用有所区别，如在临床实践中观察到，性腺功能不全的患者，在青春期仍有阴毛和腋毛生长；而肾上腺皮质功能低下的患者，则几乎没有阴毛和腋毛。说明青春期阴毛和腋毛的生长与肾上腺皮质功能有关，而与性腺功能可能无明显的依赖关系。

### （五）青春期性发育的异常

青春期性发育异常是指青春期生殖内分泌功能紊乱所致的病理生理学变化及临床表现，包括性早熟和青春期延迟两种。

**1. 性早熟** 女性性早熟指 8 岁前（50% 出现于 6 岁前）出现乳房发育，阴毛、腋毛生长，大阴唇、小阴唇增大，月经来潮等情况；男性在 9 岁以前出现生殖器官明显发育和第二性征者，可考虑为性早熟。性早熟常常是由于中枢神经系统，特别是下丘脑的功能紊乱，促性腺激素分泌过多，刺激性器官过早发育而引起的。性早熟可能对身体的发育产生一定影响，如女性月经初潮过早出现可减少身高突长的高度。

**2. 青春期延迟** 如女性到 13 岁仍无乳房发育，16 岁尚无月经来潮；男性超过 14 岁还无任何青春期发育的表现，应考虑为青春期延迟。男性青春期延迟者大多有父系家族史，一般有下丘脑 - 腺垂体功能的遗传性缺陷。也有一部分性发育延迟是病理性的，如内分泌异常、染色体畸变、患有慢性病或胎儿在子宫内的成长发育环境不良等引起。

## 二、性反应

一切动物均有三种本能，即摄食本能、防御本能、交配本能。绝大多数动物都属有性生殖类，大多数动物是直接交配，如昆虫类、两栖类、爬行类、鸟类、哺乳类；但有的动物不直接交配（如鱼类），即雄、雌性动物的生殖器官不接触，雌性向体外排出卵后，雄性动物随之射精，两性生殖细胞在体外结合，即卵在体外受精。在自然情况下，性行为最基本的功能是生殖，以达到维持种族繁衍的目的。对于大多数动物而言，生殖是性行为的唯一功能。人类生活包括三个方面，即物质生活、精神生活、性生活。性行为除保证人类的繁衍、生存与发展外，尚有满足人类本能的需要，即满足性生理和性心理的需要。因此，性行为不仅属于性生理的范畴，也是性心理学和性社会学的研究对象。

当人在精神或肉体上受到有关性的刺激时，性器官和其他一些部位会出现一系列生理变化，称为**性兴奋**（**sexual excitation**）。而**性行为**（**sexual behavior**）主要是指在性兴奋的基础上，男女两性间发生性器官的接触或交媾，即**性交**（**sexual intercourse**）的过程；或虽无两性器官的接触，但发生与性器官有联系的活动，如性抚慰（性自慰）、性爱抚（触摸、拥抱、亲吻）等。广义的性行为还包括性梦、梦遗、性幻想、性好奇等。

### （一）男性的性兴奋与性行为

男性的性兴奋除心理性活动外，主要表现为阴茎勃起和射精。

**1. 阴茎勃起** **阴茎勃起**（**erection of penis, erection**）是指受到性刺激时，阴茎迅速胀大、变硬并挺伸的现象。勃起时阴茎的血流动力学发生改变，阴茎内动脉扩张、阴茎血流量明显增加是引起勃起的主要因素；阴茎的静脉回流受阻具有维持勃起的作用。勃起时阴茎的血容量可达到

80～120ml，阴茎海绵体内的压力可达 75mmHg（9.98kPa）。阴茎血管内的特殊结构，即动脉内膜嵴和静脉瓣，对勃起时的血流分布起决定性作用。

阴茎勃起是心理活动和外生殖器局部机械性刺激引发的反射活动，其传出神经主要是副交感舒血管纤维，通过释放共存于神经元内的乙酰胆碱和血管活性肠肽，使阴茎的血管舒张。副交感神经中还有含**一氧化氮合酶（NO synthase, NOS）**的神经纤维，其末梢释放的 NO 具有强烈的舒血管效应。在动物实验中，给予 NOS 抑制剂可阻断刺激盆神经引起的阴茎勃起，故认为 NO 是引起阴茎勃起的重要因素。

**2. 射精** 射精（**ejaculation**）是男性性高潮时精液经尿道射出体外的过程。射精的过程分为移精和排射两个阶段。首先是感觉冲动由阴茎龟头的触觉感受器传入，经腹下神经传出，附睾、输精管平滑肌按一定的顺序收缩，将精子输送至尿道，并与前列腺、精囊的分泌物即精浆混合组成**精液（semen）**，此过程称为**移精（emission）**。然后，阴部神经兴奋，使环绕阴茎基底部的尿道海绵体肌发生节律性的收缩，压迫尿道，使精液射出。射精的同时，伴有强烈的快感，即性兴奋达到**性高潮（orgasm）**。在射精后的一段时间内，一般不能再次发生阴茎勃起和射精，称为不应期。不应期的长短与年龄和身体状况等多种因素有关。

射精是一种反射活动，其基本中枢位于脊髓腰骶段，高位中枢可通过儿茶酚胺和 5- 羟色胺系统对脊髓中枢的活动进行调节，前者起激活作用，后者起抑制作用。男性在性成熟后，在没有性交的情况下，自然发生射精现象，称为遗精。遗精常在发生在睡眠状态，是一种常见生理现象。

### （二）女性的性兴奋与性行为

女性的性兴奋主要包括阴道润滑、阴蒂勃起及性高潮。

**1. 阴道润滑** 女性在受到性刺激后，阴道会分泌一种稀薄的黏性液体，该液体可由阴道流至外阴部，润滑阴道和外阴，有利于阴茎的插入。此外，由于阴道下 1/3 部分充血，使阴道口缩窄，对插入阴道的阴茎有紧握作用。同时，阴道上 2/3 部分扩张，子宫颈和子宫体抬高，使上阴道宽松，阴道可伸长 1/4，有利于性交和容纳精液。

**2. 阴蒂勃起** 阴蒂是女性的性感受器之一。阴蒂头部有丰富的感觉神经末梢分布，是女性性器官中最敏感的部位。性兴奋时，阴蒂充血、膨胀、勃起、敏感性升高，使女性获得性快感并达到性高潮。

**3. 性高潮** 当外阴和阴道受到的刺激达到一定程度时，子宫、阴道、会阴及骨盆部的肌肉会突然出现自主的节律性收缩，并伴有一些全身性反应，类似男性射精时的兴奋状态，称为女性性高潮。女性性高潮后的不应期并不明显。女性的心理因素对性高潮的出现有明显的影响，在情绪不佳或不安时，性反应往往不会出现，更不会达到性高潮。

## 三、性行为的调节

人类的性行为受到神经、体液系统的调控，同时也受环境及心理等因素的影响。

### （一）性行为的神经调节

性行为的调节主要是在中枢神经系统的控制下通过条件反射和非条件反射实现的。如阴茎勃起的基本反射中枢位于脊髓腰骶段，但同时也受大脑皮质的性功能中枢、间脑、下丘脑等部位的共同调节。阴茎受自主神经系统和躯体神经系统的双重支配，自主神经来自盆神经丛，包括交感神经纤维和副交感神经纤维；躯体神经纤维起自脊髓骶段，构成阴部神经。阴茎海绵体上有多种神经递质和受体，包括肾上腺素能、胆碱能、非肾上腺素能和非胆碱能受体。肾上腺素可与阴茎血管平滑肌细胞膜上的 $\alpha_1$ 受体结合，使血管收缩，抑制阴茎的勃起。**乙酰胆碱（acetylcholine, ACh）**可通过两种机制促使阴茎勃起：一种是抑制肾上腺素的释放；另一种是使血管内皮细胞释放**内皮舒张因子（endothelium-derived relaxing factor, EDRF）**。两种机制共同起作用。此外，组胺与 $H_2$ 受体结合、5- 羟色胺与 5-$HT_1$ 受体结合均能促进阴茎勃起；组胺与 $H_1$ 受体结合、5- 羟色胺与 5-$HT_2$ 受体结合则能抑制阴茎勃起。另外，人的精神和心理因素对阴茎的勃起有明显的影响，这是通过影响中枢神经系统、调节多种递质释放实现的。阴茎勃起还受环境的影响。

（二）性行为的体液调节

**性欲（sexual desire）**指个体渴望与另一个体发生性关系或肉体接触的愿望。性欲是性兴奋和性行为的基础，受神经、体液因素的调控。男性的雄激素可刺激性欲，引起阴茎勃起；女性性欲的引起需要雌激素和雄激素的作用。孕激素可抑制性欲的产生，在动物有保护妊娠的作用。此外，缩宫素也对性欲有明显的影响。

**临床链接**

**性功能障碍**

**性功能障碍（sexual dysfunction）**是指不能进行正常的性行为或在正常性行为中不能得到性满足的一类障碍。男性性功能障碍包括性欲异常、早泄、勃起功能障碍等。女性性功能障碍指女性个体不能参与其所期望的性行为，且在性行为过程中不能得到或难于得到满足，包括性欲减退、性唤起障碍、性高潮障碍、性交痛和阴道痉挛等。

性功能障碍按发病原因分为功能性性功能障碍与器质性性功能障碍。器质性性功能障碍是由于机体某个器官或系统发生病理改变而引起的性功能障碍。男性器质性性功能障碍可由多种因素引起，如垂体或性腺功能减退、肾上腺皮质或甲状腺功能异常、心脑血管疾病、肿瘤、血液病以及外伤、手术、药物因素等。女性器质性性功能障碍除上述引起男性器质性性功能异常的因素外，还有自然绝经、卵巢功能早衰及长期服用避孕药等因素。

功能性性功能障碍多数由于缺乏性知识、精神心理紊乱及环境不适当引起。如夫妻双方不能把握性生活的规律和方法、对性生活的畏惧、期望值过高或缺乏自信、心理创伤及情绪失控等。据统计，10%～30% 男性勃起功能障碍是心理性的，而 90% 以上女性性高潮障碍与精神因素有关。

## 第5节 避孕的生理学基础

根据生殖生理知识设计合理控制生育的方案具有十分重要的意义。目前，使用或研究的避孕方法很多，大致可以分为以下几类。

### 一、影响生殖细胞生成和成熟

1. **使用直接作用于性腺（睾丸或卵巢）的药物** 使性腺不能产生成熟的生殖细胞。
2. **使用抗雄激素药物** 使精子不能在附睾成熟。
3. **应用抑制下丘脑和腺垂体的药物** 以减少 FSH 和 LH 的分泌，使卵泡不成熟或不排卵。

FSH 有促进卵泡发育的作用，在月经中期，血液中 LH 浓度高峰可导致排卵，所以血中的雌激素、孕激素如能保持稳定的高水平，则对 FSH 和 LH 分泌形成抑制，不能使卵泡发育，LH 高峰也不会出现，不能促使排卵，从而达到避孕的目的。有些口服避孕药即以此原理为依据。

## 二、防止卵受精

**1.“安全期”避孕** 排出的卵子或精子在女性生殖道维持受精能力的时间很短，卵子仅 6～24h，精子 1～3 天。故射入女性生殖道内的精子只有在排卵前后 2～3 天才有受精机会。避免在这段时间性交称为“安全期避孕”。所谓“安全期”并非绝对安全，因为排卵受体内外多种因素影响，可提前或推迟，甚至有额外排卵，因此该避孕方法不十分可靠。

**2. 阻隔作用** 使用阴茎套、子宫帽、黏堵剂，以防止精子与卵子相遇。

**3. 男性输精管或女性输卵管结扎术** 由于输精管也储存精子，因此结扎时应注意冲洗或杀死储存于外段输精管内的精子，女性输卵管结扎术应在排卵前进行。输精管和输卵管结扎术一般对男、女性的健康和性功能没有影响。

**4. 对精子的作用** 用药物降低精子的受精能力或杀死精子，如外用避孕栓、避孕膏等。

**5. 免疫避孕** 就是通过注射具有特异抗原性的疫苗，使人体在一段时间内达到避孕的目的，如抗 hCG 免疫、抗精子免疫、抗卵透明带免疫等。

## 三、影响着床

**1. 放置宫内节育器** 放置宫内节育器又称上环，主要影响受精卵着床，是目前长期避孕首选的措施。

**2. 利用药物影响着床** 胚泡与子宫内膜发育阶段一致是着床的必要条件，如在性交后给予大剂量雌激素，破坏受精卵和子宫内膜发育的同步，则会影响受精卵着床，达到避孕目的。

**3. 使用孕酮受体阻断剂** 孕酮受体阻断剂可防止子宫内膜出现分泌期，从而影响受精卵着床。此方法正在深入研究中。

## 四、使胚胎由子宫排出

当以上早期避孕方法失败后不得已采取以下补救措施。

**1. 早期人工流产** 早期人工流产即吸宫术。

**2. 溶解黄体，中止妊娠** 在早期妊娠中，黄体是维持妊娠所必需的，若将人绒毛膜促性腺激素做成疫苗给孕妇免疫，可使其体内产生抗人绒毛膜促性腺激素抗体，从而使黄体溶解，造成流产。

**3. 早期流产药物** 利用药物使早期胚胎流产，此方法可减轻对流产妇女心身健康的影响。前列腺素及其衍生物在这方面的作用日益受到重视，并已被广泛使用。虽然控制生育的方法和途径有很多，理想的方法应是安全、有效、简便、经济，又不严重影响机体的正常功能和身心健康。因此，应根据不同的情况选择合适的避孕方法。

（湖南中医药大学　黄小平）

## 复习思考题

一、名词解释

1. 生殖 2. 血 - 睾屏障 3. 月经 4. 月经周期 5. 着床

二、问答题

1. 睾丸的功能有哪些?

2. 睾丸功能是如何调节的?

3. 睾酮有哪些生理作用?

4. 雌激素和孕激素的生理作用是什么?

5. 胎盘分泌的主要激素及其作用是什么?

6. 举例说明测量女性基础体温的临床意义。

7. 根据生殖生理学知识,请列举几种避孕的措施及其原理。

8. 隐睾症为何易造成男性不育?

三、思考题

1. 在月经周期中,血浆 FSH、LH、雌激素、孕激素水平及子宫内膜发生了哪些变化?激素间是如何调节的?

2. 当女性受到强烈的精神刺激时,可能对月经周期会产生什么影响?

# 第13章 衰 老

**重点内容**

衰老、平均寿命、自然寿命的概念；老年人机体功能变化；老年人的心理特点；延缓衰老的途径。

## 第1节 衰老与寿命

国家统计局发布的2016年国民经济运行数据显示，2016年末中国大陆人口（包括31个省、自治区、直辖市和中国人民解放军现役军人，不包括香港、澳门特别行政区和台湾省以及海外华侨人数）13.8271亿人，60周岁及以上人口2.3086亿人，占总人口的16.7%，65周岁及以上人口1.5003亿人，占总人口的10.8%，中国老龄化加剧。随着人均寿命延长，老年人口比例增大，探讨人类衰老和寿命具有重要意义。

### 一、衰老的定义与机制

（一）衰老的定义

**1. 衰老的定义** 衰老（aging）又称老化，指生物体随年龄增长而发生的一系列组织结构退行性变及生理功能和适应能力逐渐减退的过程。衰老是生命过程的必然规律，是个体生长发育成熟后，必须经历的、自然发生的生理过程，属于**生理性衰老（aging or senescence）**。由于某些疾病或其他因素使衰老现象提早出现或衰老过程加速，称为**病理性衰老（senility）**。

**2. 衰老的分期** 衰老是生命过程的晚期阶段。世界卫生组织对各年龄段的划分作出新规定：45岁以下为青年期，45～64岁为中年期，65～74岁为青年老年期，75～90岁为老年期，90岁以上为高龄老年期。我国通用的标准是：45～60岁为渐衰期（中年人），60～90岁为衰老期（老年人，其中80岁以上者称为高龄老人），90岁以上为长寿期。这种按出生后个体存活时间计算的年龄称为**时序年龄（chronological age）**。

衰老是逐渐发生的过程。因体质情况和平均寿命不同，不同个体衰老开始的年龄，以及同一个体各个器官结构和功能退化的年龄可能不一致。为反映不同个体或不同器官的实际衰老程度，提出了生理年龄的概念。**生理年龄（physiological age）**是从生理学和医学角度衡量人的年龄时使用的概念，通常是指一般人达到一定时序年龄时，其器官系统的生理状态及功能水平。生理年龄表示随时间推移，机体结构和功能的衰老程度。生理年龄和时序年龄的含义不同，两者往往并不同步。部分人的时序年龄与生理年龄之间存在的个体差异可达5～10岁，甚至更大。也就是说，衰老可提早，也可推迟。

**3. 衰老的基本特征** 衰老的基本特征可归纳为：

（1）普遍性：衰老是多细胞生物的共有特性，衰老过程在多细胞生物中普遍存在。在同种生物中，所有个体在大致相同时期内发生衰老，体内的细胞组织与器官普遍发生退行性变化，且这种衰退是长年累积的必然结果，呈现出不可逆性。

（2）内因性：衰老源于生物固有的特性（如遗传），衰老变化是自身内部因素引起的，是生物体必然的、内在的退化过程。衰老不是环境造成的，但不排除环境的影响。

（3）渐进性：生物达到成熟期后，衰老是随着年龄增长而连续发生的一系列进行性退化，不是某个时期的突然改变。

（4）可预见性：不同时序年龄的个体，其衰老过程和衰老程度是可预测的。一般人超过 65 岁，其器官生理功能减退约 30%，进入 80 岁以后，生理功能的减退将更为明显。

（5）危害性：衰老过程中，生物体各组织器官的结构逐渐发生退行性变化，各种生理功能逐渐衰退，机体维持自稳状态的调节能力逐渐减退，最终导致各种生理功能下降乃至丧失，加速死亡。

（二）衰老的机制

人类一直致力于衰老机制的研究。随着细胞生物学和分子生物学的飞速发展，人们开始从分子层面探讨衰老的原因和本质。由于衰老的原因非常复杂，许多研究仍停留在假说阶段。关于衰老机制的学说超过了 300 种，其中影响较为深远的学说有以下几种：

**1. 遗传程序学说** 该学说认为，任何生物都按照“出生、发育、成熟、衰老、死亡”五个阶段走完生命的全过程，这是生物“内在”的基本属性，是按照遗传程序逐步展开的必然结果，是生物体内某个“生物钟”控制下的程序化了的过程。衰老是生命周期中已经安排好的程序，组织的退化和生理功能的启闭都是按“生物钟的‘时间计划表’”依时发生的，而该程序的开启和终止均由遗传信息控制。当衰老基因被按时激活，衰老程序便被启动，机体开始逐步衰老并最终走向死亡。

**2. 端粒钟学说** 端粒是染色体末端的一种特殊结构，其 DNA 由许多简单重复序列组成。细胞分裂过程中，端粒因不能由 DNA 聚合酶完全复制而逐渐变短。生理情况下，端粒的长度可作为细胞的“分裂时钟”，反映细胞分裂能力。端粒钟学说认为，大多数体细胞的端粒随周期性复制而逐渐缩短，当端粒长度缩短到一定阈值，细胞增殖停止并死亡。

**3. 自由基学说** 这是目前最重要、最有影响力的学说。该学说认为，衰老过程的退行性变是由细胞代谢产生的自由基的有害作用造成的，生物体的衰老过程是机体组织细胞不断产生的自由基积累的结果。自由基是指一类含不成对电子的原子或功能基团，普遍存在于生物系统，主要包括氧自由基、氢自由基、碳自由基、脂自由基等，其中氧自由基的活性最强。自由基是正常代谢的中间产物，其反应能力很强，可使细胞中多种物质发生氧化，损害生物膜，使蛋白质、核酸等大分子交联，影响其正常功能。正常细胞内存在清除自由基的防御系统，包括酶系统和非酶系统。随着年龄增长，体内自由基清除能力下降，自由基在体内积累，使细胞生物膜的不饱和脂肪酸发生过氧化作用，膜通透性改变，抗原性异常，信息传递功能障碍，从而导致细胞衰老。由脂类过氧化作用产生的脂褐素，随年龄增长积聚于脑、心等器官组织细胞内，促使这些器官功能发生退变。

**4. 错误成灾学说** 这是从遗传学角度，并从分子水平说明衰老原因的新学说。该学说认为，衰老是从 DNA 复制到蛋白质形成的遗传信息传递过程中的错误积累的结果。随着年龄增长，机体细胞内 DNA 复制效率下降，并时常在核酸、蛋白质、酶等大分子合成时发生差错。若 DNA 在复制、转录和翻译中发生误差，这种误差会不断扩大，致使细胞内因积累许多差错分子造成灾难，细胞正常功能难以发挥，最终细胞衰老、死亡。

**5. 神经内分泌学说** 神经内分泌系统通过分泌激素，不仅调控个体生长、发育和成熟过程，而且能调控个体的衰老和死亡过程。下丘脑存在“老化钟”。随着年龄增长，下丘脑-垂体-内分泌腺系统功能衰退，内分泌功能紊乱，内环境稳态被破坏，加速衰老过程。

**6. 免疫衰老学说** 免疫系统的功能是免疫监视、免疫自稳和免疫防御。免疫力下降与衰老的发生、发展有密切关系。老年人细胞免疫监视能力下降，各种特异性抗体减少，免疫功能降低，同时自身免疫现象却增强，各种自身免疫性疾病发病率增高。这两方面原因加速了衰老的出现和发展。

**7. 交联学说** 交联是指具有两个以上反应基因的物质与蛋白类作用时，一个反应基因与一个蛋白质分子结合，其他反应基因与另一蛋白质分子结合，从而形成新的大分子。人体细胞与组织存在大量发生交联反应的成分，同种分子或不同分子间容易发生多种交联反应，从而改变分子理化特性，影响其正常功能。随着年龄增长，生物体有交联增多的倾向，大分子发生异常过多的交联，可引起生物体功能衰退。

**8. 其他学说** 关于衰老的成因，除了上述学说外还有许多种，如体细胞突变学说、代谢废物累积学说、微量元素学说等。体细胞突变学说认为，在某种化学、物理或生物因素作用下，细胞的遗传物质发生突变。当这种突变积累到一定程度，则引起细胞形态与功能失调，导致机体衰老。代谢废物累积学说认为，生物体自身代谢过程不断产生代谢废物，如结晶体、脂褐素颗粒、某些重金属元素等。细胞的酶类既不能将这些代谢废物溶解，也无法通过细胞膜将其排入血液或排出体外。结果废物在细胞内累积，所占据的空间越来越大，影响了细胞代谢物的运输，细胞功能下降，导致细胞衰老。微量元素学说认为，微量元素作为辅酶和酶的活性中心在细胞代谢中起重要作用，它与机体生长、发育、衰老都有密切关系。缺乏微量元素将使细胞代谢障碍，加速衰老。

衰老是多因素、多机制、长期综合作用的结果，这说明衰老的复杂性。我们要以慎重的态度，全面地、多视角地看待和分析衰老机制这一复杂问题。

**知识链接**

**端粒和端粒酶保护染色体机制的发现者**

2009年10月5日，瑞典卡罗林斯卡医学院宣布，将2009年诺贝尔生理学或医学奖授予美国加利福尼亚旧金山大学的伊丽莎白·布莱克本（Elizabeth Blackburn）、美国巴尔的摩约翰·霍普金斯医学院的卡罗尔·格雷德（Carol Greider）、美国哈佛大学医学院的杰克·绍斯塔克（Jack Szostak），以表彰他们发现了端粒和端粒酶保护染色体的机制。

卡罗林斯卡医学院的专家称这三人解决了生物学上的一个重大问题，即在细胞分裂时，染色体是如何进行完整复制，如何免于退化的，其中的奥秘全部蕴藏在端粒和端粒酶上。端粒也被科学家称作“生命时钟”，在新细胞中，细胞每分裂一次，端粒就缩短一次，当端粒不能再缩短时，细胞就无法继续分裂而死亡。伊丽莎白·布莱克本等人发现的端粒酶，在一些失控的恶性细胞的生长中扮演重要角色。大约90%的癌细胞都有不断增长的端粒及相对来说数量较多的端粒酶。

## 二、寿命

**寿命（life span）**是指生物体从出生起，经过生长、发育、成熟、老化，直至死亡所存续的时间。通常以年龄作为衡量寿命长短的尺度。寿命的长短取决于先天遗传因素和后天环境因素。

不同时代的个体，不同区域的个体，以及同一时代、同一区域的不同个体间，寿命差异较大。比较某个时期、某个区域或某个社会的人类寿命时，常采用平均寿命。平均寿命水平反映了某个社会的经济、文化、科技和医学发展水平。

（一）平均寿命

平均寿命又称**平均预期寿命（life expectancy）**，是指某一年龄段预期可能存活的年限，通常是以0岁人口（不足1岁）的平均预期寿命为代表，简称平均寿命。在不特别指明岁数的情况下，平均预期寿命就是指0岁人口的平均预期寿命。一般来说，年龄越高，其未来的平均预期寿命越短。由于0岁组死亡率特别高，往往1岁的平均预期寿命反而高于0岁。这就是“平均预期寿命的矛盾现象”。例如，1980年中国男性人口平均预期寿命0岁为67.86年，1岁为68.43年。

人类平均寿命随着社会发展和科技进步逐步提高。我国居民平均寿命，1929—1931年为34.85岁，1957年为57岁，1985年为68.9岁，2000年为71.40岁，2010年提高到73.0岁。据世界卫生组织发布的2015年版《世界卫生统计》报道，中国人均寿命为：男性74岁，女性77岁。

（二）自然寿命

**自然寿命（natural span of life）**，是指人类在进化过程中所形成的相当稳定的平均寿命的最高尺度，即寿命的极限。

人的自然寿命究竟有多长，目前仍未明确。但依据对哺乳动物的观察结果，可以对人类自然寿命进行推算。目前有生长期、性成熟期和细胞分裂等三种较为科学的测算方法。

**1. 生长期测算法** 一般哺乳动物的寿命是其生长期的5～7倍。人的生长期为20～25年，以此预计人的自然寿命为100～175岁。

**2. 性成熟期测算法** 一般认为，生物最高寿命约为性成熟期的8～10倍。人类性成熟年龄通常为14～15岁，因此，人的自然寿命应在112～150岁。

**3. 细胞分裂测算法** 人体细胞在体外分裂传代50次即不再分裂，平均每次分裂周期为2.5～3.0年。按此法计算，人的自然寿命应是125～150岁。

根据上述几种推算，人的自然寿命在百岁以上是确切无疑的。

**知识链接**

### 老年期痴呆

老年期痴呆（dementia in the elderly）是指发生在老年期，由于大脑退行性病变、脑血管性病变、脑外伤、脑肿瘤、颅内感染、中毒或代谢障碍等各种病因所致的以痴呆为主要表现的一组疾病，表现为记忆力、计算力、判断力、注意力、抽象思维能力、语言功能减退，情感和行为障碍，独立生活和工作能力丧失。老年期痴呆包括老年性痴呆（Alzheimer's disease，AD）、血管性痴呆（vascular dementia，VD）及混合性痴呆等，其中AD和VD约占全部痴呆的70%～80%。各国老年期痴呆的发病情况不完全一致，多数报道认为：65岁以上患病率为5%左右，欧美各国的统计结果为4.1%～5.1%，女性患病率明显高出男性1～4倍，患病率与年龄增长存在肯定的关系。老年期痴呆给老年人带来不幸、给家庭带来痛苦、给社会带来负担，已引起广泛关注，AD和VD成为目前的研究热点。

# 第2节 老年人机体功能变化

## 一、外貌形体的变化

老年人外貌特征：毛发变白，开始脱发，以头顶、前额最明显，部分人头顶出现半秃或全秃；肌肉萎缩，额纹增多，变深；皮肤老化，弹性降低，松弛，失去光泽，色素沉着，老年斑增多；眼睑下垂或眼球凹陷，牙齿脱落。由于椎间盘脱水变薄、出现萎缩性变化、脊柱弯曲度增加、下肢弯曲等原因，身高有所下降。据调查：从30～90岁，男性身高降低约2.25%，女性身高降低2.2%。

## 二、机体构成成分的变化

### （一）水分减少

成人体内的水分约占体重的60%。由于细胞内液减少，细胞含水量由40%降到35%。故60岁以上老人全身含水量减少，男性约为51.5%，女性为42%～45.5%。

### （二）细胞数量减少

人体的老化可使脏器组织中的细胞数量减少，细胞和细胞器萎缩，细胞体积缩小和功能降低，导致某些器官的质量减轻。各种细胞数量的减少一般从成熟期以后就开始了，75岁老人的组织细胞减少30%左右。细胞间质中胶原纤维增加，弹性纤维变性，可见脂质和钙盐沉着。此外，可见血钾升高，血钙、镁降低。

### （三）脂肪组织增加

随着年龄的老化，体内脂肪组织增加。一般来说，从25岁到70岁，体内脂肪约增加16%，脂肪组织占体重的百分比，青年人为17%，老年人达到33%。

## 三、组织器官的基本变化

组织器官的基本改变，包括结构和功能两个方面。结构的改变主要是细胞萎缩，数量减少，细胞间质改变，以致器官质量减轻。在结构成分上主要表现为组织及水分占人体构成比逐渐减少，而脂肪构成比则增加。

功能的改变主要表现为储备能力减少，适应能力降低，抵抗力减退。组织结构的改变和功能的改变是相互影响的。如组织细胞萎缩，对氧和营养物质的需要量减少，器官血液灌流量减少；而血供不足又能促进组织进一步萎缩，加重器官的退化。由于组织退化是逐渐发生的，且人体大部分器官都具有一定的储备能力和代偿能力。因此，即使这些器官发生了较大程度的退化，其功能仍可基本正常。

## 四、各系统功能的变化

### （一）神经系统

**1. 中枢神经系统**

（1）脑细胞数目减少：随着年龄增长，脑细胞数目逐渐减少。自50岁后，每增加1岁，脑细胞数目减少约1%。脑细胞数减少主要见于大脑皮层（特别是额上回、颞上回、中央前回、纹状区等）、小脑浦肯野细胞、脑干的黑质和蓝斑核的黑色素细胞。80 岁的老年人与年轻人比较，大脑细胞数减少约 25%，小脑浦肯野细胞数减少约 20%。大脑细胞数目减少，将严重影响老年人的运动功能、视听感觉和学习、记忆、语言等高级功能。小脑浦肯野细胞减少可能是老年人肌肉功能变化的结构基础。蓝斑核老化可能与老年人睡眠障碍、快波睡眠（异相或 RME 睡眠）减少、智能活动迟缓等有关。

（2）大脑质量减轻、脑脂褐素沉积、老年斑形成：老年人脑回萎缩，大脑质量减轻 20%～25%，大脑皮层的质量减轻尤为显著。随着年龄增长，出现脂褐素的细胞增多，细胞内的脂褐素含量也渐增多，可占核外胞质的 1/2，脂褐素聚积增多是衰老的可靠指标之一；同时，神经细胞内有神经元纤维变性、老年斑形成、颗粒空泡变性等老化结构出现。这些“老化结构”在老年性痴呆等患者脑神经细胞中经常出现，故认为这些“老化结构”很可能影响胞体内某些酶的活性，造成神经递质的合成和转运障碍。

（3）脑血流量减少：从 17 岁到 80 岁，每 100g 脑组织中，脑血流从 79ml/min 降至 46ml/min，同时脑耗氧从 3.6ml/min 降至 2.7ml/min。老年人脑血流量和脑耗氧量减少、脑血管阻力增加，脑血液循环减慢，可导致脑组织缺氧和营养不足、代谢产物输送缓慢等，这与老年人产生的某些精神和神经症状有关，如老年人短期记忆衰退，长期记忆不减。而脑组织缺氧和营养不足、代谢产物输送缓慢，造成神经细胞递质易于耗竭，恢复缓慢，使大脑的内抑制过程减弱，灵活性差，对外界反应迟钝，动作协调性减退，注意力不够集中。

（4）体温调节能力减弱：在 5～15℃低温环境持续 45～120min 时，老年人肛温可降低 0.5～1.0℃，而青年人的肛温却无明显变化；高温中暑病死率，60 岁以上组明显增高，70～79 岁组为 8/10 万，而 90～100 岁组则升至 80/10 万。

（5）神经递质分泌失调：老年人中枢神经递质分泌功能失调。**去甲肾上腺素（noradrenaline, NA）**含量减少，5-**羟色胺（5-hydroxytryptamine, 5-HT）**含量无明显变化，5-HT/NA 比值上升，影响下丘脑分泌功能。胆碱乙酰化酶和胆碱酯酶的活性均降低，乙酰胆碱合成减少，分解减慢。儿茶酚胺的转换、前体的转变和储存降低，单胺氧化酶的活性增加，儿茶酚胺氧位甲基转移酶的活性降低。下丘脑和纹状体的突触体对多巴胺的摄取减少 30%，多巴胺合成减少，水平下降。脑内 **γ-氨基丁酸（γ-aminobutyric acid, GABA）**含量及谷氨酸脱羧酶的活性均降低。递质及其有关酶活性的变动，会严重影响中枢神经系统的调节作用。

（6）下丘脑调节机制减退：下丘脑各核团的神经细胞数目均有不同程度的减少、神经元发生皱缩。如**下丘脑内侧视前区（medial preoptic area, MPOA）**的神经细胞丢失约 30%，**前区（anterior hypothalamic area, AHA）**和弓状核（AKC）内的神经细胞丢失约 23%。下丘脑的神经内分泌功能和调节功能减退，其合成和释放**促肾上腺皮质激素释放激素（corticotropin releasing hormone, CRH）**和**促甲状腺激素释放激素（thyrotropin releasing hormone, TRH）**的能力逐渐降低，老人的应激反应能力减退。随着下丘脑 - 垂体系统的变化，老年人调节内环境稳定的能力减弱，易导致全身性代谢紊乱，以及动脉粥样硬化、高血压及冠状动脉和脑动脉的血循环障碍的发展。

**2. 神经传导速度减慢与反应迟钝** 老年期，除神经细胞数量减少，轴突萎缩，树突分支缩小并萎缩，侧棘突趋向消失外，突触数量大幅减少，减少达 15%～40%，容易导致信息传递障碍，引发突触信息传递延迟、神经纤维最大传导速度减慢、反射潜伏期延长等现象。据报道，80 岁的神经传导速度比 50 岁减慢 10%～15%，肌肉动作及反射均较迟钝。

**3. 视、听、嗅等感觉功能衰减** 视觉方面，晶状体弹性减退，出现老视；老人对“形”感知的最小识别阈值升高，对长度感觉的绝对误差增大、视野范围减小、暗适应能力降低、视觉反应延长。因接受高音频音调的感受器元细胞变性、萎缩，供应内耳的迷路动脉硬化，故老人对高音刺激的敏感性减低，听力减退较普遍，尤其对一般说话声音听力减退较为明显。由于味觉和嗅觉减退，老人口味偏重。因皮肤痛觉、冷热觉减退，容易招致外伤或烫伤。由于老年人感觉器官功能减退，因此整个机体适应外界环境各种刺激的感觉减退，需要比年轻人相对较长的时间来调整其生理功能，以适应外环境的改变。

（二）循环系统

**1. 心脏功能明显下降** 由于动脉壁硬化、收缩压上升，心脏随年龄增长而逐渐增大。20岁年轻人心脏质量约250g，60～70岁老人的心脏质量达300g以上，主要是左心室肥大。老年人左心室心肌纤维化，以心内膜侧和乳头肌等处尤为明显，右心室壁薄，脂肪组织浸润，心房肌间质中弹性纤维和胶原明显增多，并有明显的脂质浸润。由于整个心肌硬化，顺应性降低，故心室快速充盈血量减少。瓣膜变性、钙化、可动性减少，窦房结起搏细胞脱落、减少、纤维化；房室结发生变性和钙化。脂褐素在核周围沉积、淀粉样蛋白在细胞外蓄聚、冠状动脉硬化、管壁变性、钙化明显。由于心肌中脂肪组织增多而心肌纤维减少，心肌收缩力降低，舒张不完全，因此心输出量和每搏输出量均减少。成年后每增加1岁，心输出量减少1%，心指数减少约0.8%。老年人心输出量较青年人减少30%～40%。心脏变化使心力储备降低，故老年人在心脏负荷较大时（如劳累、输液、高热、贫血等）易诱引心力衰竭。

**2. 血压上升** 老年人血管壁弹性纤维减少，血管弹性降低，动脉粥样硬化斑块增加，使管壁变硬、管腔变窄、血流速度减慢、外周阻力增大，故动脉收缩压上升明显，舒张压较低，脉压差增大，心脏前、后负荷和耗氧量增加。运动时，收缩压上升比年轻人明显，舒张压改变不大，运动后血压的恢复时间要比年轻人长。

**3. 颈动脉窦和主动脉弓压力感受性反射减弱** 老人颈动脉窦和主动脉弓压力感受器敏感性下降，对抗重力效应的正常代偿机制减弱，若突然由仰卧位变为坐位或立位时，易发生体位性低血压症。当合并高血压、心绞痛时，心血管功能退化更加显著。

**4. 器官血流量减少** 由于心输出量下降，血管阻力增大，故全身器官血流量减少，尤以肾脏血管阻力增大和肾血流减少最为明显。老年人冠脉血流量减少，是年轻人的65%，故易发生心肌缺血。

（三）泌尿系统

**1. 肾功能**

（1）肾血流量减少：由于心输出量下降，肾小动脉粥样硬化、内膜增厚，管腔狭小，肾血管阻力增大，有效血管床减少，使肾血流量明显减少。利用对氨基马尿酸试验证明，40岁以后，年龄每增加10岁，肾血流量减少10%，老年人肾血流量比青年人减少30%～40%。

（2）肾小球滤过率下降：随着年龄增长，肾小球滤过率逐渐下降。40岁以后，肾小球滤过率每年减少约1%，从40～85岁，肾小球滤过率从120ml/min降至60～70ml/min。作为肾小球滤过率指标的肾肌酐清除率随年龄增长而降低。因此，老年人肾小球滤过率下降，肾肌酐消除率减少，易发生某些主要经肾脏排泄的药物（如地高辛、氨基苷类抗生素等）引起的不良反应。

（3）肾小管分泌、重吸收和排泄功能降低：随着年龄增长，肾小管内部分溶质增加，可使尿量改变，重吸收功能减退。如有些老年人出现尿糖和尿量增多。此外，肾小管上皮细胞变性萎缩，直接影响到葡萄糖、水和钾、钠、磷的重吸收。对葡萄糖重吸收功能下降，排泄钠、钾、镁、氯能力均降低，禁食盐时，尿钠降低的速度显著迟缓。

（4）肾浓缩功能减弱：由于肾髓质纤维化，尿素浓度降低，肾小血管血液供应减少，肾小球滤过率降低，老人肾脏对垂体后叶抗利尿激素的反应减弱，抗利尿激素分泌不足，使逆流倍增效率降低，逆流交换功能减退，髓质渗透梯度下降，故尿浓缩功能减退，尿量增多。60岁以上的老年人，其最大尿浓缩能力约为年轻人的80%。

（5）肾酸碱调节作用减弱：因肾细胞老化，肾脏酸碱平衡调节能力降低。急性酸负荷试验（给予氯化铵0.1g/kg），年轻人8h约排出酸负荷量的35%，72～93岁老年人仅排出约18%。应激情况下，如脱水、失血、感染、循环衰竭和缺氧时，衰老肾脏难于作出适应反应，故老年人比青年人更易发生体液和电解质平衡失调，或其他肾功能不全，甚至可引起急性肾功能衰竭。

**2. 膀胱、前列腺** 膀胱肌肉萎缩，肌层变薄，纤维组织增生，肌肉收缩无力，膀胱既难以充满，又不能完全排空，残余尿增多。因膀胱容量减小，括约肌萎缩，尿道纤维化变硬，同时前列腺增生，排尿反射减弱，受意识控制能力下降，膀胱常发生不自主收缩，引起尿频、尿急、尿失禁和夜尿增多等现象。女性尿道球腺分泌减少，抗菌能力下降，尿道感染率增加。

### （四）消化系统

**1. 胃酸和消化酶分泌减少，胃肠道活动减弱** 老年人胃黏膜和胃腺萎缩，主细胞和壁细胞减少，胃酸分泌下降，消化酶和黏蛋白含量减少，胃液的消化能力下降。胰液分泌功能下降，脂肪分解和糖分解活性下降，但蛋白质分解活性不变。胃排空速度减慢，消化能力减弱，食欲逐渐降低。胃肠血流量和胃酸分泌量减少，钙、铁和维生素C吸收减少，易发生营养不良，导致缺铁性贫血、骨质软化等。老年人吞咽功能下降，贲门括约肌松弛，食管排空延迟，食管扩张和无推动力的收缩增加。老年人因胃肠平滑肌张力不足，蠕动减弱，常发生便秘。

**2. 肝功能减退** 老年人肝细胞萎缩，结缔组织增生，肝血流量下降，肝细胞的酶活性降低，解毒功能减弱，蛋白质的合成和贮备减少，血浆白蛋白下降，球蛋白及纤维蛋白原相对升高，血胆红素减少。肝脏是一个多功能的器官，老年人肝功能有不同程度的减退，但减退的迟早快慢各人不同，个体差异较大。

**3. 胆囊及胆系衰老** 老人胆囊壁和胆管壁增厚，胆囊变小，弹性降低，胆汁浓缩，胆固醇含量增多，胆盐、胆固醇比例失衡，易形成胆结石。胆石症胆汁排出受阻，因而易发生胆囊炎，胆管发炎可使胰腺发生自身消化而成为急性胰腺炎，故老年人易患胆石症、胆囊炎和急性胰腺炎。

### （五）呼吸系统

老人呼吸肌萎缩，肋骨关节硬化，脊柱后突，胸廓变形，成“桶状胸”，胸廓僵硬度增大。肺组织弹性纤维减少，弹性降低。由于胸廓和肺顺应性降低，肺通气功能下降。老人呼吸道无效腔增大，肺泡张力降低而肺泡扩大，肺泡壁变薄，肺泡融合，换气效能减弱。使肺活量减少，余气量增加。由于肺的顺应性降低，咳嗽效力下降，患慢性支气管炎时，痰液分泌增加，气道阻塞，加重呼吸负担。因残气量增大、肺泡通气量下降和弥散量减少，导致老年人动脉血的$p_{O_2}$降低，但$p_{CO_2}$变化不大。此外，老人调节呼吸功能的神经调节有明显变化，大脑对延髓呼吸中枢的调节作用减弱，颈动脉窦化学感受器对缺氧变得较为敏感，呼吸中枢对$CO_2$等化学刺激的敏感性升高，肺牵张反射减弱。呼吸和心血管功能的各种改变均可影响机体的氧供应，老年人容易缺氧。

### （六）内分泌系统

**1. 甲状腺** 老年期，甲状腺合成甲状腺激素的功能明显下降，血清三碘甲腺原氨酸（$T_3$）明显低于青年人，甲状腺素（$T_4$）与青年人无明显差别，这是由于$T_4$脱碘转换成$T_3$的速率降低。老人新陈代谢变得缓慢，易出现怕冷、皮肤干燥、心搏缓慢、倦怠等症状。随着甲状腺功能减退，血中胆固醇增加，可加重动脉粥样硬化。

**2. 肾上腺皮质** 老年人肾上腺皮质功能下降，血中醛固酮浓度降低，肾上腺网状带对 ACTH 的反应明显降低，血及尿中类固醇激素及其代谢产物的含量均随年龄增长而减少。因此，对外伤、感染等有害刺激的应激能力较差，保持内环境稳定的能力降低。

**3. 对胰岛素的敏感性下降与葡萄糖耐量减低** 老年人肝细胞膜的胰岛素受体与胰岛素的结合力明显下降，对胰岛素的反应能力减弱，葡萄糖耐量减低。年龄每增加 10 岁，机体口服葡萄糖的耐量下降 0.33mmol；葡萄糖耐量试验 2h 血糖浓度，75 岁较 25 岁高 1.7mmol/L。老年人的糖耐量下降，糖尿病发生率增高。

**4. 甲状旁腺** 动物实验证明，老年大白鼠的甲状旁腺释放甲状旁腺激素明显减少，对低血钙的分泌反应下降，提示甲状旁腺功能下降。老年人，尤其女性在绝经期后易患骨质疏松症，其主要原因是雌激素分泌减少，不能对抗甲状旁腺的作用，使钙从骨中丢失；钙和维生素吸收不良及肌肉对骨膜的作用减弱，这些都是老年人骨质疏松的原因。

**5. 性腺** 性腺萎缩、纤维化、硬化，使性腺功能减退，附性器官和副性征逐渐退化。男性精子生成和雄激素分泌均逐渐减少，性欲减退。女性卵巢退化、萎缩，月经失调，直至闭经，丧失生育能力；雌激素和孕激素分泌减少，阴道萎缩。性腺退化影响骨组织代谢和心血管功能，如骨质疏松、血中胆固醇增高等，故老人易发生骨折，易引发冠心病。

（七）免疫系统

**1. 胸腺萎缩、细胞免疫功能减退** 随着年龄增长，胸腺萎缩。胸腺皮质逐渐萎缩，变薄，胸腺细胞减少，胸腺上皮细胞活性降低，血中胸腺素浓度下降，使 T 细胞分化、成熟和功能表达均相应下降。脾和淋巴结的胸腺依赖区淋巴组织萎缩，血中 T 淋巴细胞数量减少，细胞免疫功能降低。T 细胞在抗原刺激下转化为致敏淋巴细胞的能力减退，对外来抗原的反应减弱。

**2. 体液免疫功能下降** 老年人体内 B 细胞数量虽无明显改变，但其功能却减弱，在同样抗原量刺激下所动员的 B 细胞数也显著减少，B 淋巴细胞对抗原刺激的应答能力、抗原和抗体间的亲和力以及需要 T 细胞协助的免疫应答能力均下降。由于老年人体液免疫功能下降，所以老年人抵抗力低，易遭细菌感染，易患肿瘤。

**3. 自身免疫反应与自身免疫性疾病发生率增加** 老年期，自身抗原产生抗体的能力增强，自身抗体出现率增加，激发有害反应，从而引发类风湿关节炎、某些肾炎或甲状腺炎等自身免疫性疾病。

## 第 3 节 老年人心智情绪特点

伴随身体器官功能退化，老年人心智情绪也随之发生改变，主要表现在以下几方面。

### 一、记忆力减退

人的记忆力随年龄增长有所下降，其变化趋势是：40 岁以后有一较为明显的衰退期，然后在较长一段时间内维持在相对稳定水平，直到 70 岁以后出现另一较为明显的衰退期。

从记忆的目的来看，老年人以有意记忆为主，很少应用无意记忆；从记忆的内容来看，老年人的机械记忆能力下降，意义记忆较好；就记忆发生的时间来看，老年人远期记忆的保存效果好，对往事回忆生动、准确，但近期记忆的保存效果差。所以，老年人记忆力的衰退并不是全面衰退，而是部分衰退。记忆衰退的特点是：①理解记忆保持较好，机械记忆明显衰退；②远事记忆良好，近事记忆衰退；③记忆速度明显减慢；④ 短时记忆能力明显下降。

## 二、液态智力与晶态智力互补

智力是人们获得知识和运用知识解决实际问题所必须具备的心理特征，是人们认识和改造客观事物的各种能力的有机综合，主要包括注意、观察、想象、记忆、思维、实际操作和适应环境等能力。心理学家将智力分为液态智力和晶态智力。

**液态智力（fluid intelligence）**是人生来就能进行智力活动的能力，主要指反应能力、计算能力、记忆能力等基本信息加工能力。液态智力依赖于先天禀赋，与神经系统、感觉和运动器官的生理结构和功能有关，故液态智力随年龄增长减退较快，一般在50岁就开始下降，60岁后减退明显。

**晶态智力（crystallized intelligence）**是人通过液态智力学到并得到完善的能力，是通过语言学习和其他经验而发展起来的。晶态智力主要是后天获得的，它与知识、文化、经验积累和领悟能力有关，老年人晶态智力减退不明显。

智力老龄化的规律是：液态智力随年龄增长而有所减退，而晶态智力仍能较好保持，两者可以产生补偿作用。

## 三、情绪稳定性下降

情绪是人对客观事物所持的态度在内心产生的体验和伴随的身心变化，主要受中枢神经系统调节。随着生理机能老化和健康状况衰退，老年人的情绪呈现新特点。

**1. 情感体验深刻而持久** 老年期的中枢神经系统有过度活动倾向，并具有较高的唤醒水平，同时调节内环境稳态的能力降低，故老年人情绪易受外界因素影响，其情绪体验的强度和持久性随年龄增长而提高，情绪趋向不稳定，常表现为易兴奋、激烈、多变。情绪激动程度与所遭遇的负面事件的严重程度并不对等，从强烈情绪发生到恢复平静所需时间明显延长。

**2. 容易产生负性情绪** 步入老年期，随着生理机能老化和健康状况衰退，以及退休后角色、地位、社会交往的变化，消极悲观情绪逐渐占上风，表现为疑病，经常感到焦虑、抑郁、自卑，容易产生孤独感、空虚感和对死亡的恐惧心理。影响老人情绪体验的事件或因素是复杂多样的。其中，各种"丧失"，包括社会政治地位、经济地位、专业地位、健康、容貌、配偶等丧失是最重要的激发事件。

## 四、性格变化特点

由增龄带来体能衰退、疾病多发、对身体健康的担忧、对死亡恐惧的与日俱增，身体逐渐成为了老人关注的中心。老人对周围事物的态度和方式逐渐发生变化，表现为由主动向被动、由外倾向内倾转变的明显趋势，而且具有相应的持续稳定性。

老年人的性格特点包括：

### （一）倾向于以自我为中心、内向性和保守性

表现为自尊心过强，过于关注自己，对外界事物表现淡漠，生活刻板，社交退缩，小心谨慎，做事力求稳妥保险。

### （二）人格弹性明显减退

变得固执己见，不听从劝说，对人或事产生明显偏见，过于自信自己的经验，不易接受新鲜

事物。

（三）健康及经济上的不安全感

生活上因不完全适应而产生焦虑，精神上因兴趣范围缩小而形成孤独感，猜疑心、嫉妒心加重，对周围人产生不信任。

总之，进入老年期，随着生理变化，老年人心理也发生了很大改变，这是人类发展的定式。

# 第4节　延缓衰老的途径

衰老是一个多因素、全方位、系统的退行性过程，是不可抗拒的自然规律。先天因素决定自然寿限，后天因素影响自然寿限的实现，通过改善后天因素可有效延缓衰老，延年益寿。延缓衰老的途径主要包括以下几个方面。

## 一、保证合理的休息和睡眠

合理休息和睡眠能减轻和消除疲劳，恢复体力和精力，调整新陈代谢，促进身体健康。休息分消极休息和积极休息。老人连续看书疲劳后，闭目养神有助于松弛神经，放松肢体，消除疲劳。这种静止休息的方式即为消极休息。若此时更换活动内容（如散步等），用另一种活动来促使疲劳部位的体力、精力恢复的休息方式称为**积极休息（active rest）**。当大脑某一种细胞兴奋时，其周围细胞便转入抑制状态。人疲劳后，若转入另一种活动方式，则使另一群细胞处于兴奋状态，而原先兴奋的细胞转为抑制，从而加速疲劳状态的消除。

休息不能完全代替睡眠。睡眠是维持生命过程所必需的生理现象，是大脑主动抑制过程。睡眠时意识暂时丧失，大脑皮质和皮质下中枢抑制，机体代谢和生理功能普遍降低，骨骼肌松弛，整个机体处于休息和恢复状态，是一种全面休息。

## 二、科学合理的饮食调养

合理营养是指膳食营养在满足机体需要方面能合乎要求，由膳食提供的营养成分全面和充足，能保证机体各种生理活动需要。合理营养可维持人体正常生理功能，促进健康和生长发育，提高机体抵抗力和免疫力，有利于某些疾病的预防和治疗。

（一）控制热量摄入

随着年龄增长，老人活动量逐渐减少，机体代谢过程明显减慢。因此，老人每天应适当控制热量摄入。

（二）提高蛋白质含量

老人新陈代谢降低，其中分解代谢大于合成代谢，呈负氮平衡。为满足机体需要，膳食中优质蛋白质含量要适当提高。

（三）控制脂肪摄入量

老人食用过多脂肪易引发消化不良，对心血管和肝脏产生不良影响。故老人脂肪摄入量以每日每千克体重1g为宜，应选择富含不饱和脂肪酸的植物油为主。

### （四）控制盐的摄入

老人要限制钠盐摄入量，每日不超过 6g。摄盐过多，可致钠、水潴留，增加心、肾负担。另外，要注意补充钙、铁、碘等无机盐。

### （五）保证维生素的摄入

维生素 B 族是保持正常新陈代谢所必需的；维生素 E 能抑制过氧化物生成；维生素 A 和维生素 C 具有抗衰老作用；维生素 D 促进钙的吸收。因此，老人宜多吃蔬菜、水果，保证足够的维生素供应。

### （六）水和纤维素的摄入

老人宜多饮水，每日尿量保持在 1.0～1.5L，注意摄入适量纤维素，避免粪便秘结，预防结肠癌。

此外，合理安排餐次，以“早餐吃好、午餐吃饱、晚餐吃少”为原则。烹调方法要有利于食物的消化吸收。

## 三、保持良好的情绪和心理状态

积极的情绪和良好的心理状态是个体健康长寿的重要因素。人处于正面情绪和良好心态，机体血液循环稳定，细胞代谢旺盛，内分泌、心血管、免疫、呼吸等系统的生理活动达最佳状态，从而延缓人体脏器衰老。相反，嫉妒、怨恨等不良情绪易引发心理应激，导致肾上腺素、甲状腺素、血糖、血脂、皮质醇等浓度增高，诱发心脑血管疾病、糖尿病和恶性肿瘤。人发怒时，肾上腺素分泌过多，血液中高浓度的儿茶酚胺使心跳过快，血液循环加速，血压骤然升高，易导致内出血；心脏负荷加重，耗氧量增加等，常引发急性心血管疾病，如心肌梗死、脑出血等。老人要保持乐观，稳定情绪，避免激烈的情绪波动和过重的生理负荷，做到有张有弛，劳逸结合，提高心理健康水平。

## 四、坚持适当的劳动和运动

生命在于运动。长期参加体力劳动，可促进消化系统、心血管系统和免疫系统功能，降低血压和血脂，可使心脑血管衰退过程推迟 10～20 年。体力劳动时，肌肉活动相对局限；而体育运动时，则肌肉活动相对广泛，全身肌肉、关节、骨骼均能得到锻炼。坚持体育锻炼，能够增强体质，丰富生活，推迟衰老，延年益寿。适合老人的体育活动项目有做体操、散步、慢跑和打羽毛球、乒乓球、骑自行车等。老人进行体育锻炼要注意因人而异，动静结合，循序渐进，贵在持之以恒。

## 五、保护和创造宜居环境

人类生存于环境中，人与环境保持平衡，才能健康长寿。保护和创造宜居环境是延缓衰老、延年益寿的重要途径。

### （一）保护自然环境

人和自然环境息息相关。世界著名的五大长寿地区，即苏联高加索、巴基斯坦罕萨、厄瓜多尔卡理、中国新疆的南疆和广西的巴马，都是自然环境幽静、空气清新、温度适宜、水源洁净、没有污染的地区。我们要大力保护自然环境，加强绿化，净化水源，促进人与环境和谐发展，促进人类健康。

（二）创建和谐的社会环境

随着人类社会发展，物质生活和医疗保障条件改善，健康水平不断提高，寿命会逐渐延长。但同时，社会经济和科技发展也给人类带来负面影响，如核武器的使用、为争夺资源而引发的战争、竞争压力增大造成的精神紧张等。所以，从社会角度考虑，延缓人类寿命首先要有和平和公正有序的社会环境；其次，要有健全的社会保障体系，做到人人安居乐业、老有所养、老有所依。

（三）居住环境

人一生绝大多数时间在住宅内度过，住房的面积、容积、高度、温度、通风程度、阳光照射，都与健康长寿密切相关。老年人居住环境要求空气清新、自然，采光充分，居室色调根据老年人自身心理状态，选择相应色调。居室湿度要适中，一般情况下，室内空气湿度以50%左右为宜；温度适宜，夏季居室较理想的温度为24～26℃，冬季老年人的居室温度最好保持在20℃左右为宜。

## 六、积极防治疾病

老年病有多发性、不典型性、易发生合并症等特点，一旦发病往往累及多个器官或同一器官同时患多种疾病；老年病常表现为症状轻而病情重，易被老年人忽视，或易造成误诊；老年人发病易发生合并症，往往预后不良。所以，防治老年疾病应从青年、中年开始，老人要定期进行体格检查，无病早防，有病早治。

（韶关学院医学院　陈秀琴）

## 复习思考题

一、名词解释

1．衰老　2．生理性衰老　3．病理性衰老　4．时序年龄　5．生理年龄　6．平均寿命　7．自然寿命　8．液态智力　9．晶态智力　10．积极休息

二、问答题

1．简述衰老的分期及衰老的基本特征。

2．简述人类自然寿命的三种测算方法。

3．叙述老年人的心理特点。

4．延缓衰老有哪些途径?

三、思考题

分析人体衰老时各器官系统功能的主要变化。

# 参 考 文 献


［1］朱大诚，于远望．生理学［M］．北京：清华大学出版社，2012.
［2］朱大诚．生理学［M］．北京：中国医药科技出版社，2016.
［3］邵水金，朱大诚．解剖生理学［M］．2 版．北京：人民卫生出版社，2016.
［4］朱大年，王庭槐．生理学［M］．8 版．北京：人民卫生出版社，2013.
［5］朱大诚，杜友爱．生理学［M］．北京：人民军医出版社，2013.
［6］施雪筠．生理学［M］．北京：中国中医药出版社，2003.
［7］姚泰．生理学［M］．北京：人民卫生出版社，2006.
［8］朱文玉． 医学生理学［M］．2 版．北京：北京大学医学出版社，2009.
［9］米志坚，马尚林，朱大诚．人体解剖生理学［M］．2 版．西安：第四军医大学出版社，2015.
［10］张建福，彭聿平，闫长栋． 人体生理学［M］．2 版．北京：高等教育出版社，2010.
［11］张志雄．生理学［M］．北京：中国中医药出版社，2009.
［12］李国彰．生理学［M］．北京：科学出版社，2008.
［13］朱妙章．大学生理学［M］．北京：高等教育出版社，2009.
［14］朱蕾．临床呼吸生理学［M］．北京：人民卫生出版社，2008.
［15］李继硕．神经科学基础［M］．北京：高等教育出版社，2004.
［16］GANONG W F. Review of Medical Physiology [M]． 22th ed. New York: McGraw-Hill Co Inc, 2005.
［17］STUART IRA FOX. Human Physiology [M]. 11th ed. New York: McGraw-Hill Co Inc, 2009.
［18］WILLIAN F GANONG. Review of Medical Physiology [M]. 20th ed. New York: McGraw-Hill Co Inc, 2001.
［19］GUYTON A C, HALL J E. Textbook of Medical Physiology [M]. 11th ed. Philadelphia: W.B. Saunders Co, 2007.
［20］FOX S I. Human Physiology [M]. 7th ed. New York: McGraw-Hill Co Inc，2002.
［21］ARTHUE C GUYTON, JOHN E HALL.Textbook of Medical Physiology [M]. 10th ed. Hong Kong: Elsevier Science, 2002.

# 中英文索引

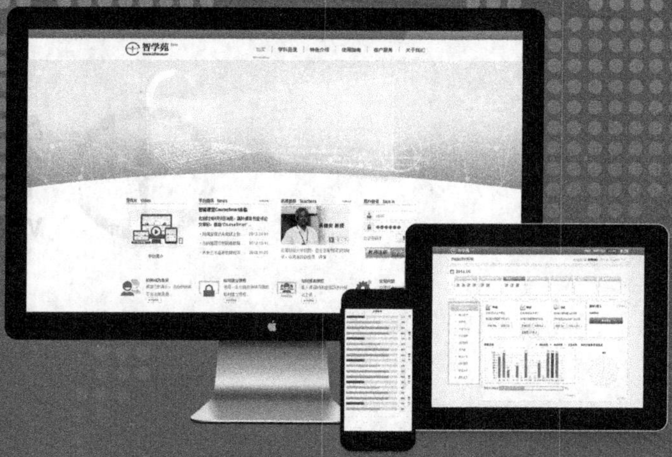

为更好地服务于教学，本书配套提供智能化的数字教学平台——智学苑（www.izhixue.cn），使用清华大学出版社教材的师生可以在全球领先的教学平台上顺利开展教学活动。

## 为教师提供

- 通过学科知识点体系有机整合的碎片化的多媒体教学资源——教学内容创新；
- 可画重点、做标注、跨终端无缝切换的新一代电子教材——深度学习模式；
- 学生学习情况的自动统计分析数据——个性化教学；
- 作业和习题的自动组卷和自动评判——减轻教学负担；
- 课程、学科论坛上的答疑讨论功能——教学互动；
- 群发通知、催交作业、调整作业时间、查看作业详情、发布学生答案等课程管理功能——课程实践。

## 为学生提供

- 方便快捷的课程复习功能——及时巩固所学知识；
- 个性化的学习数据统计分析和激励机制——精准的自我评估；
- 智能题库和详细的习题解答——个性化学习的全过程在线辅导；
- 收藏习题功能（错题本）、在线笔记和画重点等功能——高效的考前复习。

智学苑
www.izhixue.cn

## 我是教师

- 建立属于我的在线课程！
  1. 注册教师账号并登录
  2. 搜索教材并激活：输入本书附带的教材序列号（见封底）
  3. 进入我的智学>我的课程，选择已经激活教材建立在线课程（SPOC校内课或是MOOC公开课）

## 我是学生

- 加入教材作者建立的MOOC公开课！
  1. 注册学生账号并登录
  2. 搜索课程：在课程搜索框输入课程编号 GLY-AAA-0111-0001
  3. 激活教材：输入本书附带的教材序列号（见封底）
  4. 报名课程
- 加入任课教师建立的SPOC校内课！
  1. 注册学生账号并登录
  2. 搜索课程：在课程搜索框输入课程编号（课程编号请向您的任课教师索取）
  3. 激活教材：输入本书附带的教材序列号（见封底）
  4. 报名课程：选择班级输入班级报名密码（报名密码请向您的任课教师索取）

建议浏览器：Google Chrome　Firefox　IE 10.0+

如有疑问，请联系 service@izhixue.cc
或加入清华教学服务群 213172117